超声扫查技术丛书

关注获取　免费视频

腹部超声

扫查技巧 · 分类判定 · 鉴别诊断图解

〔日〕冈庭信司　主编　　〔日〕竹原靖明　主审

黄雅萍　主译　　孙心平　译审

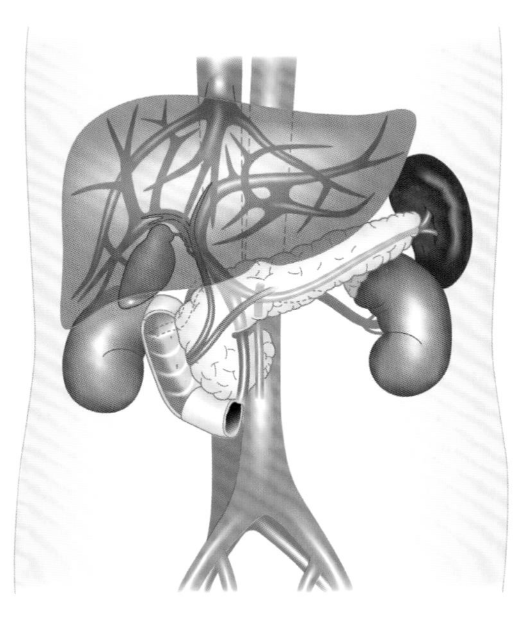

北京科学技术出版社

著作权合同登记号　图字：01-2024-0773

图书在版编目（CIP）数据

腹部超声：扫查技巧·分类判定·鉴别诊断图解 / (日) 冈庭信司主编;
黄雅萍主译. -- 北京 : 北京科学技术出版社, 2024.5
ISBN 978-7-5714-3735-0

Ⅰ. ①腹… Ⅱ. ①冈… ②黄… Ⅲ. ①腹腔疾病—超声波诊断—图解 Ⅳ. ①R572.04-64

中国国家版本馆CIP数据核字(2024)第049336号

文字编辑： 钟志霞
责任编辑： 尤玉琢
责任校对： 贾　荣
责任印制： 吕　越
封面设计： 申　彪
出 版 人： 曾庆宇
出版发行： 北京科学技术出版社
社　　址： 北京西直门南大街16号
邮政编码： 100035
电　　话： 0086－10－66135495（总编室）　0086－10－66113227（发行部）
网　　址： www.bkydw.cn
印　　刷： 北京顶佳世纪印刷有限公司
开　　本： 787 mm × 1092 mm　1/16
字　　数： 339千字
印　　张： 17.25
版　　次： 2024年5月第1版
印　　次： 2024年5月第1次印刷
ISBN 978－7－5714－3735－0

定　　价：220.00元

原著编者

主审　竹原靖明　　相和会 渕野辺综合医院

主编　冈庭信司　　饭田市立医院诊疗技术科、消化内科

执笔者

桑岛　章　　PL 东京健康管理中心

关口隆三　　东邦大学医疗中心大桥医院放射科

冈庭信司　　饭田市立医院消化内科

岩田好隆　　东京女子医科大学医疗中心检查科

协助编辑（按五十音顺排列）

岩下和广　　饭田市立医院放射技术科

冈野宏美　　枥木县立癌症中心检查技术科

藤崎　纯　　东邦大学医疗中心大桥医院临床生理功能检查室

丸山　一　　东邦大学医疗中心大桥医院临床生理功能检查室

＜超声图像筛选工作组＞

大波　忠

假屋博一

木村友子　　公益财团法人千叶县民保健预防财团综合健康诊疗中心检查部

樱井　谕　　公益财团法人神奈川县预防医学协会临床检查部

实田路子　　社团法人丰智会 AIC 八重洲诊所

神宫字广明　　公益财团法人东京都预防医学协会检查研究中心检查部

鸟海　修　　关东中央医院临床检查科

永井　悟　　湘南藤沢德洲会医院临床检查部

仲野　浩　　琦玉医科大学医院中央检查部

中村　稔　　相和会横滨索瓦诊所，横滨综合健康诊疗中心医疗技术部检查科

三浦典惠　　日本大学医院健康诊疗中心

矢岛晴美　　公益财团法人东京都预防医学协会检查部生理功能检查科

山崎史惠　　相和会横滨索瓦诊所，横滨综合健康诊疗中心医疗技术部检查科

山本美穗　　早期胃癌筛查协会附属茅场街诊所检查科

译者前言

非常荣幸能够接受北京科学技术出版社的委托，来翻译由竹原靖明先生主编的《腹部超声扫查技巧 · 分类判定 · 鉴别诊断图解》一书，这本书秉承了日本医学类书籍的特点，在基础研究方面做了大量、细致的工作。翻译本书让我受益匪浅，在翻译过程中我发现本书有几大亮点。

一是在基本扫查方面用了大量的篇幅，从多部位、多角度对腹部脏器进行全面、细致的观察，并且指出了每个扫查部位的观察要点，对于特殊部位超声显示不良的情况，也给出了解决办法，以最大限度地减少超声扫查过程中的漏诊。

二是在留图方面，指出了留图的原则与要点，以日本的大学附属医院超声检查中心超声筛查扫查方法为例，提出了要全面完成腹部脏器的超声扫查，需要留 25 ~ 30 幅图。如果都按这个原则进行检查并留图，可以避免超声检查中的误诊，对超声质控工作有着非常重要的借鉴价值。

三是在腹部脏器的超声检查中提出了分类诊断的概念，如甲状腺的 TI-RADS 分级、乳腺的 BI-RADS 分级都已经被国内超声界接受，在规范提示与随访、治疗方面起到了很好的作用。本书对腹部脏器超声检查中所显示的病变也做了分级提示，给人一种耳目一新的感觉，如果国内也参照这个标准做提示，对于提高超声诊断的准确率会起到积极的促进作用。

四是在超声报告方面，给出了规范的超声术语及超声诊断提示，对于推动超声同质化、超声结果互认非常有帮助。另外，本书对超声医师所绘制的超声模式图也给出了详细的说明，这将有助于超声医师与患者的沟通与交流，提高患者对超声结果的理解与认知度。

腹部超声是超声检查的基础，“基础不牢、地动山摇”，腹部脏器位置各异、形态不一，例如，肝、脾大部分被肋骨遮挡，胆管走行过程中会经过不同的脏器，胰腺、肾位于腹膜后。每个脏器都存在独特的扫查方法，只有坚持这些独特的扫查方法，才能尽可能减少漏诊与误诊。有了良好的腹部超声检查基础，其他部位的超声检查也会得心应手。

本书内容虽好，但是由于译者水平有限，不可能把日本专家的写作思路、内涵完全体现出来，可能有一些内容翻译得不够确切与准确，请同人们予以体谅。也希望懂日语的同人有机会阅读原著，多提出宝贵意见，为改版提供资料。本次翻译工作得到了孙心平主任的大力支持，得到了家人的理解与支持，在此一并表示感谢！

黄雅萍

北京市垂杨柳医院超声科

序

线阵电子扫查模式的使用可追溯到 1975 年年底。当初握着探头能看到“肝”中漂浮着“胆囊”的那种激动的心情令我至今都无法忘怀，但如何广泛推广该项检查并让受检者愉快地接受则成了当时的一大难题。顺天堂大学、名古屋大学、关东中央医院的有志之士们在壱岐和冲绳实施了集检测试，由此产生了很多有益的想法。按照很多有共同志向的人们的愿望，由日本超声学会牵头制定了技能认定制度。日本消化器官癌症诊断学会为此举行了一个座谈会，以交流意见。这一时期，日本医师协会提出要编写适合初学者且容易理解的书。因此，本书一开始被命名为“腹部超声 ABC”。

在那之后的 30 年里，超声领域发生了巨大的变革。值得一提的是，在装置方面，谐波技术的引入使得超声分辨率得到了大幅提高。在二维多普勒技术的开发和实际应用过程中，成功将血流叠加到了 B 模式图像上。然后，探头的形状在线阵探头基础上又增加了凸阵探头。最近探头的厚度也明显变薄，使得操作探头扫查变得轻松多了。

另一方面，全国各地都举行了很多关于临床实践的研讨会和现场展示，非营利组织“超声筛查网络”运动也在不断扩大。2014 年日本消化系统癌症检查学会、日本超声医学会、日本综合体检学会联合印发了《腹部超声检查判定指南》。对超声检查中发现的各种观察结果用数字进行了明确的分类，明确了事后管理（详细检查、过程观察、治疗等）的途径，这使得超声检查领域获得了很大的进展。

如何好好利用这本“判定指南”？笔者认为医师在超声检查中最应该做的事情就是认真记录超声所见，如果在第一次筛查中忽略所见，则无法正确地进行事后管理。身为超声医师，我们肩负着重大的责任。帮助超声医师回到超声检查的原点，重新审视超声解剖、探头扫查技巧等，使超声医师有效利用这本“判定指南”，才是策划本书的初衷。本书的编辑、执笔者和协助编辑都非常喜欢超声，他们一直奋斗在临床工作一线，也参加了很多研讨会交流工作心得，热心地承担指导工作。

本书的付梓让笔者心中充满了喜悦并感到“超声 ABC”的时代已经结束，超声检查进入了崭新的时代。

竹原靖明

2019 年 3 月

目　录

1　为了得到良好的图像应预先知道的事情

2　基本扫查

3 基本超声图像所见 分类判定篇

4 超声图像所见对应的代表性疾病 鉴别诊断篇

5 如何写报告和图解

1

为了得到良好的图像应预先知道的事情

1.1 受检者适当的准备

为了更好地进行腹部超声检查，需要提前进行饮食限制，核实受检者是否服用常备药、有无进行其他检查及检查服是否合适等情况（表 1–1）。

表1–1 受检者适当的准备

预处理	饮食限制（禁食）
常备药	停止服用降血糖药和注射胰岛素，其他药物照常服用
当日其他检查	安排在胃造影和胃镜检查前进行
是否排尿	检查膀胱或下腹部时需膀胱充盈
检查服	分体式检查服（推荐）
检查当日着装	便装

A 预处理

- 进行腹部超声检查时，为了不影响检查结果，除紧急情况外都需要禁食。因为进食后的腹部脏器会发生变化，例如，胃和十二指肠内会有食物和气体残留及胆囊收缩，这些都会对检查结果的准确性产生很大的影响。
- 检查的前一天保持正常的生活节奏即可。因为检查当天需要禁食，所以腹部超声检查应安排在中午前完成。
- 若不得已需要在下午进行检查，早饭应吃得清淡一点，在检查前 6 小时禁食。
- 可以摄入少量的水和茶，而牛奶、果汁、咖啡等饮品的摄入会对消化道产生影响，应当禁止。

B 常备药

- 糖尿病患者在接受腹部超声检查时，因需要禁食，所以不要口服降血糖药及注射胰岛素（如果不停药会导致低血糖，非常危险）。
- 检查者患有高血压、心脏病等疾病时没有必要停止服用药物，对于平时习惯服用的药物，在检查前 2 ～ 3 小时用少量水送服即可。

C 与其他检查的先后顺序

- 腹部超声检查的当天如果还有消化道钡餐检查或上消化道内镜检查时，应先进行腹部超声检查，因为钡造影剂和消化道气体会对腹部超声检查产生不良影响。由于消化道内的钡造影剂会停留在消化道内数日，如果要先进行消化道钡餐检查，最好在做完检查 3 天后再进行腹部超声检查。

D 关于排尿

- 对膀胱、子宫等下腹部脏器进行超声检查时，尽量不要排尿。小肠、大肠及上消化道内的气体对检查有很大的影响，如果在膀胱内有尿液积存的话，就可以更好地对膀胱进行详细的观察。另外，可以利用膀胱作为透声窗，对位于其后方的脏器，如男性的前列腺、直肠以及女性的子宫、卵巢、直肠的观察就会变得很容易（图 1–1）。

E 检查服

- 最好是穿分体式检查服（检查衣），便于医师对上腹部和下腹部分开检查，也减少了受检者对身体暴露的心理负担。
- 如果不穿检查服，要避免穿连衣裙等一体式服装，着容易暴露腹部的服装就可以。

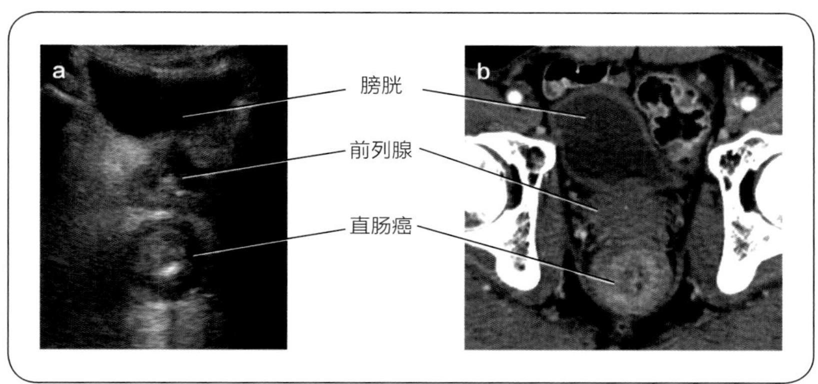

图1–1　膀胱内尿液积存产生的效果

a：骨盆部水平断面图像显示，膀胱内尿液储存到一定程度时，膀胱可作为透声窗，以便医师对膀胱后方的前列腺和直肠进行较清晰的观察；b：和a几乎同一断面的CT造影图像

F 检查当日的着装

- 因为束带、紧身衣等紧身服装会限制腹部脏器的运动并使腹部脏器的位置发生变化，所以最好穿宽松的服装。

文献

1) 日本超音波検査学会監修：日超検 腹部超音波テキスト，第2版，医歯薬出版，東京，2014

1.2　诊断设备的条件设置与探头的选择

A 因探头不同而产生的图像差异（图1-2-1）

- 在腹部区域使用的探头有凸阵探头和线阵探头（表 1-2，图 1-2-2）。

1. 凸阵探头

- 凸阵探头：是指频率为 3.5 MHz 左右的探头。
- 高频凸阵探头：是指频率为 5.0 MHz 左右的探头。在仔细观察接近体表的肝和胆囊等脏器时使用的频率较高，分辨率较好，但其对深部结构的显示不太清楚。
- 小微凸型凸阵探头：该探头能够使医师较容易地从膈下观察肺，常被用于超声引导穿刺。

2. 线阵探头

- 一种频率为 7.0 ～ 10.0 MHz 的探头，被广泛应用于甲状腺、乳腺等浅表脏器的检查。此外，也可用于仔细观察腹部脏器的浅表部位。

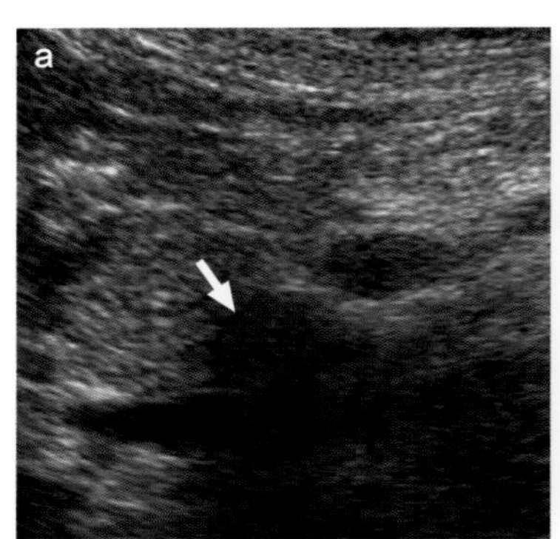

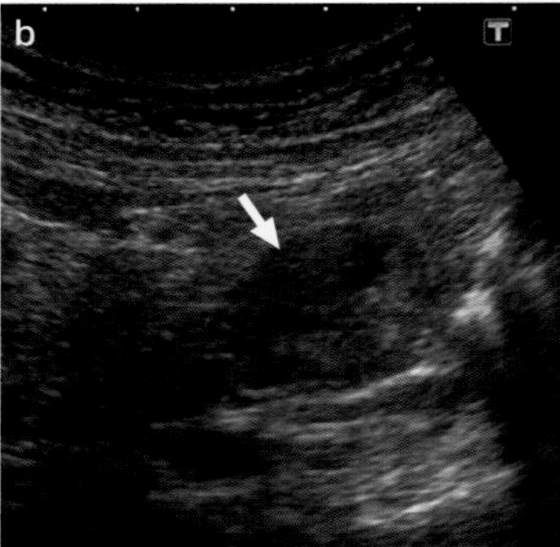

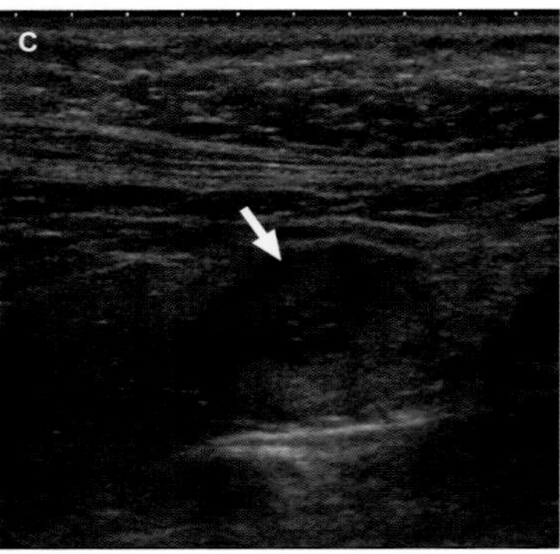

图1-2-1　不同频率探头的分辨力差异

a：中心频率为3.75 MHz的凸阵探头；b：中心频率为5 MHz的凸阵探头；c：中心频率为7.5 MHz的高频线阵探头。胰头肿瘤（神经内分泌肿瘤）。图b探头比图a探头频率高、分辨力好，在图c中频率更高的线阵探头对肿瘤内部结构也显示得非常清晰

表1-2　腹部区域常用的探头

• 凸阵探头（图 1-2-2a） • 高频凸阵探头 • 小微凸型凸阵探头（图 1-2-2b） • 线阵探头（图 1-2-2c）

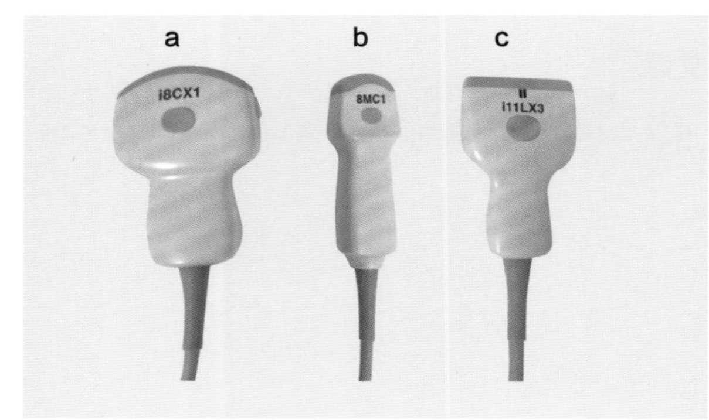

图1-2-2　腹部区域常用的探头

a：凸阵探头；b：小微凸型凸阵探头；c：线阵探头

3. 频率与分辨力

- 频率越高的设备分辨力就越好，但是对深部结构的显示不清晰。
- 设备的频率下降，分辨力也会随着下降，但是对深部结构显示清晰。

B 诊断设备的条件设置与图像的差异

- 诊断设备的控制面板上设置了调节各种功能的按钮和旋钮（图 1-2-3）。

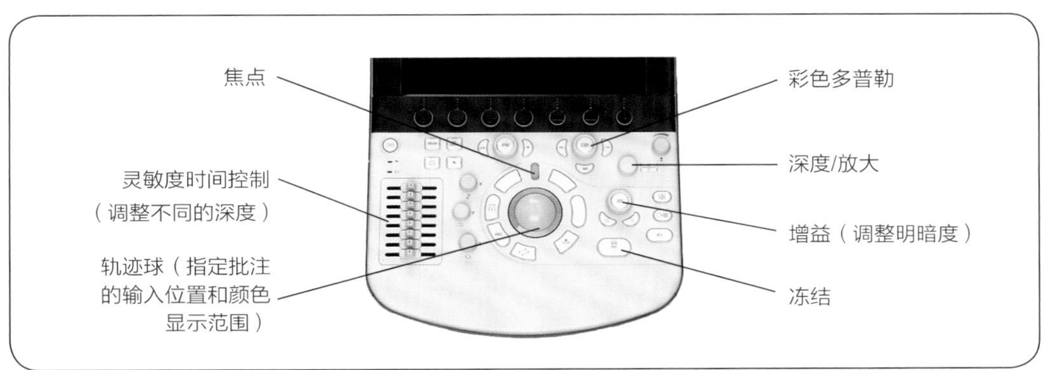

图1-2-3　诊断设备的操作按钮与功能
Aplio i800（由佳能株氏会社提供）的操作按钮，可以用显示器底部的旋钮调整动态范围和多普勒的流速范围等

- 在 B 模式显示时应考虑的设备设定事项如表 1-3 所示。
- 监视器上显示了设定条件（图 1-2-4）。
- 对各自的作用和条件设定引起的图像变化进行说明。

表1-3　在B模式显示时应考虑的设备设定事项

① 频率（探头的选择）
② 灵敏度时间控制（sensitivity time control，STC）
③ 增益（gain，G）
④ 焦点
⑤ 动态范围（dynamic range，DR）

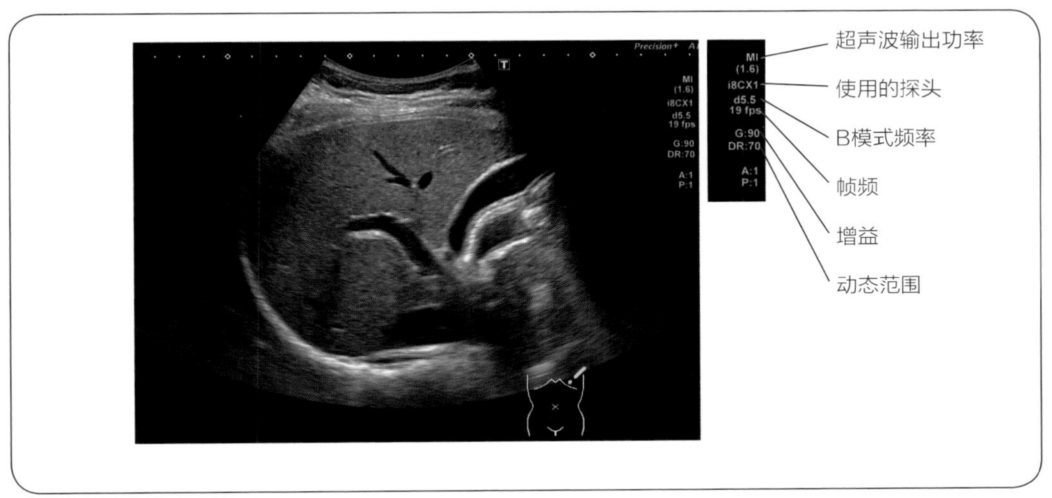

图1-2-4　监视器上显示的文字（参数）的意义
Aplio i800（由佳能株氏会社提供）的图像

1. 灵敏度时间控制（sensitivity time control，STC）

- STC 的主要作用是对深度增加引起的回声衰减进行校正和调整，具有调整全部图像的回声强度的功能。
- 图 1-2-3 中左侧纵向排列的按钮是 STC。上方的按钮用于调整近场区域的亮度，下方的按钮用于调整远场区域的亮度。向右移动按钮，其深度区域的亮度上升，向左移动按钮，其深度区域的亮度下降。
- STC 对膀胱内大量尿液积存的情况（图 1-2-5），以及伴随大的囊性肿瘤背侧回声增强的脏器和病变的模糊起修正作用。
- STC 可以依据检查者的喜好调整图像，但它会出现再现性和客观性不足的图像，因此在使用时需要注意（图 1-2-6）。
- 近年来，搭载了 STC 自动调整功能的超声诊断设备面世。STC 功能的使用会是今后的研究重点。

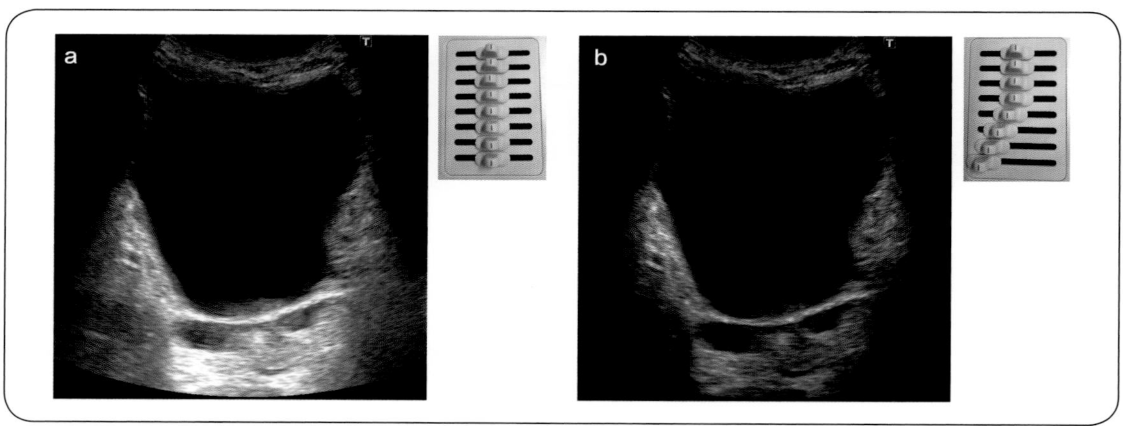

图1-2-5　STC有效调整的示例

a：STC无调整，膀胱后方因为膀胱内大量尿液造成的回声增强和亮度增加，使得脏器与病变显示不清；b：STC调整后，调整膀胱背侧的亮度（降低深部的亮度），使得膀胱背侧脏器图像变得清晰。同样的操作也可以应用到对扩张的胆囊和大的囊性肿瘤的背侧图像调整

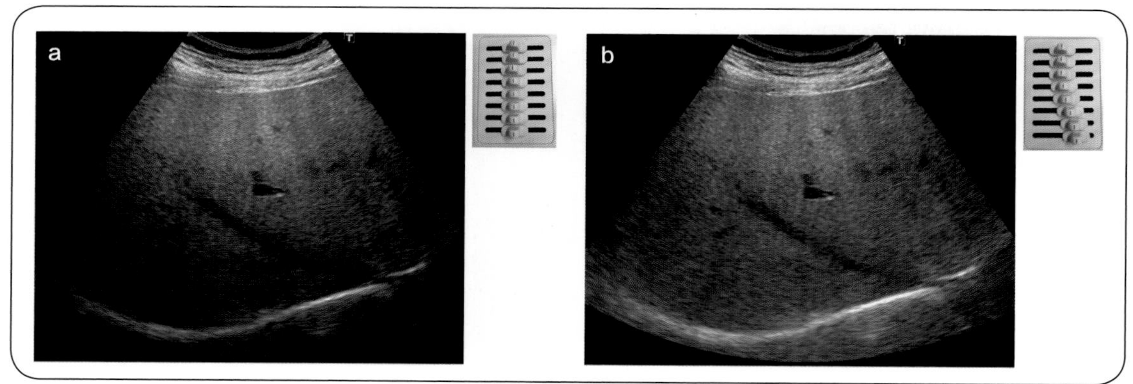

图1-2-6　不推荐的STC使用示例

脂肪肝病例。a：STC无调整，因为有脂肪肝，所以后方出现了回声衰减；b：STC调整后，通过调整STC（深部的亮度增加）纠正了回声衰减，但会导致误诊，不应该进行这样的调整

2. 增益（图 1-2-7）

- 增益（gain，G）决定图像整体的亮度。
- 增益越低，图像就越暗、越不清晰；增益越高，图像就越亮，噪声越多。

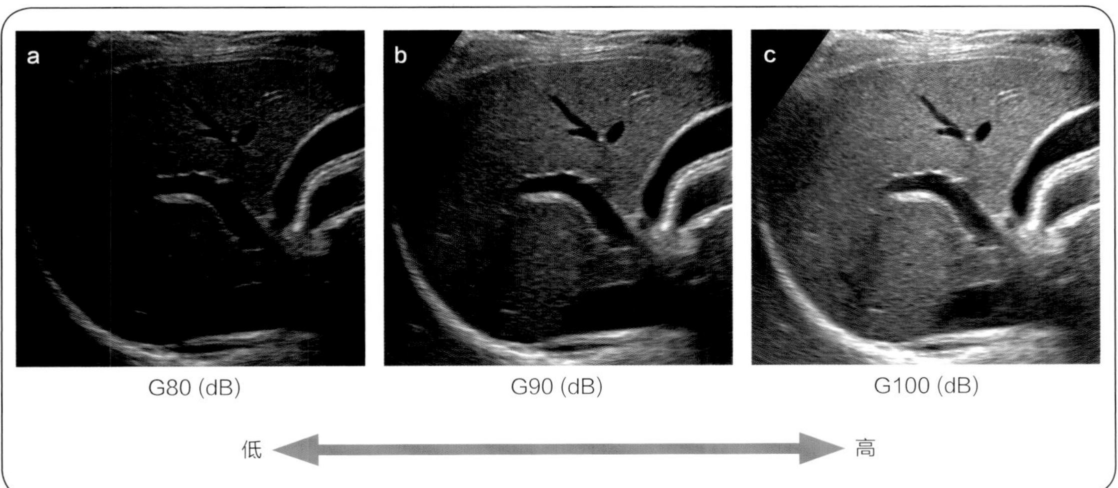

图1-2-7　调整增益
增益越低，图像就越暗、越不清晰；增益越高，图像就越亮，噪声越多

3. 焦点（图 1-2-8）

- 焦点就是所谓的聚焦。
- 把焦点调到所要观察的部位，可以得到高分辨率图像（图 1-2-8a）。
- 近年来随着图像处理技术的进步，无须设置聚焦的具有全方位聚焦功能的超声诊断设备已经面世了。

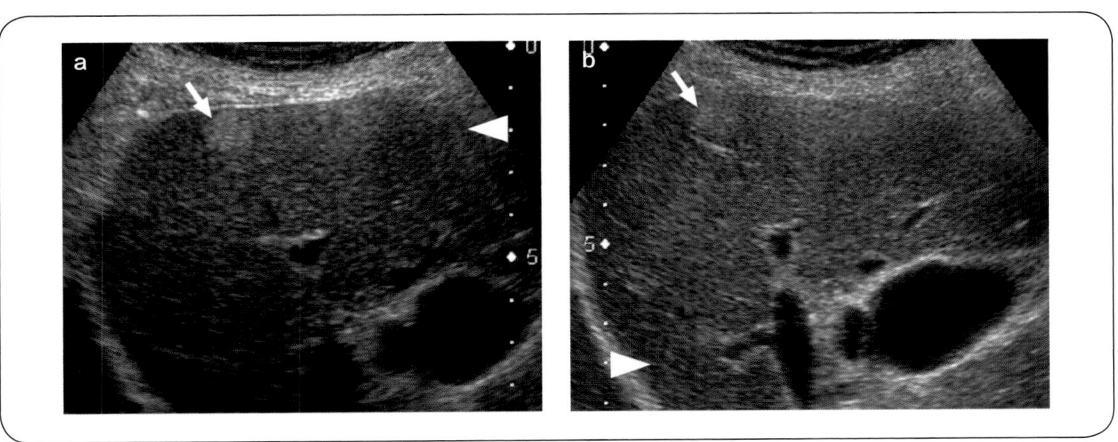

图1-2-8　不同的焦点位置显示的图像差异
a：焦点的深度为2 cm，因为焦点位置浅，肿瘤及肝表面显示清晰；b：焦点的深度为8 cm，因为焦点位置深导致肿瘤及肝表面显示不清晰。三角示焦点的位置；箭头示肿瘤的位置。增益是85 dB，动态范围是65 dB

4. 动态范围（图 1-2-9）

- 动态范围（dynamic range，DR）用于确定图像的色调。
- 动态范围窄（低）显示的图像粗糙，宽（高）则显示的图像平滑。

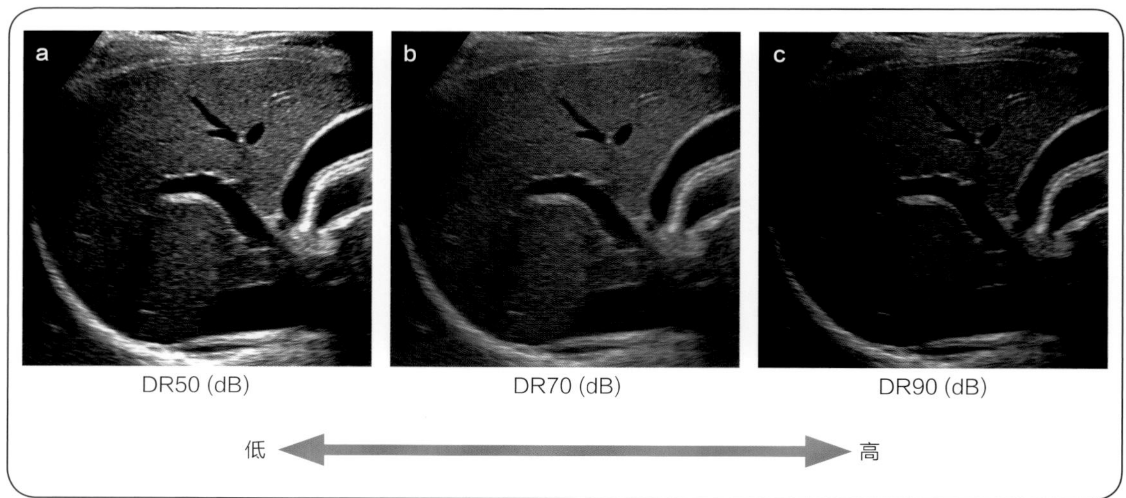

图1-2-9　调整动态范围
动态范围窄（低）显示的图像粗糙，宽（高）则显示的图像平滑

5. 彩色多普勒

- 彩色多普勒法是一种将血流速度、血流方向等血流信息用对应的颜色显示，并与 B 模式图像重叠显示的方法。
- 可实时动态观察感兴趣区域（region of interest，RI）内的血液循环。
- 可以掌握目的血管的血液循环动态和肿瘤内的血流量。
- 将血流显示设备的设定事项与 B 模式的设定事项分开考虑（表 1-4）。
- 在监视器上显示以怎样的条件进行检查，显示 B 模式的设定条件与彩色设定条件（图 1-2-10）。
- 各种各样的功能设置、条件设置及图像变化将在下面一一进行说明。

表1-4　彩色显示时应注意的设备设定事项

① 速度标尺
② 彩色多普勒增益
③ 彩色显示范围
④ 帧频
⑤ 多普勒频率

a. 速度标尺（图 1-2-11）

- 根据目的血管的血流速度设定速度标尺。
- 如果超过目的血管的流速，就很难显示出彩色（图 1-2-11c）。
- 速度过低的话会产生折返现象，血流图像呈马赛克样，血流的方向性变得不清楚（图 1-2-11a）。
- 观察腹部区域的速度标尺是 10 ～ 20 cm/s。

※ 折返现象：比速度标尺快的血流的彩色显示反转，就像显示反向血流的现象一样。

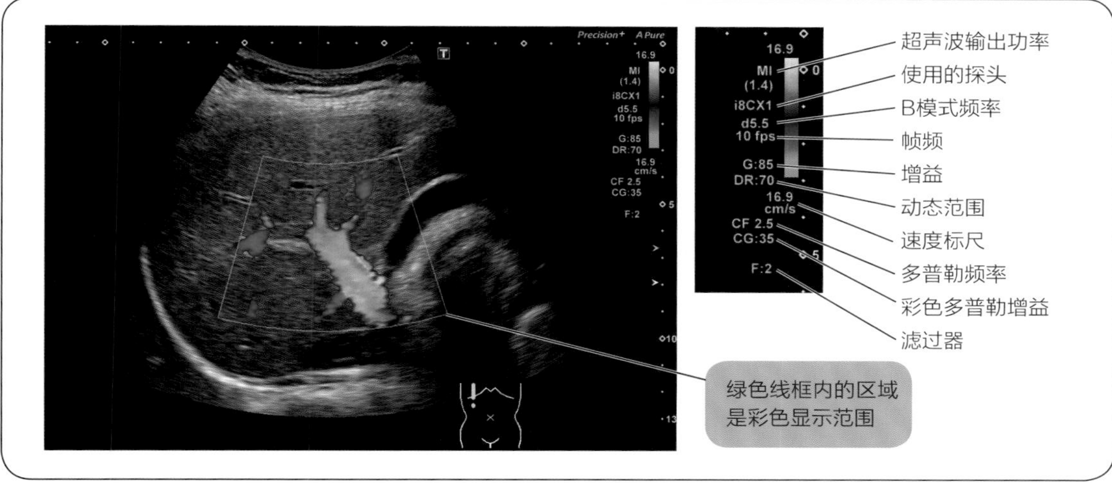

图1-2-10　彩色多普勒：监视器上显示的文字（参数）的含义

Aplio i800（由佳能株氏会社提供）图像表示

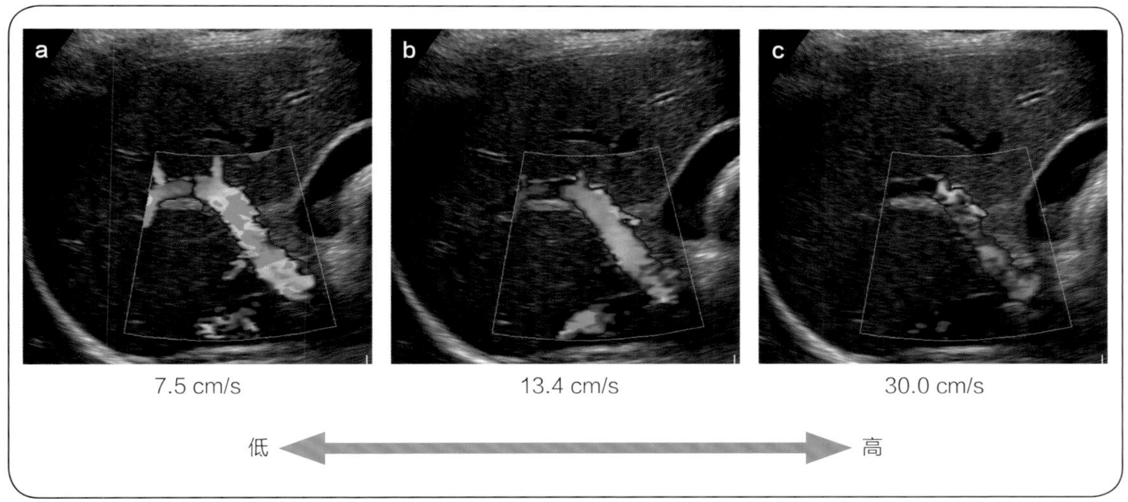

图1-2-11　调整速度标尺

肝门部门静脉右支的彩色多普勒图像。从肝门部进入门静脉右支的血流是流向探头方向的，显示为红色，背侧的分支血流是背离探头方向的，显示为蓝色（b）。当速度标尺高于目标血管的流速时，颜色显示变得困难（c）。降低时则会产生折返现象（a）

b. 彩色多普勒增益（图 1-2-12）

- 彩色多普勒增益（color Doppler gain，CG）决定着血流信号的强弱。
- 增益太低的话无法得到充分的血流显示（图 1-2-12a）。

c. 彩色显示范围（图 1-2-11，图 1-2-12 的彩色多普勒图像中绿色线框内的区域显示的范围）

- 根据彩色显示范围大小的不同，帧率（每秒显示的帧数）会发生变化。
- 彩色显示范围越宽，帧率越低，实时性越差。
- 将彩色显示范围限制在所需的最小限度。

d. 滤过器

- 具有排除由心跳和探头移动等引起的噪声的功能。

e. 多普勒频率

- 如果降低多普勒频率，则显示器深部的彩色显示会有所改善。

6. 最新的多普勒法

- 多普勒技术的进步非常惊人，它能够将流速更低的血流显示得非常清楚。

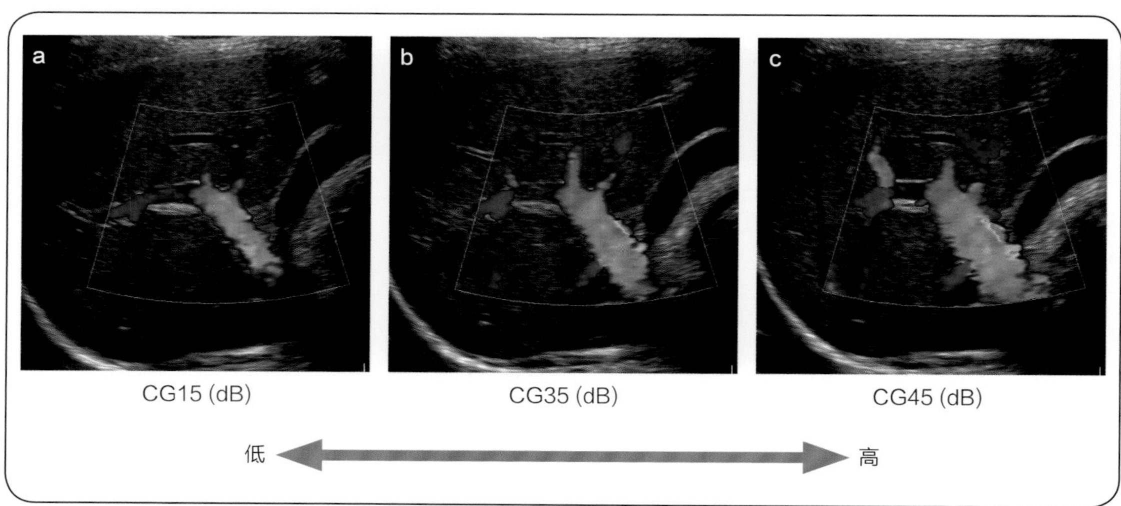

图1-2-12 调整彩色多普勒增益
肝门部门静脉右支的彩色多普勒图像。降低彩色多普勒增益难以得到饱满的血流（a）。调高则会产生血管外溢（模糊）（c）的情况

文献

1）関口隆三ほか：カラードプラとパワードプラの使用法のコツ．超音波医学 44：229-233，2017

2）日本超音波医学会STC適正使用小委員会：超音波装置におけるSTC適正使用小委員会からの提言(案)．https://www.jsum.or.jp/committee/diagnostic/public_20130617.html (2019年2月閲覧)

1.3 探头的扫查方法

- 对超声医师来说，最重要的工作是提供正确的诊断信息。为了通过探头最大限度地收集受检者的信息，对其进行高精度的检查，正确地操作探头是非常有必要的。

A 探头的握法

1. 握持探头的力量

- 初学者为了努力让目标图像显示，会有用力握探头的倾向。但是，这样就无法很好使用手腕控制探头，因此很难显示出理想图像，且容易导致遗漏。
- 在握持探头时应尽量保持手腕放松。

2. 探头的握法示例和要点

- 探头的握法没有硬性规定。
- 请参考下图中各种探头握持方法和注意事项，并自行调整能够稳定扫查的握持方法（图1−3−1）。

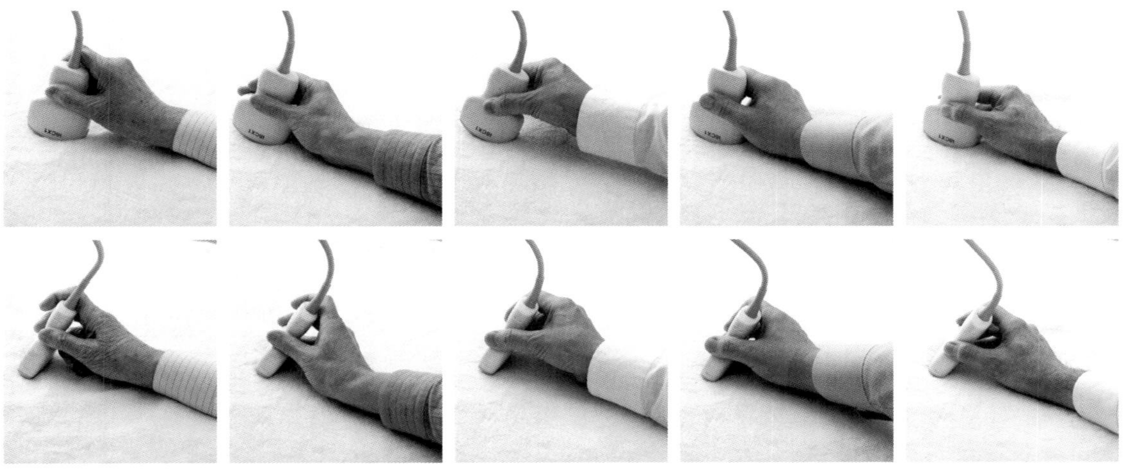

图1−3−1　各种握持探头的方法（上面：纵向扫查；下面：横向扫查）
关于探头的握持方法虽然没有硬性的规定，但大多数检查者都是用拇指、示指和中指握住探头，将环指轻轻放在上面。重要的是参考不同的握持方式，形成自己的握持方式以达到操作探头进行稳定扫查的目的

B 适当的施力方法

1. 肥胖体型的受检者（图 1−3−2）

- 对于体型肥胖的受检者，重要的是根据受检者的呼吸调整探头，而不是用探头用力压迫腹壁。
- 对擅长腹式呼吸的肥胖体型受检者的右肋弓下进行扫查时，如果向受检者发出“大口吸气”

的指令，受检者的腹部就会变得膨隆，腹壁就会变得比较坚硬，这会导致探头也不能很好的与腹壁接触，使前方“膈顶”位置的超声波束无法到达。

- 在这种情况下应改变指令，“×× 先生 / 女士，请轻吸一口气”，使受检者改为胸式呼吸。
- 给探头“挖掘”出足够的空间，是保证正确检查的基本条件。

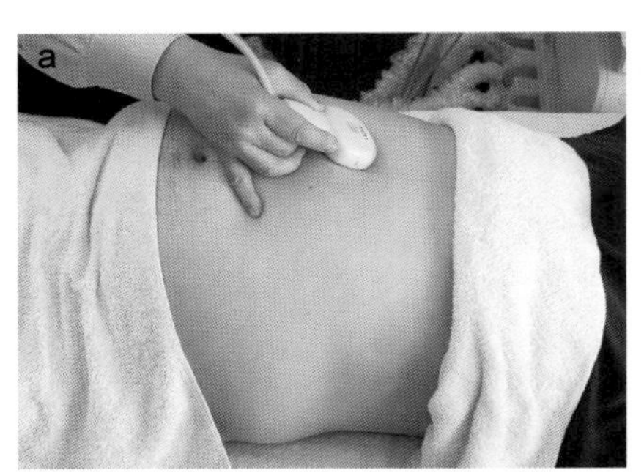
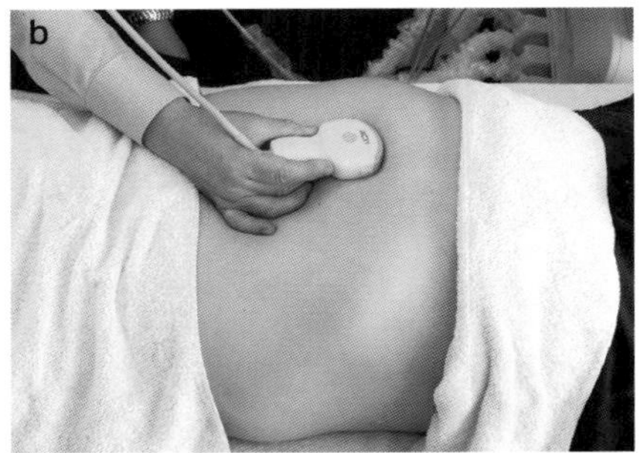

图1-3-2　肥胖体型的受检者的呼吸调整

a：腹式呼吸时探头被弹起；b：胸式呼吸给探头“挖掘”出足够的空间

2. 瘦弱体型的受检者（图 1-3-3）

- 对于瘦弱体型的受检者，如果过度用力按压探头，探头就会离脏器过近，脏器和血管就会被压迫移位，从而出现显示困难的情况。
- 在这种情况下，不要用力按压探头，而应运用上下浮动的方式将探头轻轻地压在腹壁上。
- 当然不是离开皮肤，而是在充分涂抹耦合剂的基础上，将探头轻放在腹壁上并保持，这样便能清楚地显示出脏器和血管。

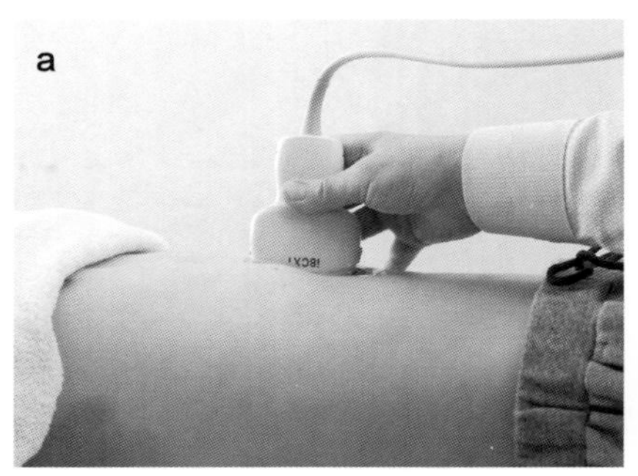
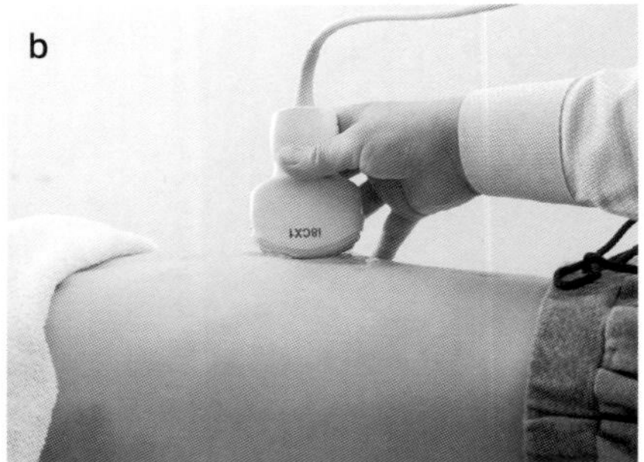

图1-3-3　对瘦弱体型的受检者的错误和正确的探头用力方式

a：用力压探头会造成显示困难；b：轻轻的用力并保持则会清楚地显示脏器和血管

C 适当的速度

- 初学者往往会因为探头移动得太快，观察不仔细，而遗漏了病变。
- 即使是高年资的医师，其扫查速度也是有限的，特别是在扫查微小的病变和构造的时候，要注意扫查的时候应缓慢而稳定。

D 探头的基本操作

- 为了用超声发现病变并评价其性状，必须对脏器的各个角落进行观察。但是，胃及肠等消化道脏器和肺内的气体或肋骨等因素的影响造成了死角，给超声检查增加了难度。

- 为了弥补这样检查的弱点，需要受检者配合调整呼吸和变换体位来移动脏器以进行必要的检查。
- 此外，还需要从多个方向，将探头变换不同角度进行观察，以下提到的 4 种操作方法要结合使用才能进行良好的实践。

1. 摆动扫查（angulation）（图 1-3-4）

- 把手掌看作探头，以小指一侧为支点，使手掌和手背交替摆动（像扇扇子一样），一边改变探头与体表的角度一边进行扫查。
- 操作方法中最常用的一种。
- 因为可以观察连续的断面，所以容易产生立体的感觉。
- 即使扫查像肋间那样狭窄的空间，也能显示体内较大的范围（图 1-3-5）。

2. 旋转扫查（rotation）（图 1-3-6）

- 是指以探头的中心为中心轴，沿逆时针方向旋转扫查。
- 显示出肿瘤图像后，为了不脱离画面中心，将探头旋转 90° 比较容易判断肿瘤的立体结构和性状。
- 在确认显示的目标是血管还是肿瘤时非常有效。

3. 平行扫查（sliding）（图 1-3-7）

- 不改变探头在体表的角度，从头侧向足侧移动扫查或左右平行移动扫查。
- 这是一种做大量人群筛查非常有用的扫查方法。

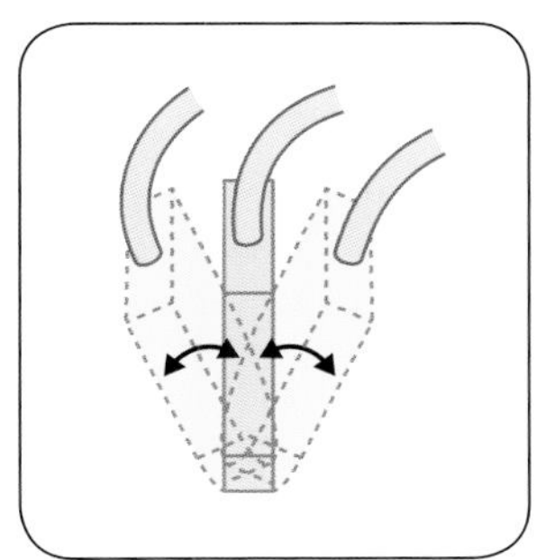

图1-3-4　摆动扫查

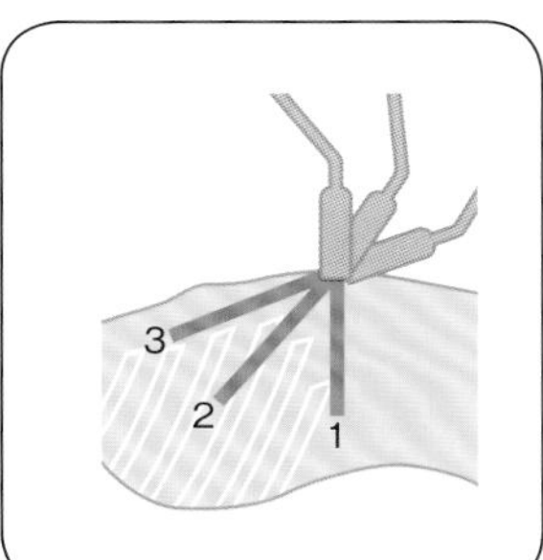

图1-3-5　肋间扫查

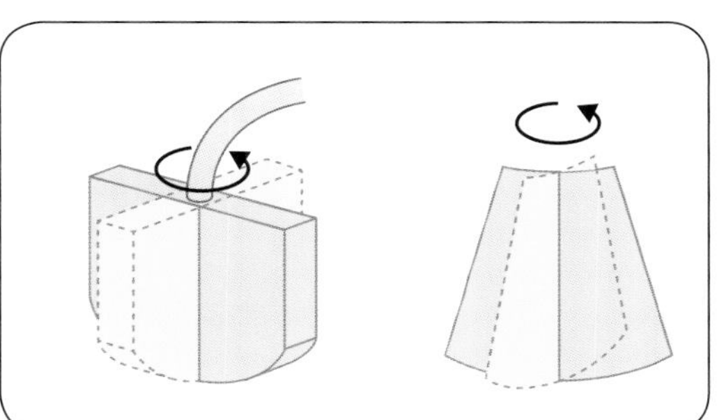

图1-3-6　旋转扫查

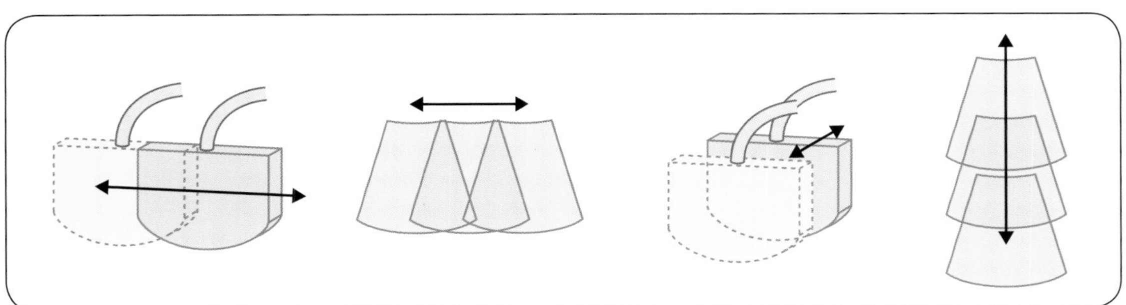

图1-3-7　平行扫查

- 这种操作比较简单，容易形成连续的立体图像。

4. 摇摆扫查（rocking）（图 1-3-8）

- 以探头的中央部为支点左右摆动扫查。
- 这是从剑突正下方的狭小空间显示出体内大范围图像时的有效扫查方法。

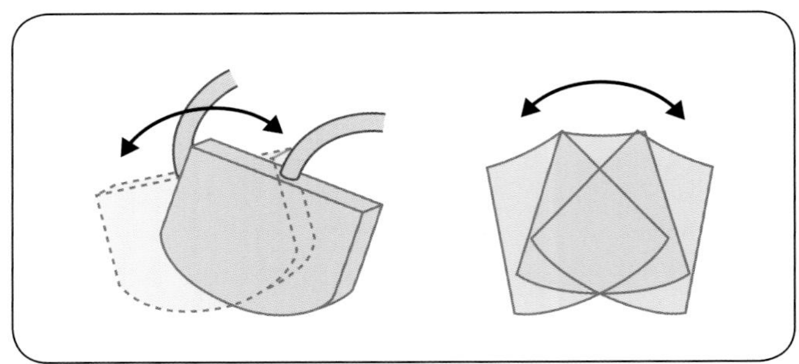

图1-3-8　摇摆扫查

5. 组合扫查（图 1-3-9）

- 平行扫查，并根据检查部位的不同与摆动扫查或摇摆扫查交替使用。
- 掌握上述的基本的探头扫查方法，根据受检者的情况进行组合，就可以适当地放置探头进行详细的观察了。

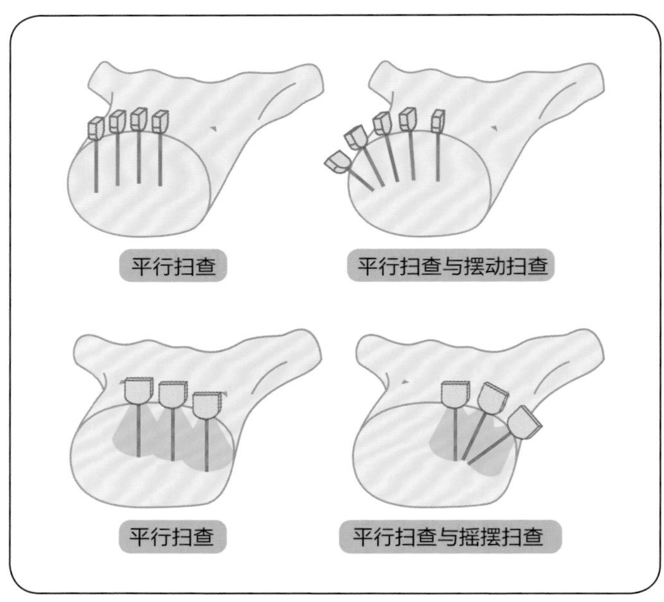

图1-3-9　组合扫查

1.4 应注意的伪像

A 多重反射（multiple reflection）

- 超音波波束在接近的强反射面（探头表面和腹壁、胸壁等）之间反复反射的一种现象。
- 多重反射容易在靠近腹壁的部位产生，在胆囊、膀胱等内部无回声结构内多重反射更加明显。
- 将探头在厚度方向上略微倾斜，或通过体位变换使强反射面不再相互平行，从而降低多重反射的产生（图 1-4-1）。

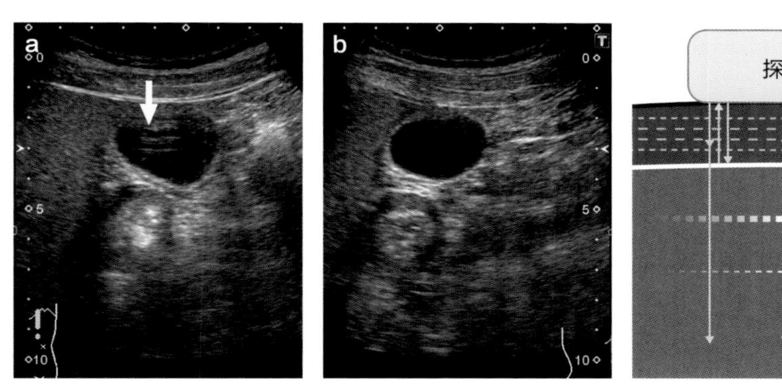
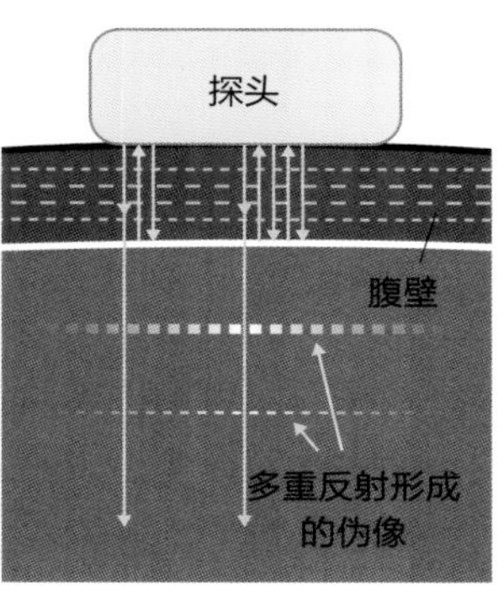

图1-4-1　腹壁多重反射

腹壁与胆囊腔平行所造成的多重反射（图a箭头），在探头向厚度方向倾斜时多重反射则会变得不明显（b）

B 波束宽度（beam width）

- 与探头厚度方向的方位分辨率同义。
- 与 X 射线 CT 部分容积效果（partial volume effect）相似的现象。
- 超声波波束宽度中包含的不同反射面显示重叠，导致它们的边界不清晰（图 1-4-2）。
- 为了使波束宽度的影响最小化，使目标部位的探头厚度方向的方位分辨率适当，应选择合适的探头，或者使受检者变换体位和调整呼吸，还应在探头到目标部位的距离和扫查面角度上多下功夫。

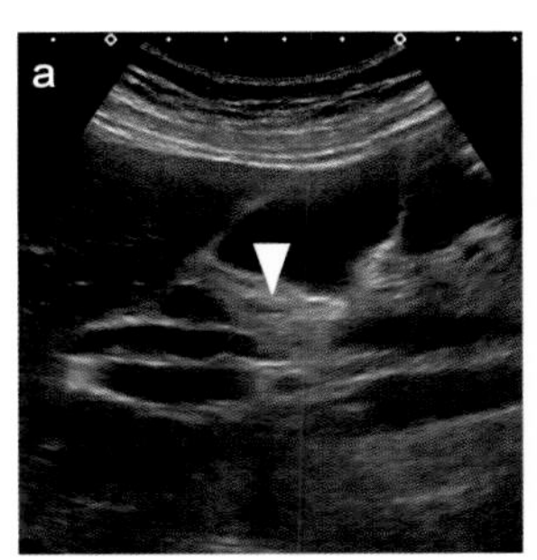
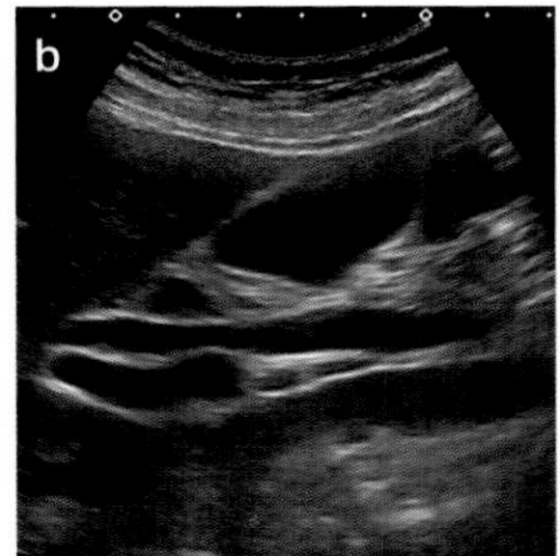
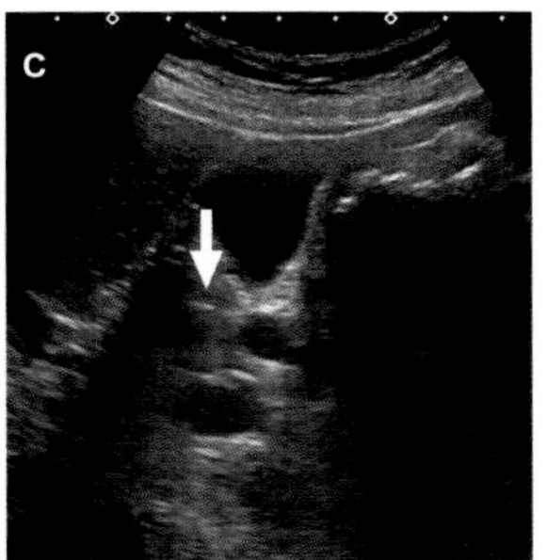

图1-4-2　波束宽度的伪像

a：纵向扫查，肝门部看起来好像胆管内有肿瘤（三角）；b：纵向扫查，扫查面稍稍错开，伪像就会消失；c：横向扫查，在横向扫查中发现该伪像是由与胆管右侧接触的十二指肠壁（箭头）被显示出来导致的

C 旁瓣效应（side lobe）

- 指在目标方向（主方向）以外的波束。
- 在像胆囊一样充满液体的脏器中非常明显（图 1-4-3）。
- 通过压迫或适当的体位变换，观察到产生这种异常现象的原因是消化道内的气体太多。

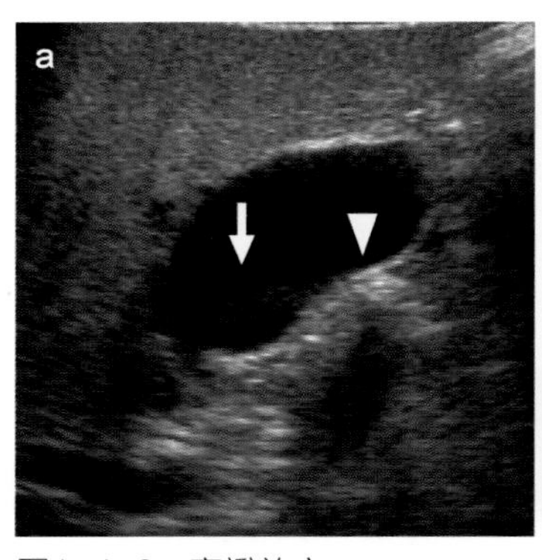

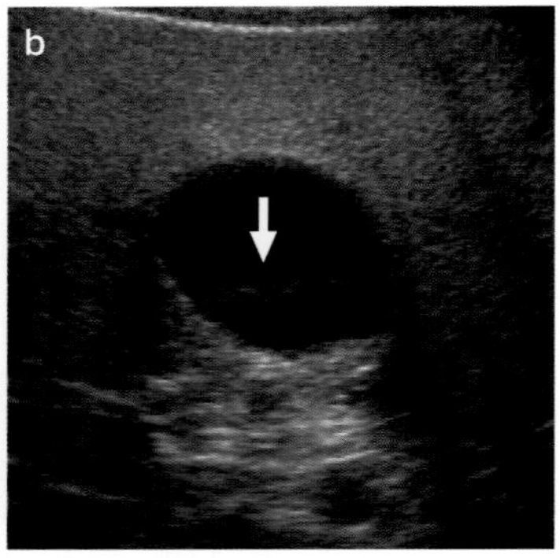

图1-4-3　旁瓣效应

a：纵向扫查，可看到导致异常现象的消化道气体（三角）；b：横向扫查，仅能观察到旁瓣（箭头），容易被误认为是碎片样回声

D 镜面伪像

- 镜面伪像（mirror image）指的是强烈的反射面前方的病变和结构像镜子一样被显示成翻转到反射面后方的现象。
- 最具有代表性的是，在右肋弓下扫查中，横膈（正确地说是接近横膈的肺表面）后方显示的肝肿瘤假象（图 1-4-4）。
- 在膀胱的纵向扫查中，当直肠内存在大量气体时，气体表面会形成凸面的反射镜，在膀胱后壁的后上方有时会显示出膀胱前壁的假象，类似囊性病变（图 1-4-5）。
- 胆囊结石的表面和胆囊壁之间也有多次反射，会在胆囊结石的深部产生胆囊肝侧壁的伪像（图 1-4-6）。
- 镜面伪像对病变部位的显示大多不会产生直接的不良影响，但不要把镜像图像与真实图像混淆。

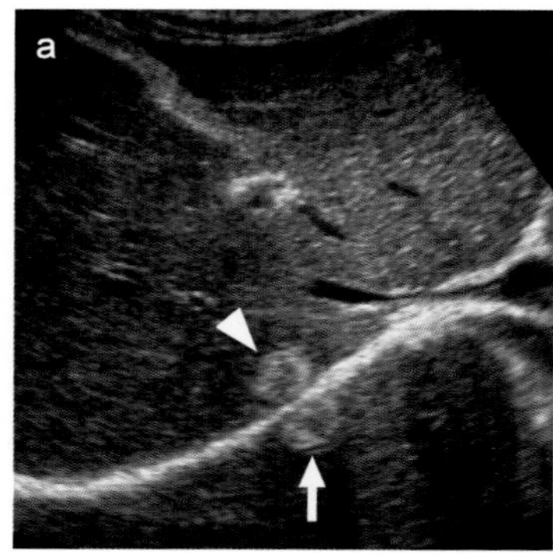

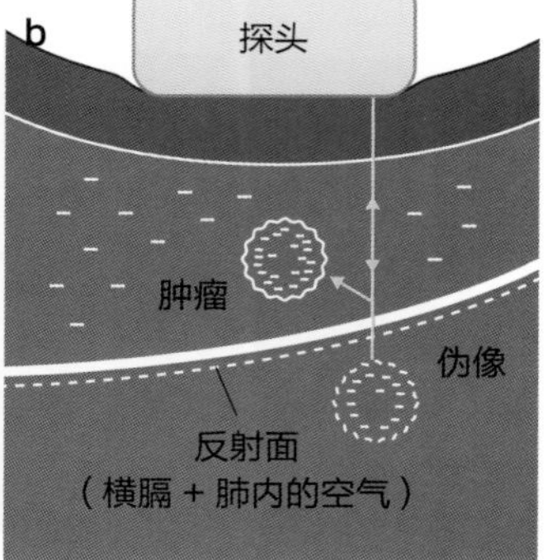

图1-4-4　镜面伪像

接近横膈的肝血管瘤（三角）的伪像被显示在横膈的深部（箭头）

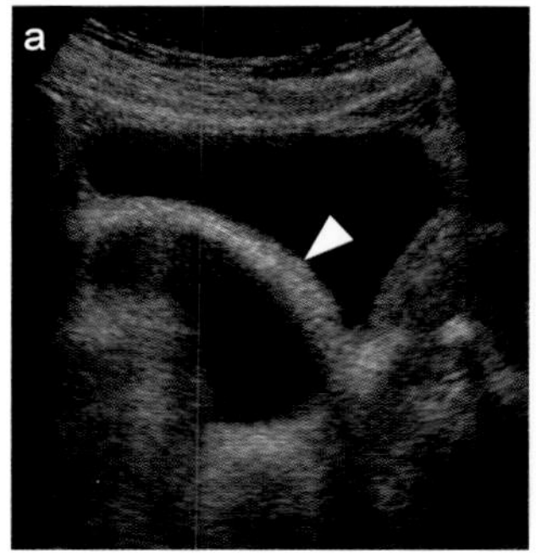

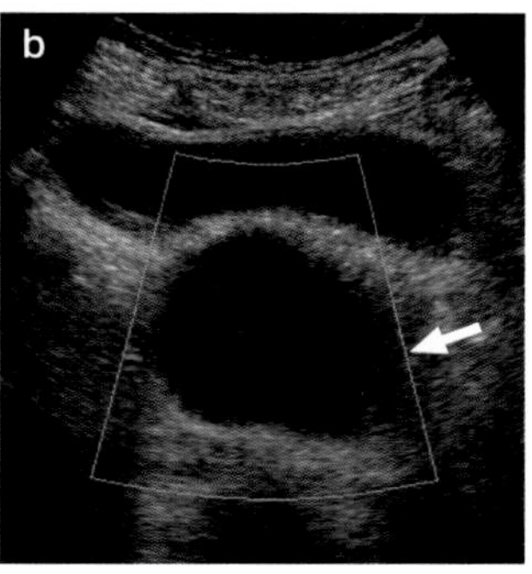

图1-4-5　直肠内空气造成的膀胱镜面伪像

在纵向扫查（a）中，由直肠前壁（三角）形成的镜面伪像；在横向扫查（b）中，看起来好像在膀胱的后方存在囊性肿瘤（箭头）

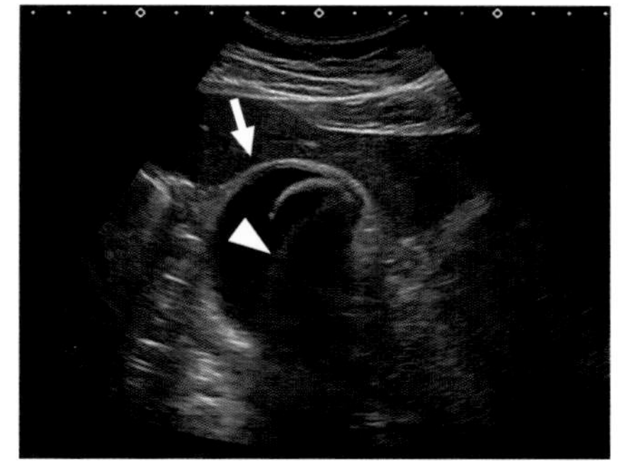

图1-4-6　胆囊结石形成的镜面伪像

表面平滑的胆囊结石后方产生的胆囊肝侧壁（箭头）的镜面伪像（三角）

E 透镜效应（棱镜效应）[lenticular effect（prism effect）]

- 指前腹壁正中白线后方存在的腹膜下脂肪组织的断面呈透镜状（或三角形）时，由于超声波透过脂肪组织的音速不同而形成声透镜，后方脏器或血管的声像变得模糊（或呈双层）（图 1-4-7）。
- 与凸阵探头相比，线阵探头更容易引起透镜效应，为了防止想要观察的病变和血管等位于前腹壁白线的后方，要在体位变换上多下功夫。
- 与透镜效应不同，前腹壁白线和腹直肌的腹直肌腱富含胶原纤维，其后分辨率下降（图像模糊）明显。因此，重要的病变和结构要避开前腹壁白线和腹直肌腱的后方进行显示。

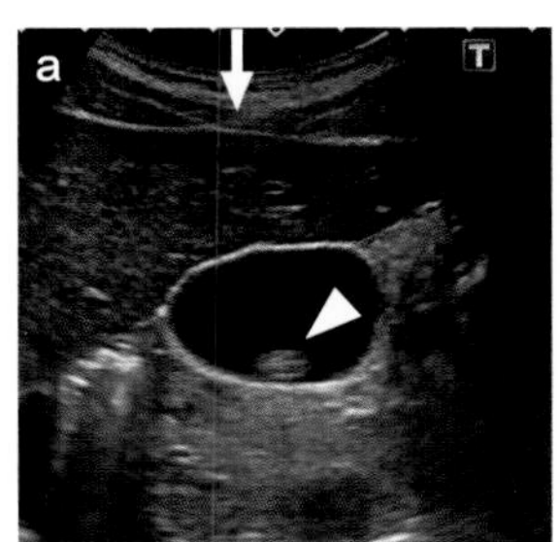

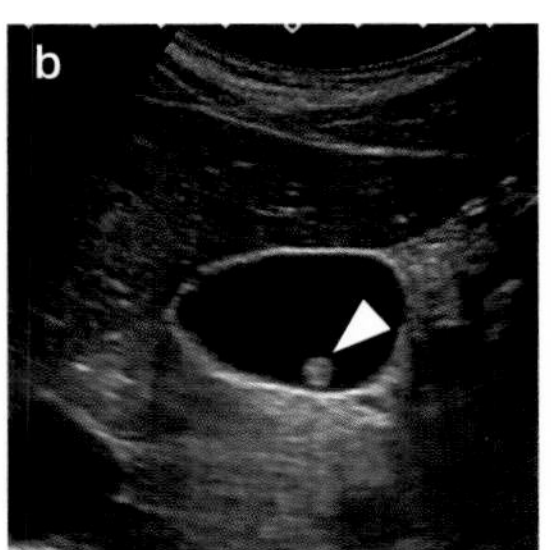

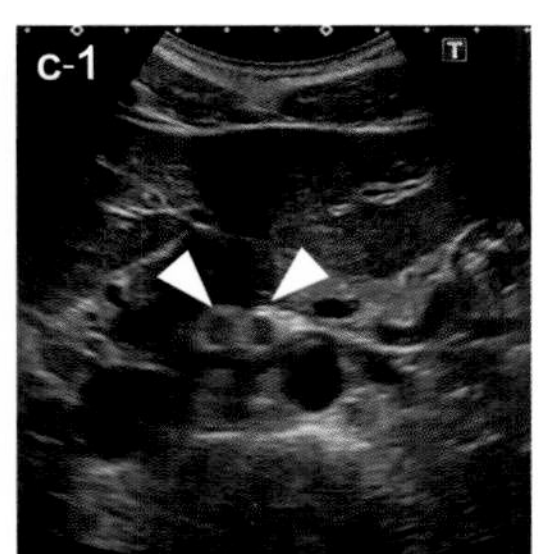

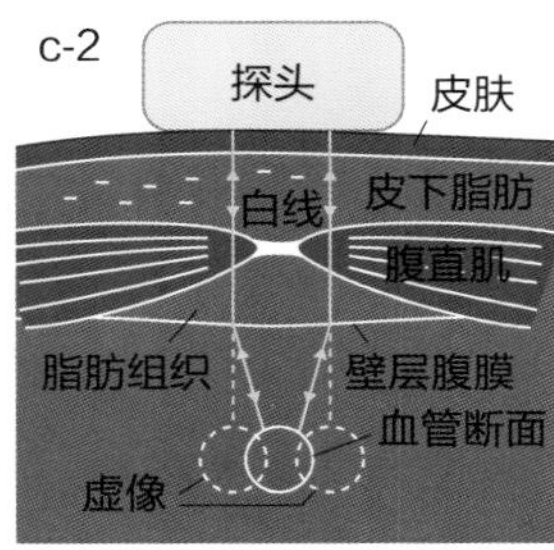

图1-4-7　透镜效应（棱镜效应）

通过腹直肌的图像可以看到：胆囊息肉在方位方向上很模糊（a）。通过避开肌腱进行扫查，可以正确地显示出息肉（b）。由于前腹壁正中的壁侧腹膜下脂肪组织在白线后方呈棱镜状，超声波束被折射，会显示出肠系膜上动脉的两个断面（c，三角）

F 超过奈奎斯特频率的折返伪像

- 这是由于反射波的虚像延迟超过了脉冲重复周期。
- 脉冲重复频率的 1/2 是奈奎斯特频率。
- 在大的肝囊肿和膀胱等囊状结构内部很明显（图 1-4-8）。
- 由于呼吸和搏动引起的运动与真正的结构不同，所以很多情况下伪影是可以被识别的。
- 会因为最大观察深度增加而消失（图 1-4-8c）。

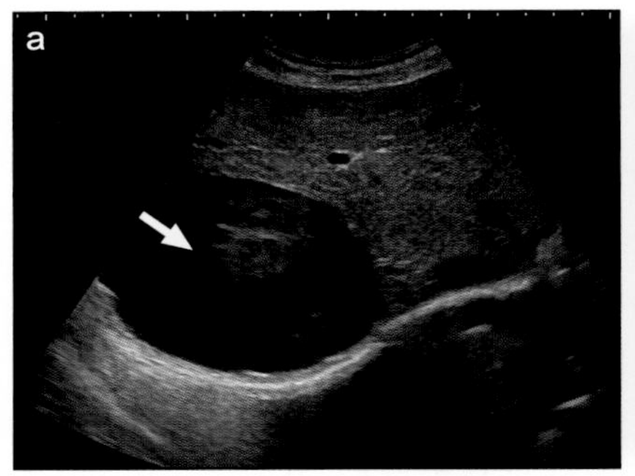
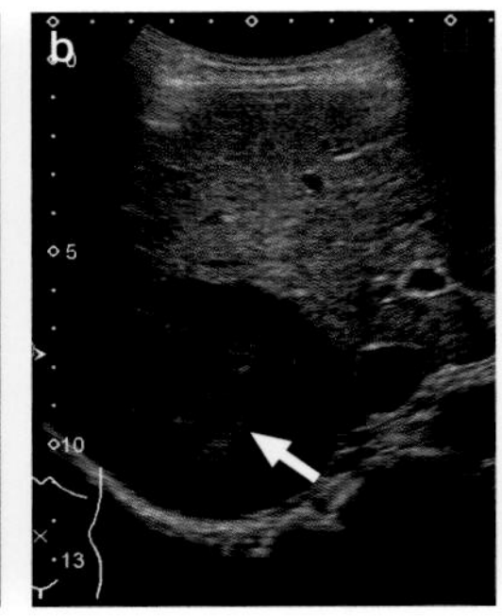
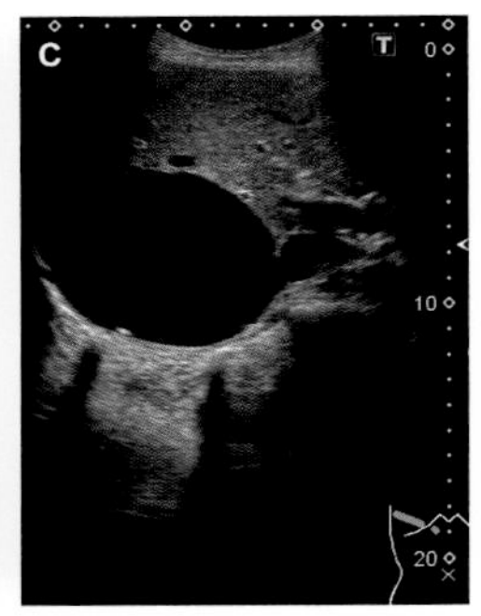

图1-4-8　发送脉冲超过奈奎斯特频率的折返

超过奈奎斯特频率的折返伪像（a、b）在肝囊肿内出现，可以通过增加最大观察深度而消失（c）

G 对诊断有用的伪像

1. 声影（后方回声的减弱）（acoustic shadow）

- 指超声波在器官或病变内部的反射或衰减较大时，其回声减弱或消失的区域。常见于钙盐沉积、结石或陈旧性出血等（图 1-4-9）。
- 注意声影，会发现反射低回声的实性肿瘤和肝纤维化。

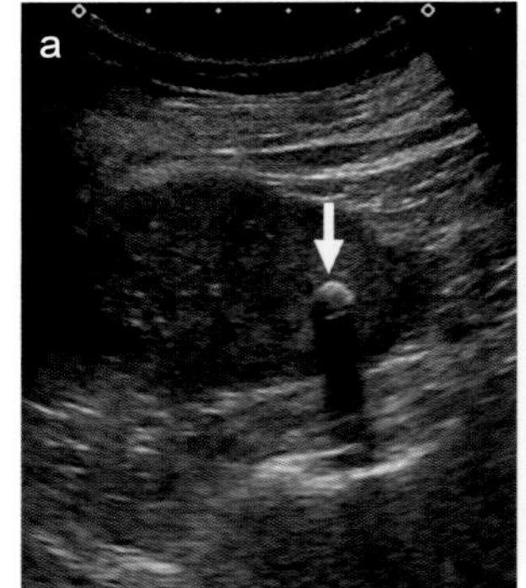
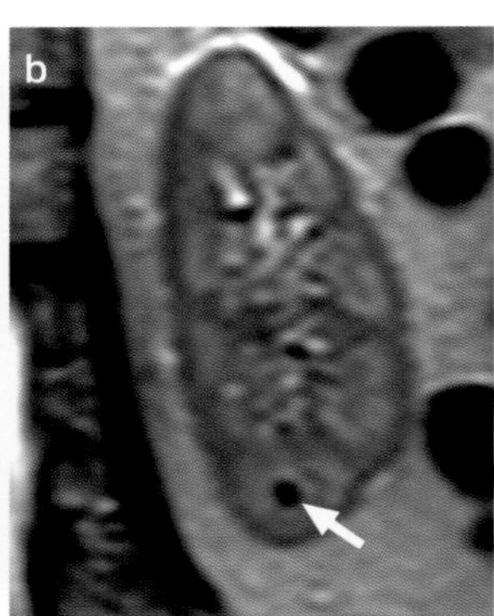

图1-4-9　肾实质内的声影

肾实质内的高回声结节有声影（图a箭头），本例是MRI的T2增强像中显示为低信号的陈旧性出血性囊肿（图b箭头）

2. 瞬时征兆（彩色彗星尾征）

- 在脏器和病变的内部反复产生散射时，其后方出现像彗星一样拖尾的现象称为彗星尾征（comet tail sign）。在方向性的彩色多普勒显示中，实际上没有血流却出现像混合了各种颜色一样闪烁的现象称为闪烁信号（twinkling sign）或彩色彗星尾征（图 1-4-10，图 1-4-11）。
- 常见于胆管、尿路的结石和钙盐沉积，有助于诊断尿路结石。

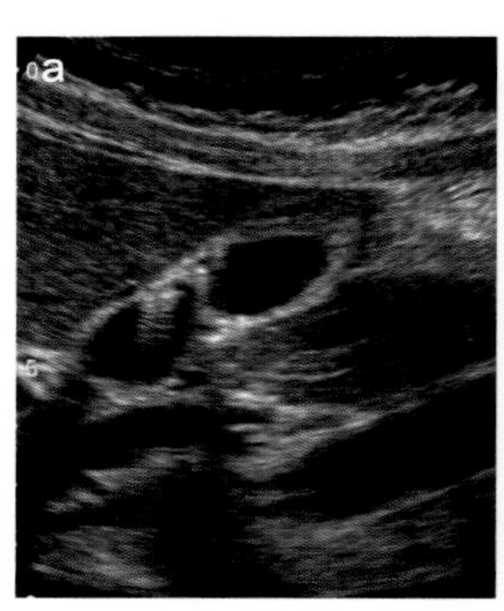
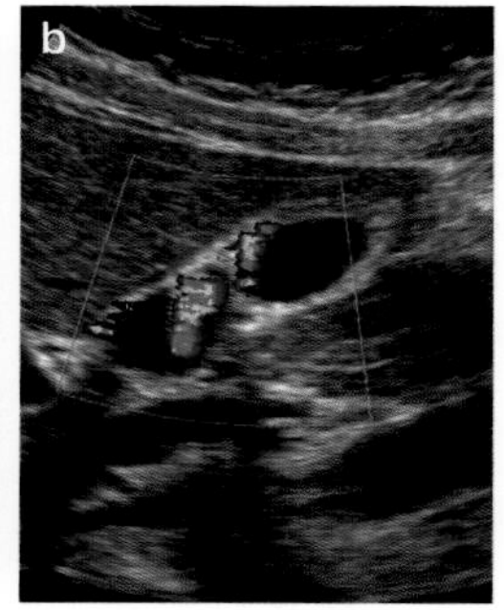

图1-4-10　胆囊腺肌症的彩色彗星尾征

胆囊壁小囊肿结构中的彗星尾征（a：B模式）和彩色彗星尾征（b：方向性多普勒）

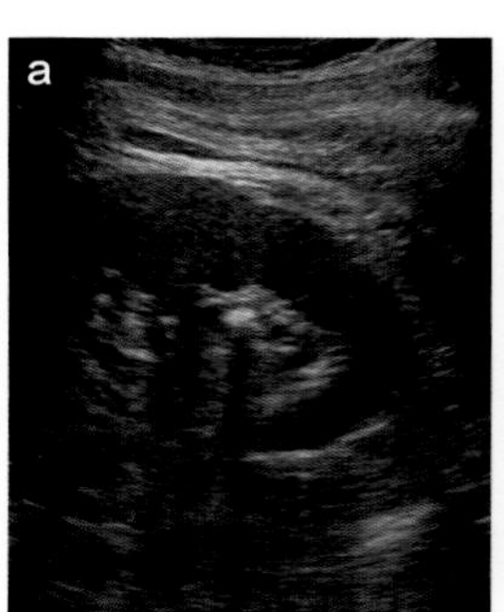
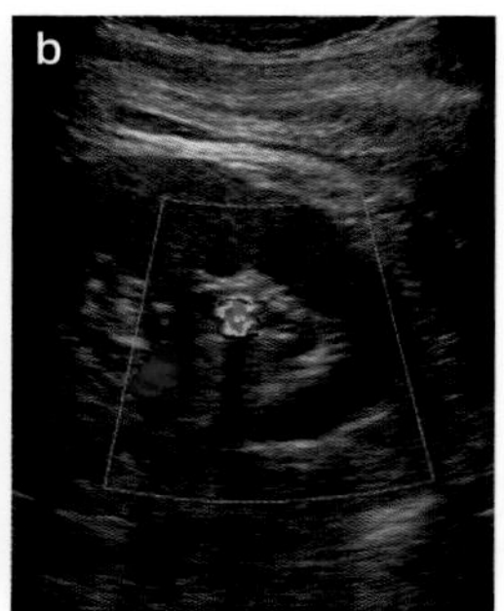

图1-4-11　肾盂结石的彩色彗星尾征

4 mm的肾盂结石，声影与彩色彗星尾征（a：B模式；b：方向性多普勒）

2

基本扫查

2.1 留图的基本原则

A 纵向扫查与横向扫查的方向表示

- 在腹部纵向扫查图像中，左侧是头侧，右侧是足侧（图 2−1−1）。
- 横断面表示的是从受检者的足侧向头侧的。不仅是仰卧位，俯卧位也一样。在仰卧位的横扫中，图像的左侧是受检者的右侧，图像的右侧是受检者的左侧。
- 右肋间扫查可被视为纵向扫查，图像的左侧是右侧胸腔。
- 很多超声医师将左肋间扫查也视为纵向扫查，但为了防止肝和脾的混淆，有时也将左肋间扫查视为横向扫查，并将图像的右侧显示为胸腔侧（图 2−1−2）。

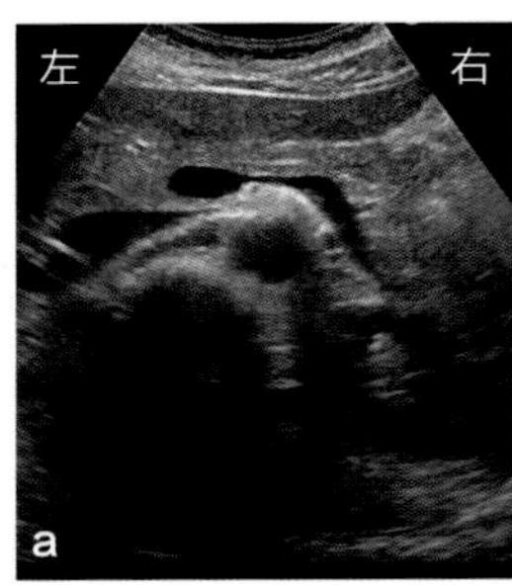

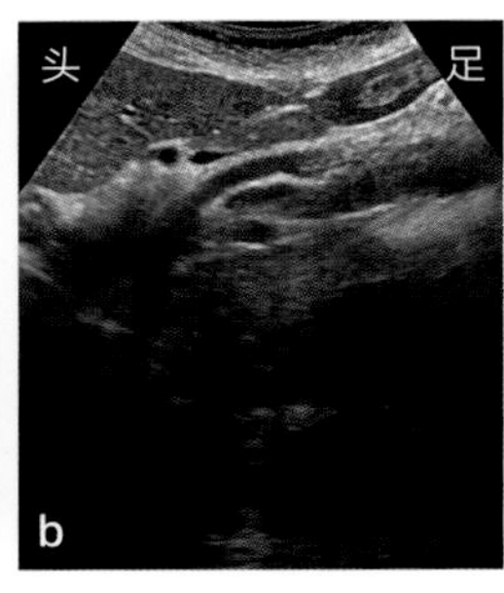

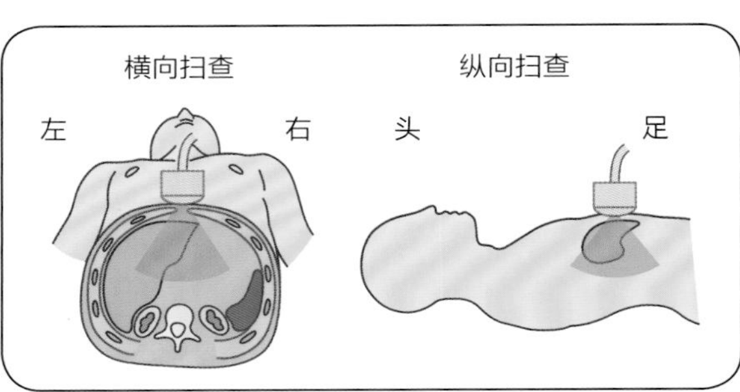

图2−1−1　纵向扫查与横向扫查的方向表示
腹部横向扫查是从受检者的足侧向头侧观察的显示方法，纵向扫查是受检者的头侧显示在左侧，足侧显示在右侧。但是，在循环系统区域和神经系统区域，左、右两侧的显示有时会相反

B 留图范围（不同脏器）

- 各脏器的留图范围，不仅与脏器的形状，还明确与周围脏器有关。发现存在局部病变时，应适当扩大扫查范围，以期病变内部和周围的情况明朗化。
- 为了显示管腔结构“没有严重的观察结果”，需要对肝内、外的胆管和胰管进行记录，使第三者容易识别。

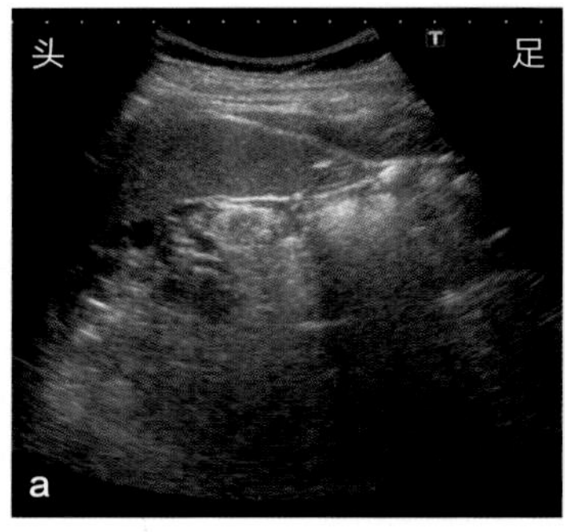

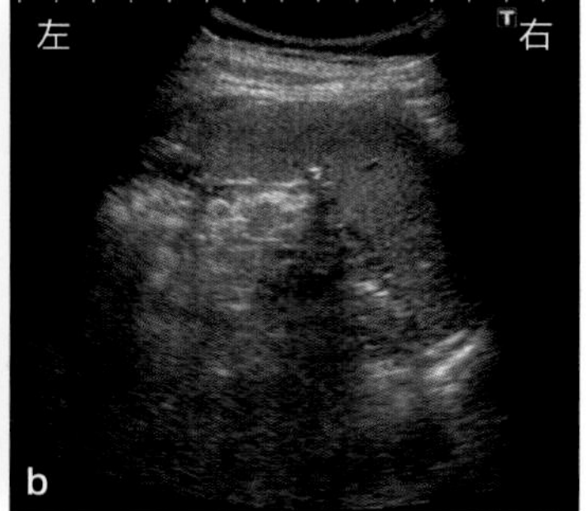

图2−1−2　脾表示的不同
左肋间扫查显示出脾。常规可以如图a那样作为纵向扫查来处理。为了更容易地与肝区分，也有像图b那样作为横向扫查来处理的情况

1. 肝的留图范围（图 2-1-3）

- 不只要把肝放入画面，必要时留图范围还包括周围的结构，以了解有无胸腔积液、腹水和侧支循环。常规设定探头在距离 15 cm 左右的深度观察，并根据体型和情况进行调整。
- 在显示肝对比的图像中，为了使射入肝和肾的超声波束减少声学上的差异，要选择合适的体位并调整呼吸。
- 在显示肝缘钝化或肝表面凹凸不平时，选择视野清晰的留图范围。

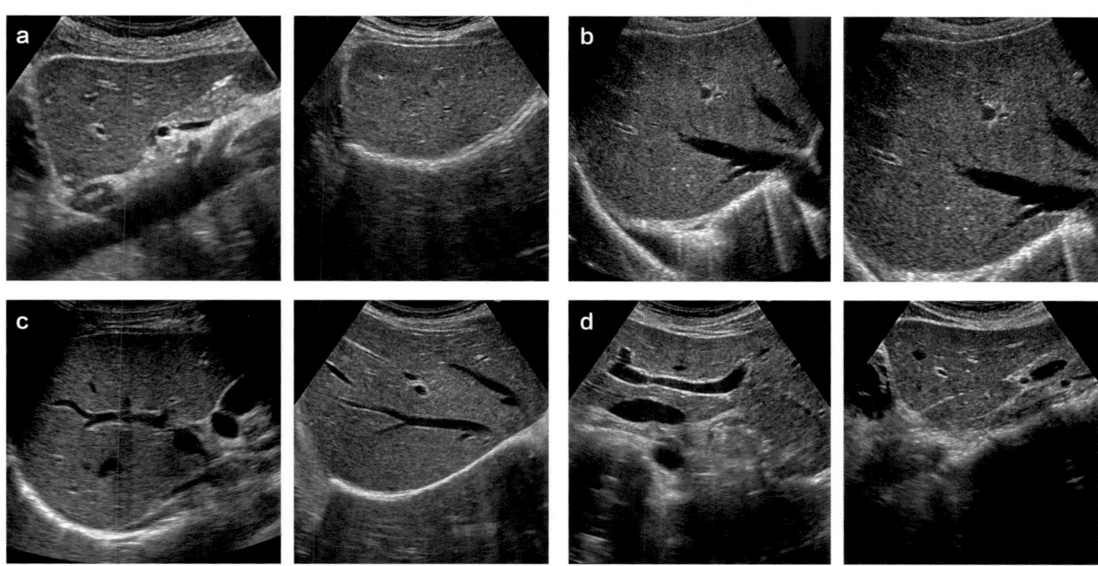

图2-1-3　肝的留图范围

a：肝左叶外区域的上下端（左），肝右叶的上缘部（右），各自追踪扫查到左上方看不到肝为止；b：观察右侧胸腔积液（左）到横膈为止（右）；c：记录肝门部和肝内的血管状态；d：尾状叶也要记录，分别进行横向扫查（左）和纵向扫查（右）

2. 胆道的留图范围（图 2-1-4）

- 留图时要注意胆囊的位置（特别是与肝的相对位置）和大小。
- 在壁厚或隆起性病变中，为了能够判断病变的性状，应适当地放大扫查范围。
- 为了能够明确地识别胆管，对肝门部胆管进行留图包括门静脉和肝固有动脉，对远端胆管胰头留图范围进行明确记录，如果可能的话，将胰管和十二指肠乳头部记录在与胆管相同的断面上。

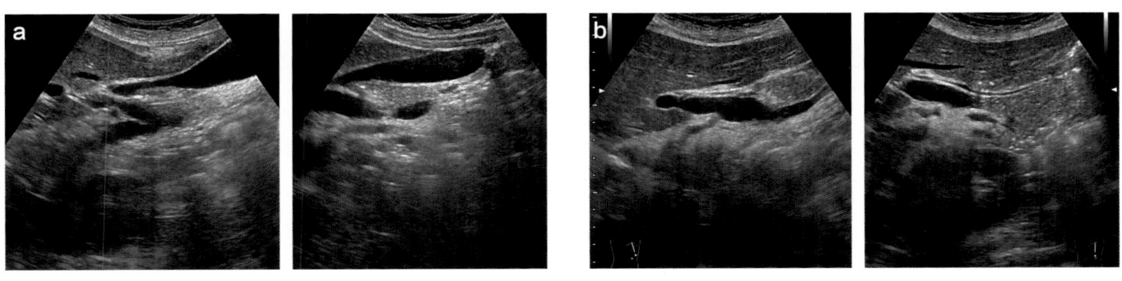

图2-1-4　胆囊与肝外胆管的留图范围

a：从胆囊颈部到底部进行留图，当1张图像难以容纳整个胆囊时，可以将胆囊分为颈部侧和底部侧分别进行记录；b：肝外胆管，肝外胆管弯曲成逆“く”字形，因此将胆管分为肝门部和胰腺来记录全长

3. 胰腺的留图范围（图 2-1-5a ~ c）

- 可以显示是否存在胰腺肿大或萎缩，不仅要记录长轴断面，还要记录短轴断面。
- 胰头的横向扫查应包含十二指肠降部，纵向扫查应包含十二指肠水平部。
- 从胰尾、左肋弓下、左肋间、左背部不同的透声窗进行观察，应注意在一个断面上包括胰尾在内，至少要从两个方向进行留图。
- 发现局限性病变时，最好记录下包括解剖学标志物（肠系膜上静脉和大动脉）在内的图像，以便定位病变的胰内部位。
- 为了弄清病变内部的构造，应根据病变和胰管之间的关系决定留图方向和留图范围。

4. 脾的留图范围（图 2-1-5c）

- 长轴断面中应包括脾的上缘、下缘、脾门部，同时也要观察内侧缘。

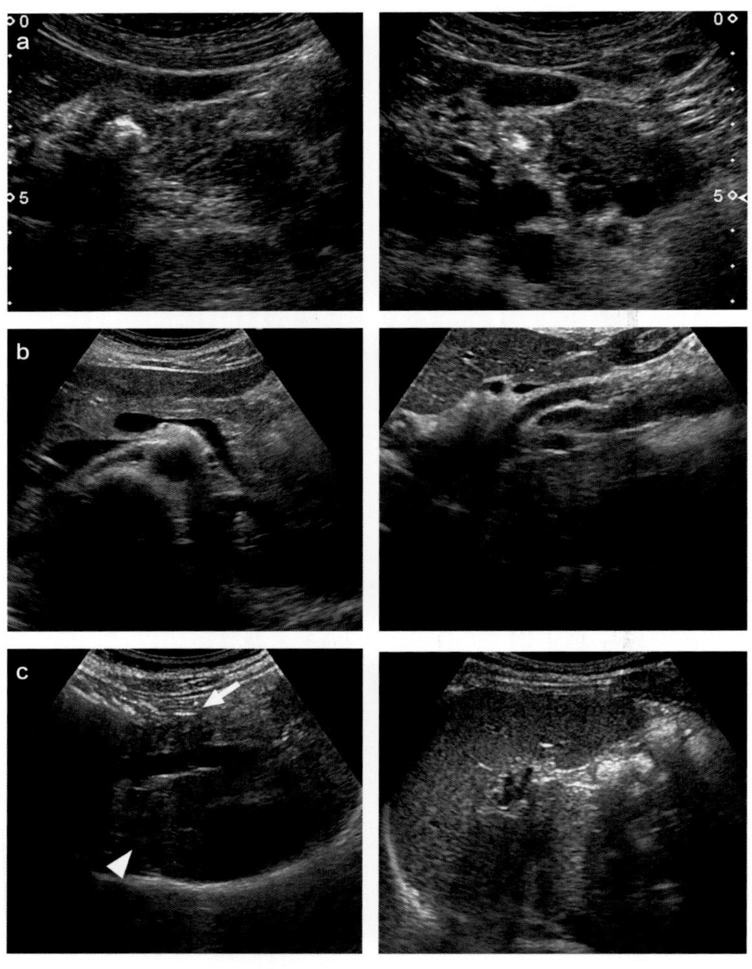

图2-1-5　胰腺与脾的留图范围

a：胰头的留图范围，胰头留图范围（左图为纵向扫查；右图为横向扫查）包括远端胆管、肠系膜上静脉、十二指肠、下腔静脉进行记录；b：胰体留图范围，对胰体（包括胰管）进行留图，横向扫查还应包括胰尾近端；c：胰尾与脾的留图范围，胰尾（远端）至少从1个方向包括胰尾（箭头）进行记录。脾的留图范围包括上缘、下缘，可能的话脾内侧（三角）也要进行记录

5. 肾的留图范围（图 2-1-6）

- 为了弄清肾是否出现肿大或萎缩，必须记录可以推定脏器的长轴断面。
- 在没有发现病变的病例中，记录的中心部回声图像清晰，可以确认没有尿路扩张和肾窦内肿瘤。
- 在肾盂扩张和肾盂旁囊肿中，为了明确局部是否有窦内病变的存在，也要记录短轴断面。
- 在重复肾中，不仅要记录显示肾窦上下分开的长轴断面，还要记录在中部没有肾实质的超声图像的短轴断面。

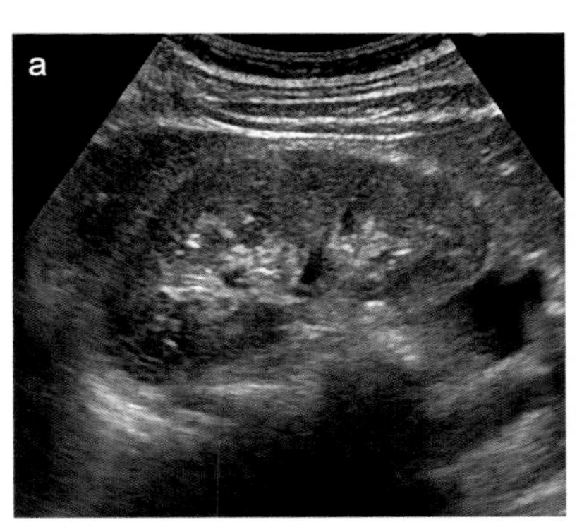

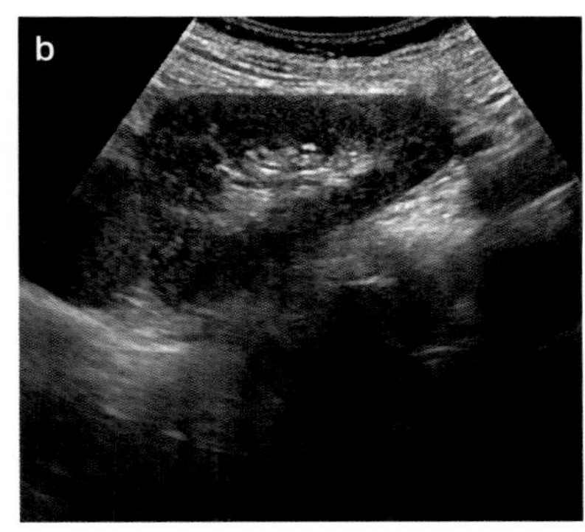

图2-1-6　肾的留图范围
对右肾（a）、左肾（b）进行留图，留图范围包括上下缘，并记录能够把握肾窦（肾中心部回声）状况的断面

6. 腹部大动脉的留图范围（图 2-1-7）

- 不仅将主动脉肝后方部分（胸、腹主动脉移行部），还将肿瘤发生频率较高的动脉分支到肠系膜上动脉分支包含在留图范围内。
- 虽然短轴断面的记录不是必须的，但是进行短轴扫查容易发现后腹膜淋巴结肿大和马蹄肾。
- 在大动脉中发现动脉瘤和动脉夹层时，根据需要追加容易识别病变的部位和范围的断面。

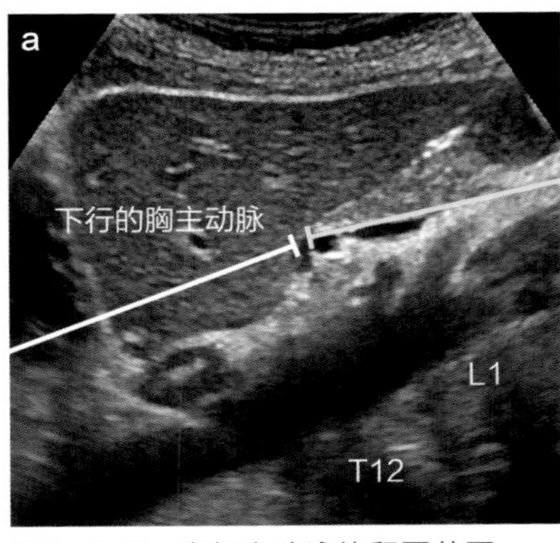

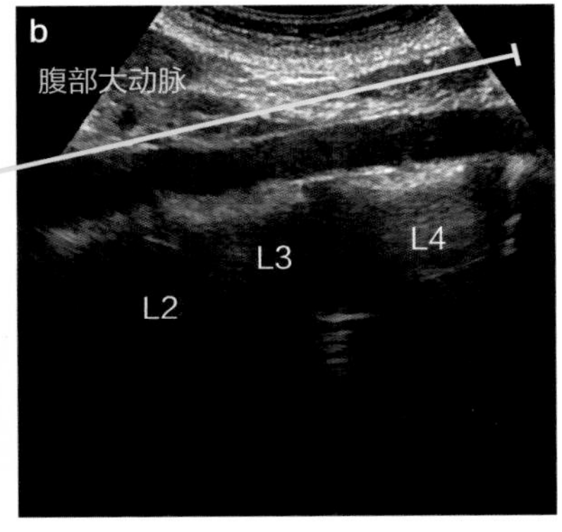

图2-1-7　腹部大动脉的留图范围
腹部大动脉，从胸、腹主动脉移性部至髂动脉分支，观察腹主动脉在正中弓状韧带下缘（腹腔动脉起始处正上方）到髂动脉分叉处［常规是第12胸椎（T12）下部到第4、5腰椎之间（L4～L5）的高度］的范围内有无肿块或夹层

C 体表标记

- 为了知道记录的部位和留图方向可以使用体表标记，但如果记录部位有明显的典型图像和血管等标记，体表标记则不是必须的。
- 为了显示体位变换后肿瘤的内部回声变化、管腔结构的直径变化，最好有体表标记。
- 在胰腺肿瘤性病变的侧卧位扫查中，胰腺和肠系膜上静脉左缘，或者主动脉左缘的相对位置发生变化。为了给胰腺肿瘤性病变做诊断，有必要留意胰腺内局部病变部位的存在，必须有体表标记（图 2–1–8）。
- 肾和输尿管这类左右两侧都有的脏器和血管，需要有体表标记或注释。
- 记录像囊肿内的碎片样回声或胆囊结石那样会在重力方向上移动的病变时，或是表示胆管或胰管的直径根据体位而变化时，为了清楚留图时的体位，要使用体表标记。
- 在没有表示坐位和俯卧位的体表标记的超声设备中，需要体位信息时，可用文本标记体位。
- 体表标记内探头的位置和角度的表示受检查者的主观影响，容易产生误差。想要更准确地描述留图部位，不要只依靠体表标记，还要用文本进行注释（例如：第几肋间扫查；距脐约几厘米的头侧横向扫查）。

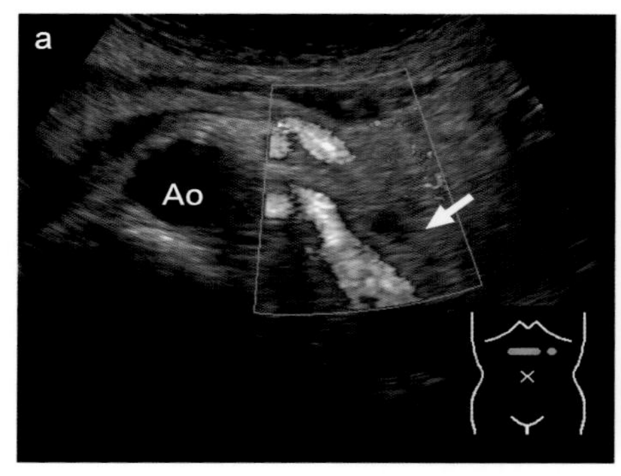

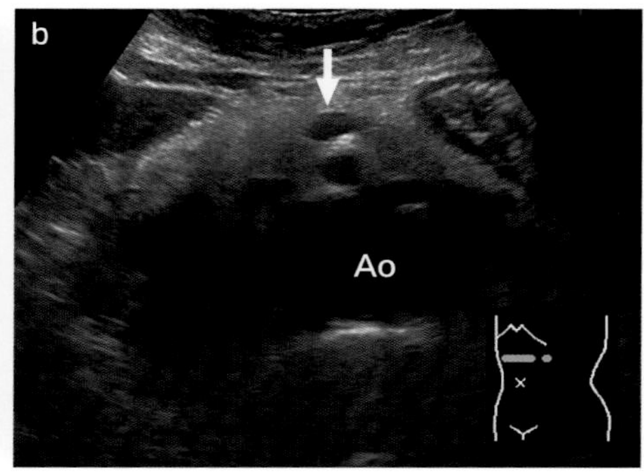

图2–1–8　侧卧位的体表标记

仰卧位（a）和右侧卧位（b）下的胰尾部囊肿。右侧卧位时，胰腺会向右侧移动，位于主动脉（Ao）的正前方。为了避免对胰腺内局部病变部位的误解，最好有体表标记

2.2 留图中必要的解剖结构

A 腹部超声检查要观察的脏器

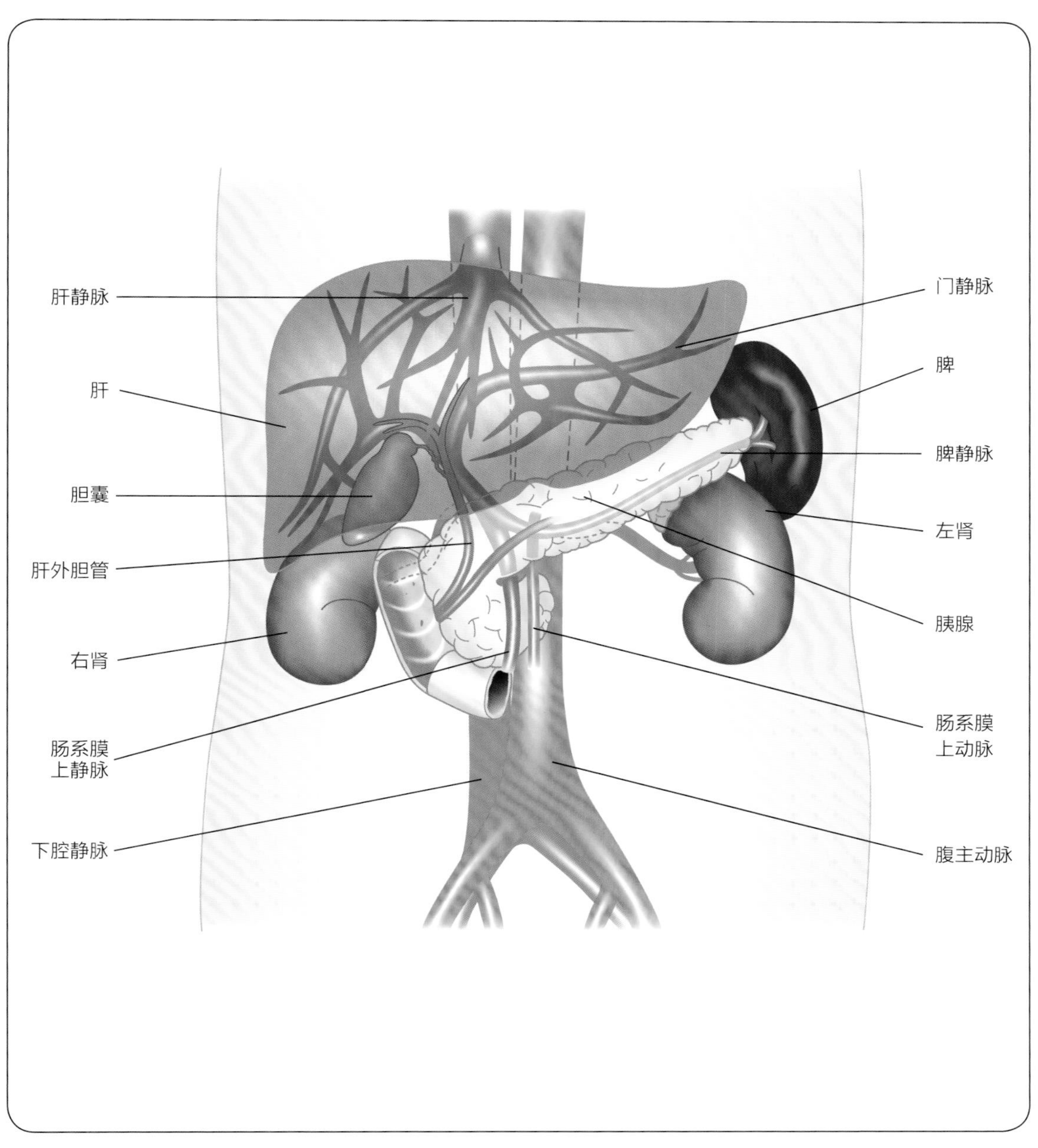

B 从前面观察腹部脏器的位置关系

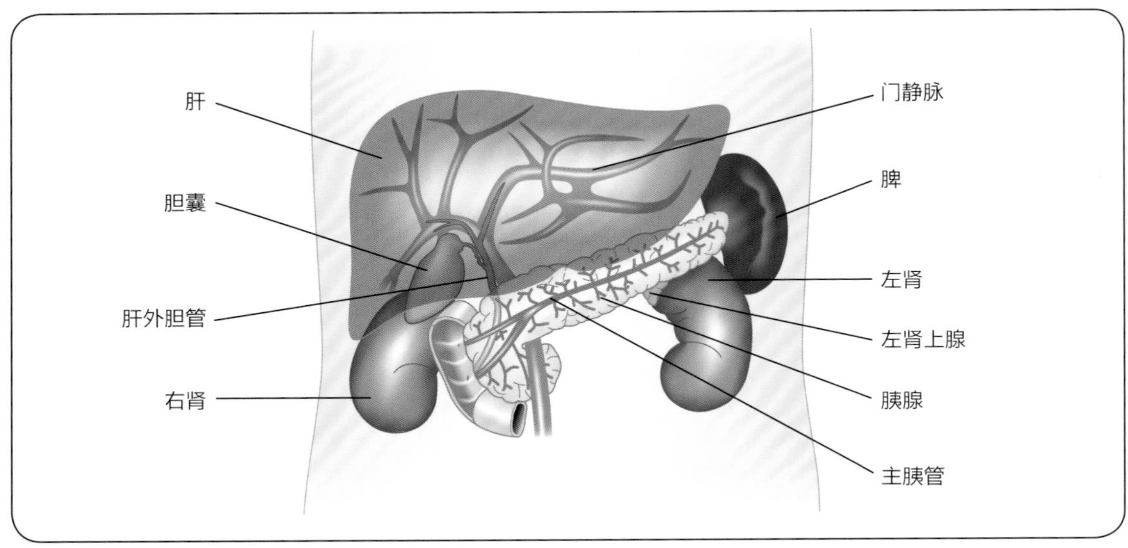

C 肝

1. 门静脉和肝静脉的三维 CT 图像

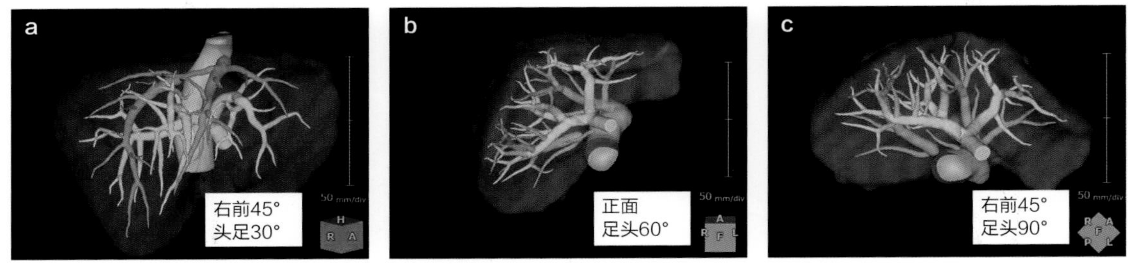

A—正面，R—右侧面，L—左侧面，H—上面（头侧面），F—下面（足侧面）

2. 区域分段

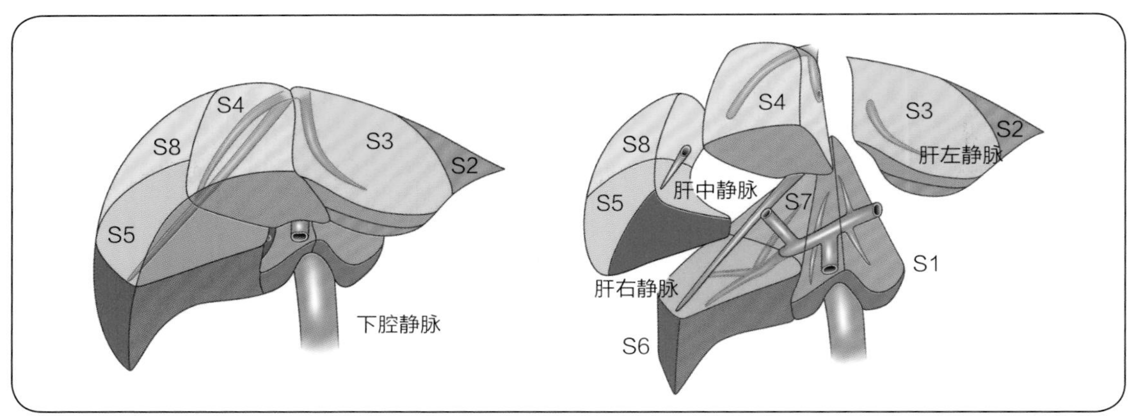

译者注——S1段为尾状叶，S2段为肝左外叶上段，S3段为肝左外叶下段，S4段为肝左内叶，S5段为肝右前叶下段，S6段为肝右后叶下段，S7段为肝右后叶上段，S8段为肝右前叶上段

D 胆囊、胆管和胰腺

1. 从前面观察胆囊、胆管和胰腺的位置关系

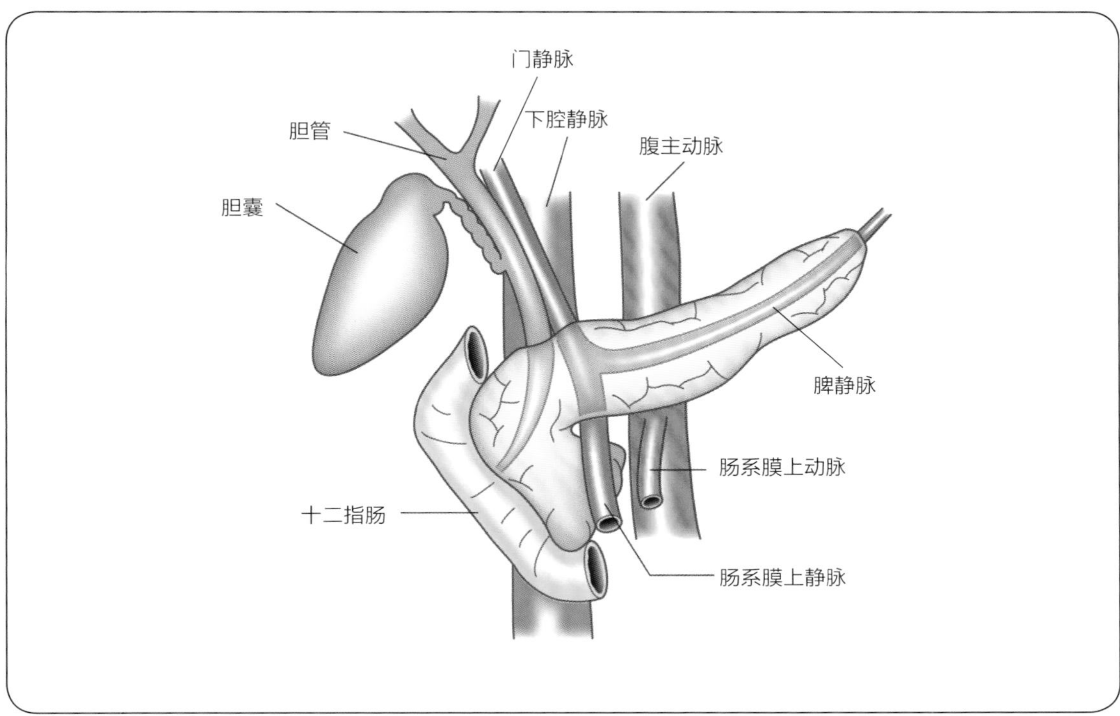

2. 胆囊和胆管的断面图

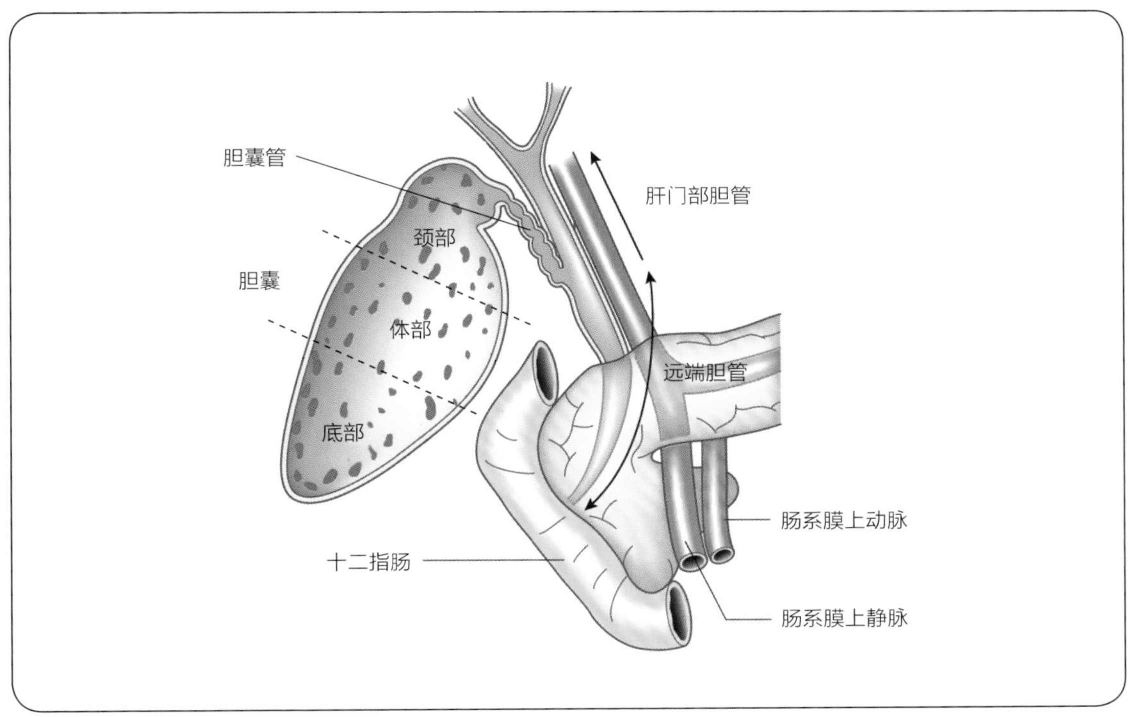

3. 从前面观察胰腺的横断面图与胰腺区域

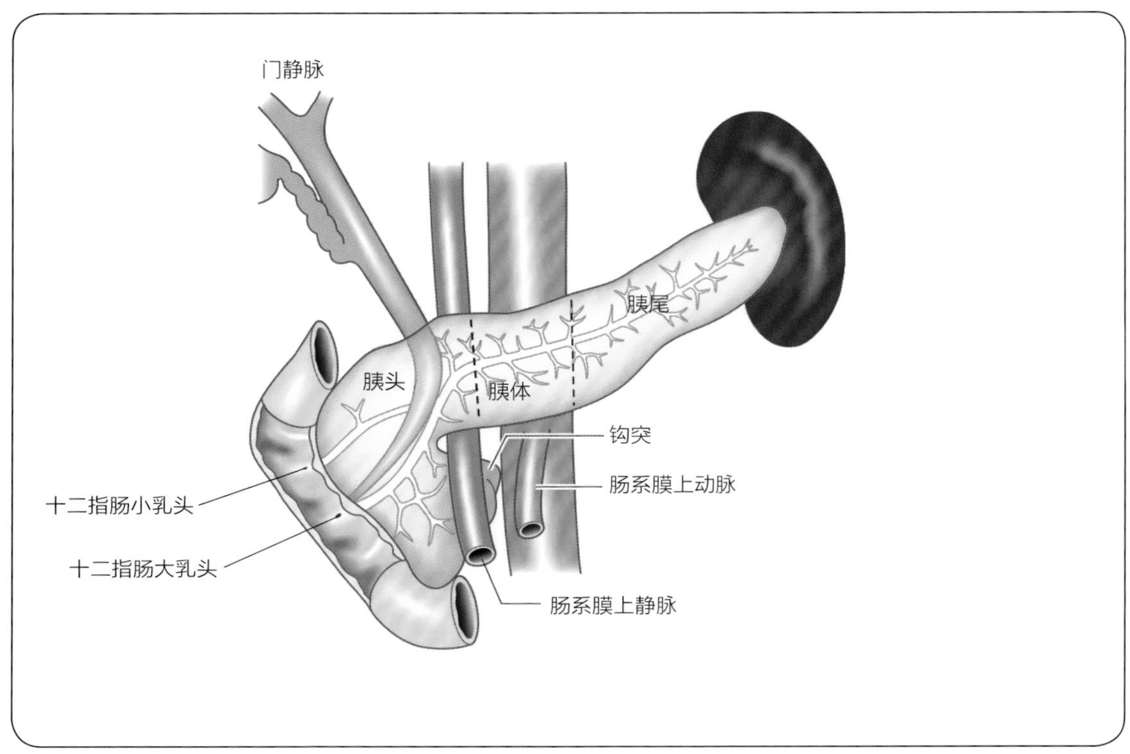

4. 从右侧观察胰头纵断面图

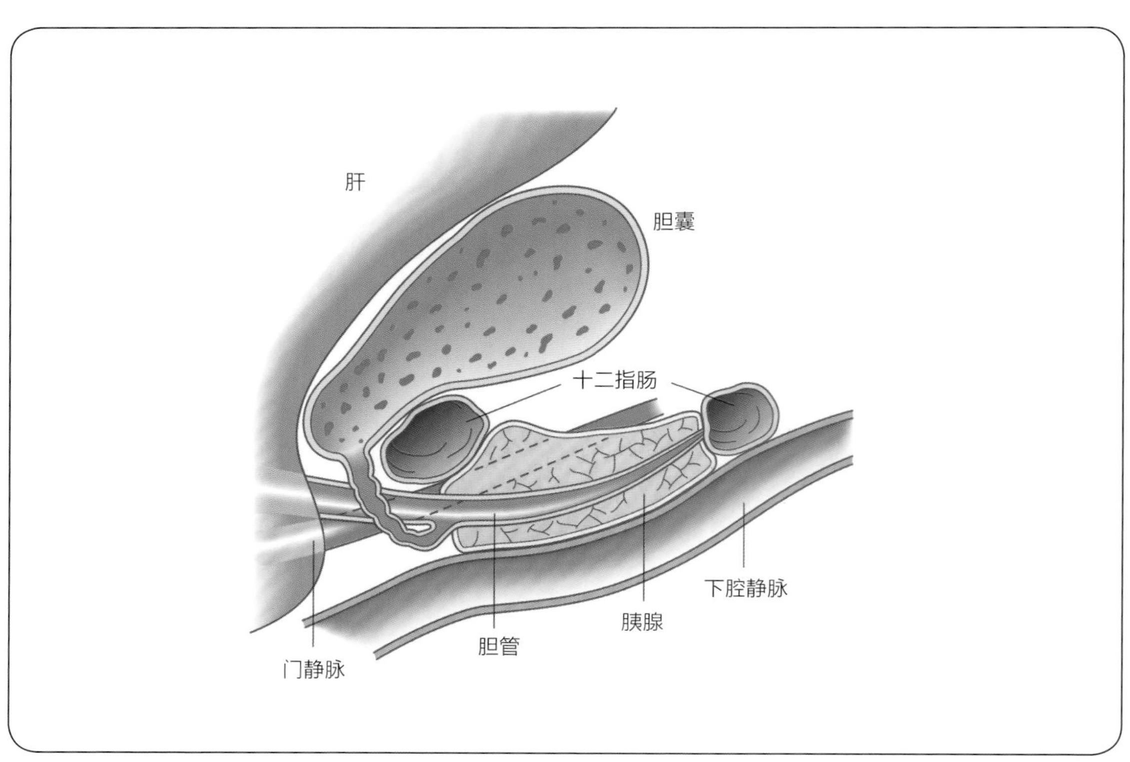

E 肾

1. 肾的断面图

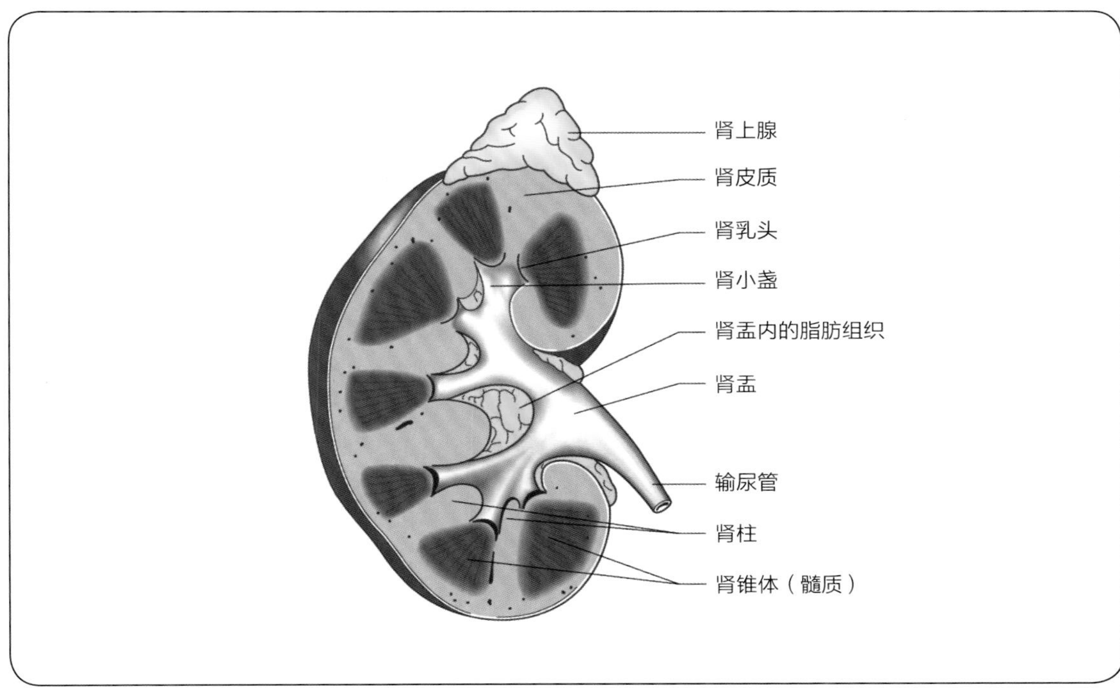

2. 从前面观察左肾与胰腺和脾的位置关系

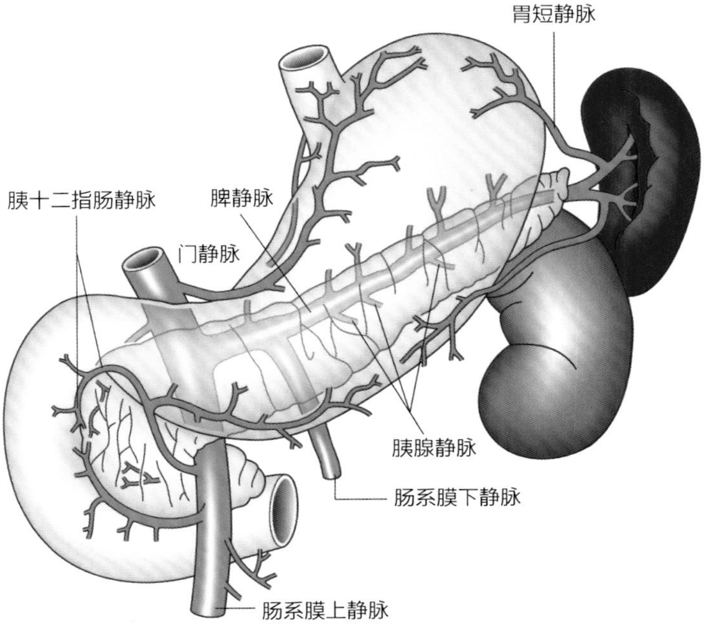

2.3 筛查中的基本扫查

- 本书依据《腹部超声检查判定指南》，对肝、胆道、胰腺、肾、脾、主动脉的基本扫查进行讲解。
- 为了便于解剖学的理解，我们将主动脉、下腔静脉、肝静脉、门静脉和脾静脉等主要血管作为基本扫查和观察的目标对象（详见 2.3.1）。
- 为了对目标器官相邻两者进行部位观察，将不按脏器分类，而是分为剑突下（含左肋弓下）、左肋间、右肋弓下、右肋间 4 个区域进行讲解（详见 2.3.2）。
- 讲解的内容不是留图断面，而是各个区域的显示方法和观察要点。
- 《腹部超声检查判定指南》中虽然没有规定扫查顺序，但为了能在 10 分钟以内完成显示、观察正常例和轻度异常例，建议按剑突下纵向及横向扫查→左肋间扫查→右肋弓下纵向及横向扫查→右肋间扫查的步骤进行观察。
- 若发现显示不良部位和异常所见的例子，可以在基本扫查结束后进行体位变换和放大观察，并追加多普勒等检查。
- 掌握了各区域的基本扫查方法后，可以灵活运用后文中的各脏器的显示和观察的要点、各脏器显示不良应该尝试的扫查方法等。

2.3.1 作为基本扫查指标的扫查断面

- 上腹部的超声检查，如果以腹主动脉、肝静脉、门静脉为标志会比较容易理解。

6 右肋间扫查

(ST10) 门静脉主干纵断面图像2

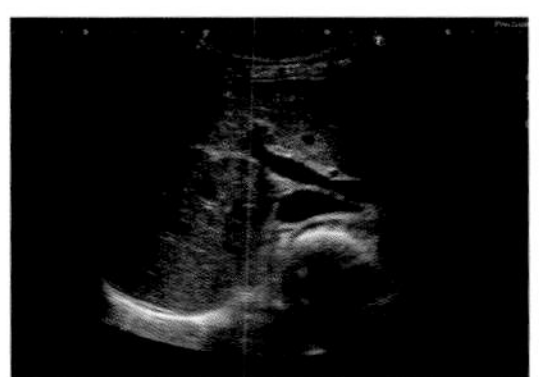

5 右肋弓下横向扫查

(ST8) 肝右静脉横断面图像

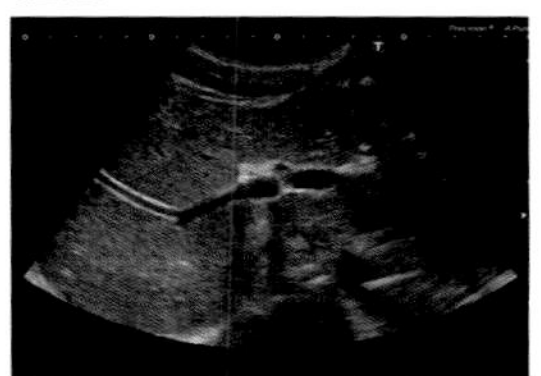

(ST9) 门静脉水平部横断面图像

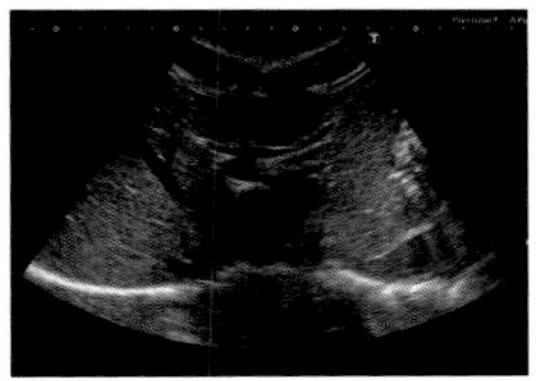

4 右肋弓下纵向扫查

(ST6) 门静脉主干纵断面图像1

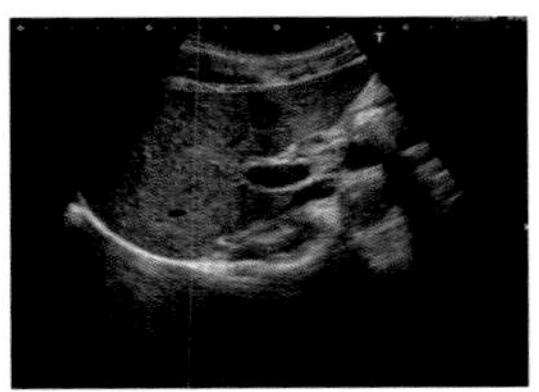

(ST7) 门静脉矢状部纵断面图

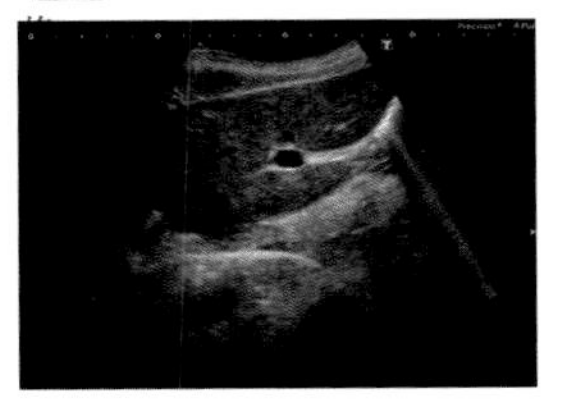

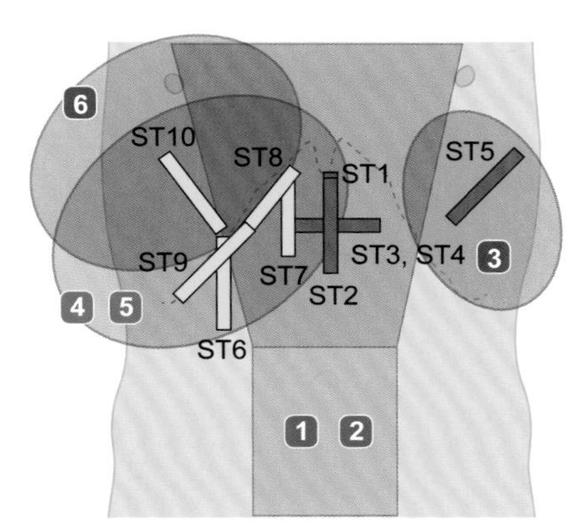

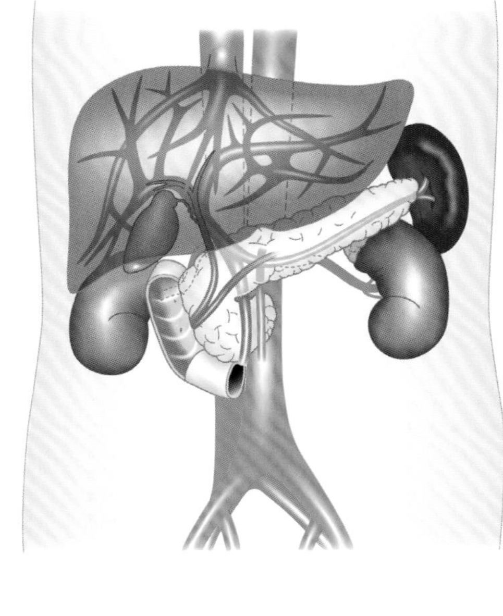

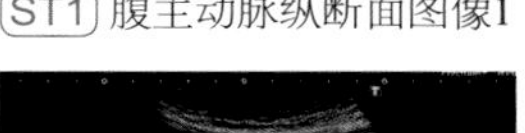

1 剑突下纵向扫查

(ST1) 腹主动脉纵断面图像1

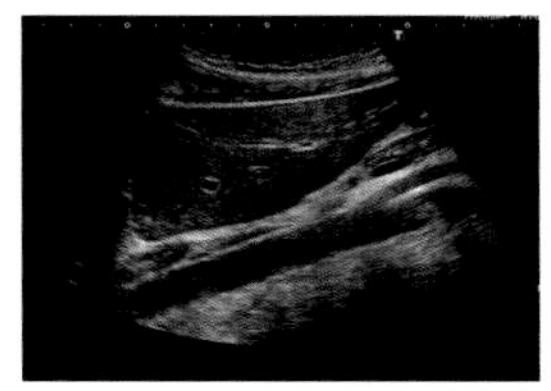

(ST2) 腹主动脉纵断面图像2

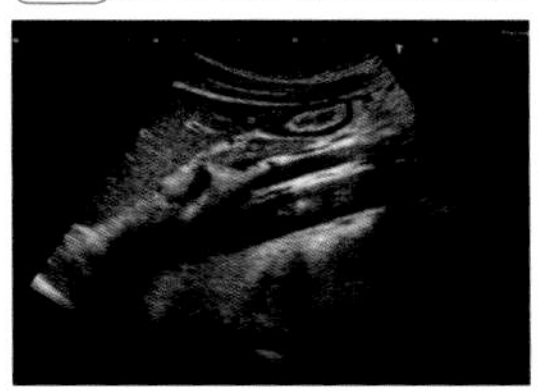

2 剑突下横向扫查

(ST3) 肝静脉横断面图像

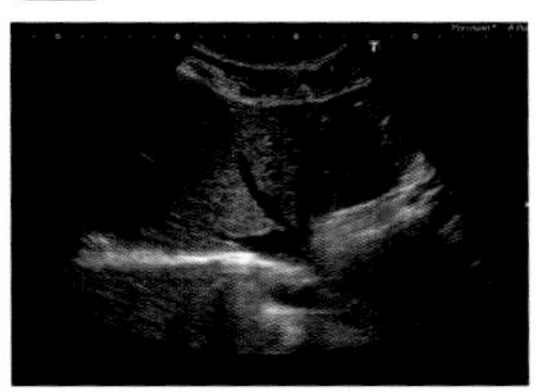

(ST4) 门静脉矢状部横断面图像

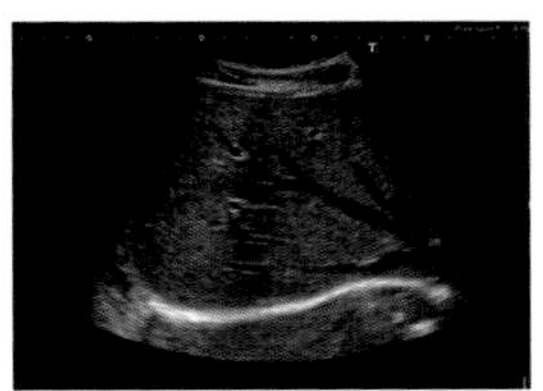

3 左肋间扫查

(ST5) 脾静脉纵断面图像

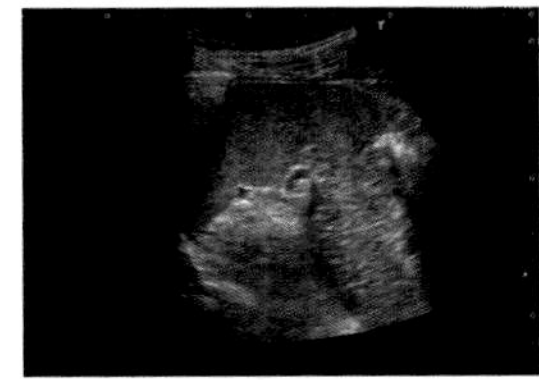

2.3.2 以腹部脏器为对象的基本扫查

6 右肋间扫查
肝
胆囊
肝外胆管
右肾
门静脉
肝静脉

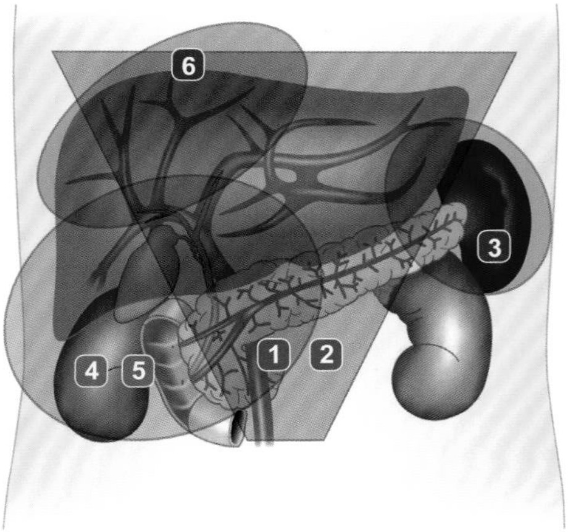

1 2 剑突下纵、横向扫查
肝
胆囊
胰腺
肝外胆管
左肾
心脏
腹主动脉
肠系膜上动、静脉
下腔静脉
肝静脉
门静脉

4 5 右肋弓下纵、横向扫查
肝
胆囊
肝外胆管
胰腺
右肾
肝静脉
门静脉
下腔静脉
左、右肝管

3 左肋间扫查
脾
左肾
胰腺
脾静脉

1 剑突下纵向扫查－1 肝左叶
1 剑突下纵向扫查－2 肝左叶
1 剑突下纵向扫查－3 胰头胰体
1 剑突下纵向扫查－4 胰体胰尾
1 剑突下纵向扫查－5 腹主动脉
2 剑突下横向扫查－1 肝左叶
2 剑突下横向扫查－2 胰体胰尾
2 剑突下横向扫查－3 胰头胰体
3 左肋间扫查－1 左肾
3 左肋间扫查－2 脾、胰尾
4 右肋弓下纵向扫查－1 右肾、肝右叶
4 右肋弓下纵向扫查－2 胆囊
4 右肋弓下纵向扫查－3 肝外胆管、胰头
5 右肋弓下横向扫查－1 肝右叶
5 右肋弓下横向扫查－2 肝右叶
5 右肋弓下横向扫查－3 肝右叶、右肾
5 右肋弓下横向扫查－4 胆囊、胰头
6 右肋间扫查－1 右肾、肝右叶
6 右肋间扫查－2 肝右叶
6 右肋间扫查－3 胆囊

2.3.3 基本扫查的显示方法与观察要点

剑突下纵向扫查 -1

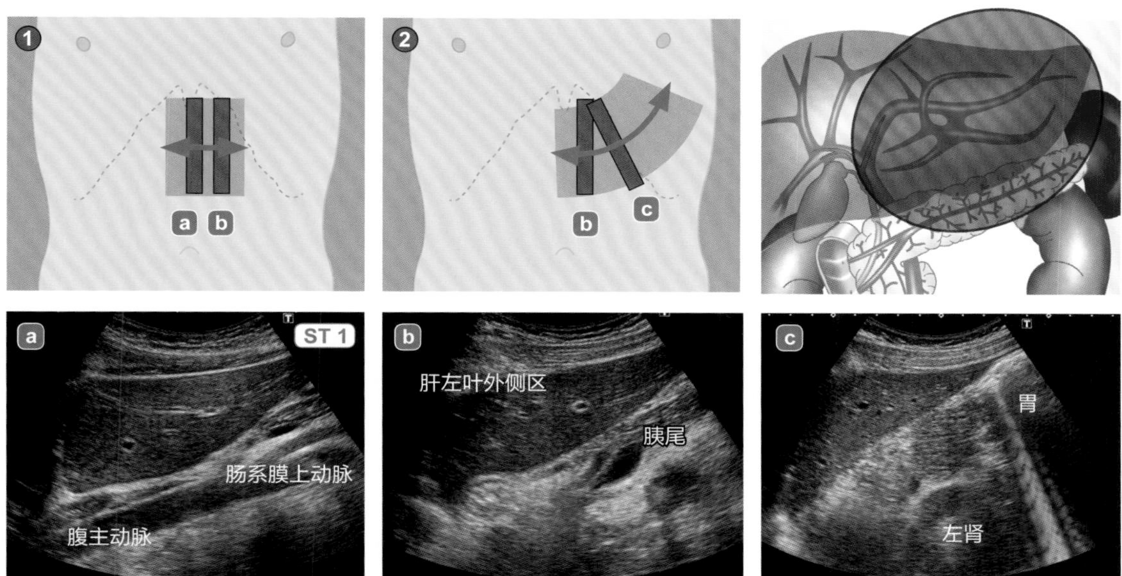

A 显示方法

- 受检者采取仰卧位，按照医师的指示吸气并屏气，在画面中央显示出腹主动脉水平的肝左叶外侧区（a）（ST 1）。
- 将探头从 ST 1 的位置向左水平移动（❶），在与左肋弓接触后，探头沿着肋弓向下并按逆时针方向旋转扫查（❷），观察肝左叶外侧区（b）。
- 进一步做摆动扫查以观察左肋下，观察肝左叶左缘（c）。

B 观察要点

- 探头摆动扫查以观察左肋弓下（图 2-3-1）。
- 注意肝左叶上缘（与心脏接触的部位）（图 2-3-2）。
- 注意肝左叶外侧区足侧（S3）。

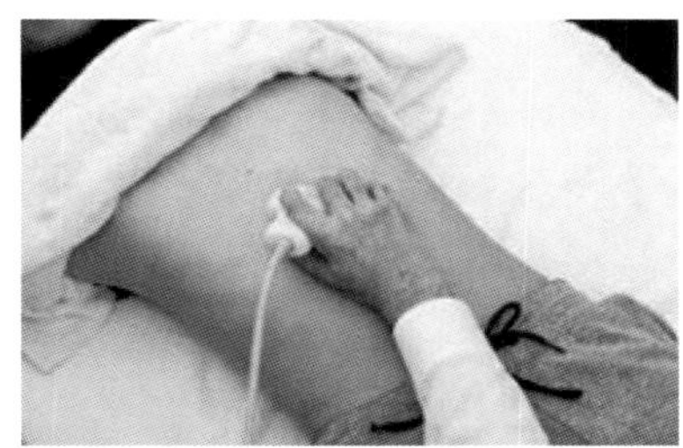

图2-3-1　摆动扫查

C 观察到的脏器

- 肝左叶外侧区、胰尾。
- 腹主动脉、腹腔动脉、肠系膜上动脉、肝左静脉。
- 胃、腹部消化道、心脏、腹主动脉周围淋巴结。

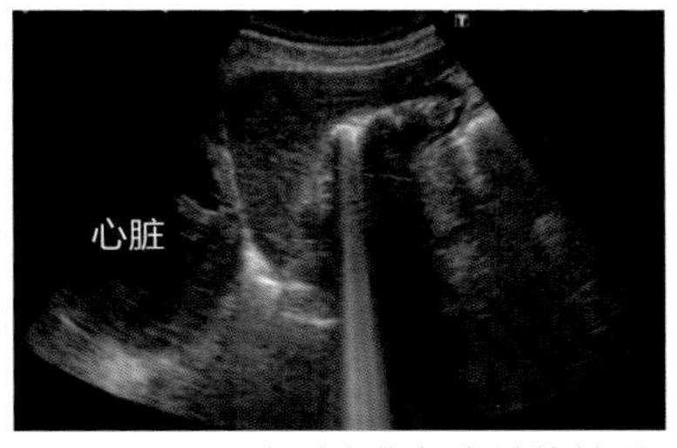

图2-3-2　肝左叶上缘与心脏的关系

剑突下纵向扫查 -2

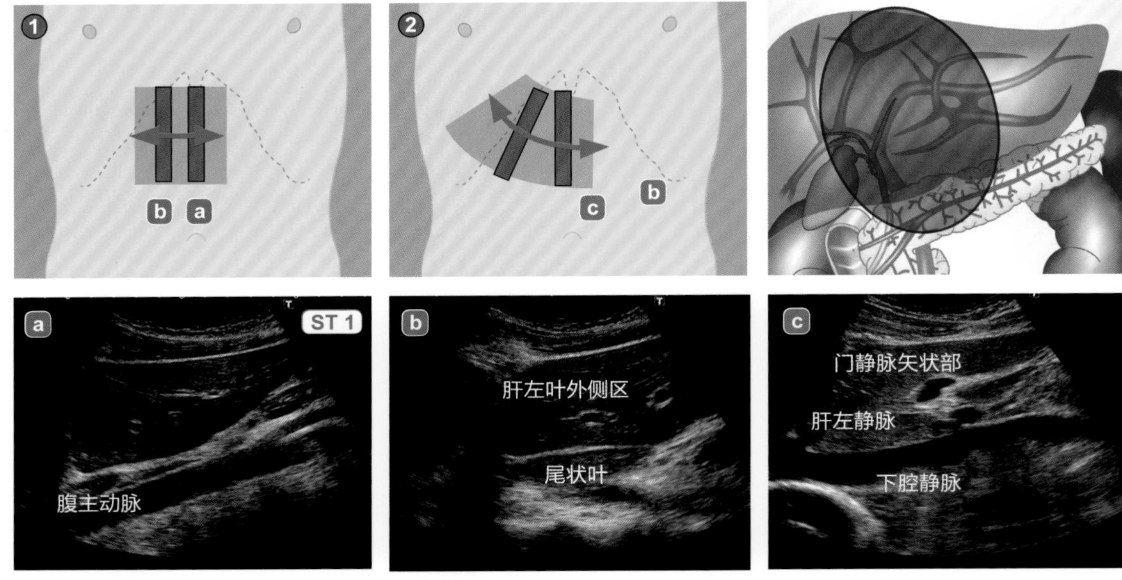

A 显示方法

- 受检者采取仰卧位，按照医师的指示吸气并屏气，在画面中央显示出腹主动脉水平的肝左叶外侧区（a）（ST 1）。
- 将探头从 ST 1 的位置向右侧进行平行扫查（❶），显示出尾状叶（b）。
- 探头向右侧进行平行扫查、摆动扫查（❷），可观察到门静脉矢状部（c）与肝左静脉。

B 观察要点

- 向右水平移动，与右肋弓接触后沿着肋弓下缘顺时针旋转。
- 在肝左叶内侧区（S4）显示出肝中静脉（图 2-3-3）时进行摆动扫查，并进行观察。
- 注意静脉韧带背侧的尾状叶（S1）（b）。

C 观察到的脏器

- 肝左叶内侧区、尾状叶、胰体。
- 肝左静脉、肝中静脉、门静脉矢状部、腹主动脉、腹腔动脉、肠系膜上动脉、脾静脉。
- 心脏、胃、腹部消化道、肝门部、腹主动脉周围淋巴结。

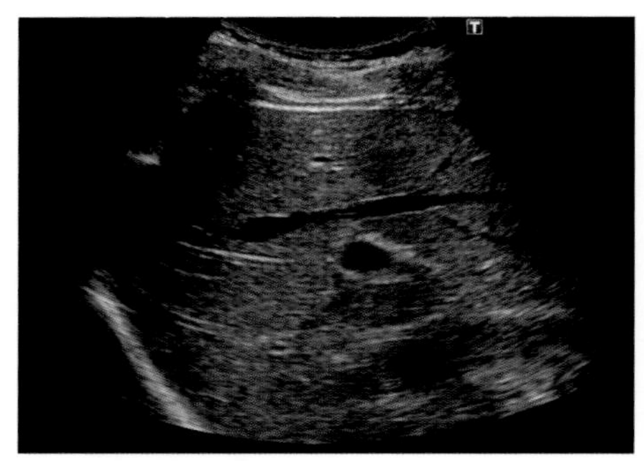

图2-3-3　肝中静脉

剑突下纵向扫查 -3

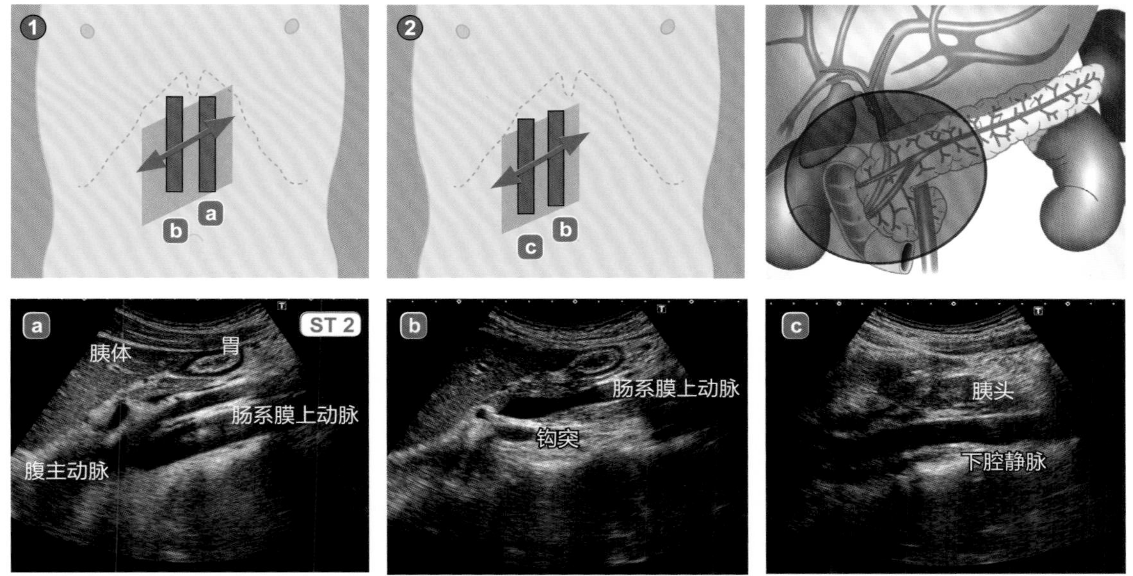

A 显示方法

- 受检者采取仰卧位，按照医师的指示吸气并屏气，探头从 ST 1 的位置向足侧进行平行扫查，显示出位于肠系膜上动脉水平（ST 2）的胰体的纵断面图像（a）。
- 探头从 ST 2 向右侧的足侧进行平行扫查，观察 ① 位于肠系膜上静脉前的胰头体部和位于背侧的钩突（b）。
- 探头进一步平行扫查右侧的足侧，显示出位于下腔静脉前的胰头纵断面图像（c）后，观察至胰头右缘（②）。

B 观察要点

- 注意位于肠系膜上静脉背侧的钩突（b）。
- 当十二指肠降部（图 2-3-4）或胆囊被显示出来时，探头向右移动扫查。
- 在胰头的足侧识别十二指肠水平部（右）。

C 观察到的脏器

- 胰头、胰体、钩突、主胰管、胰内胆管。
- 肠系膜上动脉、肠系膜上静脉、下腔静脉、腹主动脉、腹腔动脉。
- 胃、十二指肠、肝门部和腹主动脉周围的淋巴结。

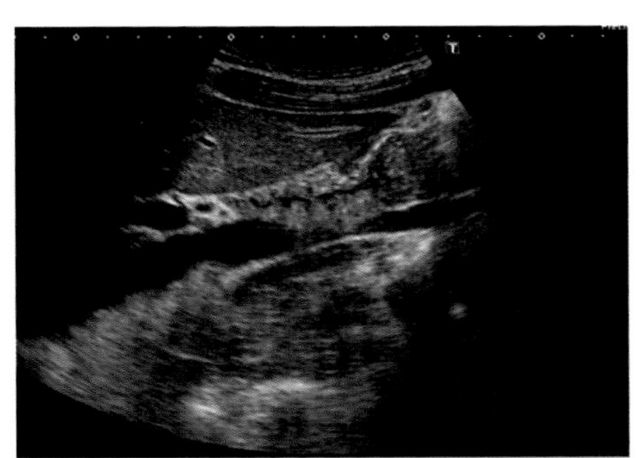

图2-3-4　十二指肠降部

剑突下纵向扫查 -4

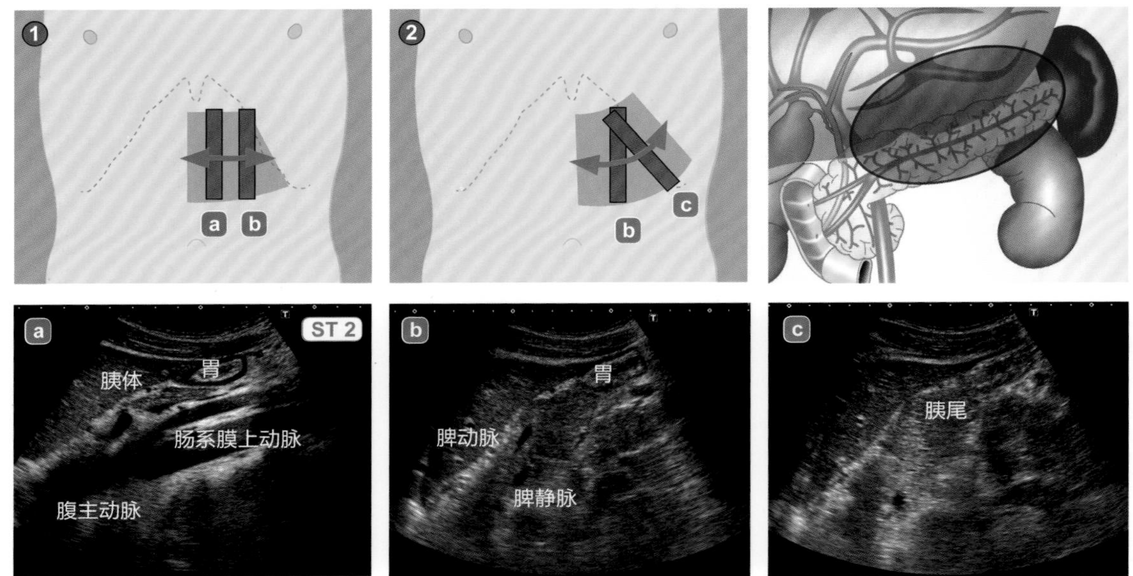

A 显示方法

- 受检者采取仰卧位，按照医师的指示吸气并屏气，用 ST 2 显示胰体部的纵断面图像（a）。
- 将探头向左侧进行平行扫查、逆时针方向旋转扫查，显示（1）出胰尾、脾静脉、脾动脉（b）。
- 将探头进一步向左侧进行平行扫查、摆动扫查，观察（2）到胰尾的左缘（c）。

B 观察要点

- 探头与左肋弓接触后，沿着肋弓向下逆时针方向旋转进行摆动扫查。
- 探头向左扫查直到显示出左肾。
- 由于胰尾位于腹腔的背侧，因此最好将焦点设定得更深（图 2-3-5）。

C 观察到的脏器

- 胰尾、主胰管、左肾。
- 肠系膜上动脉、脾动脉、脾静脉、腹主动脉、腹腔动脉。
- 胃。

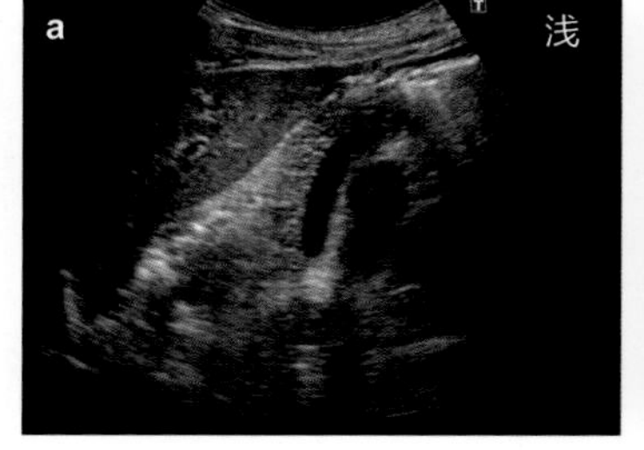

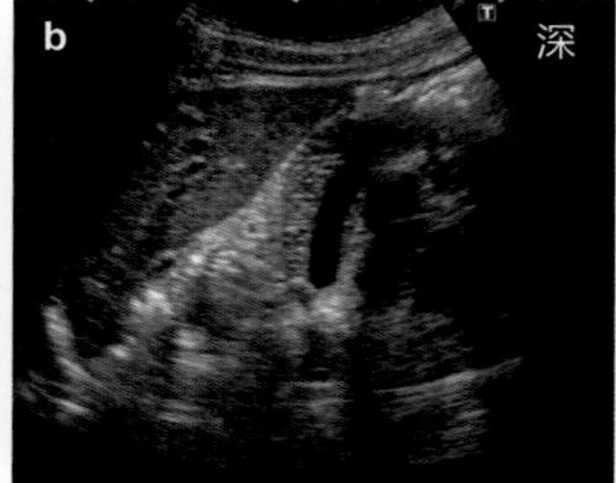

图2-3-5　焦点的深度

剑突下纵向扫查 -5

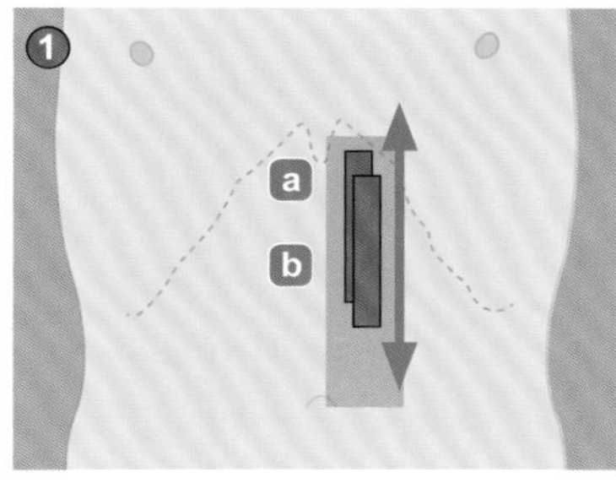

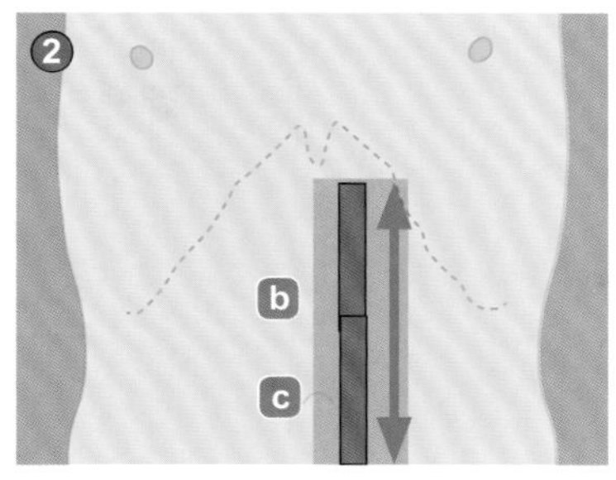

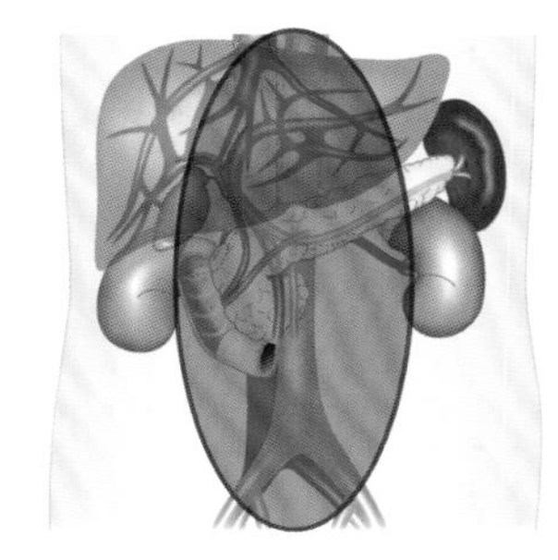

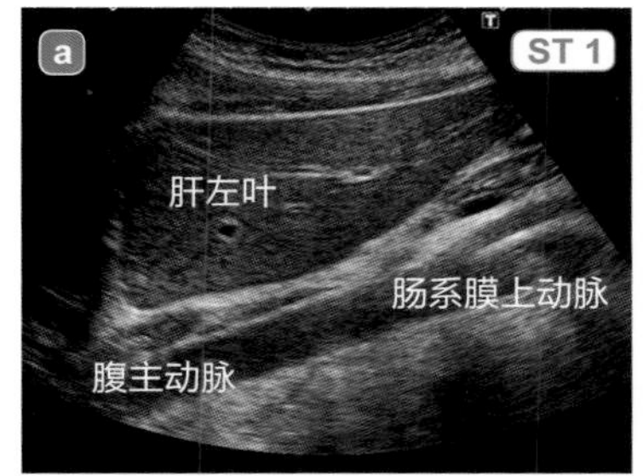

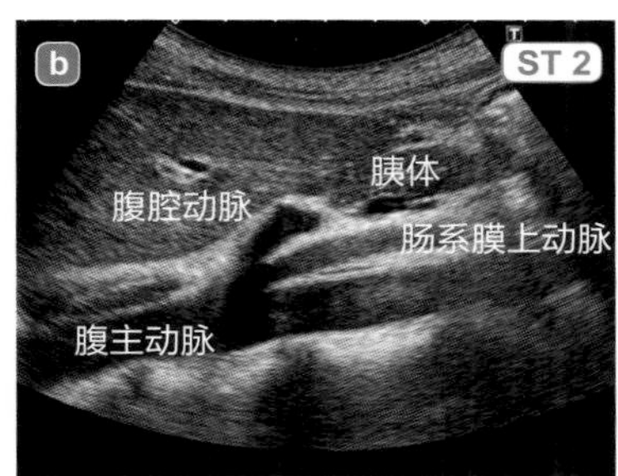

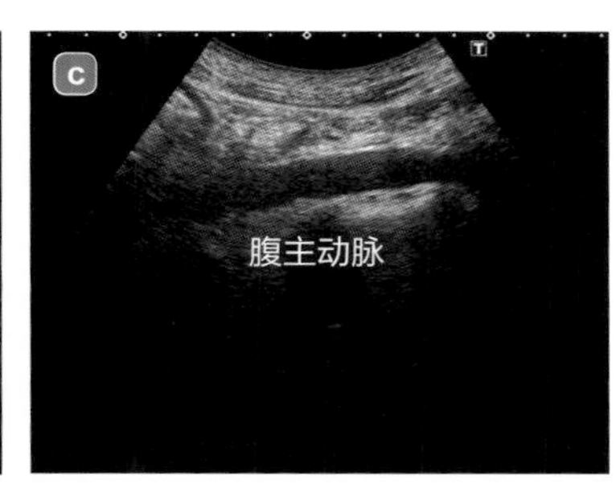

A 显示方法

- 受检者采取仰卧位，按照医师的指示吸气并屏气，用 ST 1 观察横膈下至肠系膜上动脉之间的主动脉（a）。
- 将探头从 ST 1 向足侧水平移动（b）（1），同时轻轻地进行摆动扫查。
- 至少要观察到腹主动脉与髂总动脉分支（c）（2）。

B 观察要点

- 主动脉夹层为危急值（像），得出判定后应立即报告给受检者的主治医师。
- 注意主动脉内反映 flap 的线状影（图 2–3–6）。
- 一边轻轻地摆动探头一边水平扫查到足侧方向。
- 适应弯曲的主动脉，并进行横向扫查（短轴像）。
- 用双画面记录的话，整体图像更容易掌握（图 2–3–7）。

C 观察到的脏器

- 肝左叶、胰体。
- 腹主动脉、腹腔动脉、肠系膜上动脉、两侧髂总动脉。
- 胃、腹部食管、肝门部和腹主动脉周围的淋巴结。

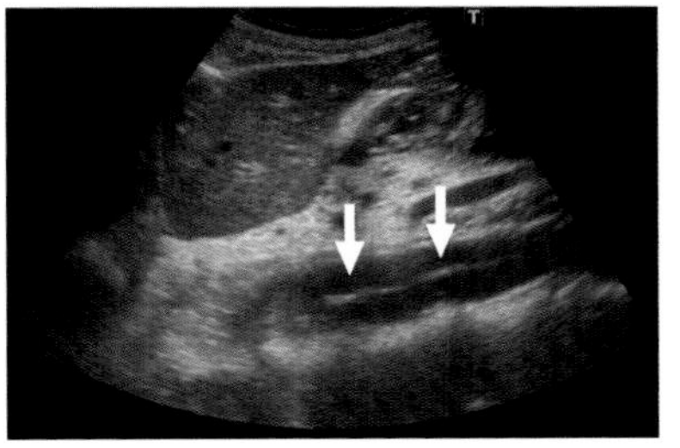

图2–3–6　腹主动脉夹层线状影（箭头所示）

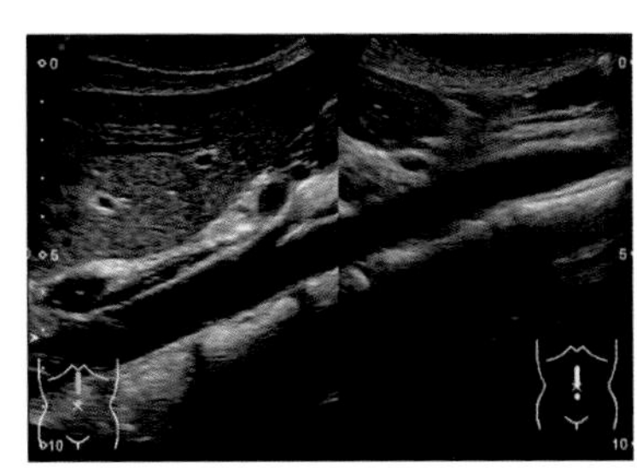

图2–3–7　双画面记录

剑突下横向扫查 -1

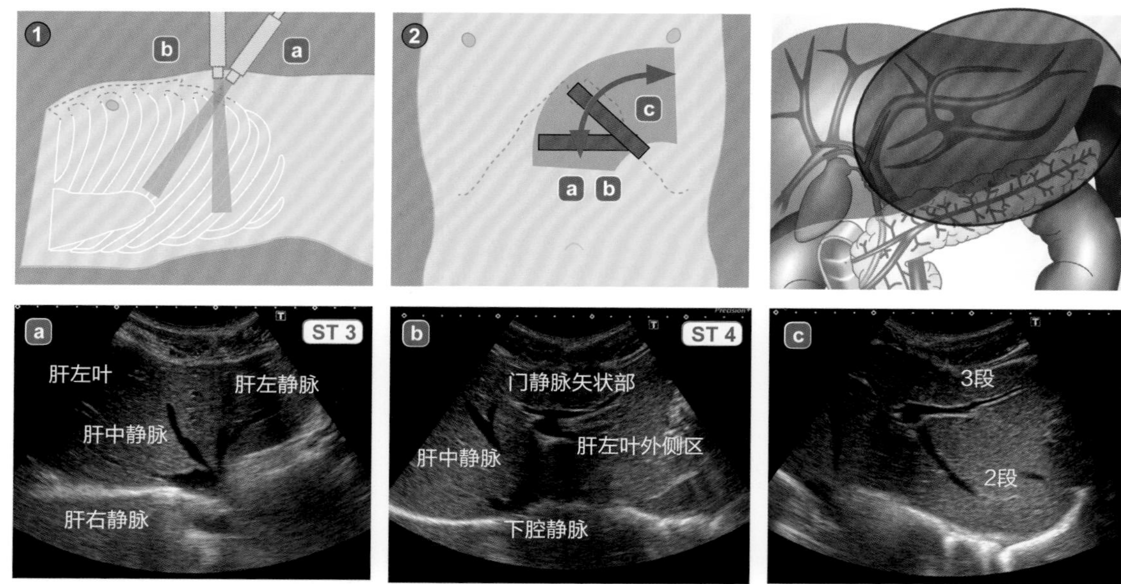

A 显示方法

- 受检者采取仰卧位，按照医师的指示吸气并屏气，画面中央显示出肝左、肝中、肝右静脉的长轴像（a）（ST 3）。
- 将探头从 ST 3 向足侧进行摆动扫查，观察（1）门静脉矢状部的横断面图像（b）（ST 4）。
- 将探头进行顺时针旋转扫查，同时进行摆动扫查使超声进入左肋下方，并对肝左叶左缘（c）进行观察（2）。

B 观察要点

- 向左进行水平扫查，与左肋弓接触后沿肋骨向下顺时针旋转扫查。
- 为了观察肝左缘，可以像窥视左肋下方那样进行摆动扫查（图 2-3-8）。
- 注意肝左上缘（肝左叶与心脏的边界）（图 2-3-9）。

C 观察到的脏器

- 肝左叶外侧区、内侧区，尾状叶，胰尾。
- 门静脉矢状部，下腔静脉，肝左、肝中、肝右静脉，腹主动脉，门静脉外侧支。
- 胃、心脏周围。

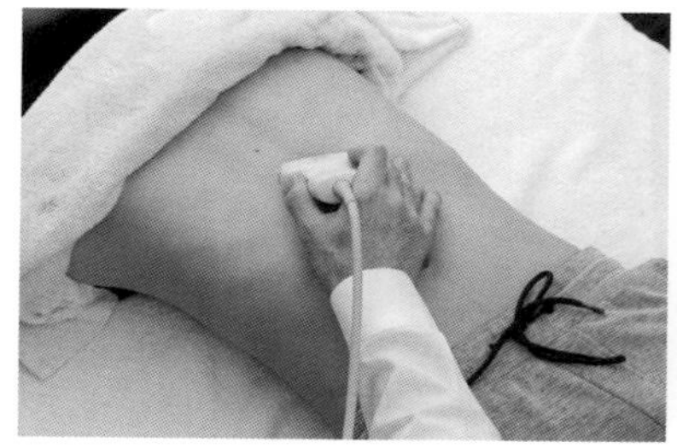

图2-3-8　摆动扫查

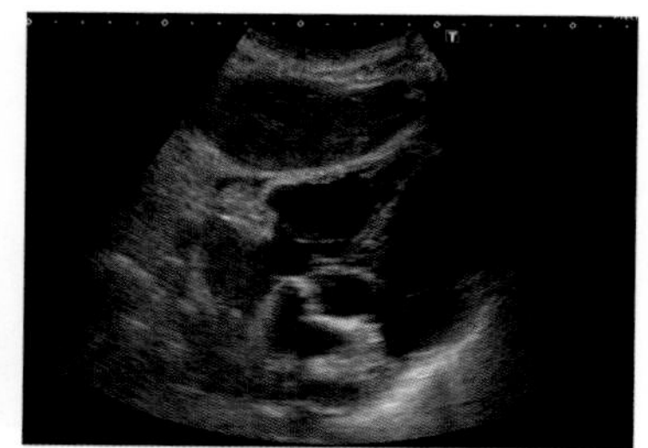

图2-3-9　肝左叶与心脏的边界

剑突下横向扫查 -2

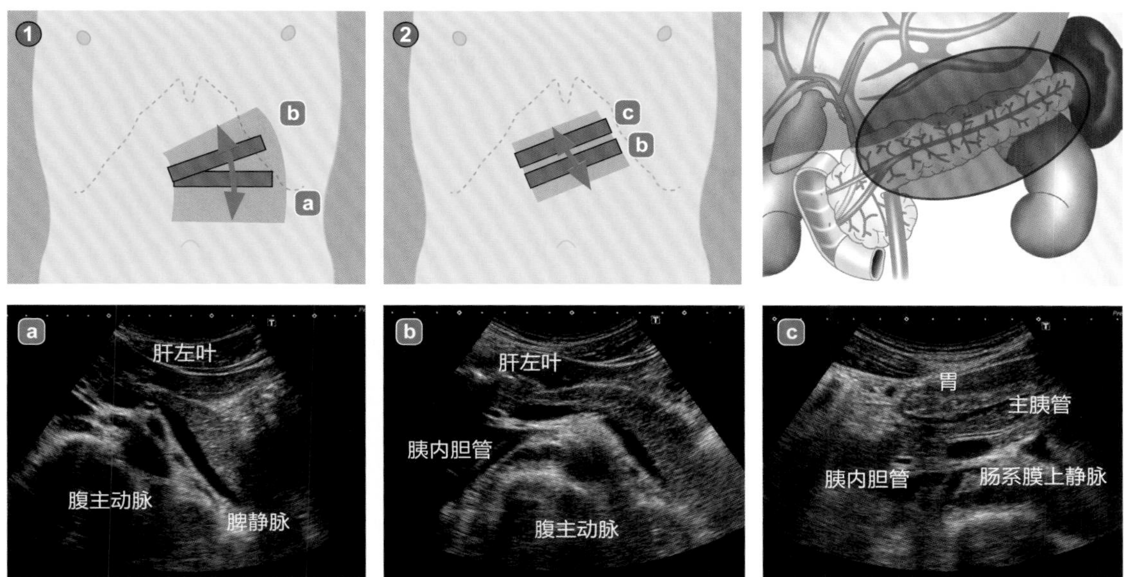

A 显示方法

- 受检者采取仰卧位，按照医师的指示吸气并屏气，将探头从肝水平扫查到足侧，可以显示出（①）胰尾（a）。
- 稍微放大屏幕，探头向右侧水平扫查，同时逆时针旋转扫查若干次，观察（②）位于腹主动脉和脾静脉前面的胰体和胰尾（b）。
- 进一步放大画面，可以显示出胰体的主胰管（c）。

B 观察要点

- 为了方便移动位于胰腺前面的胃内气体，应从肝左叶开始扫查（图 2-3-10）。
- 由于胰尾位于腹腔的深部，因此需要将焦点设定得更深。
- 以胰尾、脾静脉和左肾（图 2-3-11）为指标进行观察。

C 观察到的脏器

- 胰尾、胰体、胰头、主胰管、胰内胆管、肝左叶、左肾、左肾上腺。
- 腹腔动脉、肠系膜上动脉、肠系膜上静脉、脾静脉、胃十二指肠动脉、下腔静脉、腹主动脉、肝静脉。
- 胃、腹主动脉周围淋巴结。

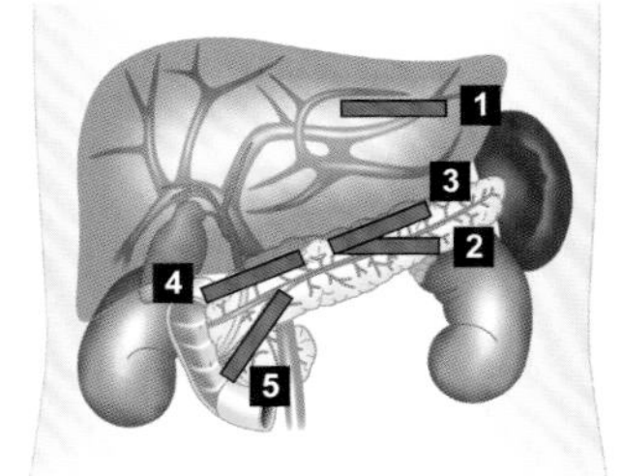

图2-3-10　胰腺的显示顺序

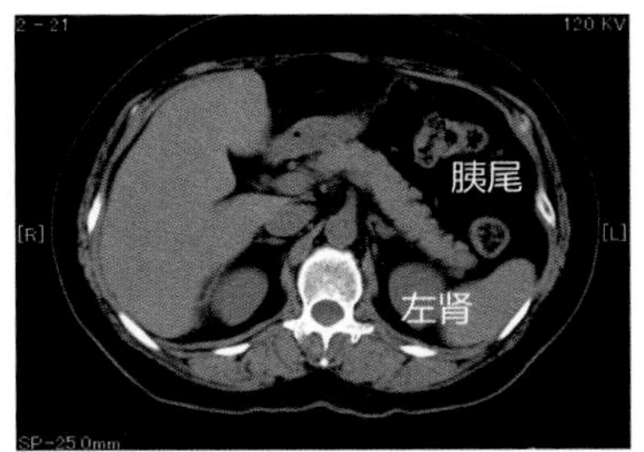

图2-3-11　胰尾与左肾的关系（CT）

剑突下横向扫查 -3

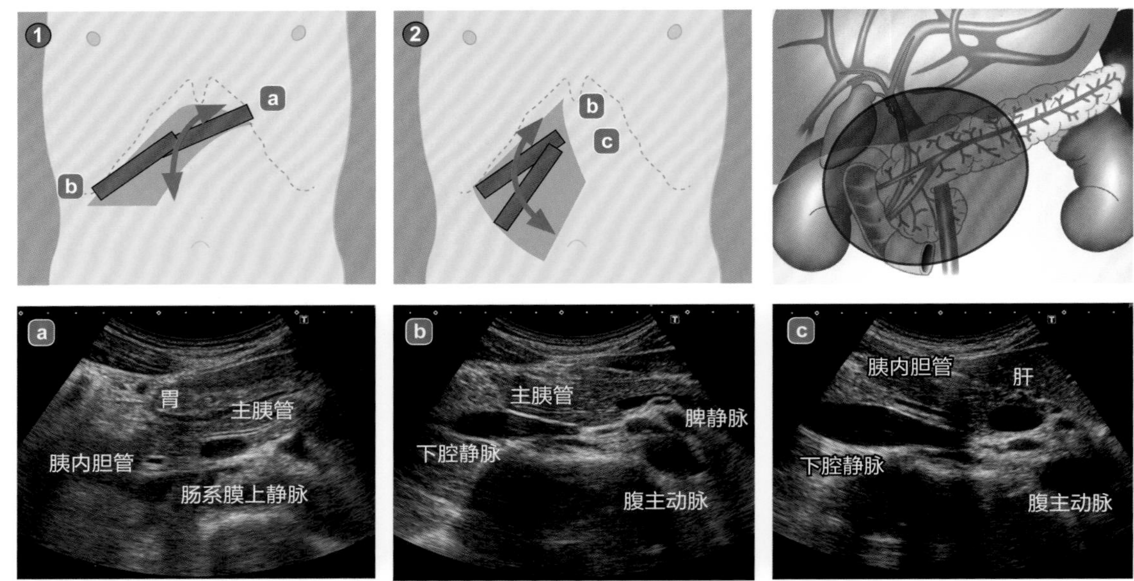

A 显示方法

- 显示胰体的主胰管（a）。
- 探头一边轻轻地按逆时针方向旋转扫查，一边水平向右侧扫查，显示（1）出胰头的长轴像（b）。
- 将探头水平向足侧扫查，识别主胰管和胰内胆管（c），观察至十二指肠水平部（2）。

B 观察要点

- 胰头可以帮助识别下腔静脉。
- 识别扩张的主胰管和胰内胆管等内部结构。
- 胰头的足侧方向可以观察到十二指肠水平部（详见 2.2）。

C 观察到的脏器

- 胰头、胰体、胰内胆管、主胰管、副胰管、胆囊。
- 下腔静脉、肠系膜上静脉、胃十二指肠动脉、门静脉。
- 十二指肠、胃。

左肋间扫查 -1

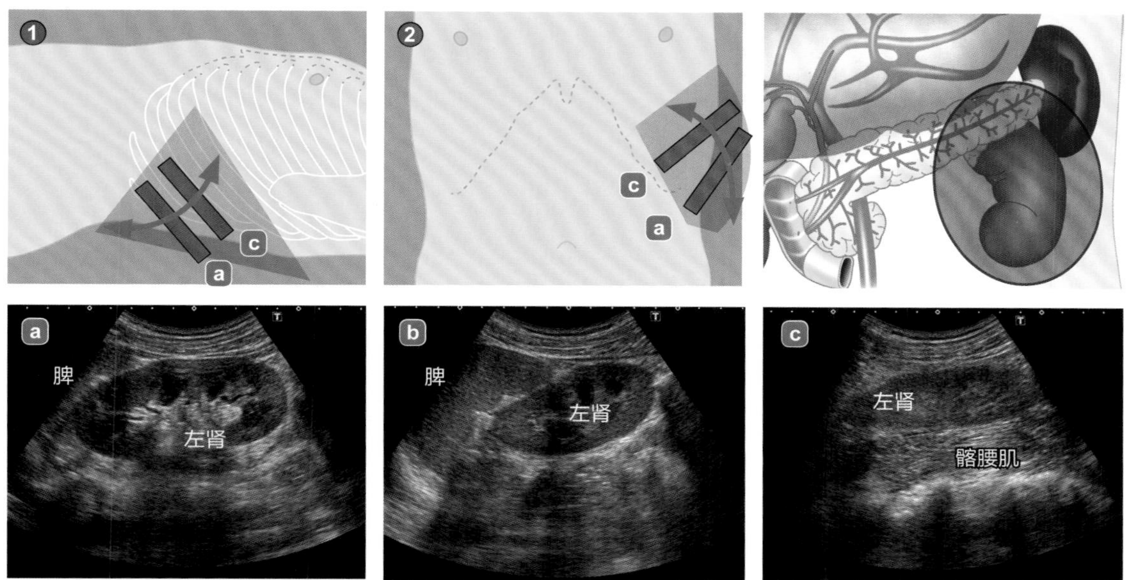

A 显示方法

- 受检者采取仰卧位，按照医师的指示吸气并屏气，将探头紧贴在背侧的肋间，可以显示出左肾的长轴像（a）。
- 将探头向腹侧摆动扫查，观察（1、2）肾与脾的边界（b）。
- 探头向背侧摆动扫查，充分观察（1、2）至肾左缘（c）。

B 观察要点

- 左肾多可以从最背侧的肋间显示出来（图 2-3-12）。
- 上肢上举可以使肋间扩大，便于扫查。
- 让受检者躺在检查床的左侧更容易进行腹侧的摆动扫查（图 2-3-13）。
- 在受消化道气体的影响而出现显示不良的情况下，应灵活运用呼气及屏气。
- 不仅仅是从一个肋间，而是要从多个肋间进行观察。
- 在肾的边缘显示不良的时候，可以运用左肋弓下横向扫查显示短轴像。

C 观察到的脏器及物质

- 左肾、脾、胰尾。
- 肾动脉、肾静脉、脾动脉、脾静脉。
- 降结肠、腹水。

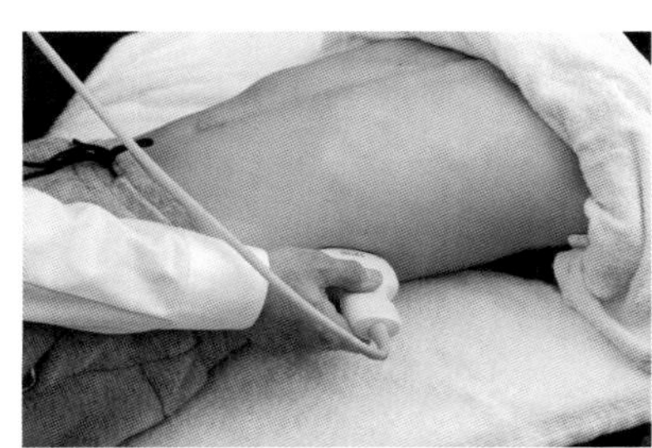

图2-3-12　检查肾的探头的位置

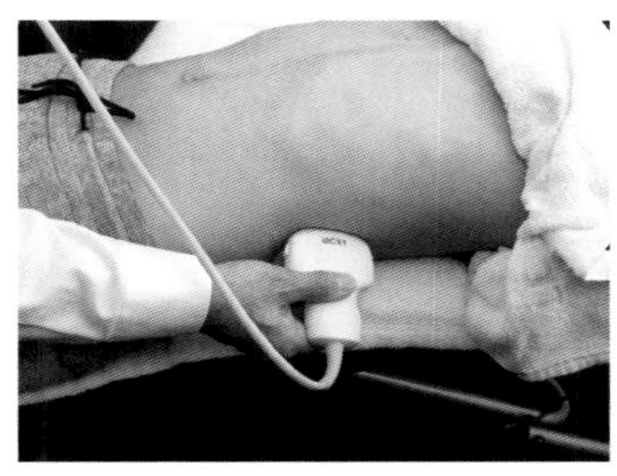

图2-3-13　适当的位置

左肋间扫查 -2

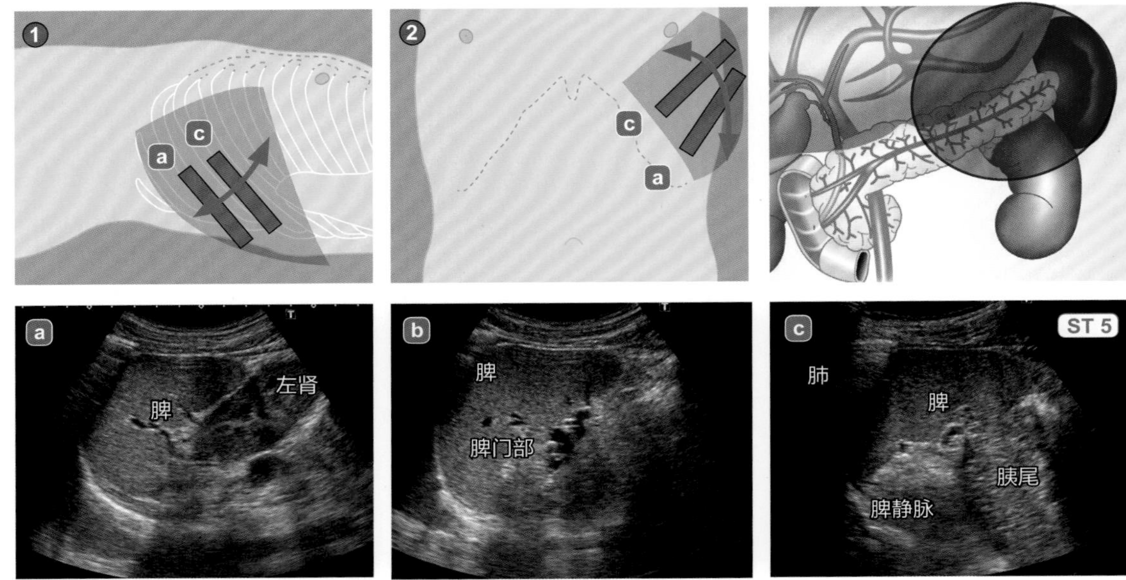

A 显示方法

- 受检者吸气后按照医师的指示屏气，医师将探头从肾位置移至腹侧的 1 ～ 2 肋间后，向腹侧摆动扫查，显示脾（a）。
- 旋转探头并摆动扫查，观察整个脾（b）（❶❷）。
- 探头向腹侧旋转并摆动扫查，显示位于脾静脉足侧的胰尾（c）（ST 5）。

B 观察要点

- 上肢上举可以使肋间扩大，便于扫查。
- 让患者躺在床的左侧更容易进行腹侧的摆动扫查。
- 确认脾与肾的对比度。
- 如果同时使用多普勒，较容易识别脾动、静脉（图 2−3−14）。
- 脾门部的少量腹水会显示为线状的无回声区（图 2−3−15）。

C 观察到的脏器及物质

- 脾、胰尾、左肾。
- 脾动脉、脾静脉。
- 胃、降结肠、胸腔积液、腹水。

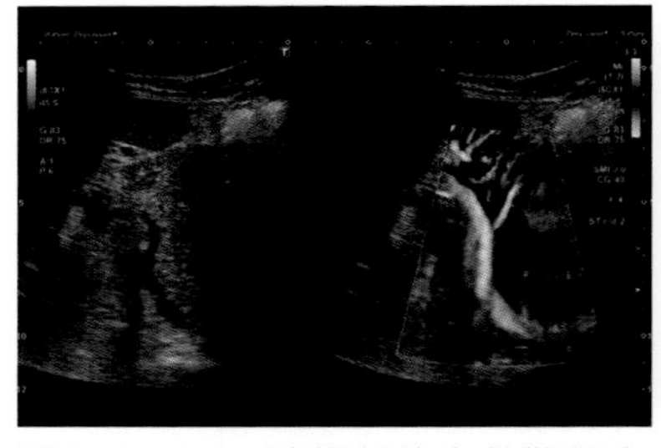

图2−3−14　脾门部的多普勒超声像（iSMI）

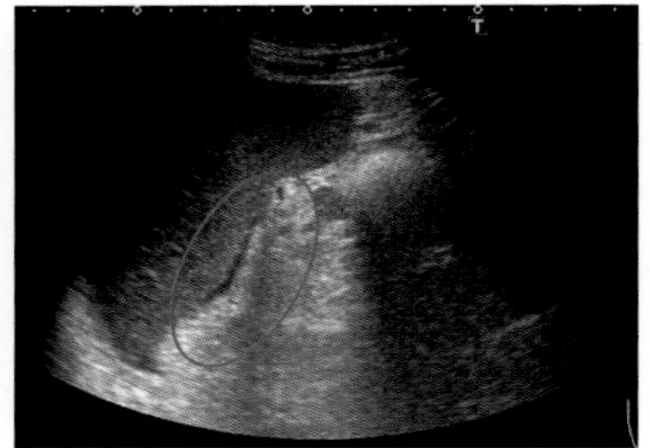

图2−3−15　脾门部的少量腹水

右肋弓下纵向扫查 -1

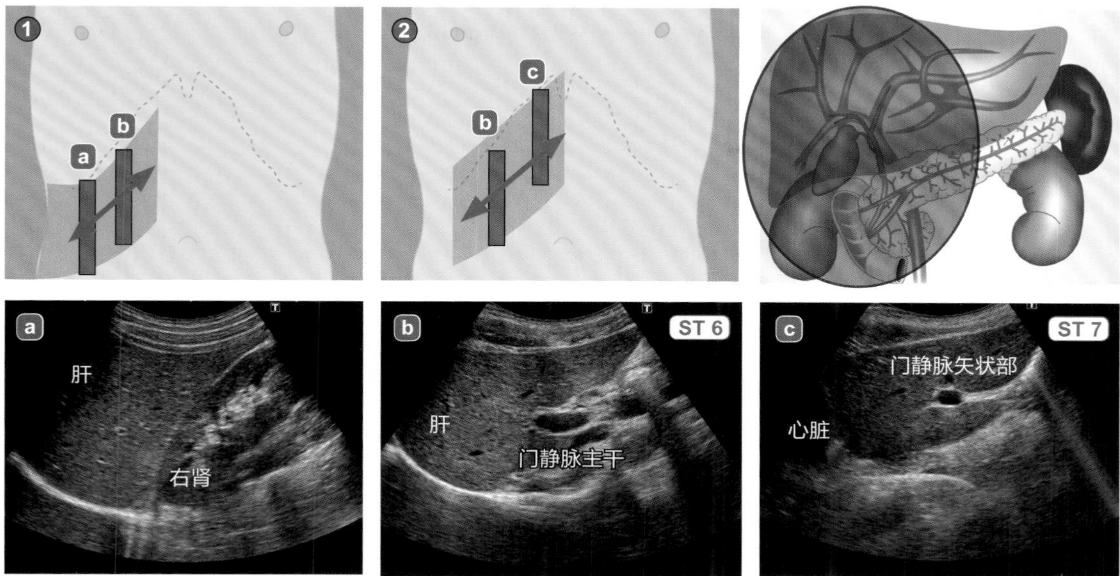

A 显示方法

- 受检者采取仰卧位或左侧卧位，按照医师的指示吸气并屏气，显示出右肾长轴像（a）后，将探头水平扫查到右侧，观察到肝右缘。
- 探头继续向左侧进行水平扫查，显示出门静脉的长轴像（b）（ST 6）。
- 此外，探头向左侧进行水平扫查，直到显示门静脉矢状部（c）（ST 7），观察肝左叶内侧区。

B 观察要点

- 注意肝右缘和右肾下极。
- 如果将探头向头侧摆动，横膈下的显示情况则会得到改善（图 2-3-16）。
- 画面中显示的肝肾隐窝（莫里森囊）的少量腹水为线状的无回声区域（图 2-3-17）。

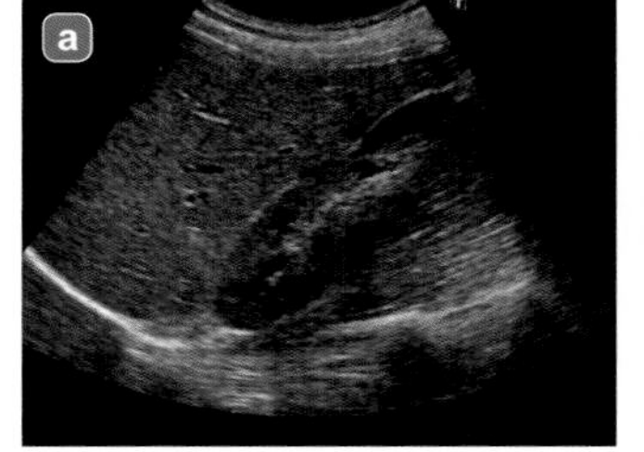
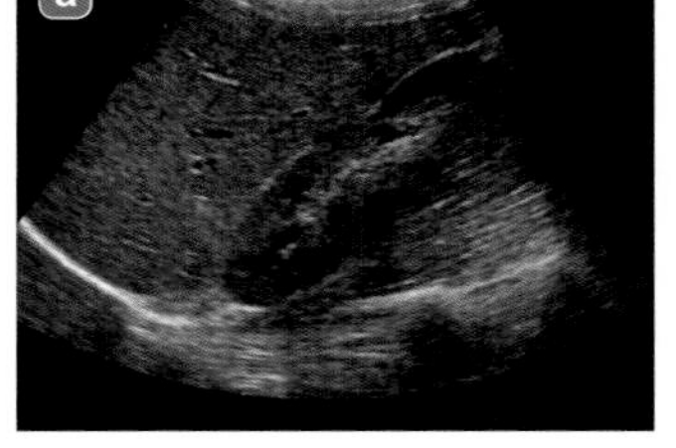

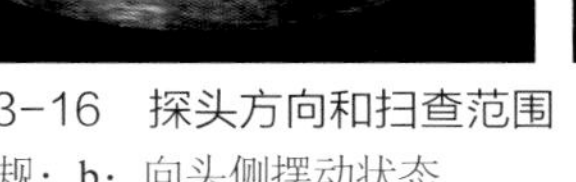

图2-3-16　探头方向和扫查范围

a：常规；b：向头侧摆动状态

C 观察到的脏器及物质

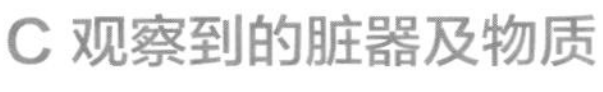

- 右肾、肝右叶、肝左叶内侧区、胆囊、肝外胆管。
- 门静脉、肝中静脉、肝后静脉、下腔静脉。
- 升结肠、腹水、胸腔积液。

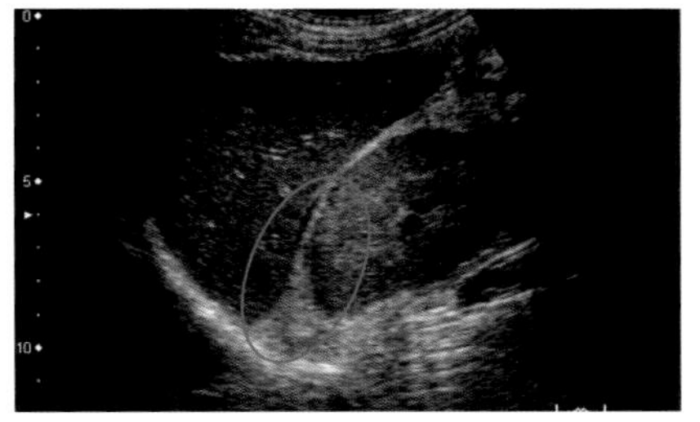

图2-3-17　肝肾隐窝（莫里森囊）的少量腹水

右肋弓下纵向扫查 -2

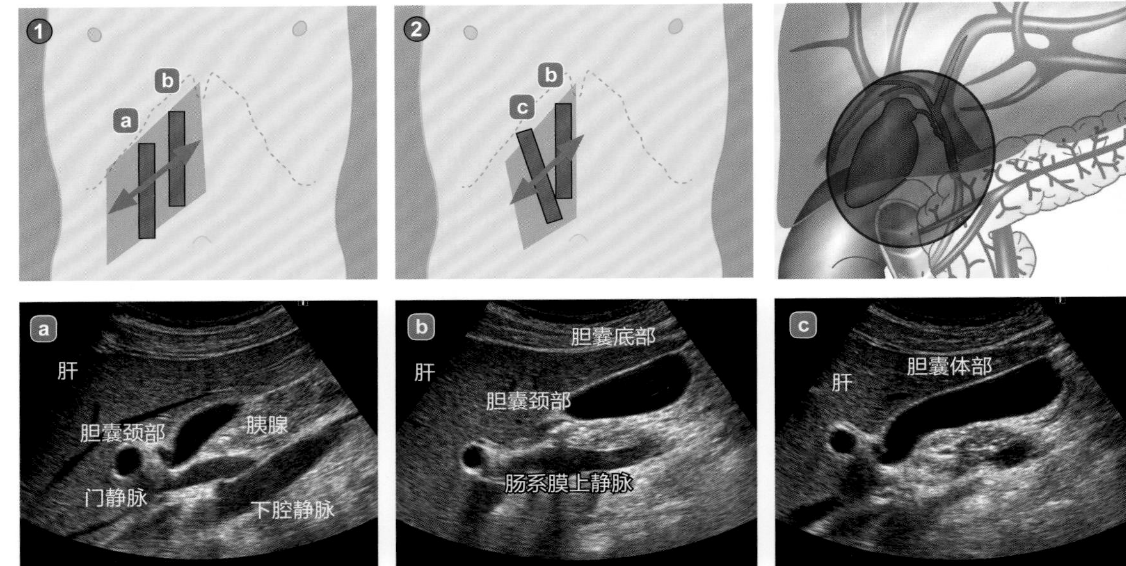

A 显示方法

- 受检者采取左侧卧位或仰卧位，按照医师的指示吸气并屏气，显示出门静脉的长轴像（ST 6）后，探头向左侧进行水平扫查，显示位于门静脉上方的胆囊颈部（a）。
- 放大画面后，将探头进一步向左侧水平扫查，显示（1）出胆囊底部（b）。
- 将探头旋转扫查，显示出胆囊的长轴像（c）（2）。

B 观察要点

- 注意胆囊底部的多重反射（参照 1.4）。
- 在扫查肿瘤性病变时，还应利用体位变换，以确认其可移动性。
- 放大监视器画面，使用高频探头以注意发现微小病变（图 2-3-18，图 2-3-19）。

C 观察到的脏器及物质

- 胆囊、肝外胆管、胰头、肝。
- 门静脉、肠系膜上静脉。
- 十二指肠、升结肠、腹水。

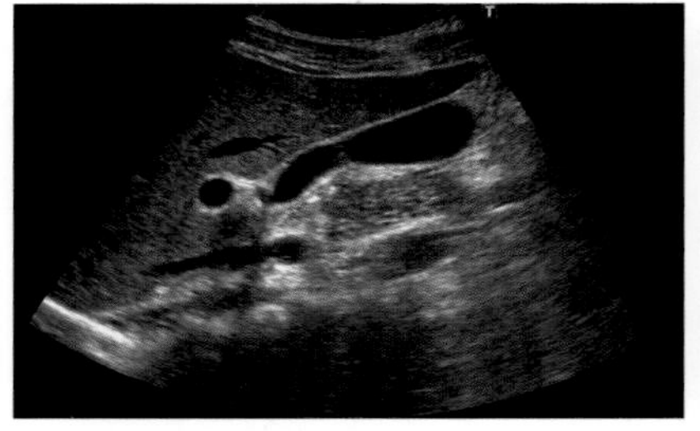

图2-3-18　常规观察

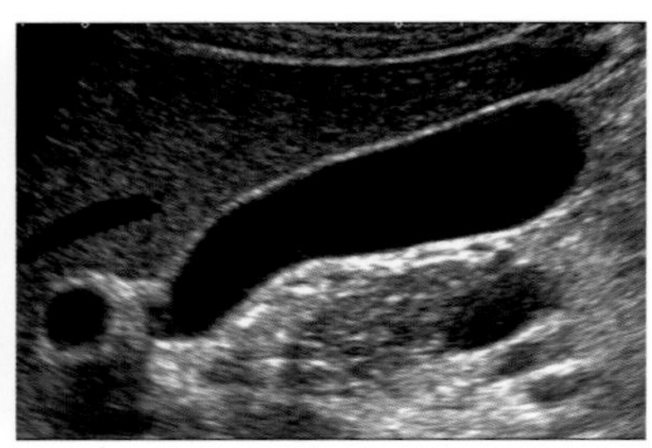

图2-3-19　放大图像

右肋弓下纵向扫查 -3

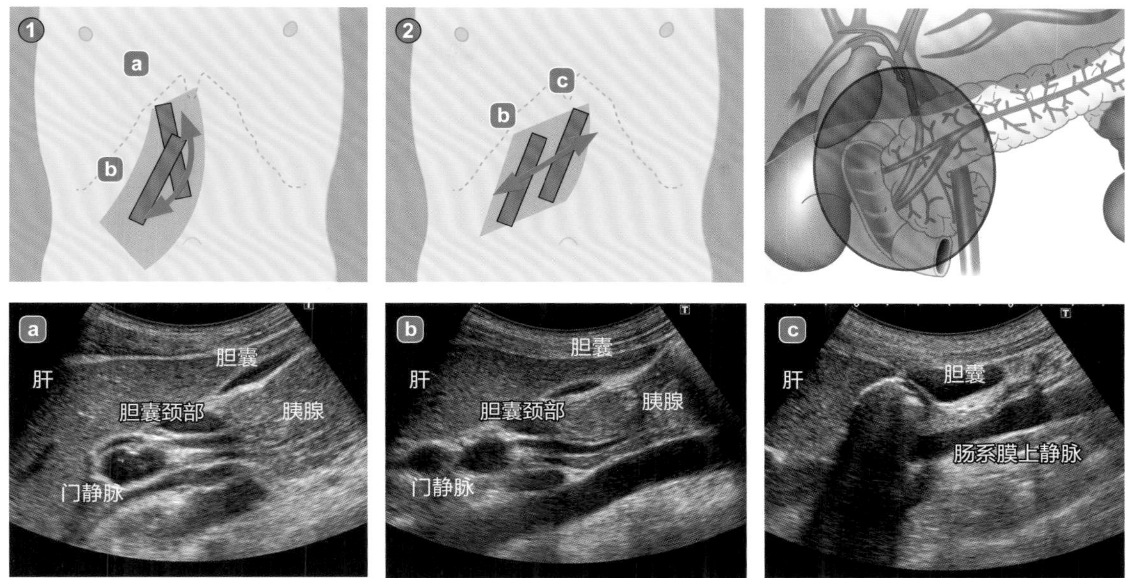

A 显示方法

- 受检者采取左侧卧位或仰卧位，吸气并屏气，显示门静脉长轴像（ST 6）后，识别门静脉正上方的肝门区胆管，并扩大画面（a）进行观察。
- 探头进行顺时针方向的旋转扫查，[呈逆“く”形]，直到显示出远端（胰内）胆管（b）为止（1）。
- 探头向左侧水平扫查，直到显示出肠系膜上静脉（c），然后向右侧水平扫查，观察胰头（2）。

B 观察要点

- 向右侧扫查，直到显示出十二指肠降部（图 2-3-20）或胆囊。
- 放大图像，用高频探头扫查并注意微小病变。
- 注意胆管背侧的腹侧胰腺（图 2-3-21）。

C 观察到的脏器及物质

- 肝外胆管、胰头、主胰管、胆囊。
- 门静脉、肠系膜上静脉、下腔静脉。
- 十二指肠、升结肠、腹水。

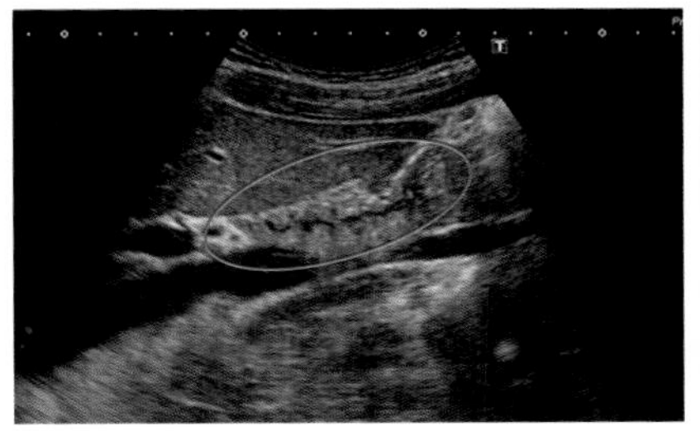

图2-3-20　十二指肠降部（线内）

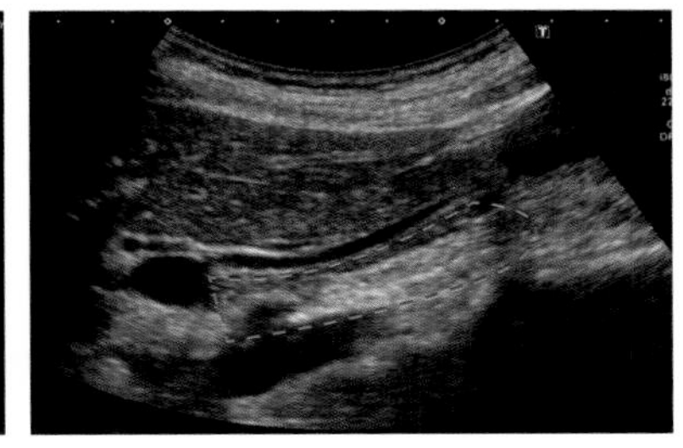

图2-3-21　胰头纵断面，注意胆管背侧的腹侧胰腺（线内）

右肋弓下横向扫查 -1

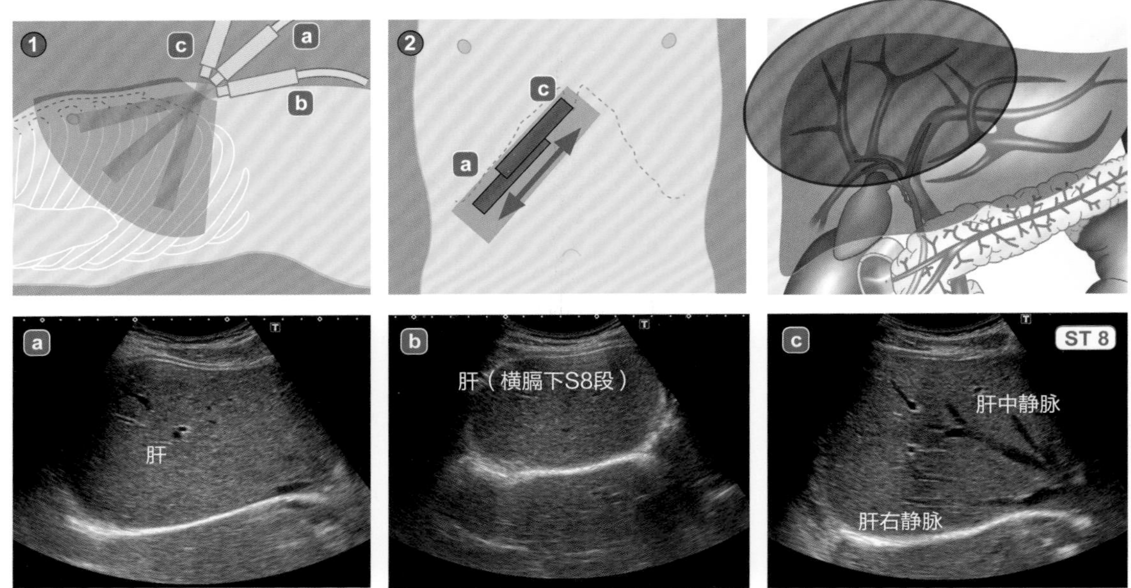

A 显示方法

- 受检者采取仰卧位或左侧卧位，吸气并屏气，探头摆动扫查以窥视右肋弓下，显示肝右叶（a）。
- 进一步摆动扫查直至探头放平，看到肝窟窿下（b）后，边摆动扫查使探头逐渐抬起，边向足侧水平扫查，显示肝右静脉及肝中静脉的长轴像（c）（ST 8）。

B 观察要点

- 摆动扫查直至探头放平，并观察横膈下区域（S8）（图 2-3-22）。
- 左侧卧位时肝向正中移动，容易观察到（图 2-3-23）。
- “轻轻吸气”或者“呼气后屏气”等呼吸配合在超声检查中很有用。
- 需要根据视野深度设定聚焦位置。

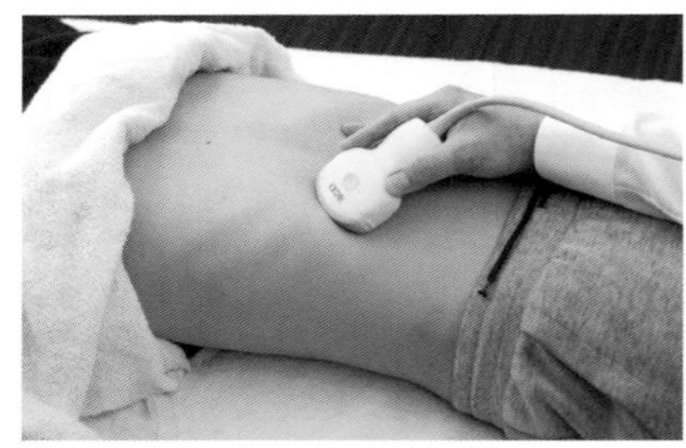

图2-3-22　摆动扫查

C 观察到的脏器及物质

- 肝右叶、胆囊、右肾。
- 肝右静脉、门静脉、下腔静脉。
- 腹水。

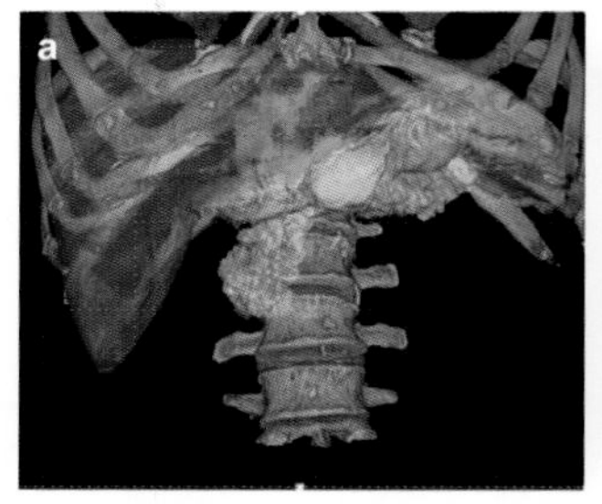

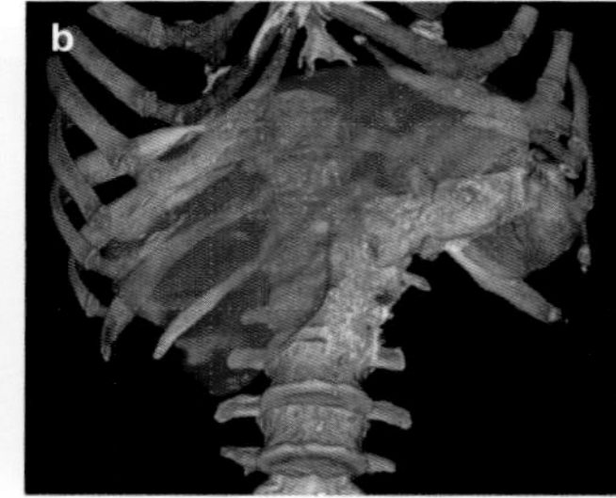

图2-3-23　肝随体位的变化（仰卧位与左侧卧位）

右肋弓下横向扫查 -2

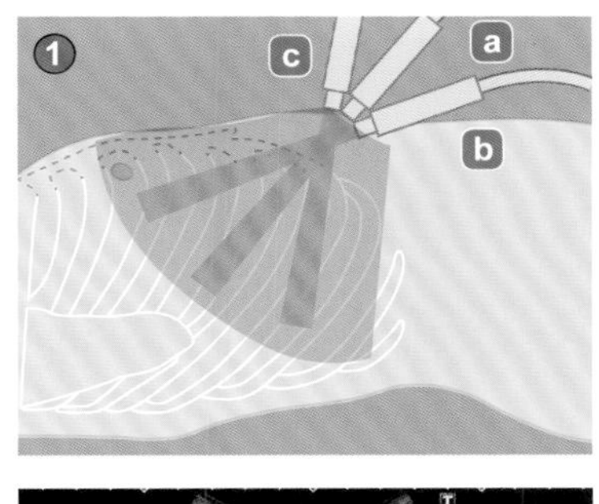

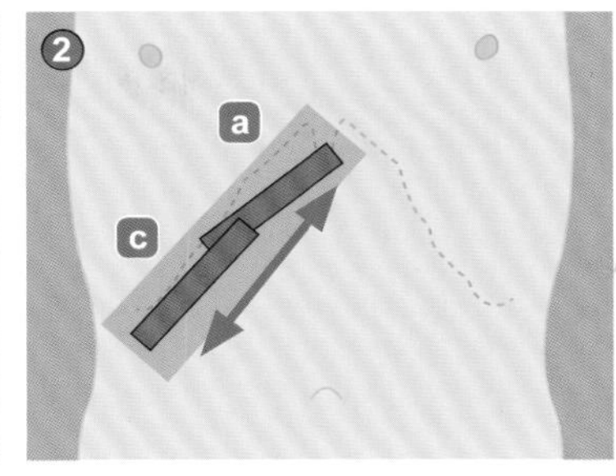

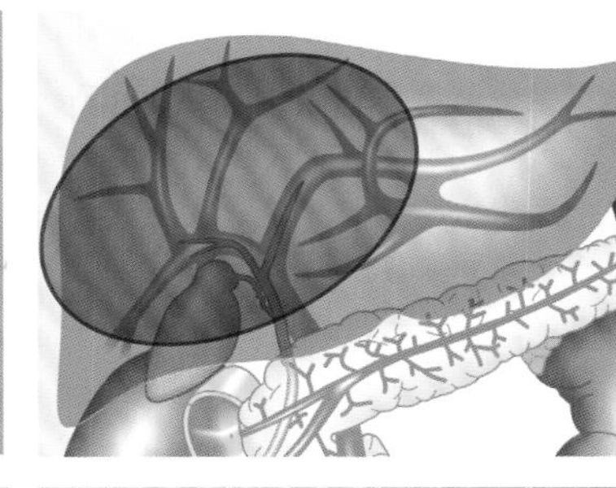

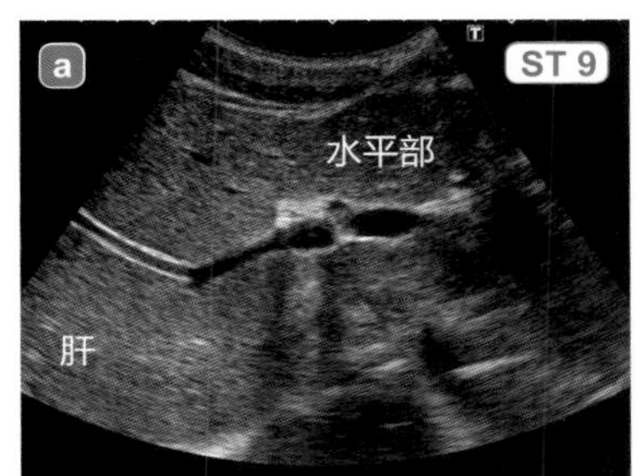

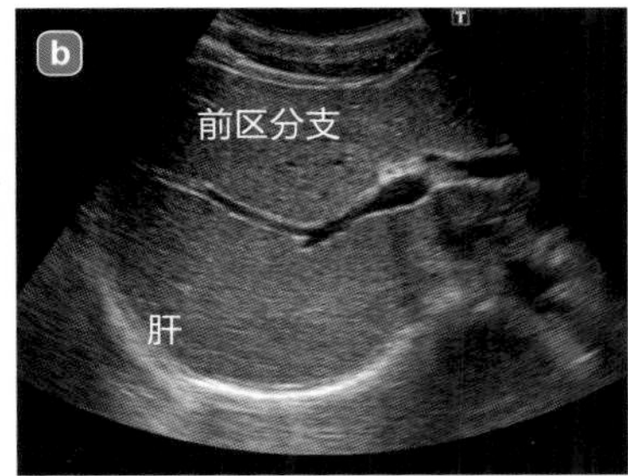

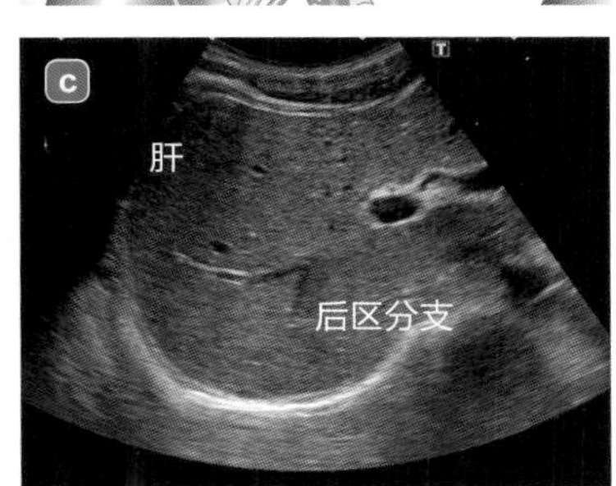

A 显示方法

- 受检者采取仰卧位或左侧卧位，吸气并屏气，从(ST 8)开始，探头边立起边向足侧水平扫查，显示门静脉水平部（a）（(ST 9)）。
- 探头进行摆动扫查，窥视右肋弓下，显示门静脉前区分支（b）（1、2）。
- 探头向足侧扫查同时逐渐竖起，显示门静脉后区分支（c）（1、2）。

B 观察要点

- 注意位于门静脉左支上方的肝左叶内侧区（图 2-3-24）。
- 尽可能显示出肝缘和门静脉右前支、右后支。
- 需要适当设置聚焦位置以适应视野深度。

C 观察到的脏器

- 肝右叶、右肾、胆囊、肝左管、肝右管。
- 门静脉、肝右静脉、肝中静脉、下腔静脉。
- 腹水。

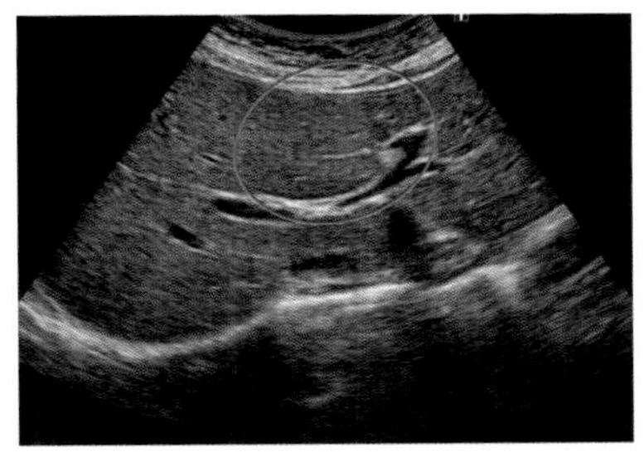

图2-3-24　肝左叶内侧区

右肋弓下横向扫查 -3

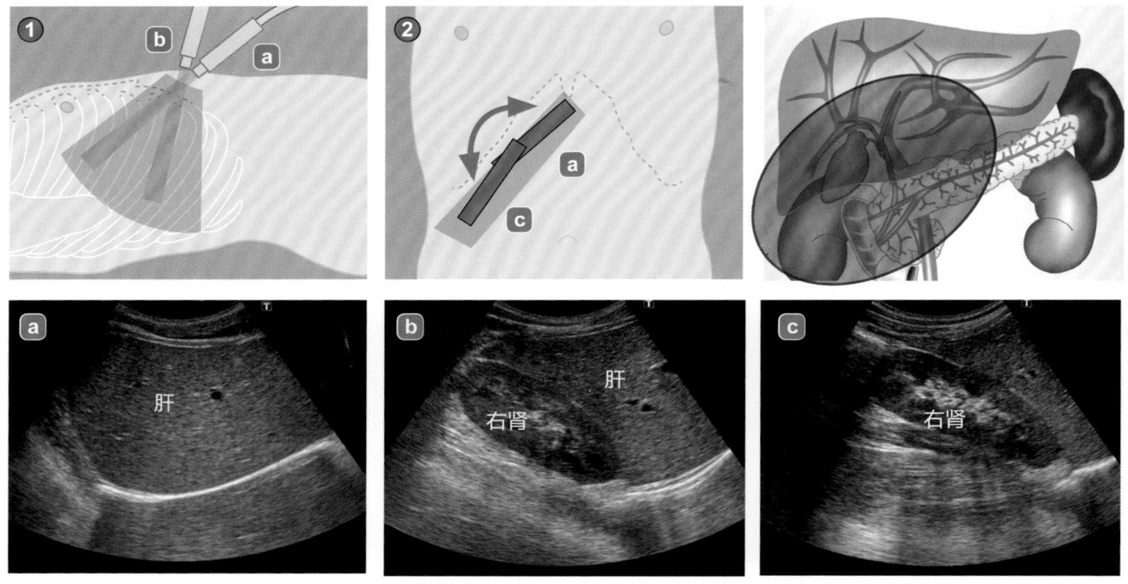

A 显示方法

- 受检者采取仰卧位或左侧卧位，吸气并屏气，显示肝右叶（a）。
- 探头向足侧水平扫查、摆动扫查，观察肝右叶和右肾区域（b）（1、2）。
- 将右肾显示在画面的中央（c），从头侧向足侧水平扫查、摆动扫查，从右肾的上极到下极进行观察（1、2）。

B 观察要点

- 注意肝右缘和肾的交界。
- 注意肾的上、下极。
- 右肾上腺肿大时，有时看起来像肝肿瘤（图 2-3-25）。

C 观察到的脏器及物质

- 右肾、肝右叶、右肾上腺、胆囊。
- 门静脉、肝右静脉、肾动脉、肾静脉。
- 腹水。

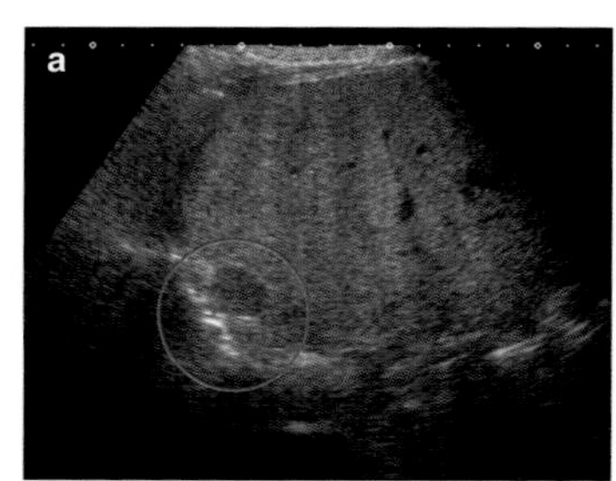

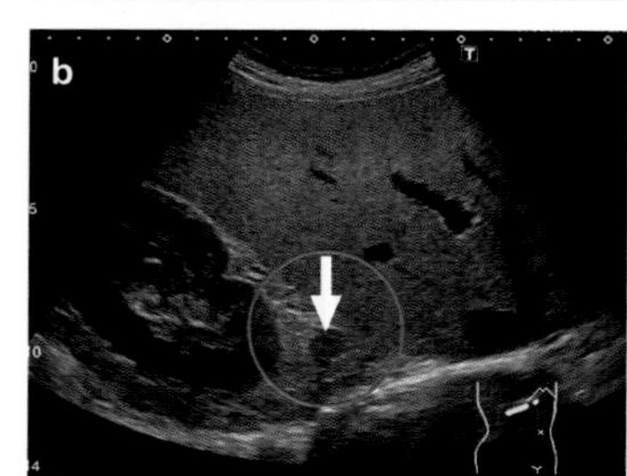

图2-3-25 右肾上腺肿瘤

右肋弓下横向扫查 -4

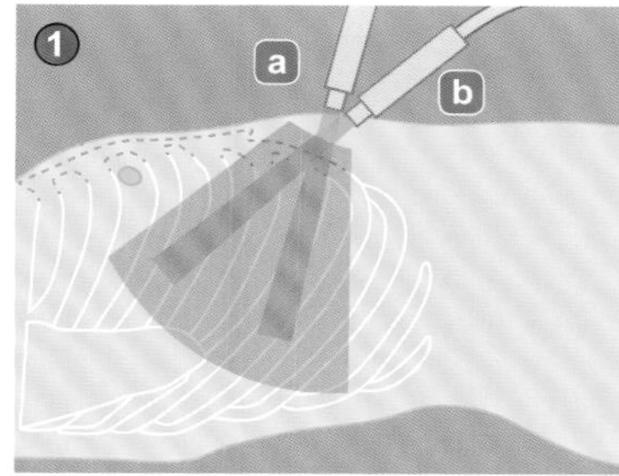

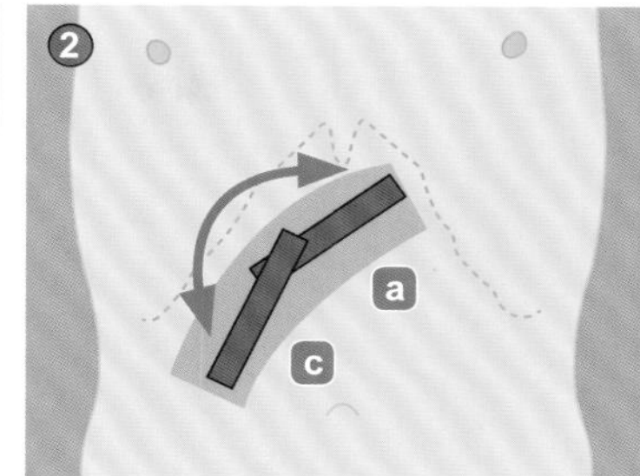

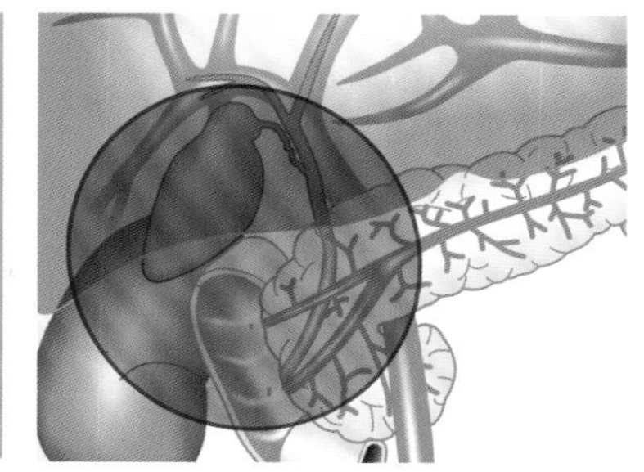

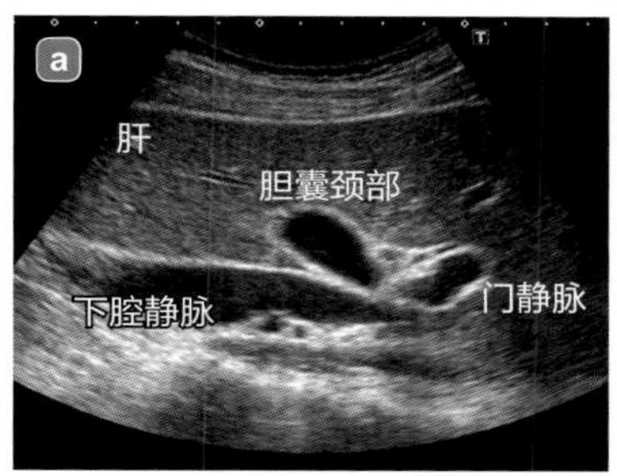

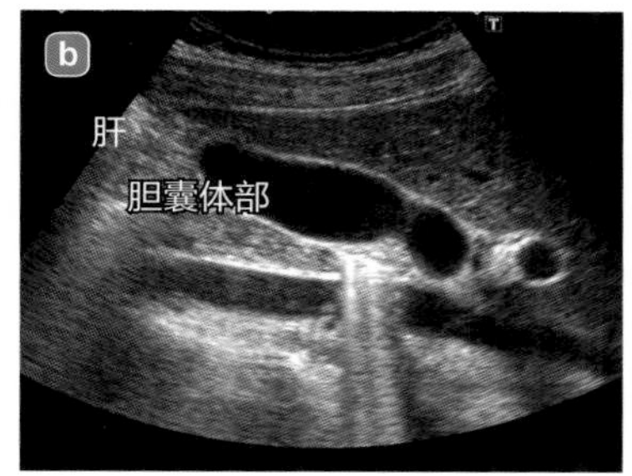

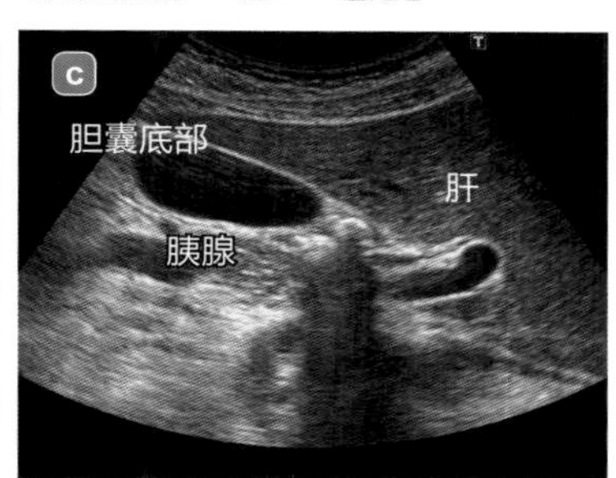

A 显示方法

- 受检者采取仰卧位或左侧卧位，吸气并屏气，探头从(ST 9)开始进行摆动扫查，然后向足侧水平扫查，显示出胆囊颈部（a）。
- 放大画面，探头沿逆时针方向旋转扫查，观察胆囊体部（b）（1、2）。
- 探头进一步沿逆时针方向旋转扫查，观察胆囊底部（c）（1、2）。

B 观察要点

- 观察位于门静脉水平部正上方的肝左、右管有无扩张（图 2-3-26）。
- 注意位于肝右管正上方的胆囊颈部。
- 左侧卧位于胆囊的背侧多可显示肝外胆管和胰头（图 2-3-27）。

C 观察到的脏器及物质

- 胆囊，肝左、右管，肝外胆管，胰头。
- 门静脉、肝右静脉、肝中静脉。
- 腹水。

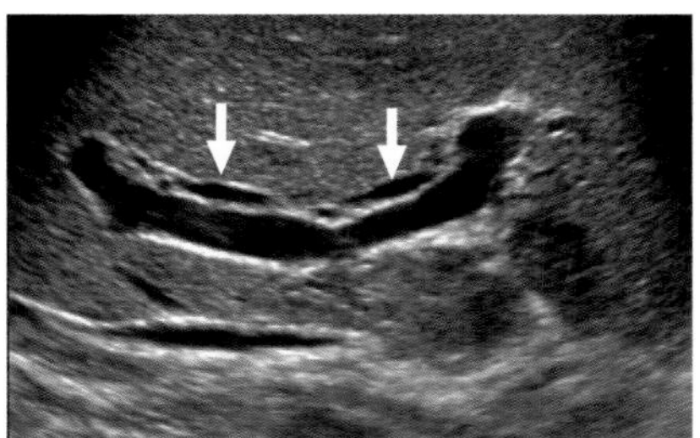

图2-3-26　肝左、右管轻度扩张

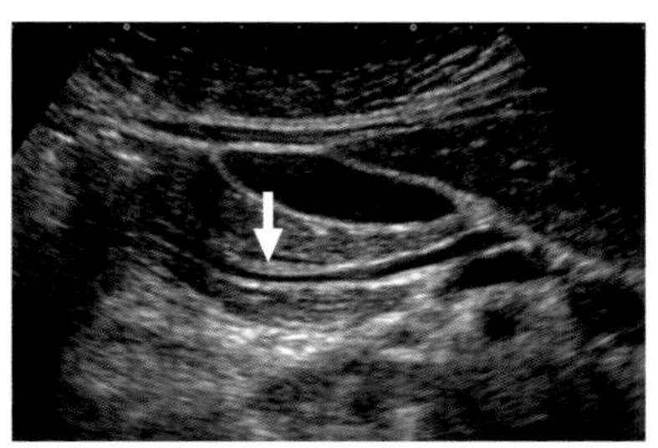

图2-3-27　胆囊与胰头的位置关系（箭头示胆管）

右肋间扫查 -1

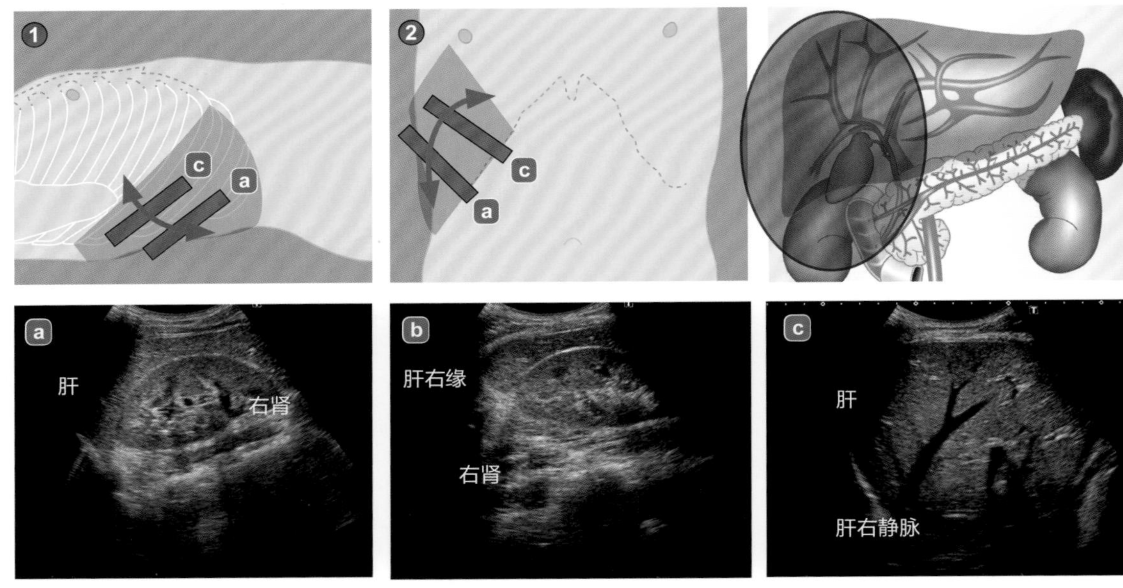

A 显示方法

- 受检者采取仰卧位，呼气并屏气，探头放在背侧的右肋间，显示出肝右叶和右肾（a）。
- 探头向背侧摆动扫查，观察至肝右缘（b）消失为止。
- 探头在腹侧摆动扫查，观察（①、②）肝右静脉（c）。

B 观察要点

- 由于肋间肌会使声波衰减，所以要稍微提高增益。
- 探头水平扫查，从膈顶观察到肝下缘（图 2–3–28）。
- 从多个肋间进行摆动扫查来观察。
- 如果调整为躺在检查床的左侧，则图示这一侧的摆动扫查会变得容易（图 2–3–29）。

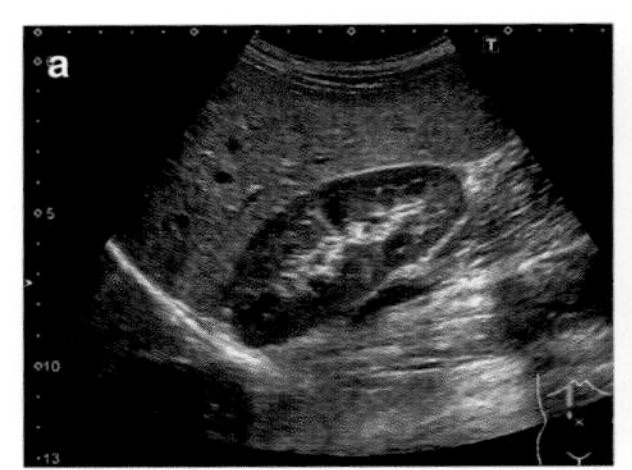

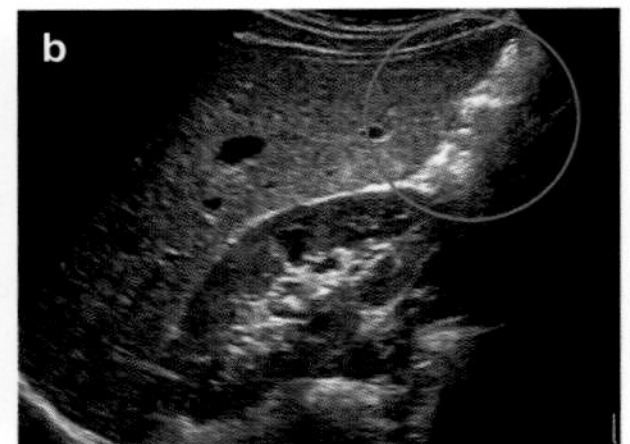

图2–3–28　探头的水平扫查（头侧与足侧）

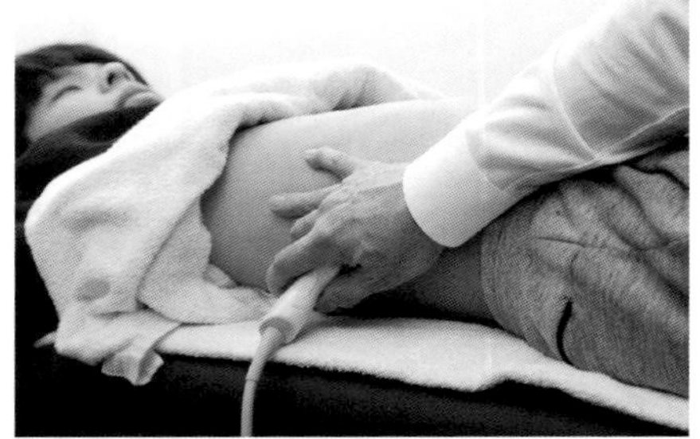

图2–3–29　合适的探头放置位置

C 观察到的脏器及物质

- 肝右叶、右肾、胆囊。
- 肝右静脉、门静脉。
- 腹水、胸腔积液。

右肋间扫查 -2

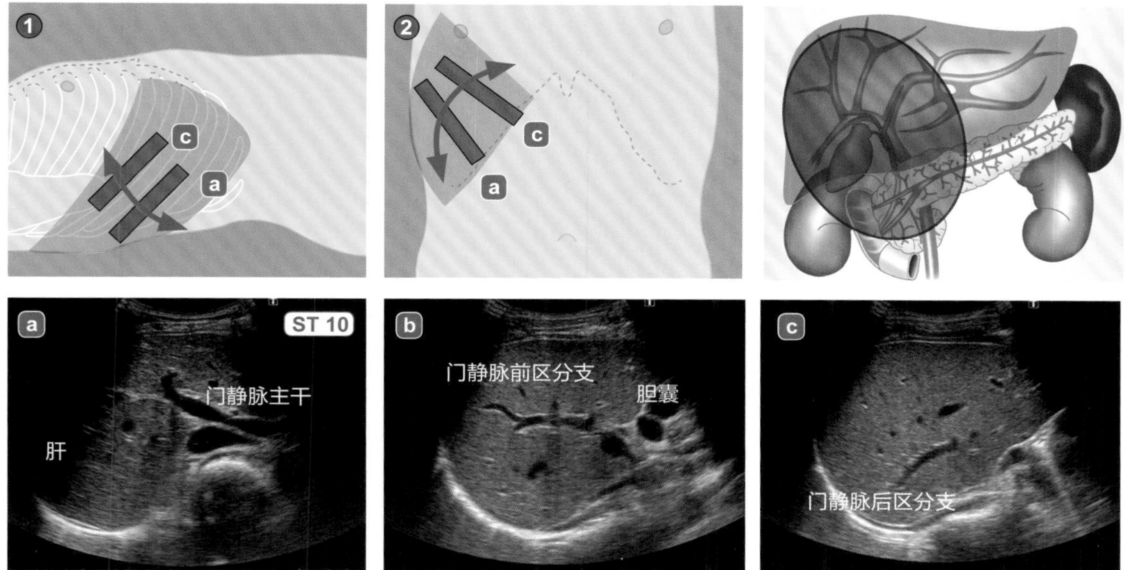

A 显示方法

- 受检者采取仰卧位，呼气并屏气，探头沿每个肋间向腹侧移动，分别进行摆动扫查，显示门静脉主干（ST 10）（a）。
- 探头向腹侧摆动扫查，显示门静脉前区分支（b），观察肝前区域（1、2）
- 探头向背侧摆动扫查，显示门静脉后区分支（c），观察肝后区域（1、2）。

B 观察要点

- 由于肋间肌会使声波衰减，所以要稍微提高增益。
- 探头向足侧水平扫查观察至肝下缘。
- 从多个肋间进行摆动扫查观察（图 2-3-30）。
- 尽可能显示右侧门静脉前区分支、后区分支至肝缘。

C 观察到的脏器及物质

- 肝右叶、右肾、胆囊、肝外胆管。
- 门静脉、肝右静脉、肝中静脉、下腔静脉。
- 腹水。

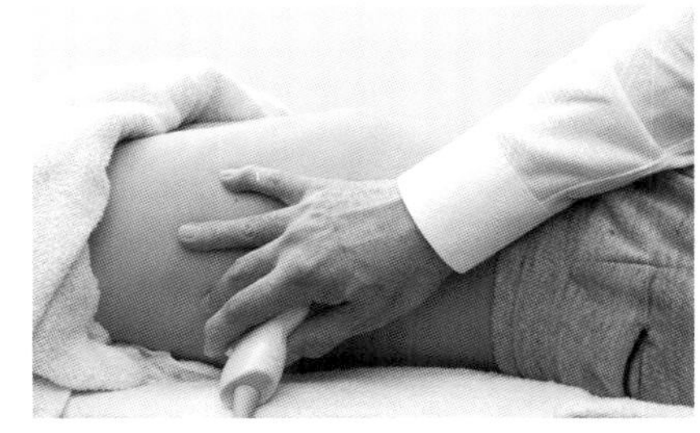

图2-3-30　肋间的摆动扫查

右肋间扫查 -3

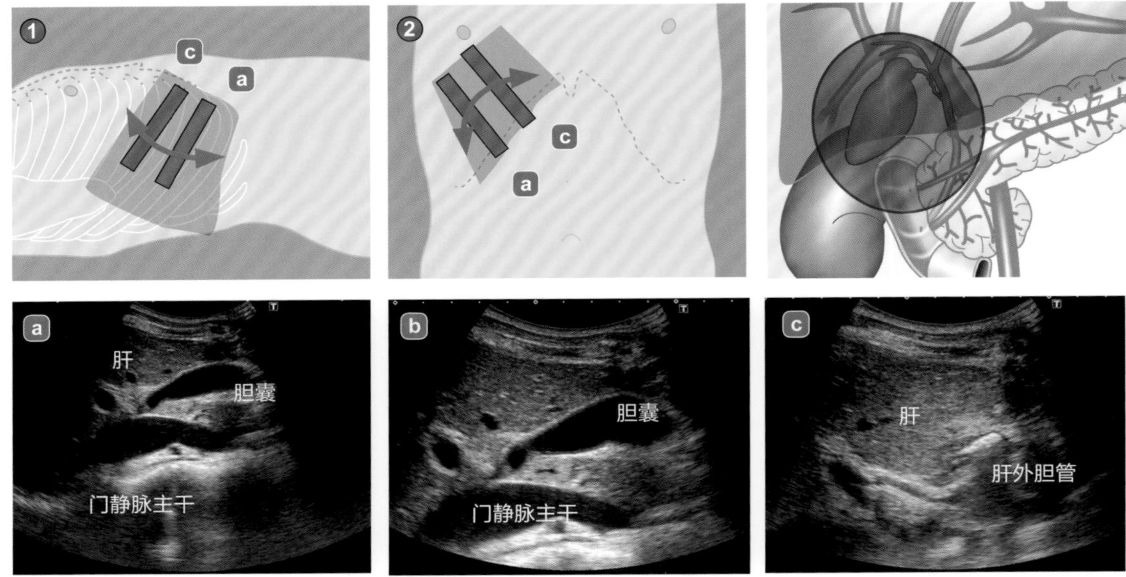

A 显示方法

- 受检者采取仰卧位，吸气并屏气，探头识别门静脉主干（ST 1），显示出位于其腹侧的胆囊颈部（a）（1）。
- 放大画面后，观察胆囊（b）。
- 将探头稍微向足侧水平扫查，显示肝门部的胆管。

B 观察要点

- 从多个肋间进行摆动扫查观察。
- 观察肝，特别是肝左叶内侧区。
- 为了观察胆囊颈部和肝外胆管，设定焦点加深，并放大观察。

C 观察到的脏器

- 肝右叶、肝左叶内侧区、胆囊、肝外胆管。
- 肝右静脉、肝中静脉、门静脉、下腔静脉。

2.3.4 不同脏器的显示方法与观察要点

肝的显示与观察要点

A 扫查方法（图2-3-31）

- 剑突下纵向扫查（❶）。
- 剑突下横向扫查（❷）。
- 右肋弓下纵向扫查（❸）。
- 右肋弓下横向扫查（❹）。
- 右肋间扫查：头侧与足侧扫查（❺）。

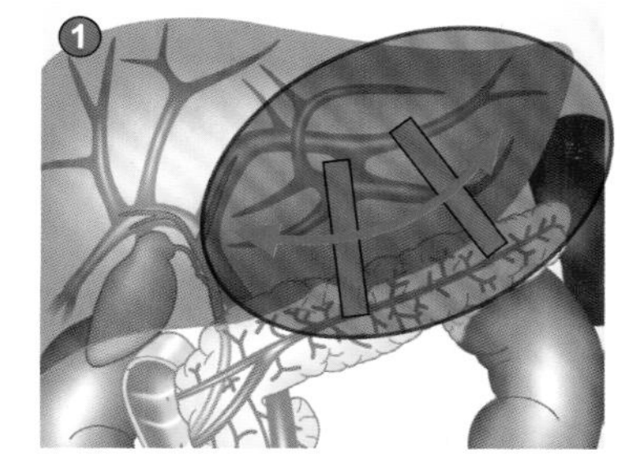

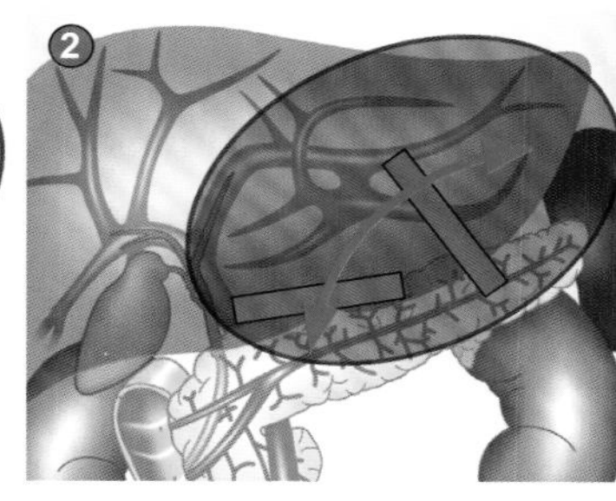

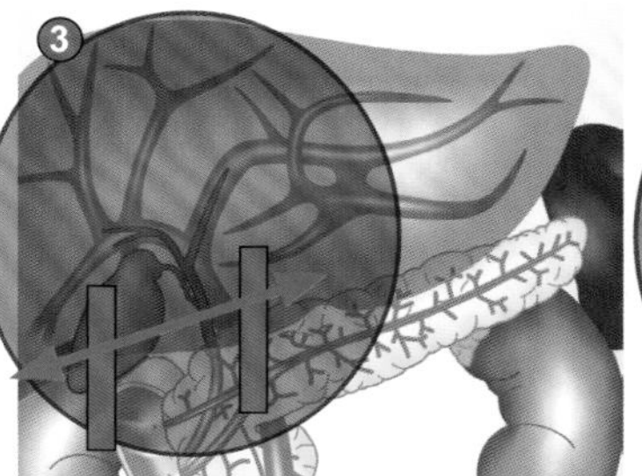

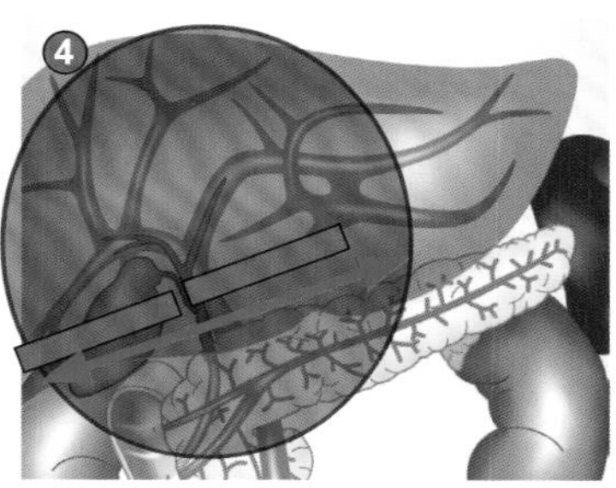

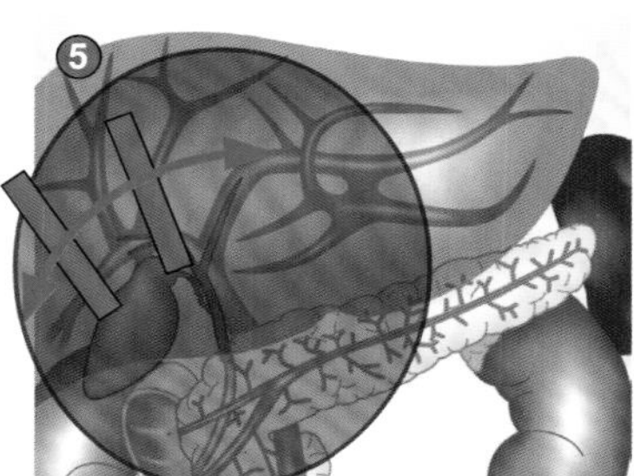

图2-3-31 肝的扫查方法

B 观察要点

1. 主要所见（参照 3.1）

- 有无肿瘤性病变。
- 有无肿大或萎缩。
- 肝缘、肝表面的形状。
- 对实质的评价。
- 有无肝肾对比。
- 肝静脉、门静脉的形状。
- 肝内胆管的形状。

2. 次要所见

- 肝门淋巴结有无肿大。
- 有无侧支循环。
- 肝周有无腹水。

C 容易遗漏的部位（图2-3-32）和相应处理（参照2.4.3）

1. 肝被膜下（S8 段）

- 在横向扫查中使探头潜入右肋弓下摆动扫查（图 2-3-33）。
- 让受检者深吸气、慢呼出。
- 右肋间扫查、右肋弓下纵向扫查显示横膈（图 2-3-34）。

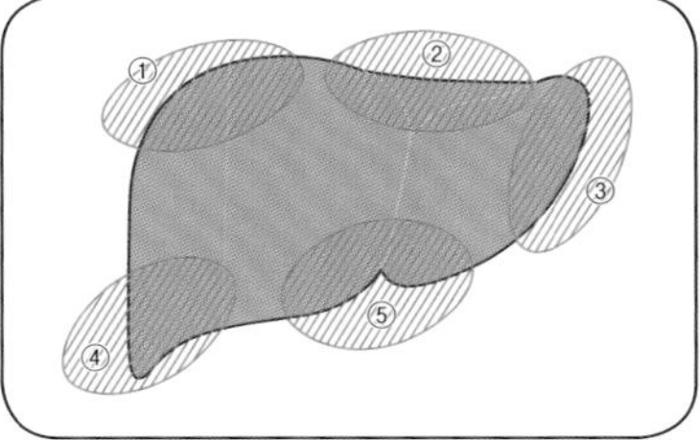

图2-3-32 容易遗漏的部位

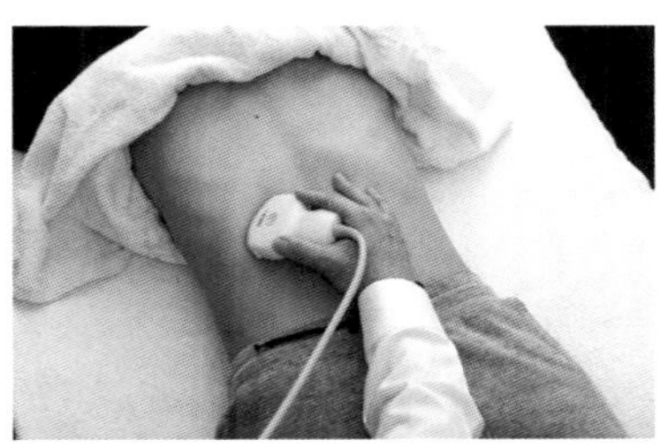

图2-3-33 右肋弓下的摆动扫查

2. 心脏的下缘（S2 段）

- 通过剑突下纵向扫查，有意识地观察横膈（图 2–3–35a）。
- 通过剑突下横向扫查观察与心脏的边界（图 2–3–35b）。

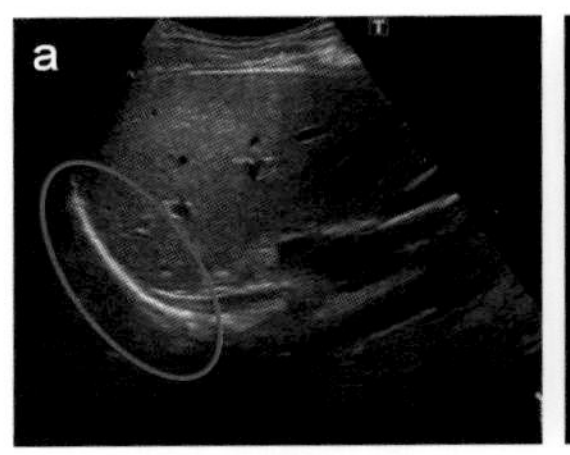
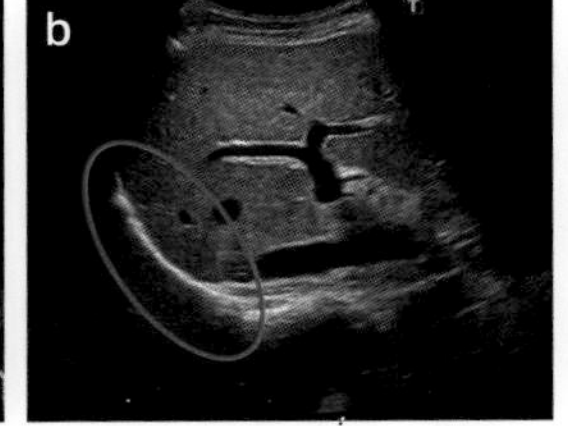

图2–3–34　肝被膜下

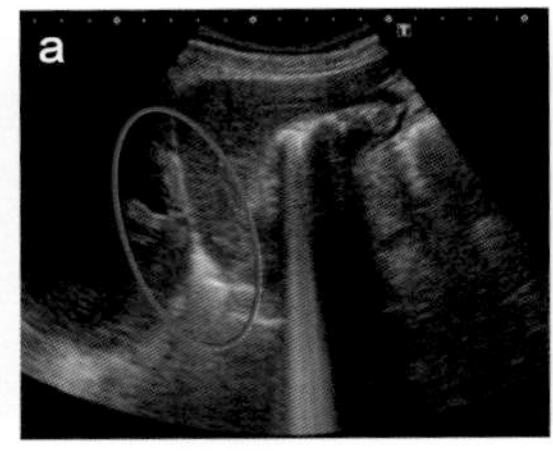
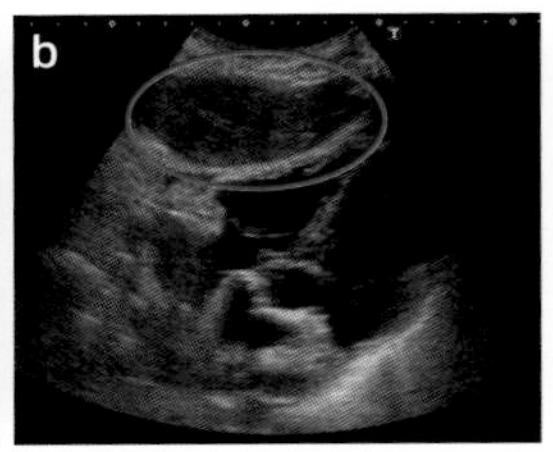

图2–3–35　心脏的下缘

a：纵向扫查；b：横向扫查

3. 肝左叶左缘（S2、S3 段）

- 通过剑突下纵向扫查（图 2–3–36a）与横向扫查（图 2–3–36b）观察。
- 将焦点设定在较浅的位置进行观察。
- 若显示不良，嘱受检者左侧卧位。

4. 肝右叶右下缘（S6 段）

- 若显示不良，使受检者右腰部悬空进行检查（图 2–3–37）。
- 在右肋间扫查或右肋弓下纵向扫查中，使探头向足侧水平扫查，观察肝下缘（图 2–3–38）。

5. 尾状叶（S1 段）

- 要有意识地观察尾状叶。
- 必须在剑突下进行纵向扫查（图 2–3–39a）、横向扫查（图 2–3–39b）。

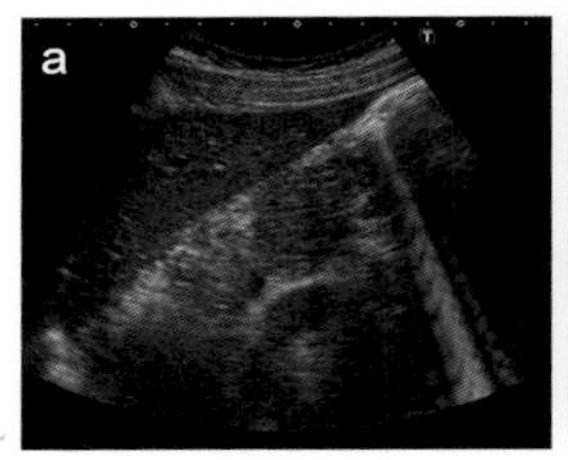
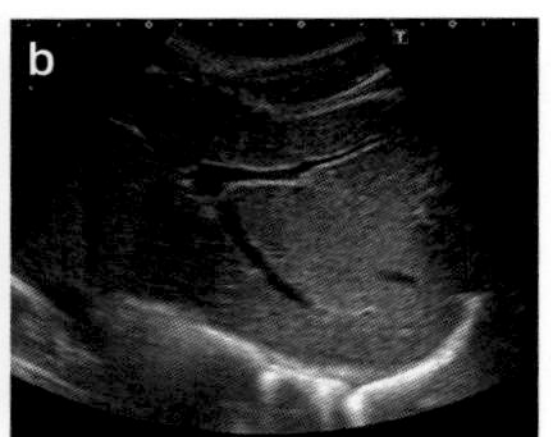

图2–3–36　肝左叶左缘

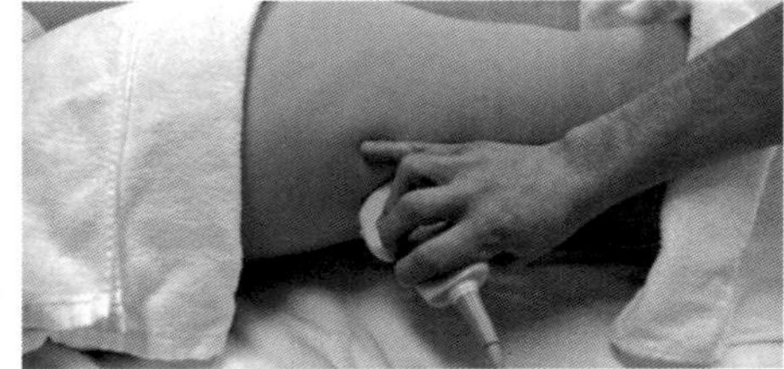

图2–3–37　右肋间扫查时的体位

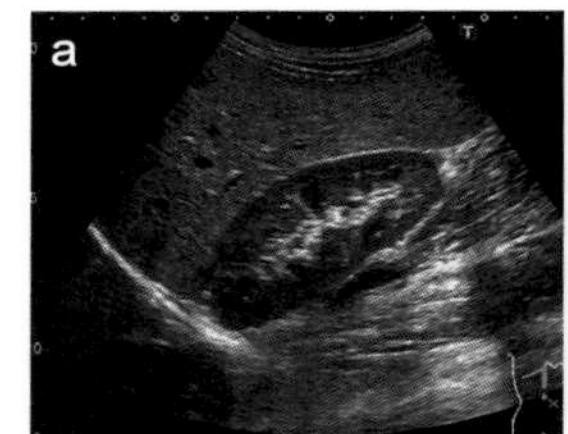
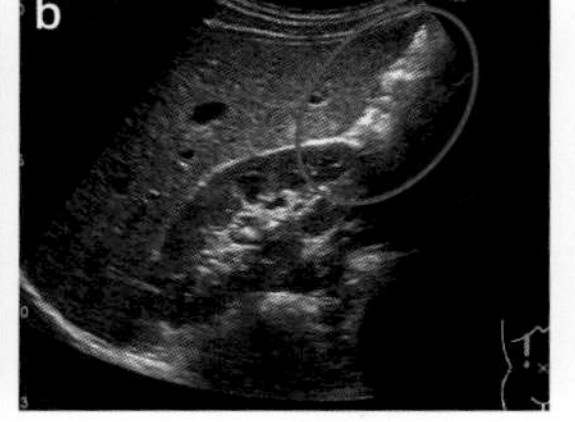

图2–3–38　探头在同一肋间不同位置扫查造成的图像差异

a：头侧；b：足侧

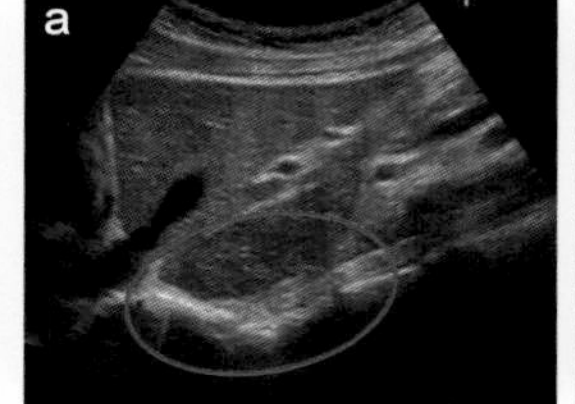
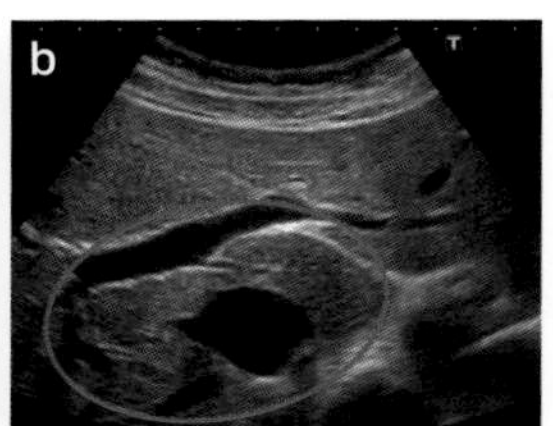

图2–3–39　尾状叶

a：纵向扫查；b：横向扫查

D 需要注意的地方

- 调整 STC，以便在右肋间扫查或右肋弓下扫查中均等地显示出肝实质。
- 在肋间扫查时多涂耦合剂，并使探头接触良好。
- 在右肋间扫查和右肋弓下扫查中，还可结合使用小微凸型凸阵探头和扇扫探头。
- 在肋间扫查时，要在肋间头侧（横膈侧）与足侧（肝下缘）的多个位置扫查（图 2-3-38）。

胆管的显示方法与观察要点

A 扫查方法（图2-3-40）

1. 胆囊

- 右肋弓下纵向扫查（❶）。
- 右肋弓下横向扫查（❷）。
- 右肋间扫查（❸）。

2. 肝外胆管

- 右肋弓下纵向扫查（❹）。
- 右肋弓下横向扫查（❺）。

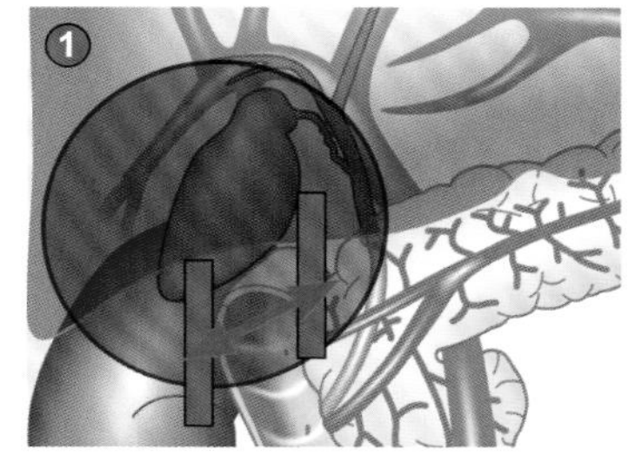

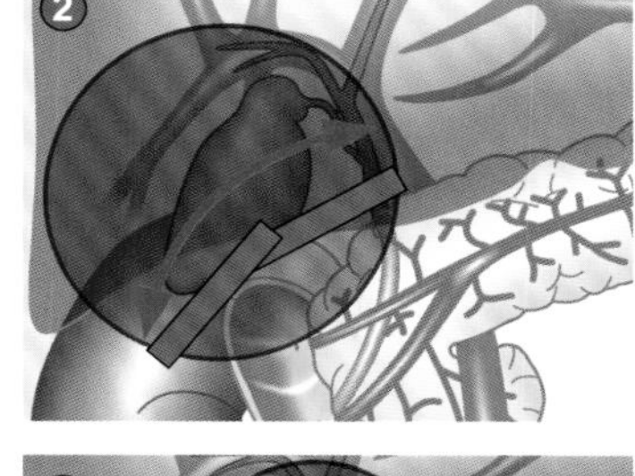

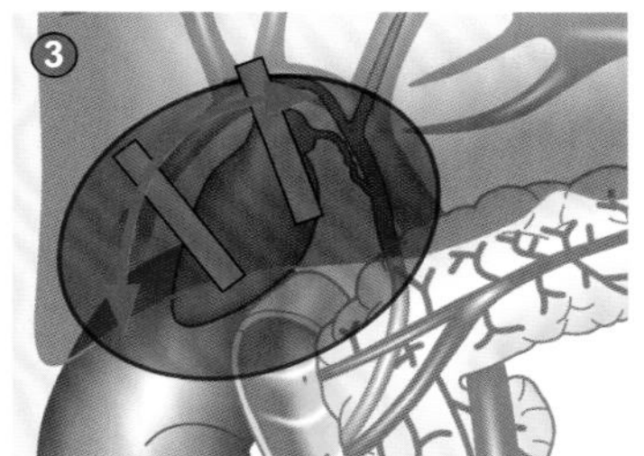

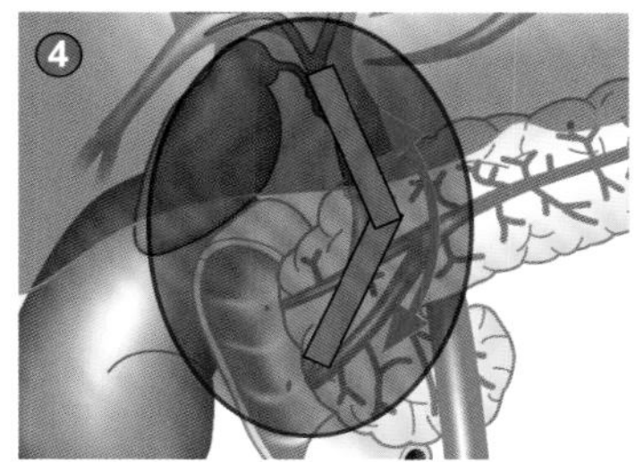

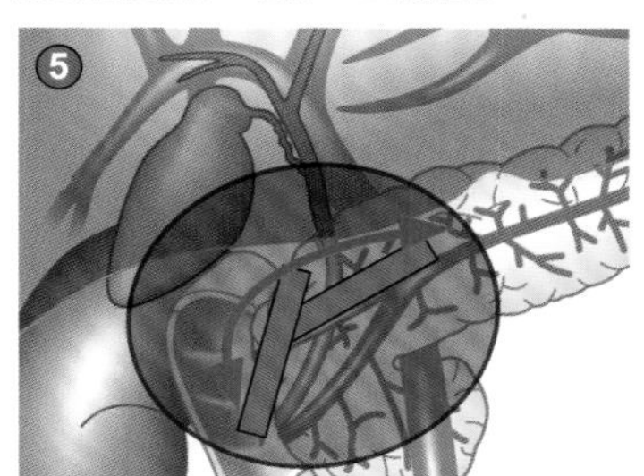

图2-3-40　胆管的扫查方法

B 观察要点

1. 主要所见（参照 3.3）

- 有无肿瘤性病变（胆囊、胆管）。
- 壁肥厚（胆囊、胆管）。
- 有无肿大或萎缩（胆囊）。
- 有无碎片样回声（胆囊、胆管）。
- 有无钙化（胆囊、胆管）。

2. 次要所见

- 有无胰头肿瘤（胆囊背侧）（图 2-3-41）。
- 有无肝内胆管扩张。
- 周围有无肿大的淋巴结。
- 周边有无腹水。

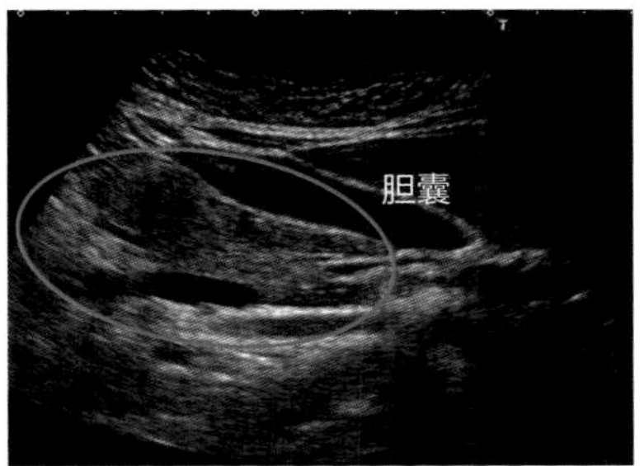

图2-3-41　胆囊背侧的胰头

C 容易遗漏的部位和相应处理（参照2.4.4、2.4.5）

1. 容易遗漏的部位（图 2-3-42）

- 肝左、右管的起始部。
- 胆囊颈部。
- 胆囊底部。
- 远端（胰内）胆管。
- 十二指肠乳头部。

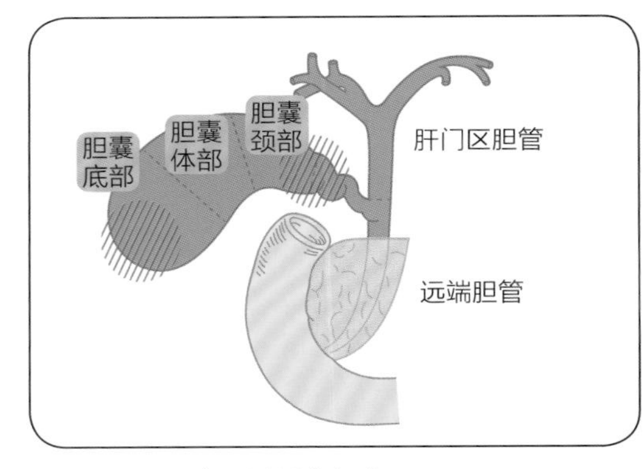

图2-3-42　容易遗漏的部位

2. 容易遗漏的所见

- 长度较短的局限性壁肥厚（图 2-3-43）。
- 少量碎片样回声。

3. 处理

- 用 1 幅放大图像（6 ～ 10 cm）观察胆囊。
- 对于胆囊颈部，要从右肋弓下横向扫查门静脉右支（图 2-3-44 箭头）或从肝右管附近开始观察（图 2-3-44）。
- 由于胆囊的形状会发生变化，所以不仅要进行右肋弓下纵向扫查和横向扫查，还要进行右肋间扫查（图 2-3-45 ～图 2-3-47）。
- 观察胆囊底部时要设置聚焦在较浅位置，设置 STC 在近端侧，尽可能用高频探头观察。
- 由于肝左、右管不能通过纵向扫查显示出来，所以要通过剑突下横向扫查在门静脉水平部的上极观察（图 2-3-48，图 2-3-49）。

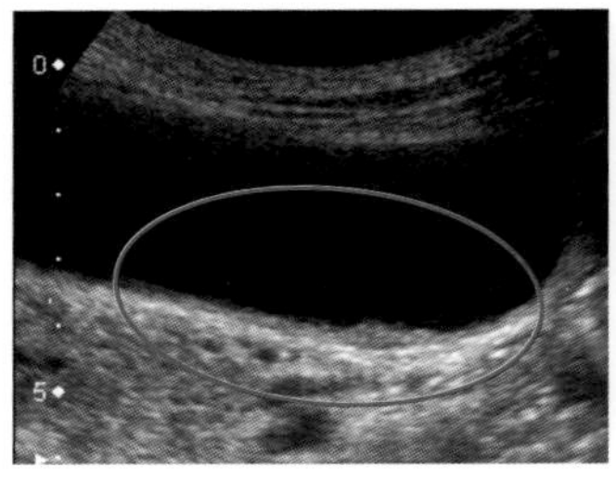

图2-3-43　长度较短的局限性壁肥厚

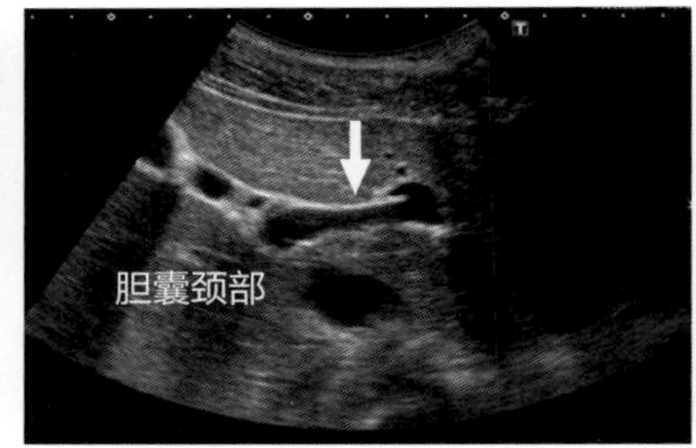

图2-3-44　门静脉水平部

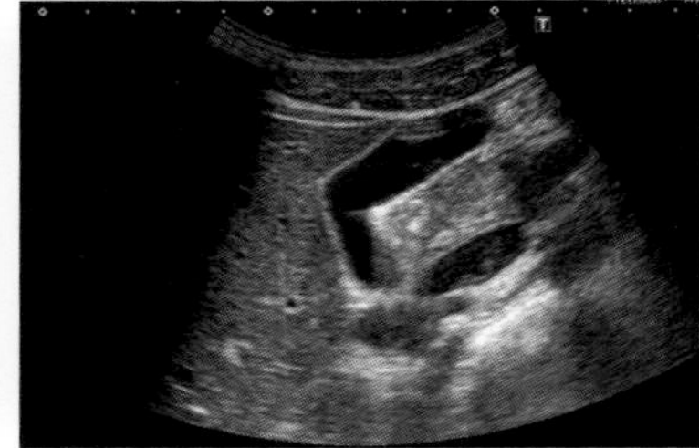

图2-3-45　仰卧位右肋弓下纵向扫查

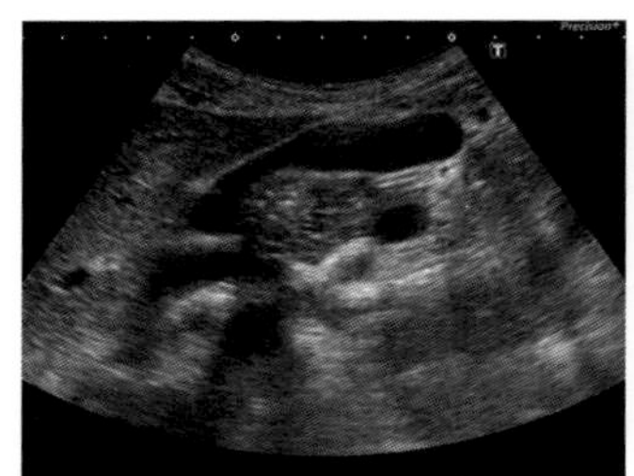

图2-3-46　左侧卧位右肋弓下纵向扫查

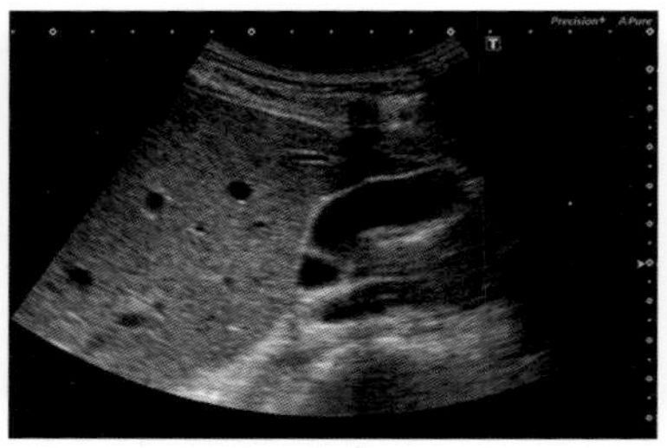

图2-3-47　仰卧位右肋间扫查

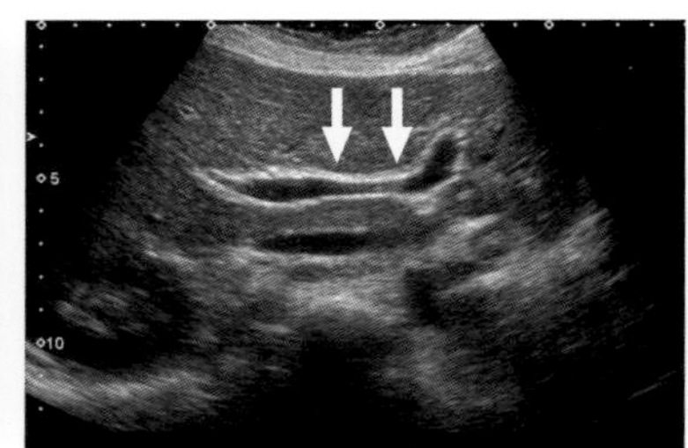

图2-3-48　正常病例

- 肝外胆管显示不良时，在观察其他脏器后，再次使受检者变换体位至左侧卧位或半俯卧位进行观察。
- 肝外胆管显示不良时，应确认有无胆囊肿大、萎缩或胆汁淤积。

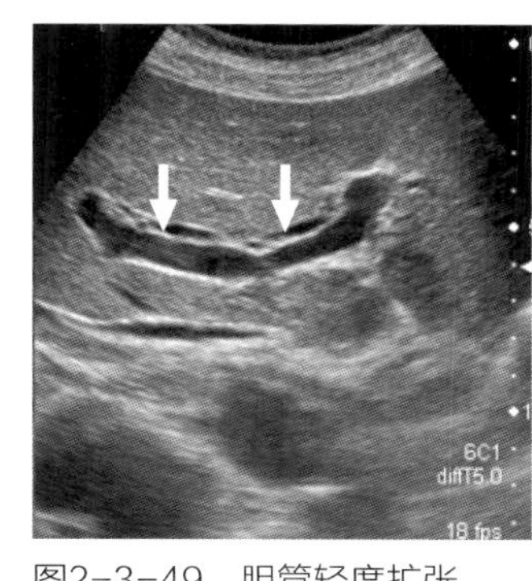

图2-3-49 胆管轻度扩张

D 需要注意的地方

- 胆囊显示不良时，确认末次进食时间或手术史（胆囊切除术、胃切除术等）。
- 扫查胆囊颈部时，要注意由侧方引起的伪像可能与碎片样回声和肿瘤混淆（参照 1.4）。
- 在瘦弱体型的受检者中，胆囊有时可超过右肾，移动到右侧腹部或盆腔内。
- 在胆管扩张患者中，由于容易忽略并存病变，所以不仅要用长轴像进行评价，也要用短轴像进行评价。

胰腺的显示方法与观察要点

A 扫查方法（图2-3-50）

- 剑突下纵向扫查（❶）。
- 剑突下横向扫查（❷）。
- 右肋弓下纵向扫查（胰内胆管显示后）（❸）。
- 右肋弓下横向扫查（胆囊显示后）（❹）。
- 左肋间扫查（脾显示后）（❺）。

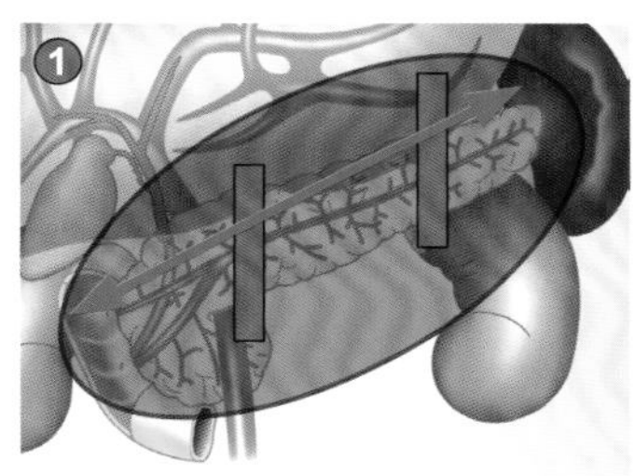

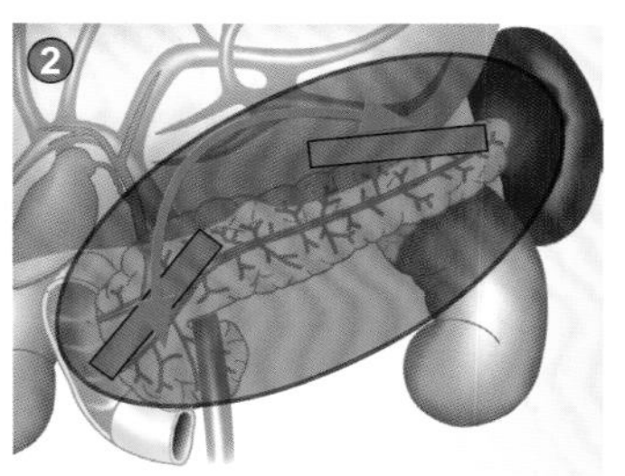

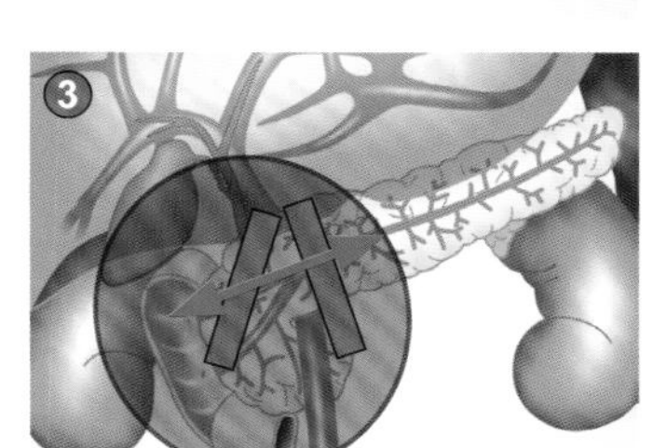

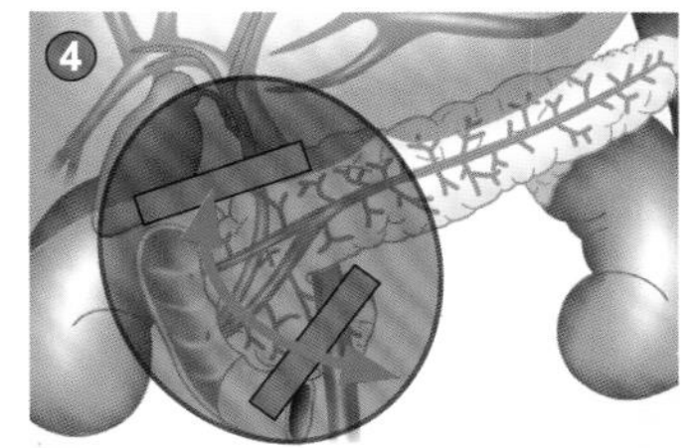

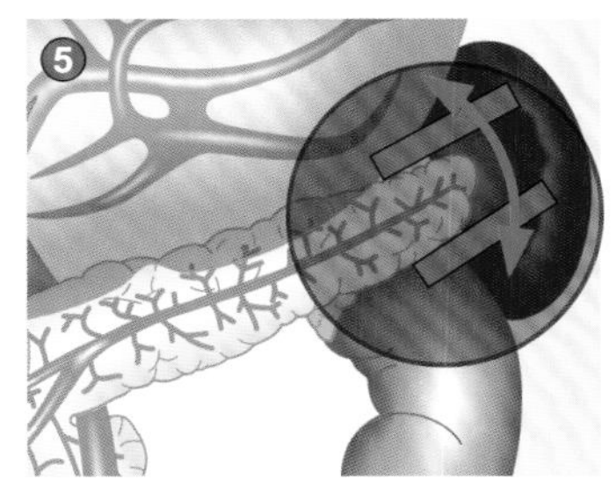

图2-3-50 胰腺的扫查方法

B 观察要点

1. 主要所见（参照 3.4）

- 有无肿瘤性病变。
- 有无胰管扩张。
- 有无钙化。
- 有无肿大或萎缩。
- 对实质的评价。
- 脾静脉、门静脉的形状。

2. 次要所见

- 有无胰内胆管扩张。
- 有无周围淋巴结肿大。
- 周围有无腹水。

C 容易遗漏的部位和相应处理（参照2.4.6）

1. 容易遗漏的部位（图 2-3-51）

- 胰头，特别是 groove 区域（❶）与钩突（❷）。
- 胰尾（❸）。
- 在 groove 区域（❶）和钩突（❷），肿瘤的间接表现可能是胰管和胆管扩张，因此需要注意。

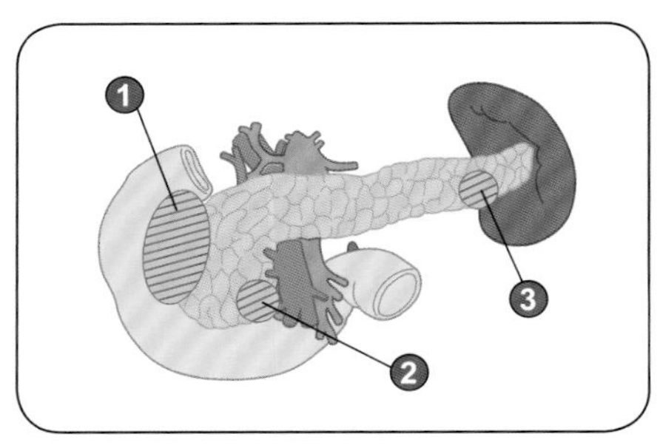

图2-3-51　容易遗漏的部位

2. 处理

- 腺体的位置会随着体位变换而发生变化，因此大多会加大扫查范围。
- 在半坐位中，肝向胰腺侧移动，成为透声窗，胃和肠的气体（图 2-3-52）向足侧移动，对胰头、胰体、胰尾的所有区域显示有效。
- 左侧卧位时，胃内的气体（图 2-3-53*）向十二指肠转移，会减少，可改善对胰体、胰尾的显示。
- 左侧卧位时，胆囊向胰头前方移动，会成为透声窗（图 2-3-54），可改善胰头显示，使得应用高频探头观察成为可能。
- 对于胰内胆管，右侧卧位时，胰体、胰尾（图 2-3-55*）向腹侧移动→胰体、胰尾的显示得到改善，使得应用高频探头进行观察成为可能。

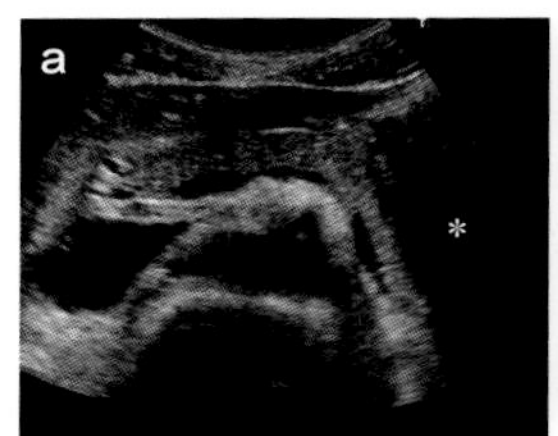

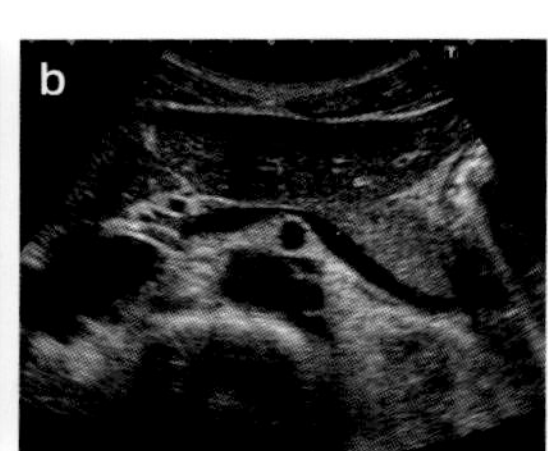

图2-3-52　仰卧位（a）与半坐位（b）

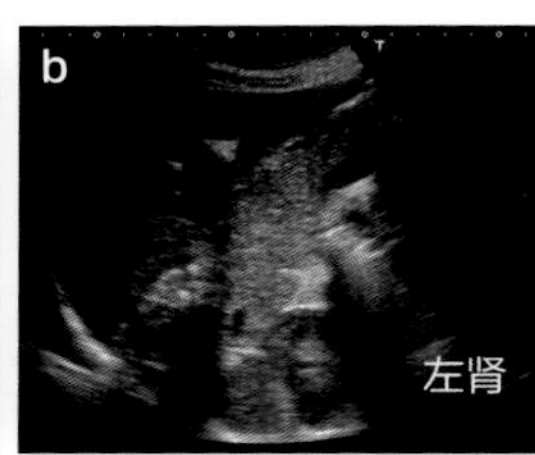

图2-3-53　仰卧位（a）与左侧卧位（b）

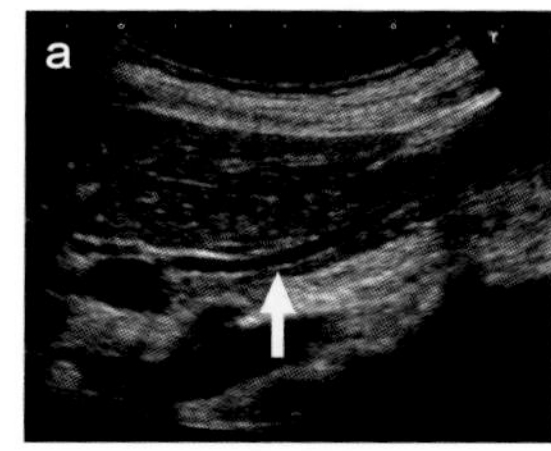

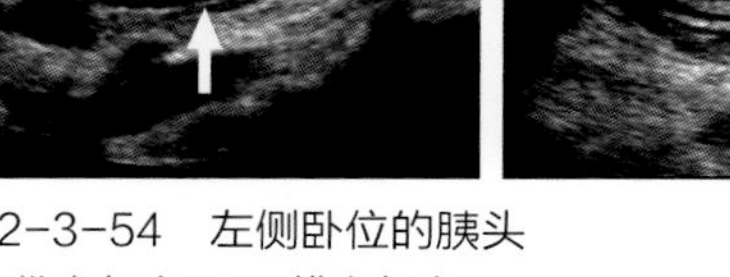
图2-3-54　左侧卧位的胰头
a：纵向扫查；b：横向扫查

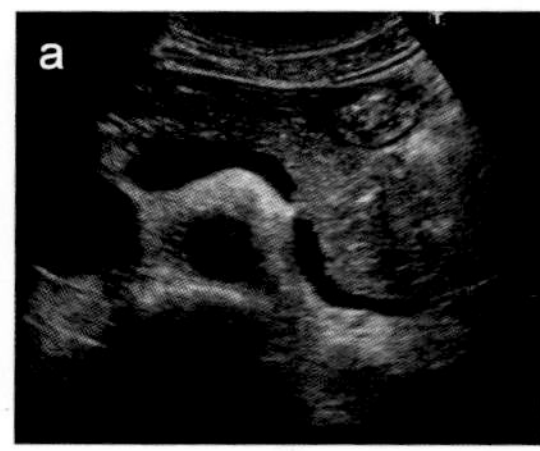

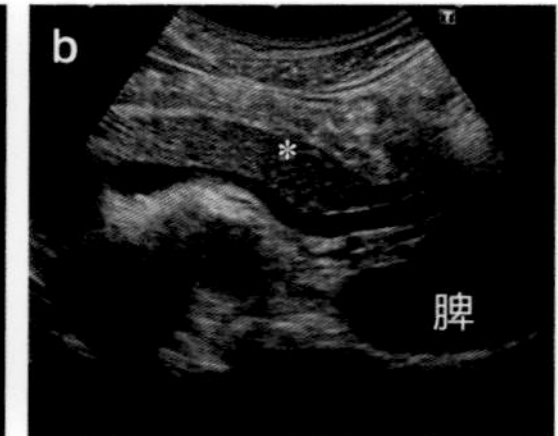

图2-3-55　仰卧位（a）与半坐位（b）

D 需要注意的地方

- 不能识别胰腺时，可通过腹主动脉的长轴像，在腹腔动脉或肠系膜上动脉周围寻找。
- 由于瘦弱体型者胰腺位于腹壁正下方，所以有时会因过度按压探头而显示不良，请注意。
- 有部分瘦弱体型者，本应是高亮度的胰腺，有时却会在腹侧呈现低回声，请注意（图 2-3-56 虚线所示）。

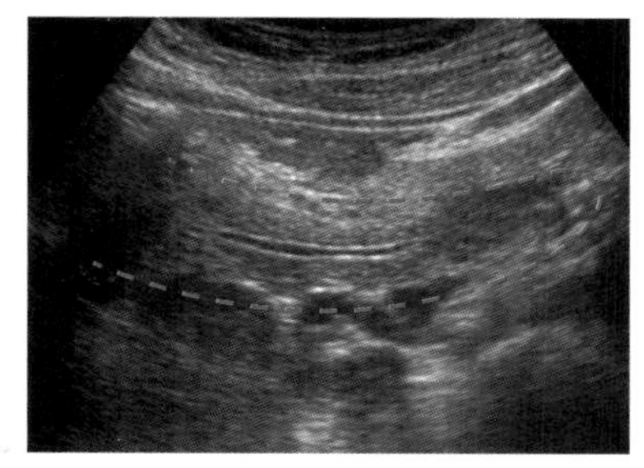

图2-3-56　呈低回声的腹侧胰腺

肾的显示方法与观察要点

A 扫查方法（图2-3-57）

1. 右肾

- 右肋间扫查（❶）。
- 右肋弓下纵向扫查（❷）。
- 右肋弓下横向扫查（❸）。
- 左侧卧位背部扫查

2. 左肾

- 左肋间扫查（❹）。
- 剑突下横向扫查。
- 左季肋下横向扫查。
- 右侧卧位背部扫查。

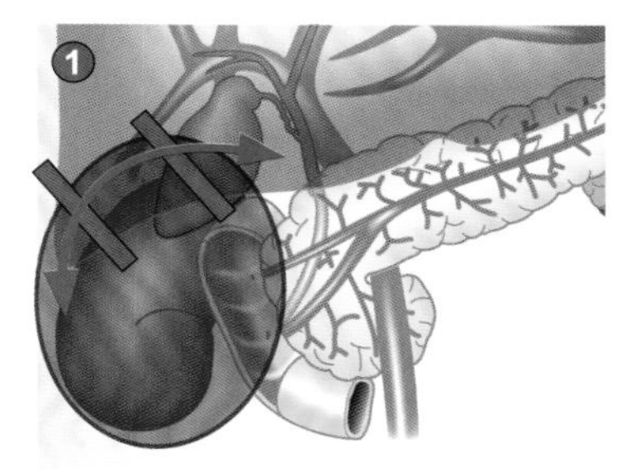

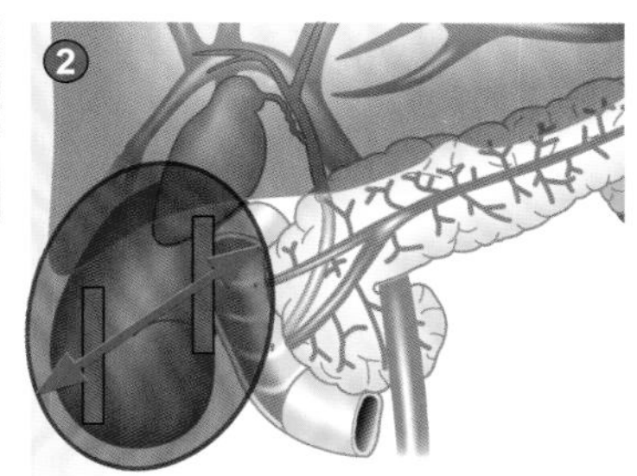

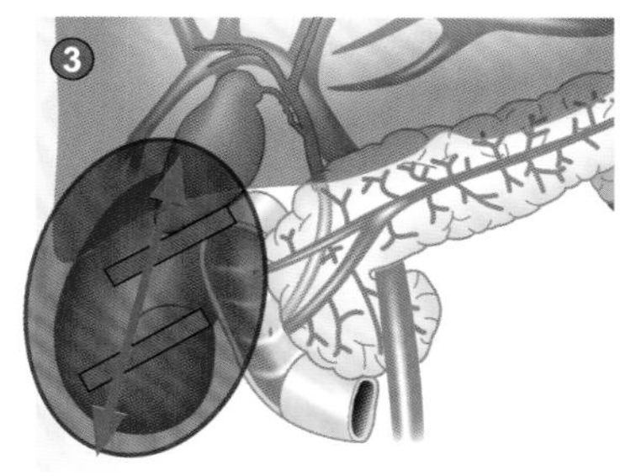

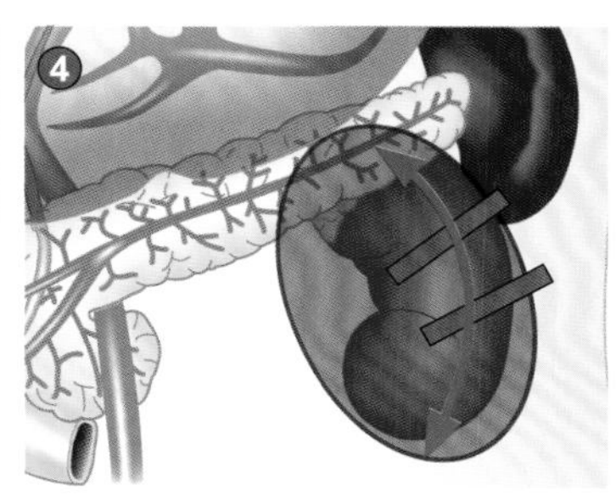

图2-3-57　肾的扫查方法

B 观察要点

1. 主要所见（参照 3.5）

- 有无肿瘤性病变。
- 有无肾积水。
- 肿大、萎缩的评价。
- 有无钙化。
- 肝肾对比的评价。
- 脾肾对比的评价。

2. 次要所见

- 肝肾隐窝（莫利森囊）、左肾周围有无腹水。
- 肾上腺肿大的评价。

C 容易遗漏的部位和相应处理（参照2.4.7）

1. 容易遗漏的部位

- 双肾的下极（图 2-3-58a）。
- 左肾的上极（图 2-3-58b）。
- 双肾的边缘（图 2-3-59：肾癌）。

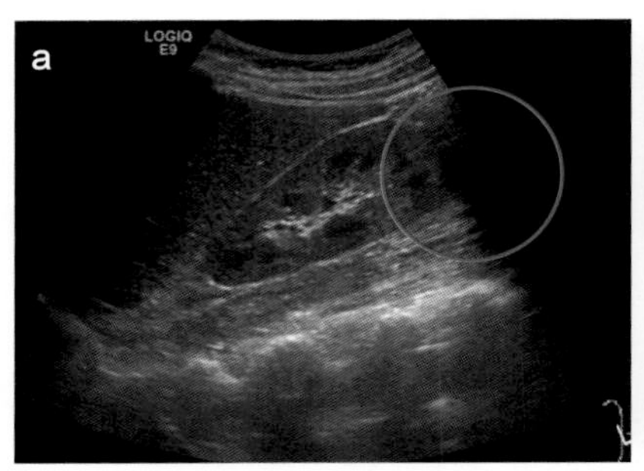

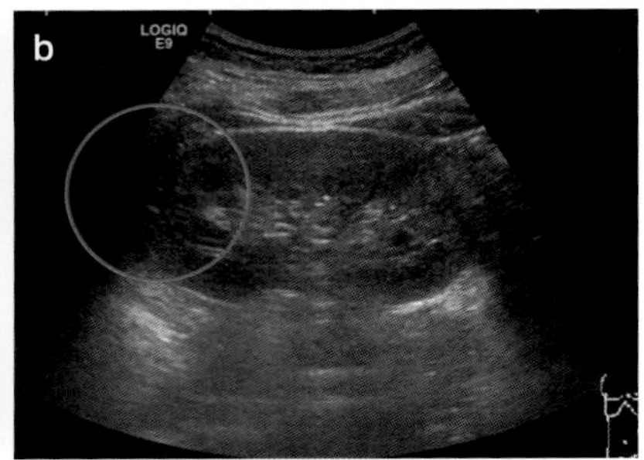

图2-3-58　肾显示不良
a：上极；b：下极

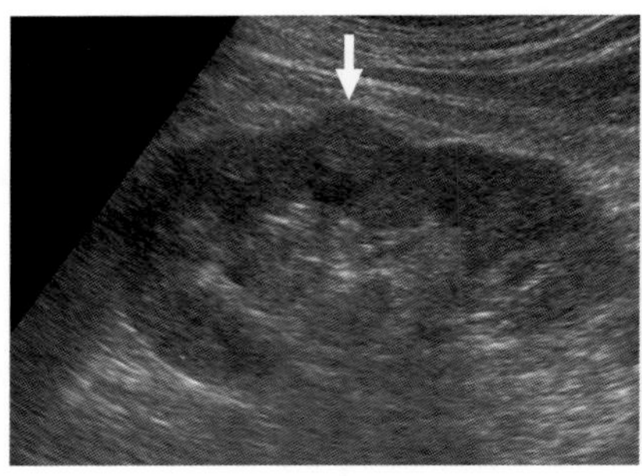

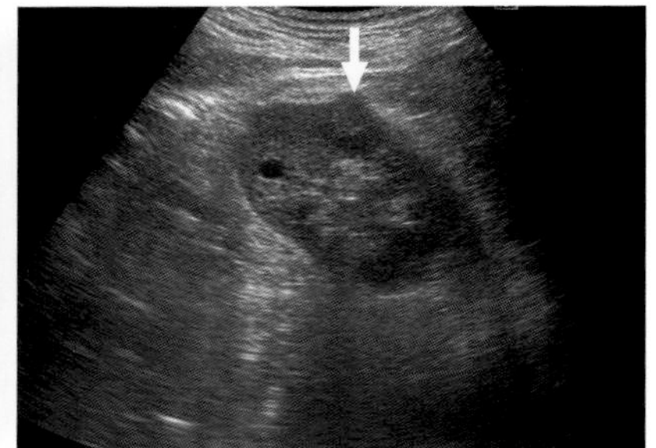

图2-3-59　肾边缘部的肾癌

2. 处理

- 显示不良时，可采取左、右侧卧位或半卧位从背部进行纵向、横向扫查。
- 为了不让探头的通用软线在摆动扫查中碰到床，应使受检者右腰稍微悬空（图 2-3-60）再移动探头到近前侧。

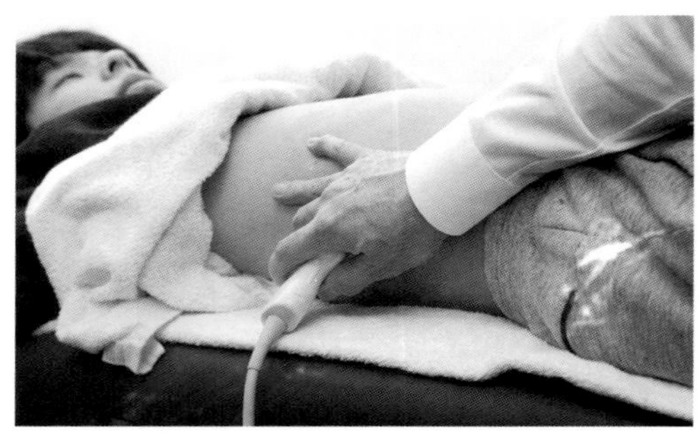

图2-3-60　右肋间扫查时的体位

D 需要注意的地方

- 肋间扫查要从多个肋间进行。
- 肝肾隐窝（莫里森囊）的少量腹水有时会被显示为线状的无回声区域，因此要注意。

脾的显示与观察要点

A 扫查方法（图2-3-61）

- 左肋间扫查（❶）。
- 左肋弓下横向扫查。

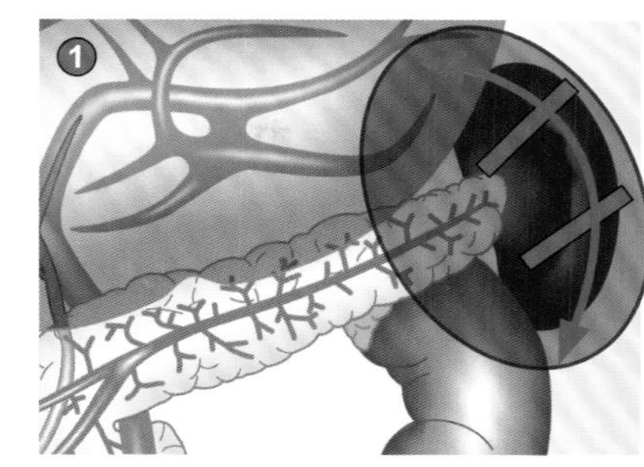

图2-3-61 脾的扫查方法

B 观察要点

1. 主要所见（参照 3.6）

- 有无肿瘤性病变。
- 有无肿大或萎缩。
- 脾肾对比的评价。
- 有无副脾。

2. 次要所见

- 脾门部有无侧支循环。
- 脾周有无腹水。

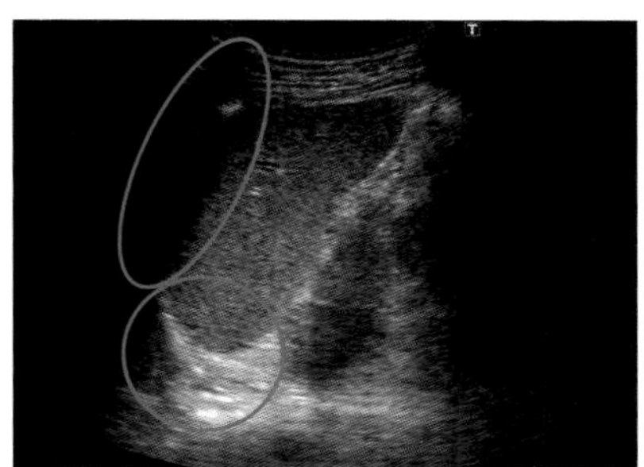

图2-3-62 容易遗漏的部位

C 容易遗漏的部位和相应处理

1. 容易遗漏的部位（图 2-3-62）

- 上缘。
- 横膈侧。

2. 处理

- 横膈下显示不良时，可采取坐位或调整呼吸。
- 要在多个肋间摆动扫查观察。

D 需要注意的地方

- 脾门部的少量腹水会被显示为线状的无回声区域，因此需要注意。
- 在肝左叶增大向左延伸的患者中，肝左叶会被误认为脾，需要注意（图 2-3-63）。

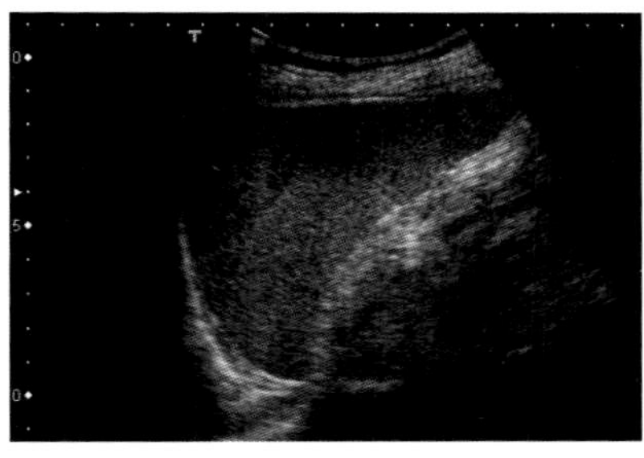

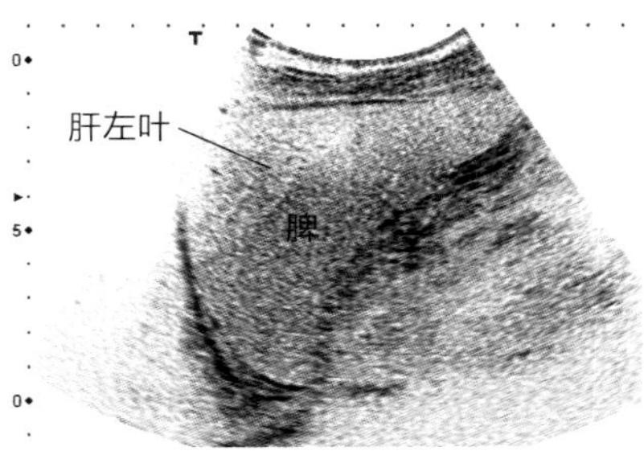

图2-3-63 肝左叶与脾重叠

腹主动脉的显示与观察要点

A 扫查方法（图2-3-64）

- 剑突下纵向扫查（❶）。

- 盆腔纵向扫查。
- 剑突下横向扫查（❷）。
- 盆腔横向扫查。

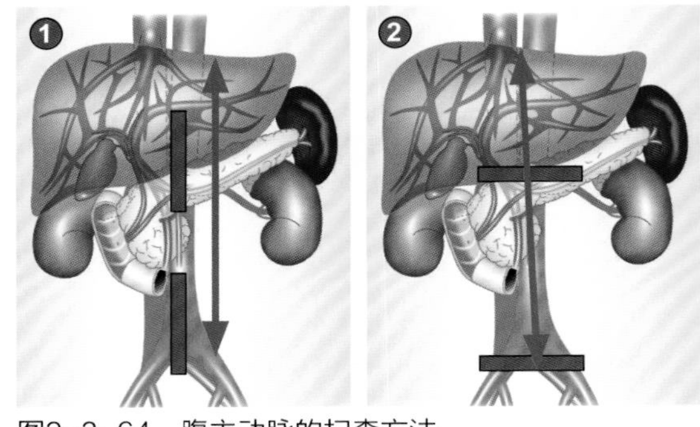
图2-3-64　腹主动脉的扫查方法

B 观察要点

1. 主要所见（参照 3.7）

- 有无扩张：局限性或弥漫性。
- 有无假腔。
- 有无血栓。

2. 次要所见

- 腹主动脉周围有无肿大淋巴结。

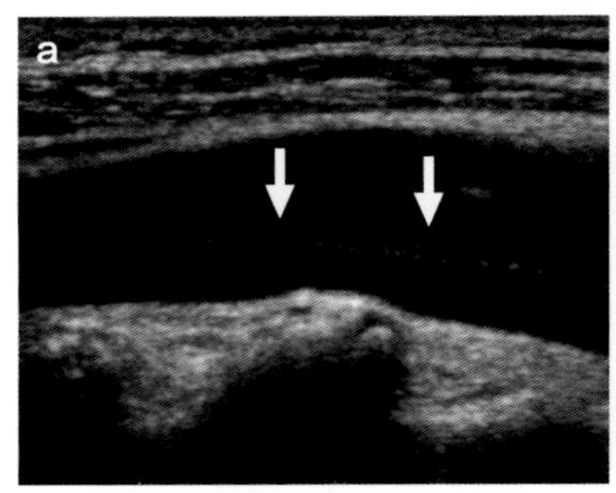

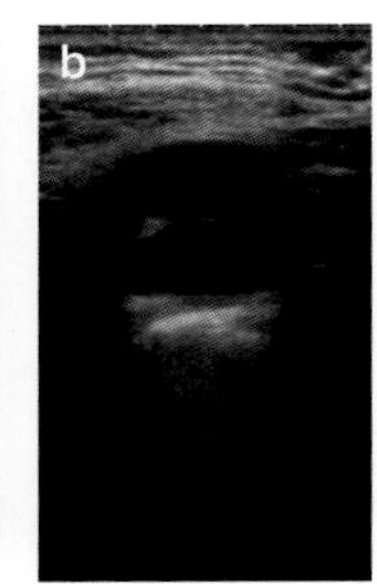

图2-3-65　反映夹层的内膜活瓣的线状影
a：纵向扫查；b：横向扫查

C 容易遗漏的部位和相应处理

1. 容易遗漏的部位

- 横结肠的背侧。

2. 容易遗漏的所见

- 反映夹层的内膜活瓣的线状影（图 2-3-65）。
- 单侧性水平方向扩大的大动脉瘤（图 2-3-66）。
- 不均匀的附壁血栓和斑块。

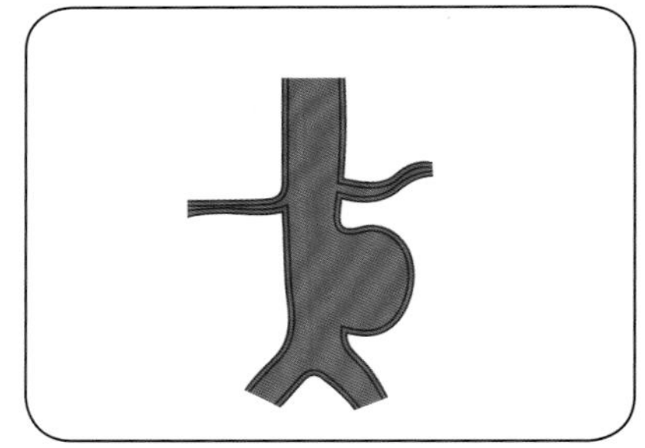
图2-3-66　单侧性水平方向扩大的大动脉瘤

3. 处理

- 探头不是进行直线式的水平扫查，而是边轻轻地进行摆动扫查边向足侧方向进行水平扫查。
- 对于弯曲的主动脉，考虑联用横向扫查（短轴像）。
- 根据主动脉深度调整焦点。

D 需要注意的地方

- 从横膈下至髂总动脉分支部观察（图 2-3-67）。
- 若动脉瘤和夹层所见为危急值，则确认后立即向受检查的主治医师报告。
- 做检查时要爱护探头，不要用力压迫病变部位。

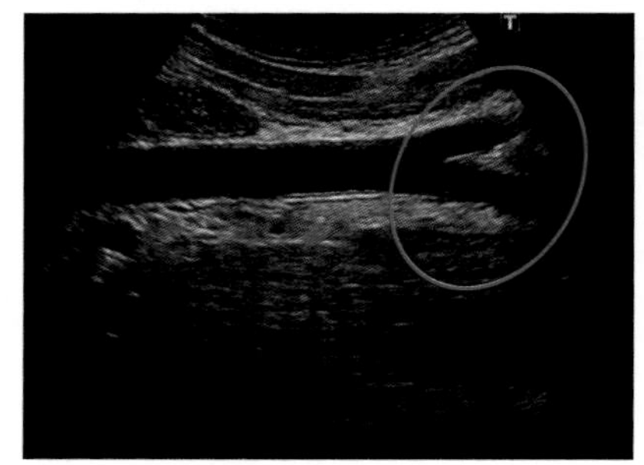
图2-3-67　髂总动脉分支部

2.3.5 记录断面示例

- 《腹部超声检查判定指南》中推荐留存 16 个以上画面，但没有规定具体的留图断面。
- 推荐 2 例断面显示 + 扫查法让各机构来参考以确定自己要记录的断面。
- 这些都是在考虑《腹部超声检查判定指南》的基础上制作的，在研究各设施的筛选（检查受检者）的留图断面的基础上作为参考。
- 希望今后可以对筛查（检查受检者）的断面和扫查方法进行统一，以便对超声筛查进行标准化。

超声筛选选择

记录断面例30注释：
参考记录断面（★号标记的9个断面），为了防止遗漏需要显示的断面

■ 记录断面顺序号和扫查名称
目标脏器、显示部位（视野深度/cm）

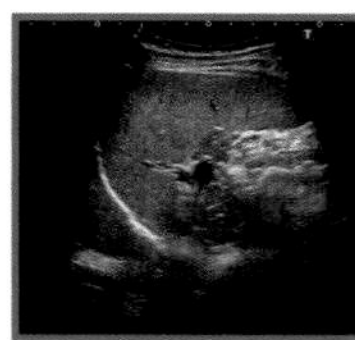

1 左肋间扫查
脾门部、脾最大
（13 cm）

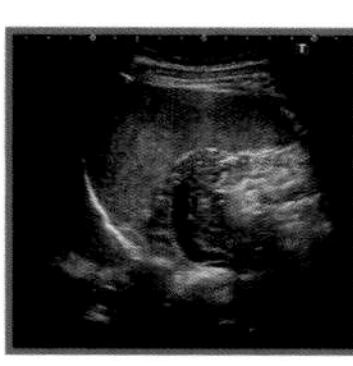

2 左肋间扫查
经脾的胰尾
（13 cm）

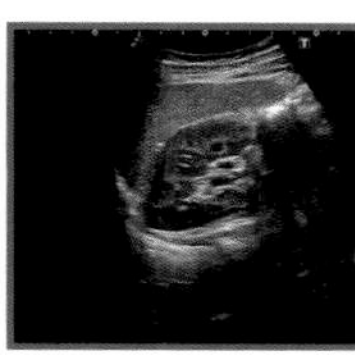

3 左肋间扫查
脾肾对比
（13 cm）

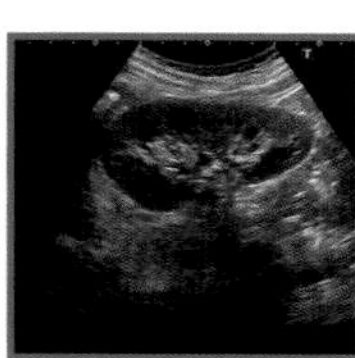

4 左肋间扫查
左肾最大长轴
（13 cm）

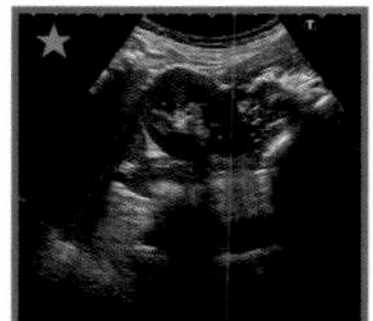

左肋间扫查
左肾短轴
（13 cm）

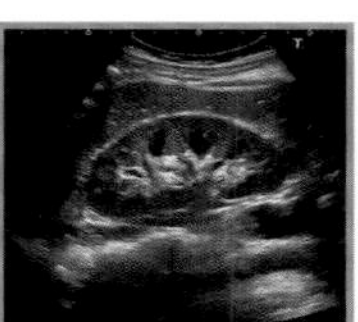

5 右肋间扫查
右肾最大长轴
（13 cm）

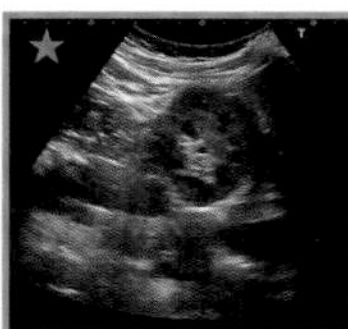

右肋间扫查
右肾短轴
（13 cm）

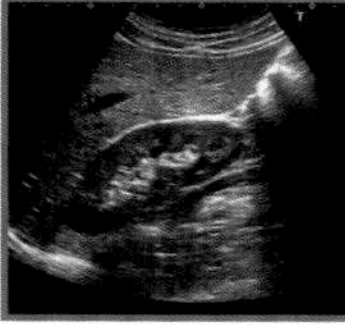

6 右肋弓下纵向扫查
肝肾对比+肝右叶边缘（13 cm）

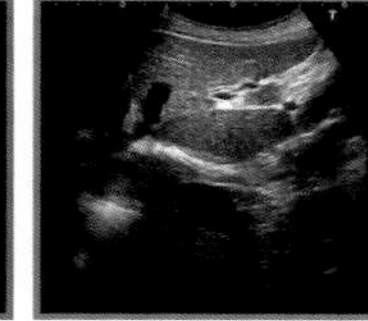

7 剑突下纵向扫查
尾状叶（13 cm）

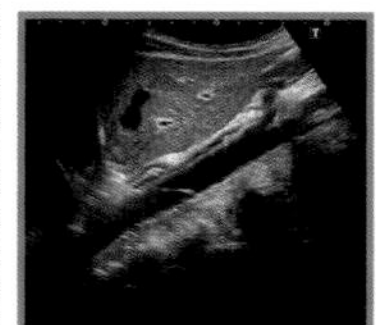

8 剑突下纵向扫查
肝左叶外侧・肝左叶边缘+肝左叶边缘
（13 cm）

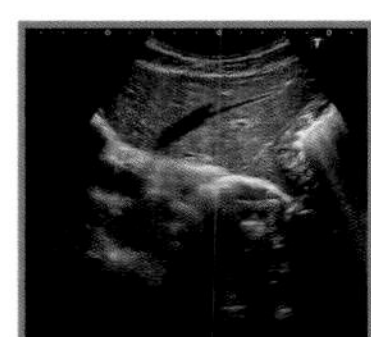

9 剑突下纵向扫查～左肋弓下扫查
肝左静脉长轴
（13 cm）

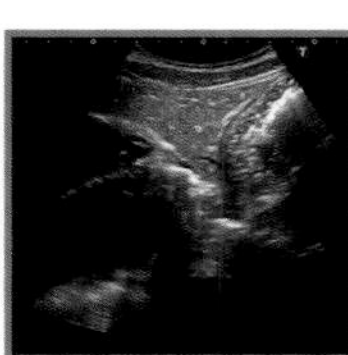

10 剑突下纵向扫查～左肋弓下扫查
肝左叶左缘
（13 cm）

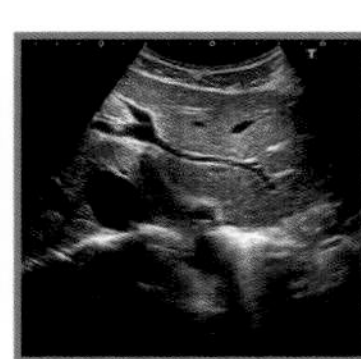

11 剑突下横向扫查
从门静脉左支矢状部到肝左叶外侧区中心（13 cm）

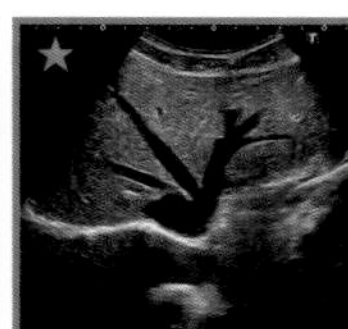

剑突下横向扫查
肝中静脉、肝左静脉（13 cm）

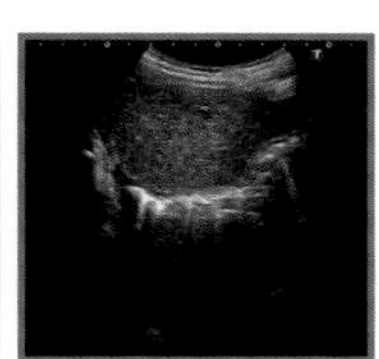

12 右肋弓下扫查
肝缘（13 cm）

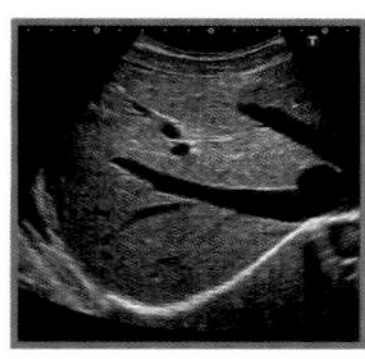

13 右肋弓下扫查
肝右静脉、肝中静脉（13 cm）

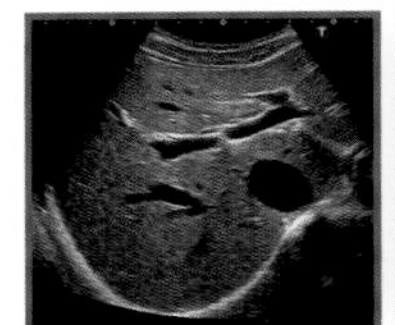

⑭ 右肋弓下扫查
门静脉一级分支，肝左、右管（13 cm）

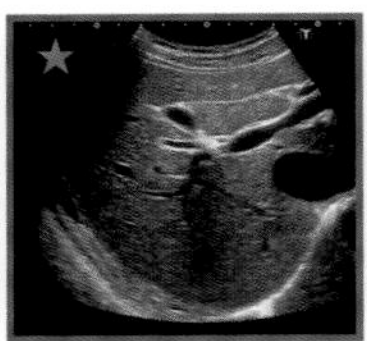

右肋弓下扫查
门静脉右支 P7、P6（13 cm）

⑮ 右肋弓下扫查
肝右叶下缘
（13 cm）

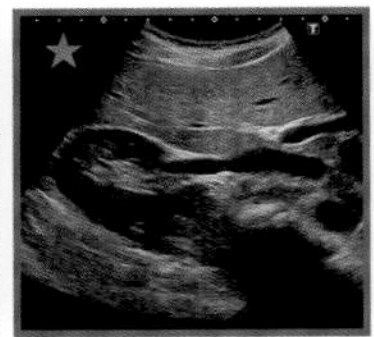

右肋弓下扫查
右肾静脉
（13 cm）

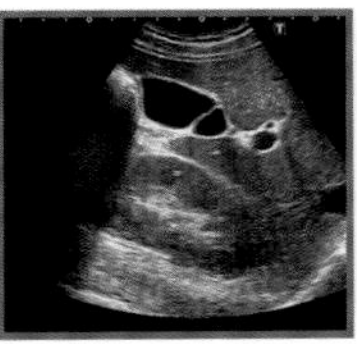

⑯ 右肋弓下扫查
胆囊颈部（13 cm）

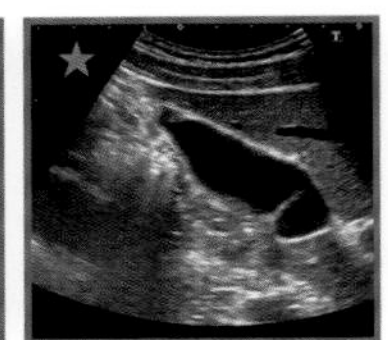

右肋弓下扫查
⑯的底部（8 cm）

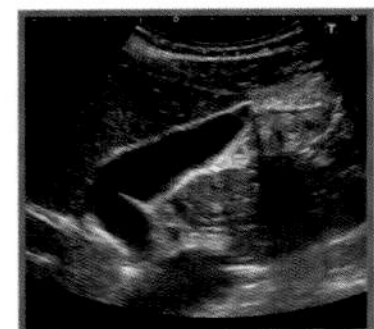

⑰ 右肋弓下纵向扫查
胆囊底部（8 cm）

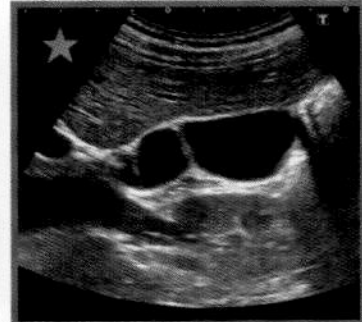

右肋弓下纵向扫查
⑰的颈部（8 cm）

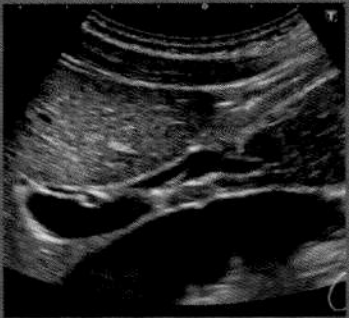

⑱ 右肋弓下纵向扫查
肝外胆管（肝门部+远端区域）
（6 cm）

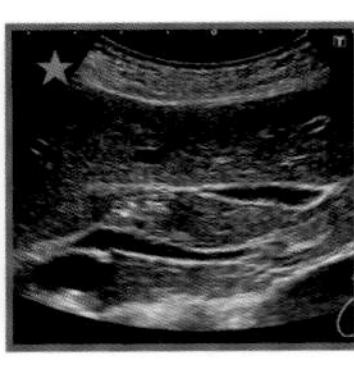

右肋弓下纵向扫查
肝外胆管（胰内胆管）（6 cm）

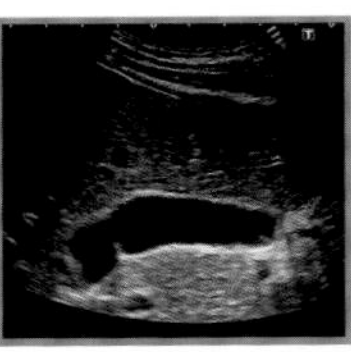

⑲ 右肋间扫查
胆囊颈部中心
（8 cm）

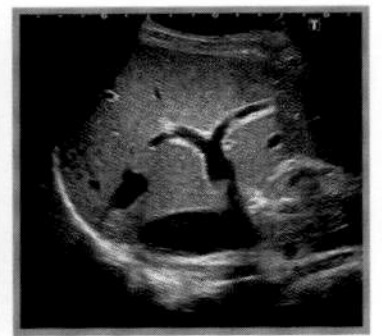

⑳ 右肋间扫查
肝右叶P8、P5
（13 cm）

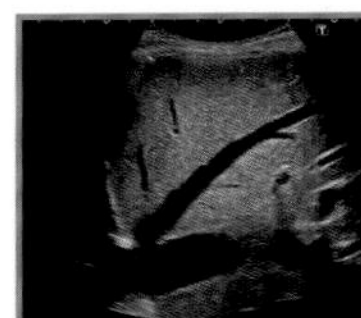

㉑ 右肋间扫查
肝右静脉
（13 cm）

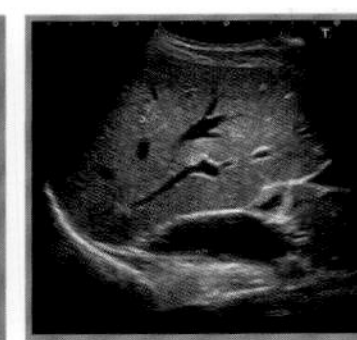

㉒ 右肋间扫查
肝右叶P7、P6
（13 cm）

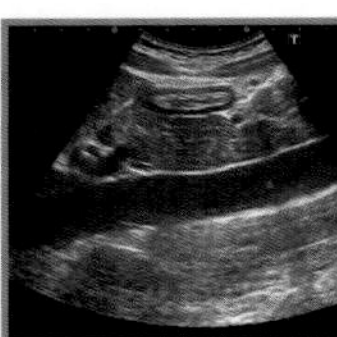

㉓ 剑突下纵向扫查
胰头（下腔静脉）（11 cm）

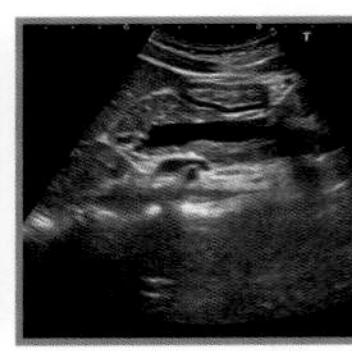

㉔ 剑突下纵向扫查
胰头、钩突（肠系膜上静脉）
（11 cm）

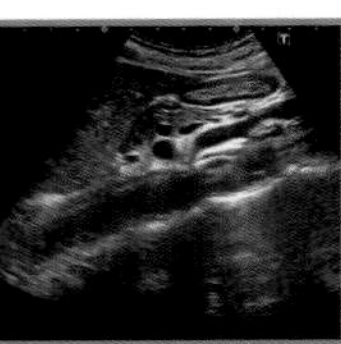

㉕ 剑突下纵向扫查
胰体（肠系膜上静脉）（11 cm）

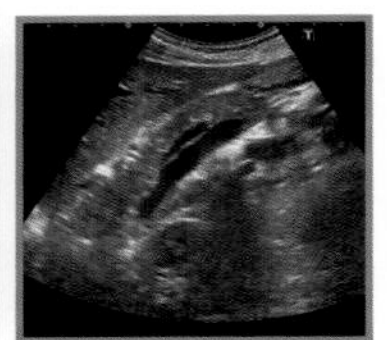

㉖ 剑突下纵向扫查
胰尾（脾静脉）
（11 cm）

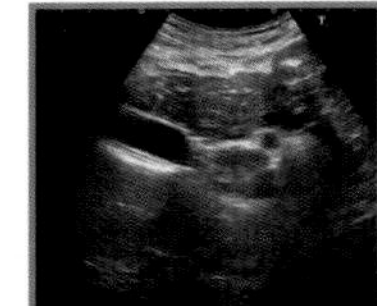

㉗ 剑突下横向扫查
胰头（11 cm）

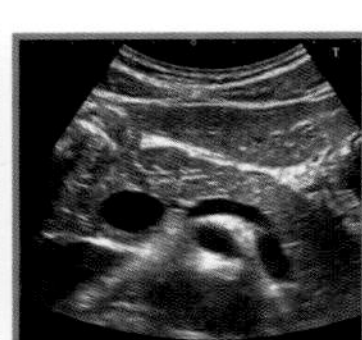

㉘ 剑突下横向扫查
胰头扩大（确认主胰管）（7 cm）

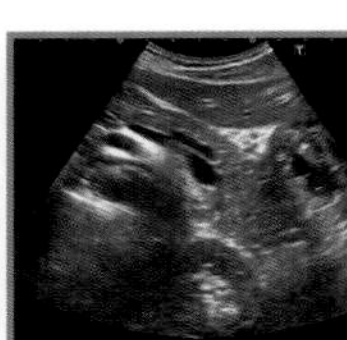

㉙ 剑突下横向扫查（向上倾斜）
胰尾（11 cm）

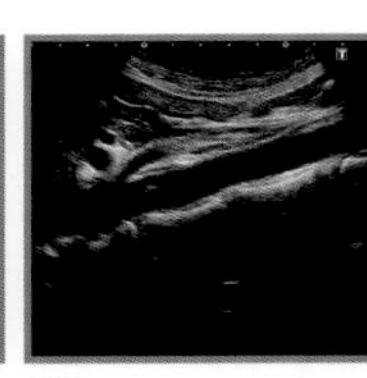

㉚ 剑突下纵向扫查
腹部大动脉长轴
（11 cm）

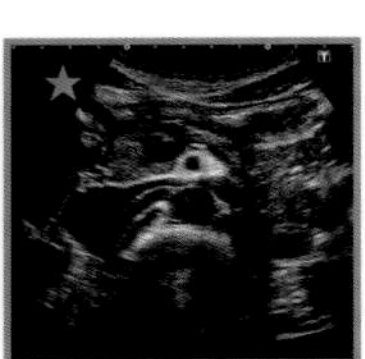

剑突下横向扫查
腹部大动脉短轴
（10 cm）

关于视野深度：

- 肝、脾、肾为 13 cm，主动脉为 10 cm，留图。
- 胆囊基本是在比肝扩大的深度内进行扫查，本例选择在 8 cm 时进行留图。
- 另外，考虑到大小判断的效率，对 3 幅胆囊图像中的 1 幅进行了与肝同深度的留图。
- 肝外胆管与胆囊以相同的视野深度为基础，在本例中，为了明确“肝门部和远端区域”“胰内胆管”等的解剖，特别以 6 cm 深度进行了留图。
- 胰腺比肝扩大 2 cm，在 11 cm 处进行不留图（图㉘是在可以明确主胰管直径的视野深度 7 cm 处的留图）。

（由超声筛选工作组提供）

日本大学医院超声中心超声筛查扫查方法

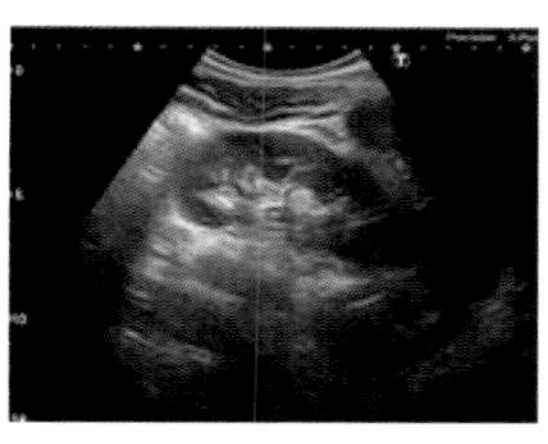

①右侧卧位左肋间扫查（左肾）
肾肿大，双侧最大径≥12 cm
肾萎缩，双侧最大径＜8 cm
从长轴、短轴两个方向观察

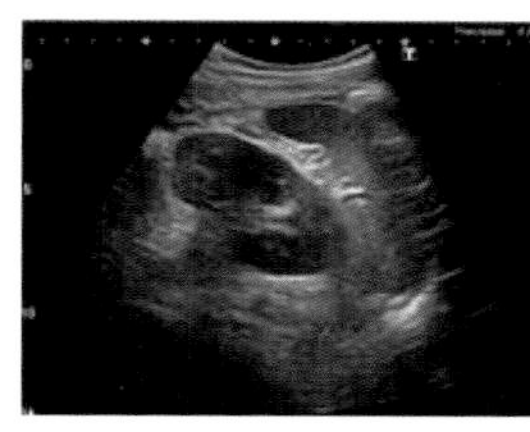

②右侧卧位左肋间扫查（脾）
脾肿大，最大径≥10 cm

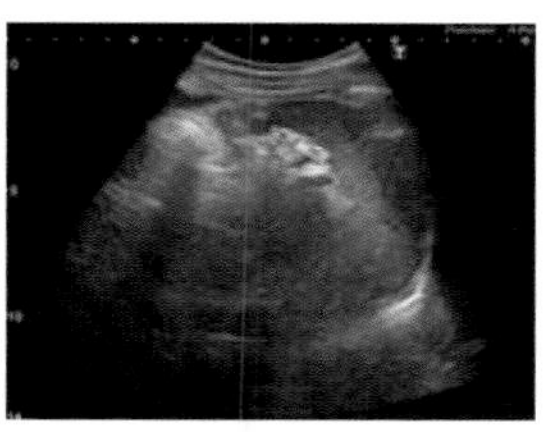

③俯卧位左肋间扫查（胰尾）
胰尾厚，正常≤2 cm
透过脾观察胰尾
在脾静脉前方显示胰尾

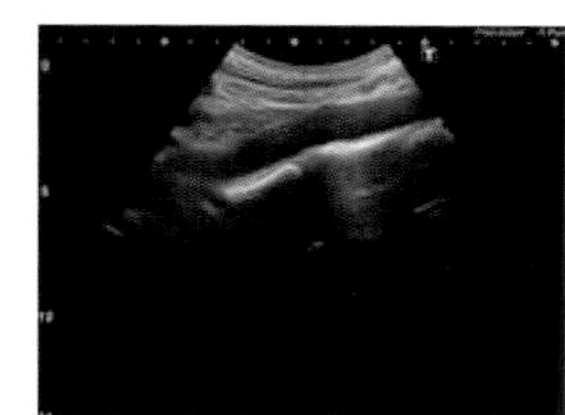

④正中纵向扫查（腹部大动脉）
腹部大动脉瘤，最大径≥3 cm
观察到髂总动脉分叉处

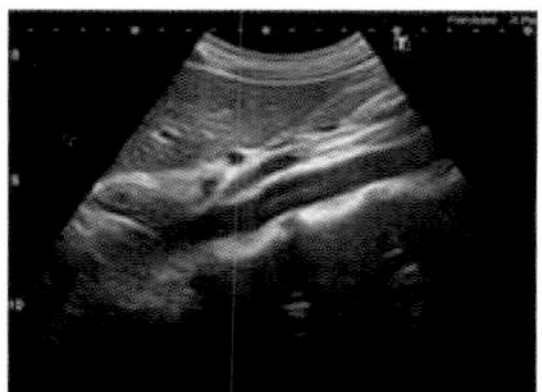

⑤正中纵向扫查（血管、肝边缘）
肝左叶肿大，纵轴方向≥11 cm，腹背方向≥7 cm
肝左叶萎缩，纵轴方向≤7 cm

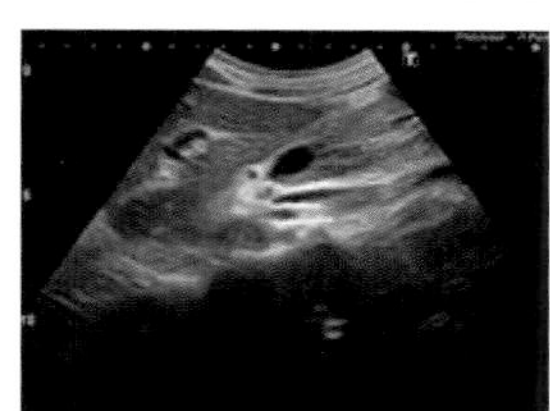

⑥正中纵向扫查（下腔静脉、尾状叶）
下腔静脉内径，正常＜10 mm（吸气）、＜20 mm（呼气）
多数饮酒者尾状叶有肿大倾向

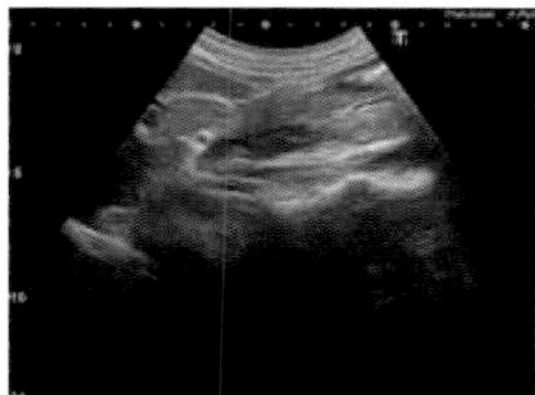

⑦正中纵向扫查（胰头、钩突）
胰头肿大，腹背方向≥2.5 cm
钩突部也要认真观察

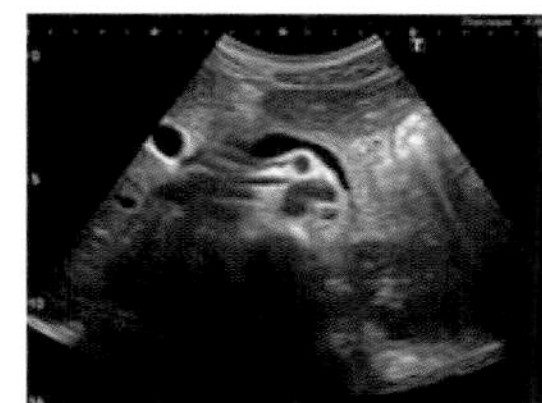

⑧正中横向扫查（胰体）
胰体肿大，腹背方向≥2 cm
脾静脉扩张≥10 mm

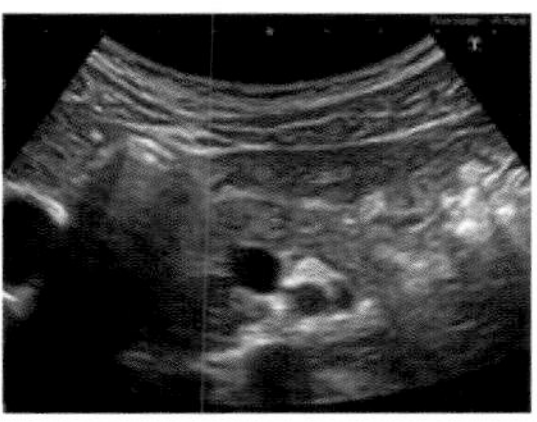

⑨正中横向扫查（测量扩大的主胰管）
主胰管扩张≥3 mm
在前后壁高回声线的腹侧进行测量

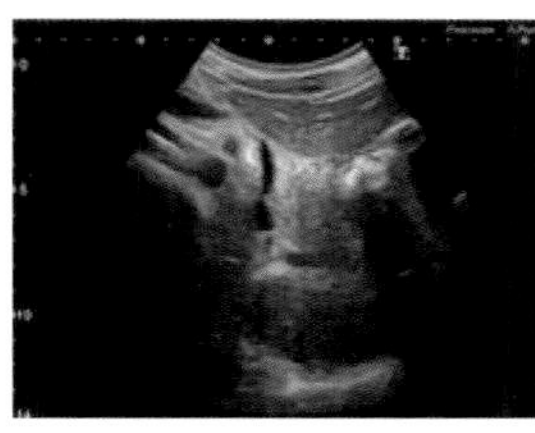

⑩正中斜向扫查（胰尾）
根据呼气时胰尾的距离缩短显示范围要扩大

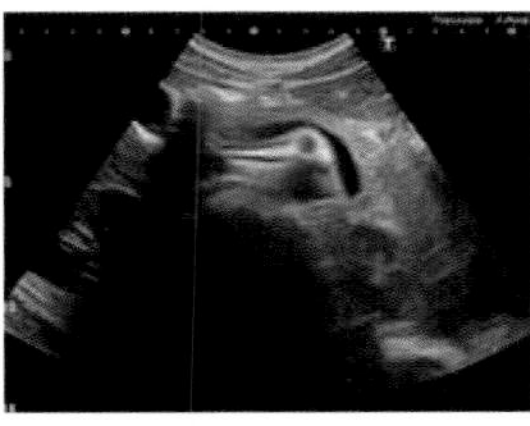

⑪正中斜向扫查（胰头）
胰头肿大，腹背方向≥2.5 cm
对胰内胆管的观察也成为可能

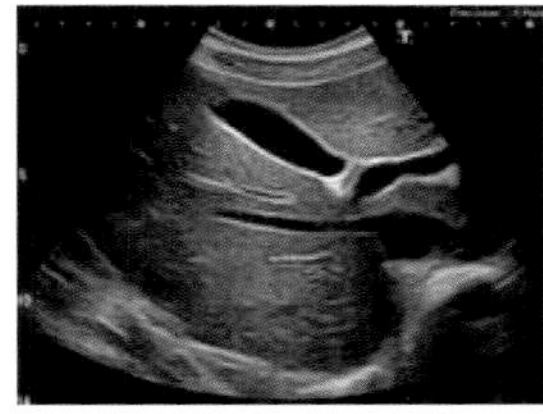

⑫右肋弓下扫查（胆囊体部）
胆囊肿大，短径≥36 mm
注意不要压迫

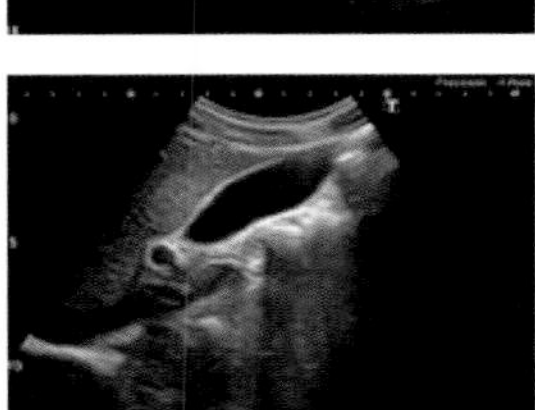

⑬右肋弓下纵向扫查（胆囊底部至颈部）
胆囊肿大，短径≥36 mm

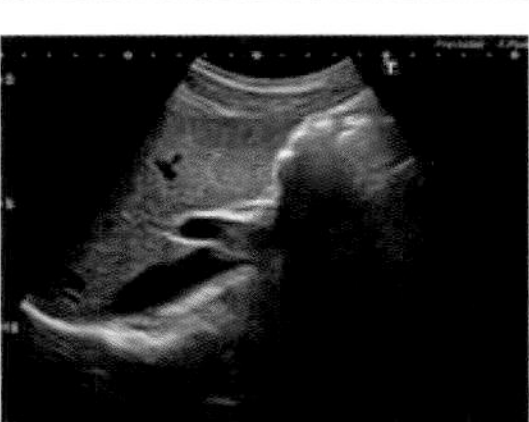

⑭纵向扫查（肝外胆管）
肝外胆管扩张≥8 mm（胆囊切除后肝外胆管≥11 mm）
逆时针方向旋转探头

2 基本扫查

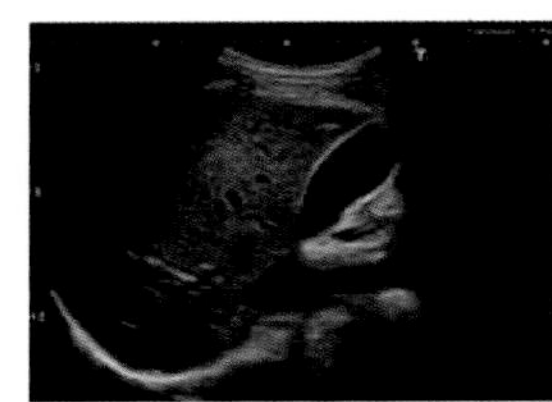

⑮ 右肋间扫查
胆囊壁肥厚，壁厚≥4 mm
利用肝作为透声窗进行测量

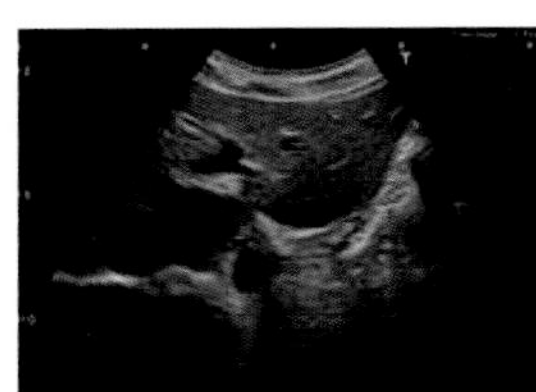

⑯ 左肋弓下扫查（肝S1、S2、S3）
肝内胆管扩张 ≥4 mm
利用多普勒对肝内胆管与门静脉进行鉴别比较容易

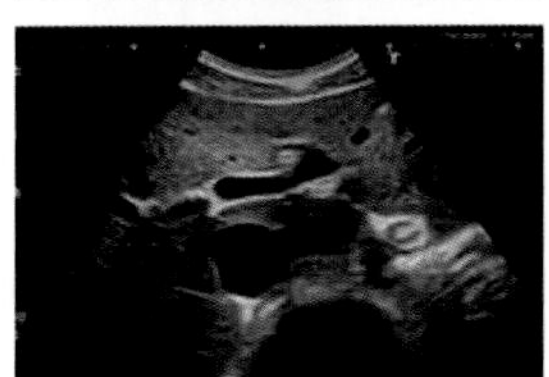

⑰ 剑突下横向扫查（肝S4）
在S8的基础上向上倾斜很重要

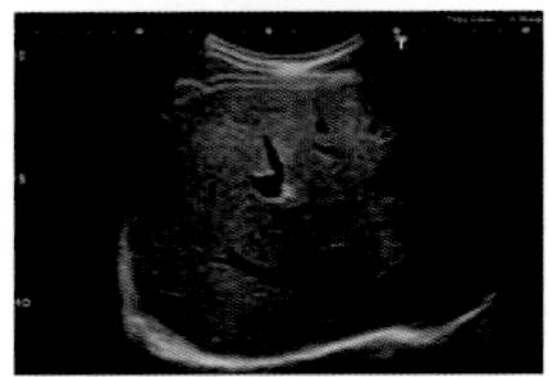

⑱ 右肋弓下扫查（肝S5）
重点观察S5的浅部
深吸气、呼气时都要进行观察

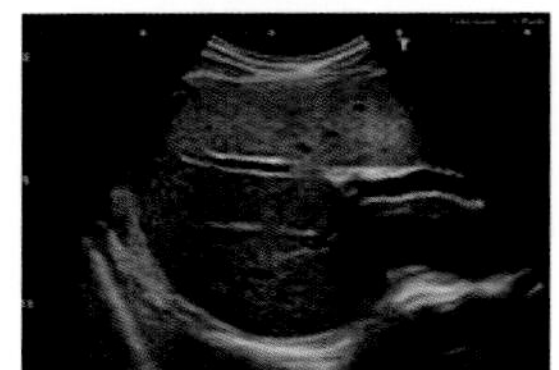

⑲ 右肋弓下扫查（肝S6、S7）
在S8的基础上向上倾斜很重要

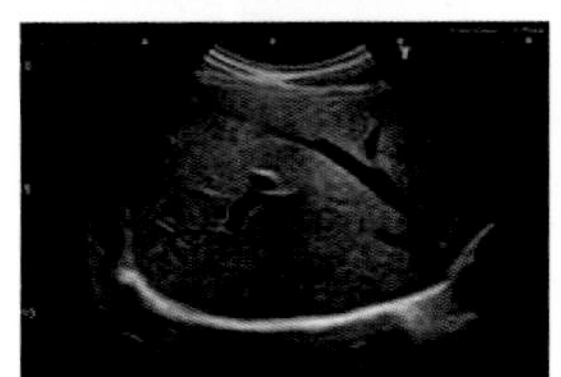

⑳ 右肋弓下扫查（肝S8）
在横膈无法显示时将探头放平，向上仰视是很重要的

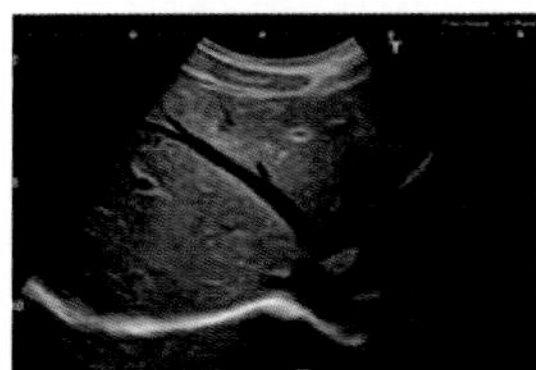

㉑ 右肋弓下扫查（肝静脉）
通过吸气、呼气的差可以观察肝静脉淤血的程度

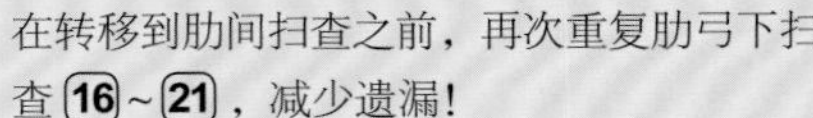

在转移到肋间扫查之前，再次重复肋弓下扫查⑯~㉑，减少遗漏!

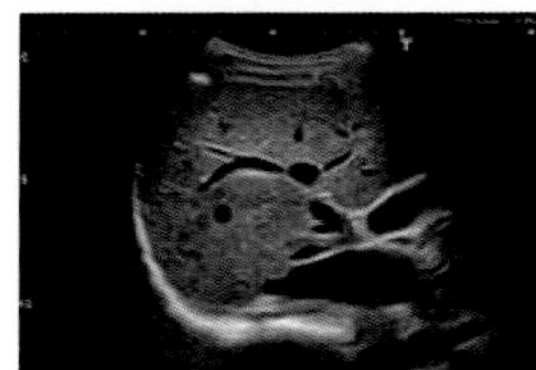

㉒ 右肋间扫查（肝S8）
呼气时观察有效
肋间正中观察
腋中线观察不会显示肋骨
正常为 9 ~ 16 cm

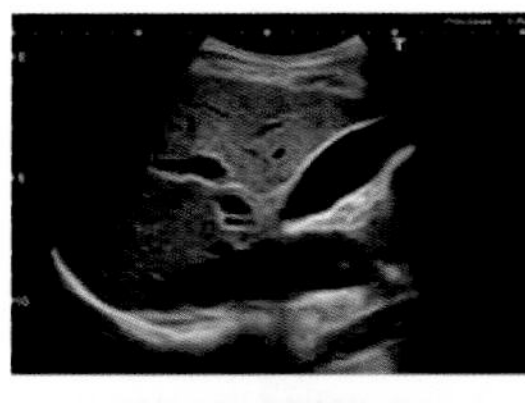

㉓ 右肋间扫查（肝S5）
不仅仅观察胆囊，还要有意识地观察肝
在S4基础上向上移动一个肋间进行观察

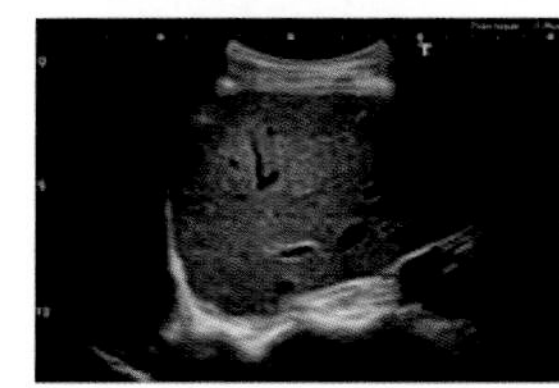

㉔ 右肋间扫查（肝S7）
正确地从背部进行肋间扫查观察

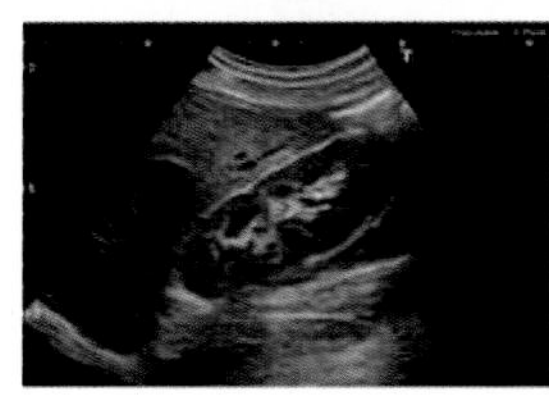

㉕ 右肋间扫查（肝S6至右肾）
在相同深度评价肝肾对比
肾肿大，双侧最大径≥12 cm
肾萎缩，双侧最大径 < 8 cm
从长轴、短轴两个方向观察

必须记录全部25张静态图像：

- 即使不能很好地显示出目标脏器，但是为了传达患者的信息，所以必须进行记录（静态图像留图）。
- 如果中途发现异常，则在不改变探头的情况下进行放大、测量、记录（两个以上方向），然后返回筛查留图程序。使用高频探头等详细检查时应在筛查扫查后留图。
- 由于测量值会自动转记到电子病历中，因此要正确测量（以纵向测量为中心），从长、宽、高三个方向进行测量，记录最大值，过程观察很重要!
- 筛选检查结束后的精密检查，留图方法自由，不设置留图张数限制。
- 进行动态保存时，原则上是遵循头侧→足侧或左侧→右侧的顺序慢慢地在一个方向上进行扫查。（动态图像必须修剪后保存，造影类固定画面也可以）。
- 筛选检查以外的部位，使用 zoom 键时，原则上要加入体表标记。

（由日本大学医院消化内科小川真広老师提供）

2.4 显示不良时的扫查方法

2.4.1 不能显示与显示不良

A 不能显示

- 《腹部超声检查判定指南》将完全不能显示脏器的情况定义为不能显示（分类 0，即 C0）。
- 不能显示，包括胆囊摘除后的受检者。
- 根据 2015 年的消化系统癌检查全国统计，分类 0 的频率分别为肝 0.14%，胆囊 0.88%，肝外胆管 0.10%，胰腺 1.16%，肾 0.033%，脾 0.20%。
- 对于不能显示（摘除后除外）的脏器，建议逐一进行详细检查（肝、胆囊、胰腺、肾），需要提示随访观察（肝外胆管）、轻度异常（脾）的事后指导。

B 显示不良

- 将无法显示脏器的一部分的状态称为显示不良。
- 确认有不能显示的部位时，采用可以显示部位的超声图像所见进行分类判定，记录不能显示的部位。
- 显示不良的原因分为：①由超声图像的性质引起的；②由受检者的状态引起的；③由检查者的技能引起的。

C 显示不良的原因

1. 由超声图像的性质引起的

- 体内存在屏蔽超声波的物质，如金属、消化道气体等。
- 超声波特有的伪像（参照 1.4）。

2. 由受检者的状态引起的

- 没有做好禁食等准备（参照 1.1）。
- 肥胖型以及肌肉型者，由于分辨率降低导致画质变差，以及超声波的衰减导致图像不清晰。
- 而对于瘦体型者，由于超声波到目标脏器的距离变短，还可能由于腹壁的多重反射等，图像也会变得不清晰。
- 有便秘倾向和消化道气体多的受检者。
- 难以遵从吸气或屏气等指示的受检者。

3. 由检查者的技能引起的

- 检查者技术、知识、经验不足。

- 未将超声装置进行适当的设定（参照 1.2）。

D 显示不良的问题

- 2014 年 7 月至 2015 年 12 月，在饭田市立医院的综合体检中接受超声检查的 2712 名受检者的数据（图 2-4-1）。
- 从所有器官的分类判定来看，分类 0 占 1.0%。
- 将 C0 的频率按脏器分类与 2014 年的全国统计相比，胰胆管系统不能显示的频率约为平均水平的 2 倍，为高值（表 2-1）。
- 仔细分析胰腺的显示状况，不能显示的占 1%，有显示不良部位的占 85%，没有显示不良部位的仅占 14%。
- 显示不良的患者，93% 被判定为无异常或良性（分类 1 或分类 2）（图 2-4-2）。
- 在有显示不良部位的患者中，采用能够显示出的部位的超声图像所见进行分类判定，因此大致会将其判定为没有异常（分类 1）或良性（分类 2）。
- 显示不良部位大多没有留图记录，重复检查也很困难。
- 实际结果是恶性肿瘤或高危人群等的假阴性患者数量有可能会增加。
- 为了减少显示不良部位，有必要让检查者学会体位变换等扫查方法。

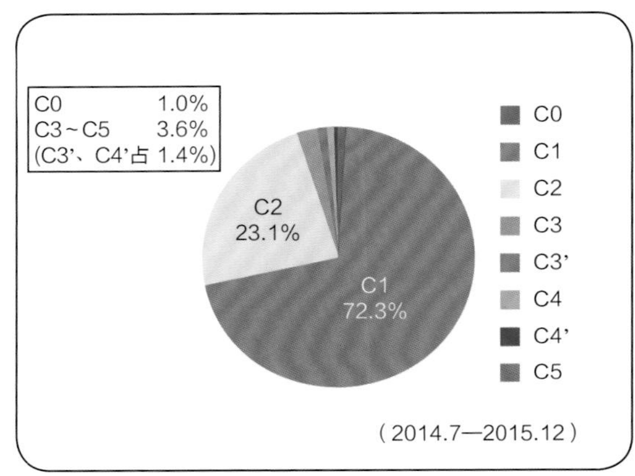

图2-4-1　所有脏器的分类判定

表2-1　不同脏器C0的频率

脏器	本院频率	2014 年的全国频率
肝	0	0.033%
胆囊	2.47% （除外胆囊切除）	0.44% 0.68%　1.12%
胰腺	1.11%	0.53%
肾	0.11%	0.011%
脾	0.59%	0.056%

（2014.7—2014.12）。

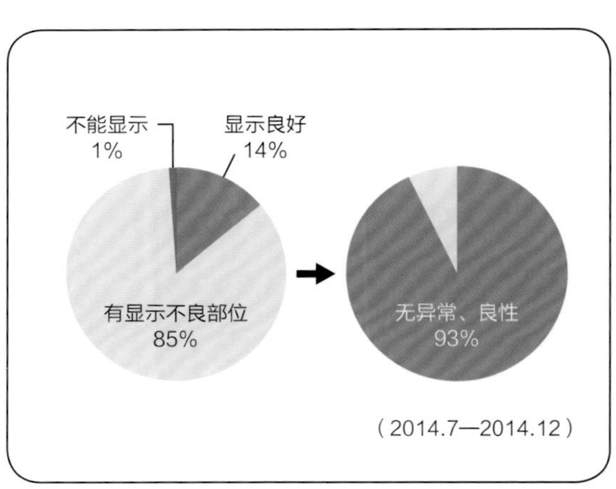

图2-4-2　胰腺显示不良患者的分类判定

文献

1）超音波部会委員会・超音波検診基準作成のワーキンググループ：腹部超音波検診判定マニュアル．日消がん検診誌　52：471-493，2014

2.4.2 变换体位

- 常规的超声检查多采用仰卧位（图 2–4–3），但在扫查胸腔交界和腹腔深部的脏器时，在到达目标器官前发现消化道气体的患者中，有时会出现回声被遮挡、显示困难的情况。
- 体位变换后，胃、肠等消化道脏器因重力向腹腔内的移位。
- 由于肝、胆囊、胰腺、肾、脾等腹部脏器也会因体位变换而在一定程度上发生位置移动，这对于容易出现显示不良的部位的观察是有用的。

A 一般体位

1. 仰卧位

- 上肢上举或置于胸前。
- 在进行肋间扫查时，受检者上肢上举可使肋间扩大，探头容易进行扫查。

2. 左侧卧位（图 2–4–4）

- 上肢上举会使腹肌更容易用力，所以最好是轻轻弯曲上肢。
- 根据受检者的状况，可以在背部垫上靠垫，调整为不易受消化道气体等影响的角度。
- 该体位下肝向正中侧移动，胃向左侧移动，胰头和胆囊向腹侧（体表侧）移动。

有利于显示的脏器（部位）：

- 肝（横膈下的右叶、右缘、左叶）；
- 胆囊（底部）；
- 肝外胆管（胰内胆管）；
- 胰腺（头部、尾部）；
- 肾（右肾）。

3. 右侧卧位（图 2–4–5）

- 上肢上举会使腹肌更容易用力，所以最好是轻轻弯曲上肢。
- 根据受检者的状况，可以在背部垫上靠垫，调整为不易受消化道气体等影响的角度。
- 该体位下胰尾向腹侧（体表侧）移动。

有利于显示的脏器（部位）：

- 肝（左叶左缘）；
- 胰腺（尾部）；
- 肾（左肾）；
- 脾。

4. 半坐位（间隙上升）（图 2–4–6）

- 接近坐位时腹肌更容易发力，所以上半身抬起 15° ~ 60°。
- 根据受检者的状况，采取左前或右前半坐位，调整为不易受消化道气体等影响的角度。

- 肥胖体型的受检者，腹部隆起，有时扫查困难。
- 在该体位下，肝、胃、大肠向足侧方向移动。

有利于显示的脏器（部位）：

- 肝（横膈下）；
- 胆囊（底部）；
- 肝外胆管（胰内胆管）；
- 胰腺（全部）。

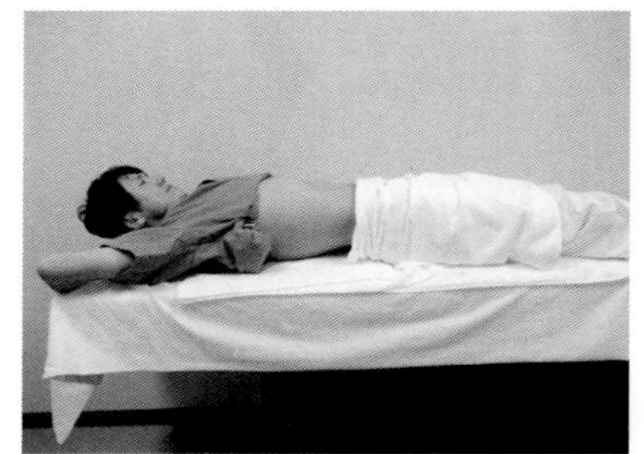
图2-4-3　仰卧位

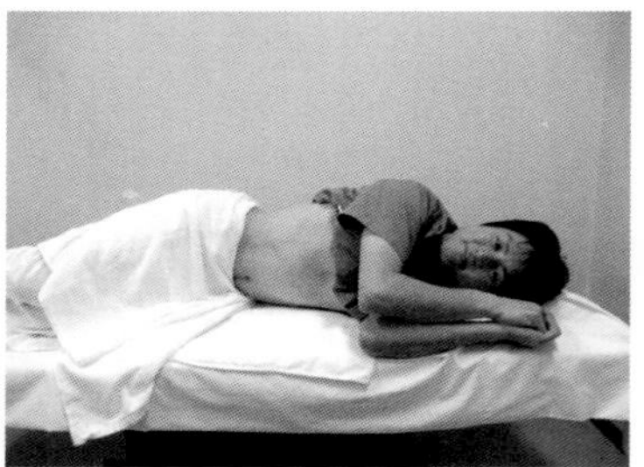
图2-4-4　左侧卧位

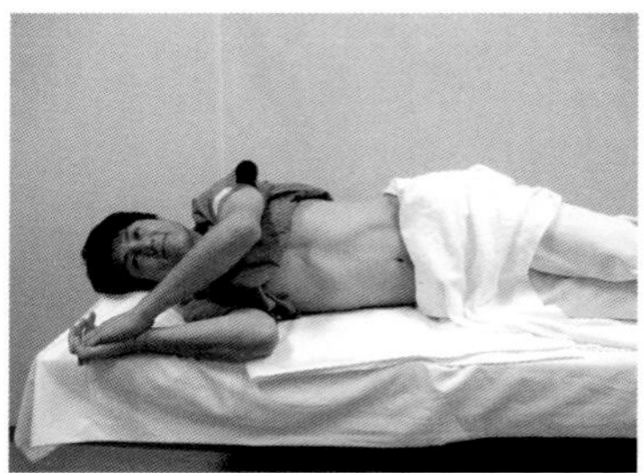
图2-4-5　右侧卧位

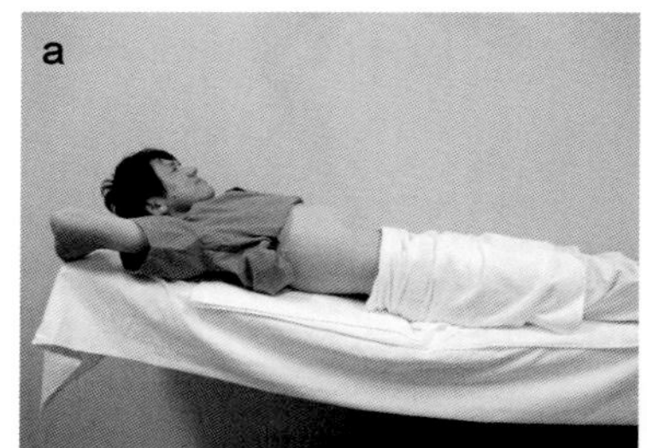

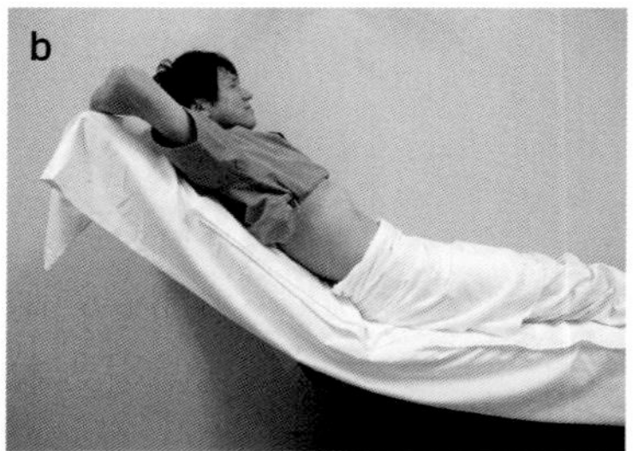

图2-4-6　半坐位

5. 坐位（图 2-4-7）

- 由于上肢在背后支撑（图 2-4-7a）和腹肌用力，探头很难对腹部进行探查，所以尽可能采取半坐位或坐在床边腰部挺直的坐姿（图 2-4-7b）。
- 肥胖体型的受检者由于受腹部隆起的影响，有时难以扫查。
- 在该体位下，肝、胃、大肠向足侧方向移动。

有利于显示的脏器（部位）：

- 肝（横膈下、心脏正下方）；
- 胰腺（全部）。

B 其他体位

1. 立位（图 2-4-8）

- 即使是肥胖体型的受检者，该体位下由于腹部脏器向下腹部移动，也相对容易显示。

- 由于在立位或坐位时探头不容易保持位置，因此可以使环指和小指紧贴在受检者身上，使肘部轻微弯曲（图 2-4-8b）。
- 在该体位下，肝、胃、大肠向足侧方向移动。

有利于显示的脏器（部位）：

- 胰腺（全部）；
- 脾。

2. **匍匐位（图 2-4-9）**

- 可用于评价胆囊或囊性病变等内部病变的可动性。

有利于显示的脏器（部位）：

- 胆囊（评价病变的可动性）；
- 囊性病变（评价病变的可动性）。

C 体位变换的要点

- 根据受检者的状态选择合适的体位变换，调整时要密切注意，以免发生跌倒等不良事件。
- 无论进行何种体位变换，在体位变换后并恢复至仰卧位时应再次扫查，此时会发现目标脏器的显示可能有意想不到的改善。
- 体位变换时，脏器（如胰腺）整体的位置会发生改变，因此对于肿瘤性病变应记录仰卧位时肿瘤的位置。

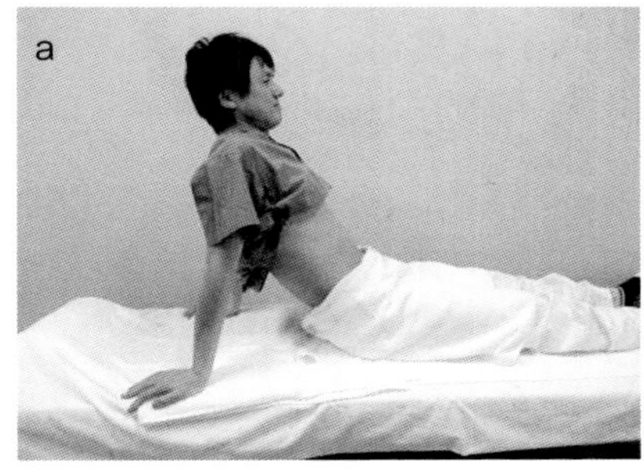

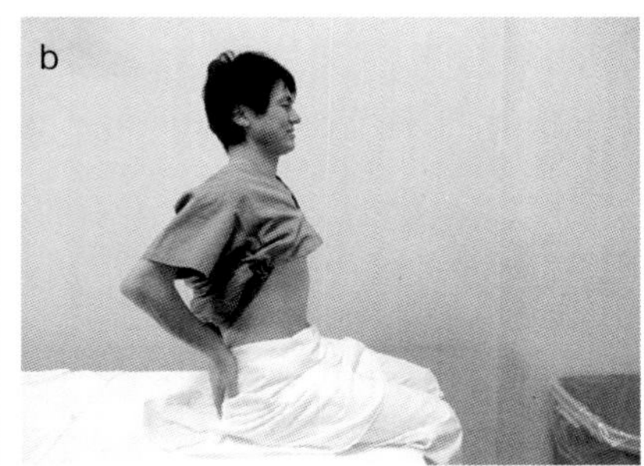

图2-4-7　坐位

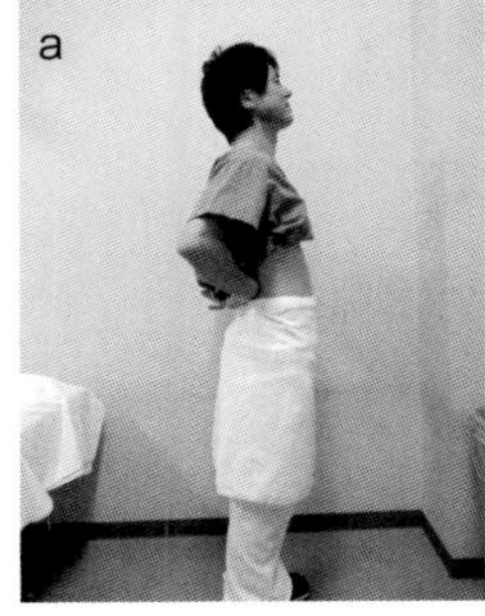

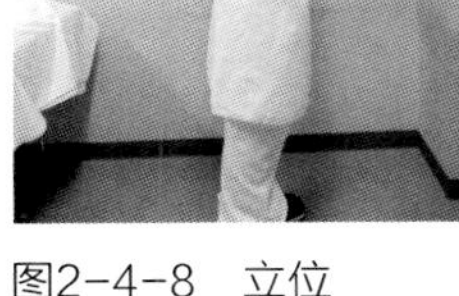
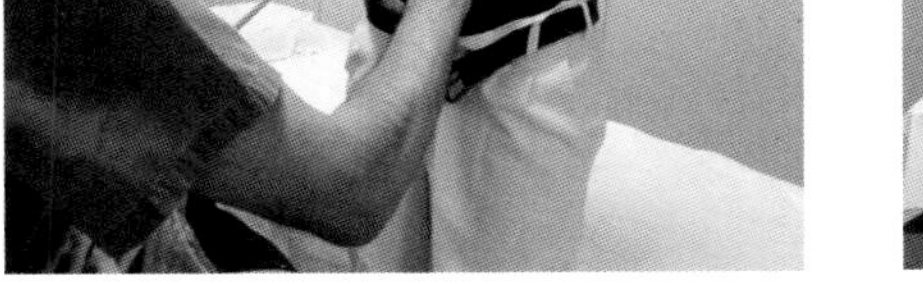

图2-4-8　立位

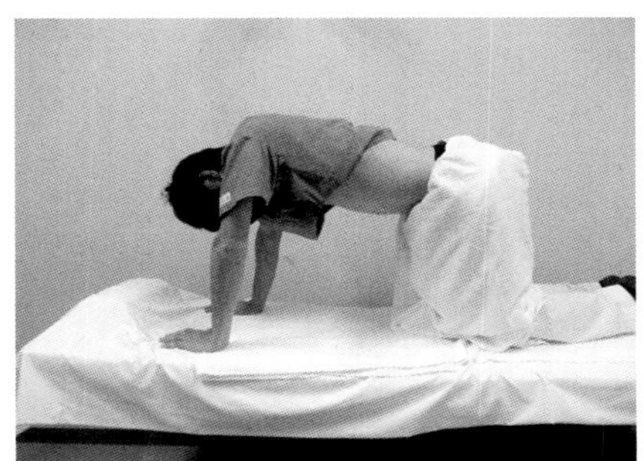

图2-4-9　匍匐位

2 基本扫查

2.4.3 肝显示不良时应尝试的扫查方法

A 容易显示不良的部位（图2-4-10）

- 隐藏于肺部的区域［肝右叶横膈下 S8（①）］，肝的边缘［心脏的下缘 S2（②）、肝左叶外侧区的左缘 S2、S3（③）、肝右叶的右下缘 S6（④）］，肝左叶外侧区扩展至左横膈下，脾被覆盖的部位（图 2-4-11）。
- 位于深部区域［尾状叶 S1（⑤）］和被多重反射隐藏的肝表面区域［横膈下 S4 ⑥）］（图 2-4-12）等，多显示不良。

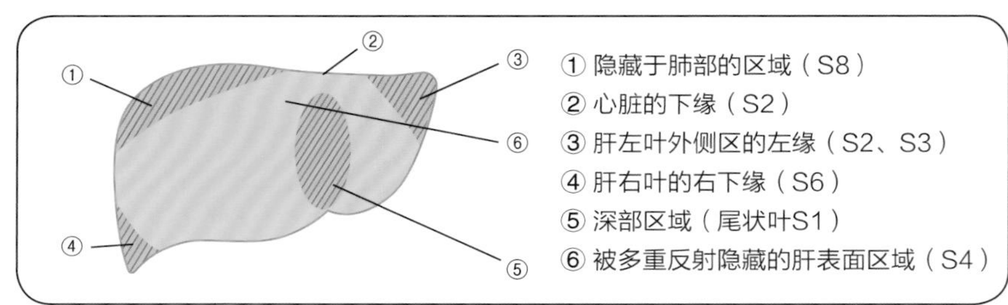

图2-4-10　肝易显示不良的区域

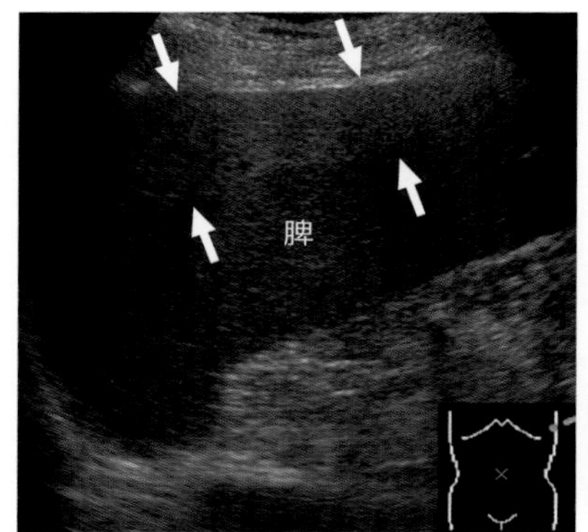

图2-4-11　肝覆盖脾

肝左叶外侧区（箭头）覆盖脾

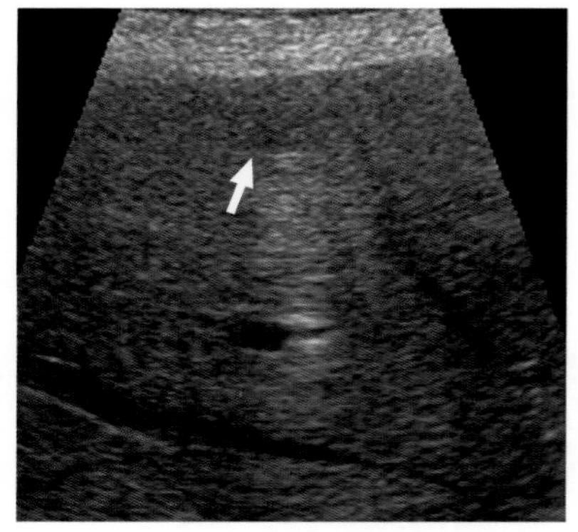

图2-4-12　肝S4～S8段表面的肝囊肿

肝表面多重反射强烈，囊肿（箭头）显示不明显，但是可以发现后方回声增强

B 显示不良时应尝试的扫查方法

1. 尾状叶

- 在进行剑突下纵向扫查和横向扫查时，要有意识地想到“尾状叶”，并进行观察。

2. 肝左叶外侧区的左缘

- 通过剑突下纵向扫查，从正中到肝左叶外侧缘，直到肝实质看不见为止。
- 通过剑突下横向扫查，从肝上缘到肝下缘，直到肝实质看不见为止。

3. 横膈下 S4 的浅部

- 将焦点设定在较浅的位置。
- 尝试使用高频探头。

- 有意识地去除多重反射，将探头相对腹壁稍微倾斜至放平进行观察。
- 在显示不良的患者中，可采用左侧卧位通过剑突下横向扫查观察横膈下结构。

4. 肝右叶横膈下 S8

- 用右肋弓下横向扫查窥视膈顶正下方（挖孔扫查）。
- 右肋间扫查或右肋弓下纵向扫查时，受检者呼气可显示横膈。
- 右肋间扫查，可利用小微凸型凸阵探头（图 2-4-13）。

5. 肝右叶外侧下缘

- 右肋弓下纵向扫查，从肝右叶外侧的下缘到内侧进行平行扫查。
- 右肋弓下横向扫查，向足侧方向采用摆动扫查，至肝实质消失为止。

6. 检查技巧

- 在肋间扫查中探头的放置方法上下功夫：在观察方向的头侧，探头与体表贴合不良的情况较多见（图 2-4-14）。可在探头的上、下端多使用一些耦合剂，注意消除探头与体表之间的缝隙（图 2-4-15）。为了消除肋骨产生的伪像，要考虑肋骨的形状和走行。用手指确认肋骨的走行后就容易理解了。
- 呼吸法（腹式呼吸和胸式呼吸、深吸气和深呼气）的利用：不一定局限在容易观察的深吸气位，特别是对于肋间扫查中横膈下 S8 的区域。
- 体位变换的活用：仰卧位、侧卧位、半坐位、俯卧位等。
- 扫查肋下和肋间等时，可改变观察点，也可改变观察方向。
- 尝试使用曲率半径小的小微凸型凸阵探头（图 2-4-13）。

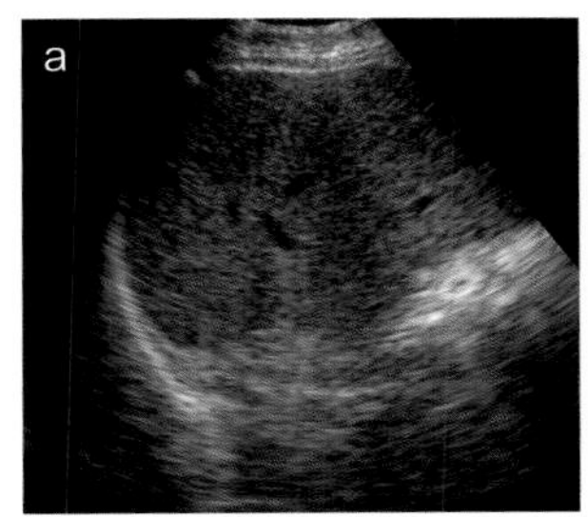

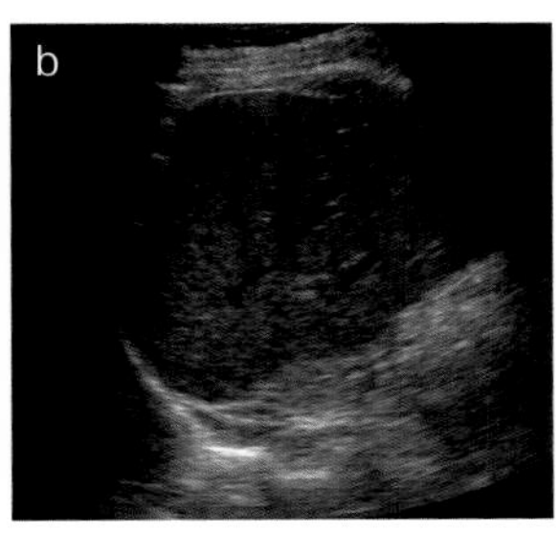

图2-4-13　小微凸型凸阵探头的使用

a：普通的凸阵探头；b：小微凸型凸阵探头。由于小微凸型凸阵探头的曲率半径小，所以可以观察到横膈下

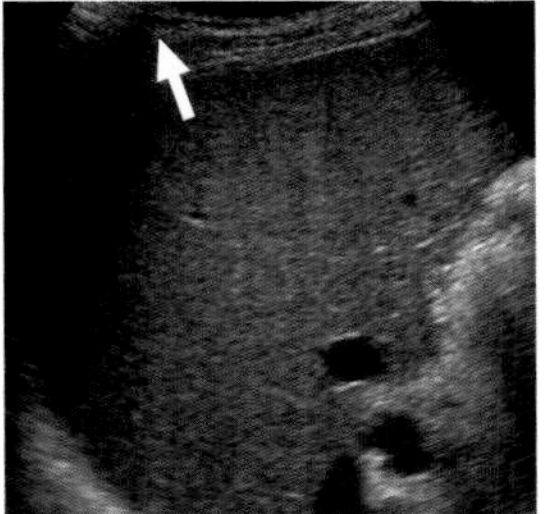

图2-4-14　探头与体表贴合不良（箭头）

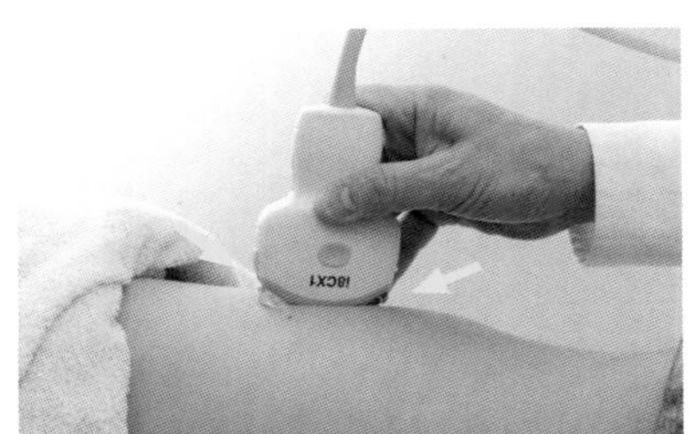

图2-4-15　耦合剂的活用

在探头上、下端多使用一些耦合剂（箭头），注意探头与体表之间不要有缝隙

2.4.4 胆囊显示不良时应尝试的扫查方法

A 容易显示不良的部位（图2-4-16）

- 从胆囊颈部到胆囊管的连接部位，容易产生旁瓣，有时会出现碎片样回声。
- 在胆囊底部，胆囊内的多重反射有时会掩盖病变，因此需要注意。
- 瘦弱体型的受检者，由于胆囊会超过右肾，移动到右侧腹部和盆腔内，因此需要注意。

B 显示不良时应尝试的扫查方法

- 从仰卧位向左侧卧位进行体位变换后，肝向正中移动，如果原来胆囊有屈曲，此时屈曲部会伸展，对胆囊壁的观察大多比较容易。
- 在仰卧位有时由于多重反射无法显示出胆囊底部的病变，此时应改为左侧卧位（图2-4-17）。
- 将探头斜贴在腹壁上，使底部位置加深，这样可以减少多重反射，便于观察（图 2-4-18）。
- 有时胆囊颈部容易通过肋间扫查进行观察，因此要并用仰卧位的右肋间扫查。
- 使用高频探头和线阵探头，可以对胆囊壁和隆起性病变进行仔细的观察（图 2-4-19）。

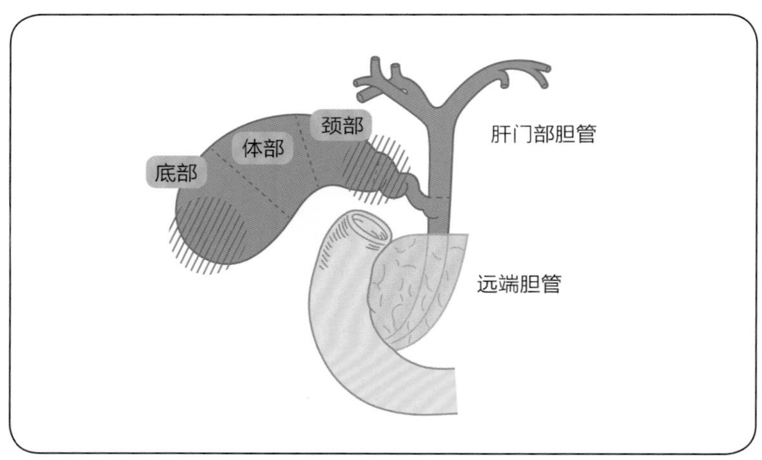

图2-4-16 胆囊易显示不良的部位

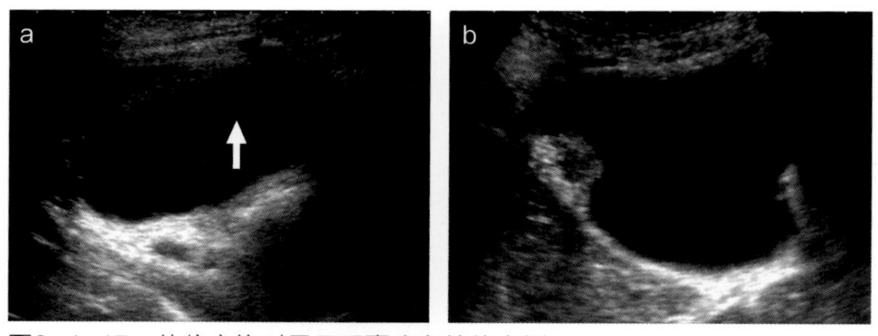

图2-4-17 体位变换对显示胆囊癌有效的案例

仰卧位（a）胆囊底部的肿瘤（箭头）显示不清晰，左侧卧位（b）可很清晰地显示出肿瘤

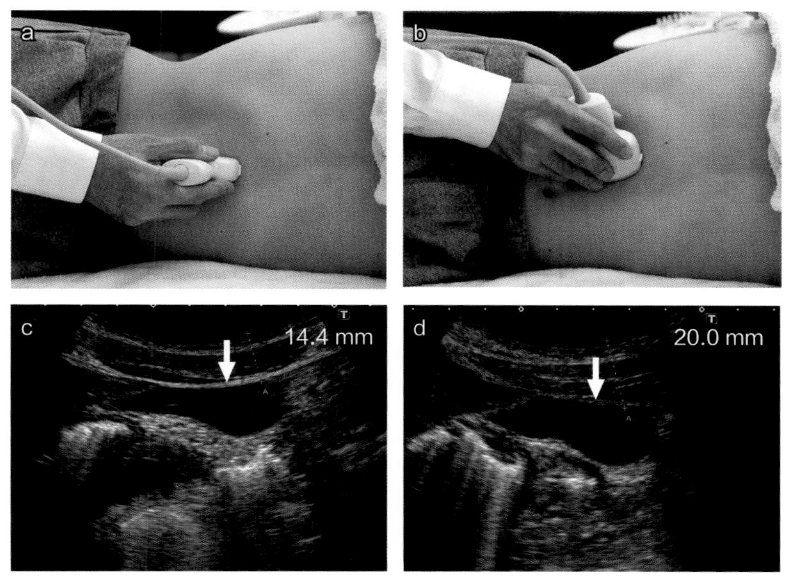

图2-4-18　显示胆囊的技巧

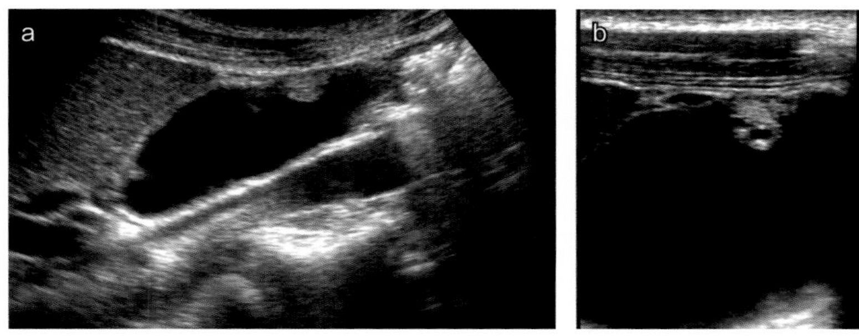

图2-4-19　小微凸型凸阵探头的放大图像

a：小微凸型凸阵探头；b：线阵探头，隆起性病变，利用线阵探头放大观察，可以清楚地显示罗–阿窦（Rokitansky-Aschoff sinus，RAS）

2.4.5　肝外胆管显示不良时应尝试的扫查方法

A 容易显示不良的部位（图2-4-20）

- 肝门部胆管容易被十二指肠内气体遮蔽，因此有时难以显示。
- 肝外胆管以逆“く”字形走行，因此有时不能从肝门部胆管连续显示出远端胆管。
- 与胆管扩张并存的病变仅通过纵向扫查容易漏诊，因此必须用短轴像进行评价。

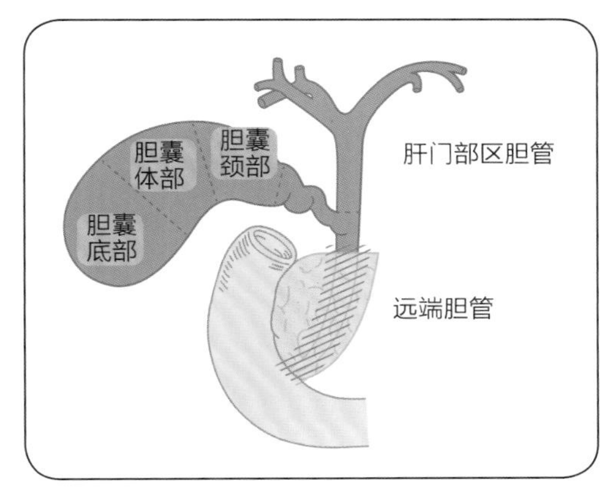

图2-4-20　肝外胆管易显示不良的部位

B 显示不良时应尝试的扫查方法

- 很多医疗机构都是在仰卧位进行肝外胆管扫

查，但左侧卧位时胰头向腹壁侧移动，肝外胆管稍微变直，因此很多情况下可以很容易地显示出远端胆管。

- 肝外胆管在肝门部到胰腺的上缘水平，沿着门静脉的腹侧走行，之后离开门静脉，向右外侧流入十二指肠，呈逆“く”字形走行。

1. 左侧卧位右肋弓下纵向扫查（图 2-4-21）

- 左侧卧位肝外胆管沿肝门部到十二指肠乳头部腹侧方向走行。
- 显示出肝门部肝外胆管后，将探头慢慢地朝顺时针方向旋转，朝向受检者右侧（逆“く”字形）的同时向足侧推进，就可以显示出十二指肠乳头部附近的远端胆管。

2. 剑突部横向扫查（图 2-4-22）

- 通过胰头横向扫查识别到肝外胆管的环形图像后，慢慢地将探头向六点钟方向旋转，显示出走行在胰腺腹侧和背侧交界处的胰内胆管的长轴像。

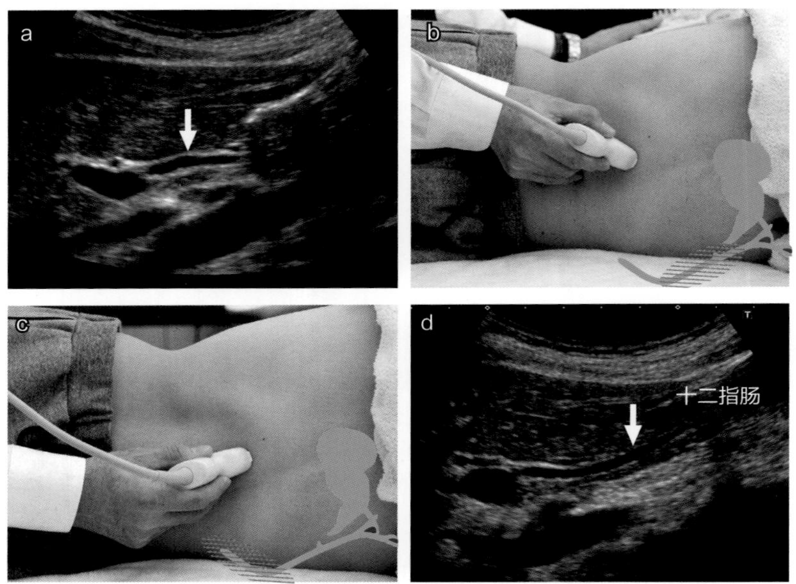

图2-4-21　左侧卧位右肋弓下纵向走查

a：显示走行在门静脉前面的肝门部胆管（箭头）；b：然后按顺时针方向慢慢地旋转探头；c：朝向患者右侧（逆“く”字形）的同时向足侧推进；d：能显示十二指肠乳头部附近的远端胆管（箭头）

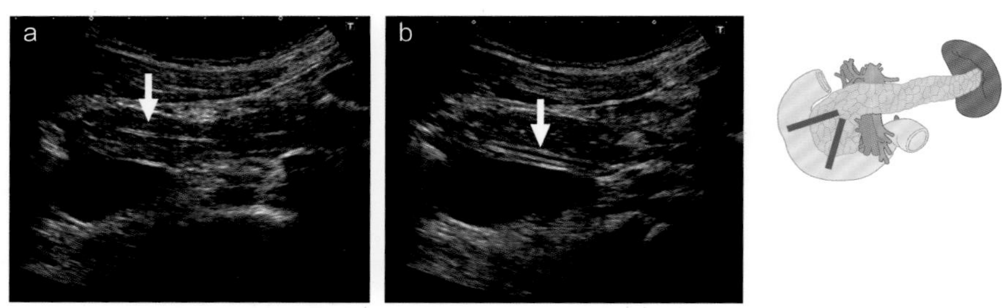

图2-4-22　剑突部横向扫查

a：胰管（箭头）；b：胰内胆管（箭头），把探头朝六点钟方向慢慢地旋转，就能显示出胆管和远端胆管的长轴像

2.4.6 胰腺显示不良时应尝试的扫查方法

A 容易显示不良的部位（图2-4-23）

- 与背侧相比，胰腺腹侧（钩突）回声强度低，因此有时会忽略混合存在的低回声的实性病变和囊性病变。
- 钩状突和 groove 区域除了主胰管和肝外胆管，难以出现间接扩张，因此在横向扫查中，需要将探头移动到十二指肠水平部进行观察。
- 胰尾容易被胃和降结肠内的气体遮蔽，往往也不能发现胰管扩张等间接表现。

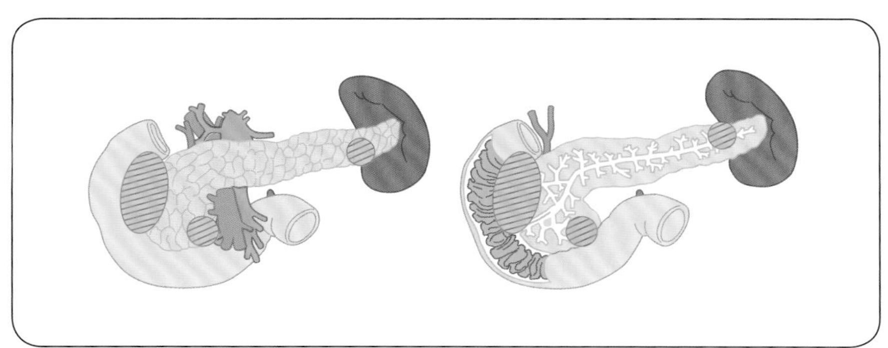

图2-4-23 胰腺易显示不良的部位

胰头（特别是groove区域和钩突）及胰尾有肿瘤，但不影响显示胆管、胰管

B 显示不良时应尝试的扫查方法

- 胰头、胰体显示不良时，追加坐位或左侧卧位的扫查。
- 胰体、胰尾显示不良时，追加坐位、半坐位及右侧卧位的斜横扫查。
- 为了减少消化道内气体的遮蔽，在筛选开始时和结束时两次显示胰腺，会有较好的结果。

1. 坐位及半坐位

- 坐位或半坐位会使肝移到胰腺前面，胃、横结肠等消化道脏器则移到足侧。
- 即使是深吸气和屏气困难的受检者和高龄者等，也会因为间隙增加而使肝和消化道脏器下移，改善对胰腺的显示（图 2-4-24）。

2. 左侧卧位

- 从仰卧位变换到左侧卧位时，胃体或胃窦的气体转移到十二指肠，胃内的气体减少，胰体和胰尾的显示有时也会得到改善。

3. 右侧卧位（图 2-4-25）

- 右侧卧位时，胃和横结肠等消化道脏器会向正中移动，胰体和胰尾会向腹侧移动，所以胰体和胰尾大多能清楚地显示出来。
- 左侧卧位观察后转换为右侧卧位，胃内的气体转移到十二指肠，胰体和胰尾的显示可能得到改善。

- 右侧卧位时，由于能够在比仰卧位较浅的位置显示出胰体和胰尾，因此也能够利用高频探头进行观察。

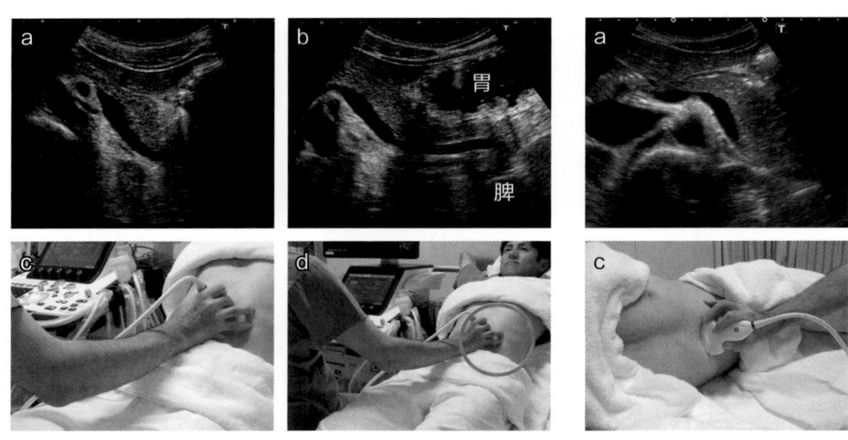

图2-4-24　仰卧位与半坐位

a：仰卧位；b：半坐位。仰卧位和半坐位时对胰体和胰尾的显示。在仰卧位，由于胃内气体的遮蔽，胰尾的显示稍有不良，但如果是半坐位，则胰尾能够良好地显示出来。c、d：在半坐位，探头可能变得不稳定，因此最好用无名指和小指固定

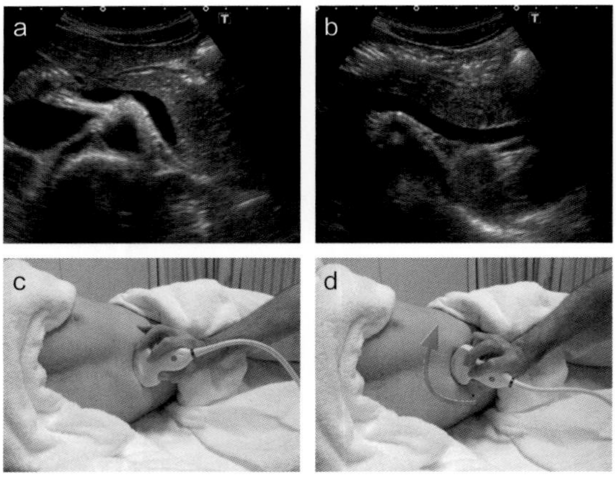

图2-4-25　仰卧位与右侧卧位

a：仰卧位；b：右侧卧位。仰卧位和右侧卧位对胰体和胰尾的显示，右侧卧位时胰尾向腹侧移动，可清晰地显示到脾门部附近。c、d：右侧卧位时将探头推压在左季肋下进行横向摆动扫查比较好

4. 立位（图 2-4-26）

- 立位时，肝和脾移动到胰腺的前面，胃和横结肠等消化道脏器移动到足侧。
- 在左肋间扫查中，胰尾有时会向左肾足侧的体表移动。

5. 饮水法（图 2-4-27）

- 常规扫查后为了提高对胰体、胰尾的显示能力，可让受检者喝 200 ~ 300 mL 水或茶使胃充盈后进行观察。
- 通过将胃内的液体作为透声窗可提高对胰腺的显示能力，其间细致的体位变换是很重要的，可调整间隙的角度并使胃内的气体声像移动到头侧，使其成为右前斜位等。

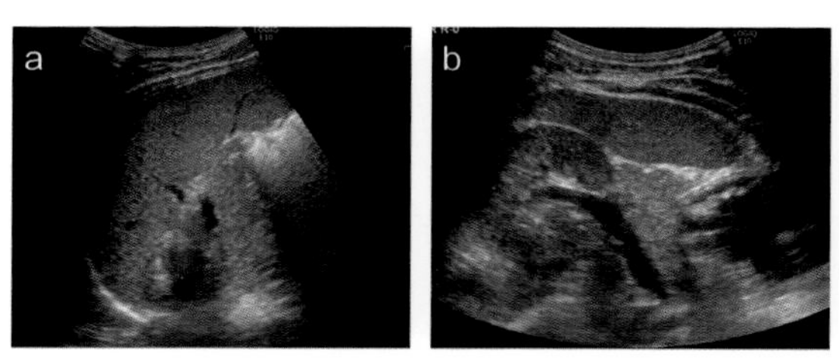

图2-4-26　卧位与立位的左肋间扫查

a：卧位；b：立位。卧位和立位下进行的左肋间扫查，左肋间扫查时胰尾会向足侧移动，显示良好

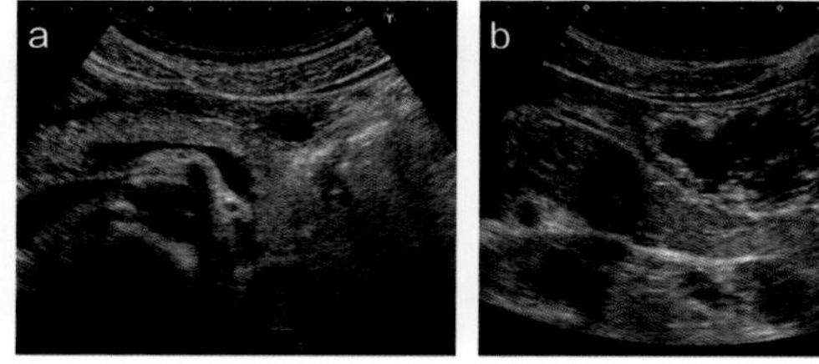

图2-4-27　饮水法

a：饮水前；b：饮水后。通过胃充盈法显示胰体、胰尾，饮水前由于胃内气体遮蔽，胰尾的显示稍有不良，但饮水后再进行观察，可以从胰尾显示到脾门部附近

2.4.7 肾显示不良时应尝试的扫查方法

- 仰卧位扫查肾显示不充分时，应积极变换体位。

1. 俯卧位从背部扫查

- 避开第 12 肋进行扫查，不受消化道内气体的影响，可观察肾的前、后缘。
- 从体表到肾下部的距离变远，因此肥胖体型者肾下部的显示会不充分。

2. 侧卧位从前腹壁及背部扫查（图 2-4-28）

- 侧卧位时，上侧的肾下部靠近前腹壁，容易摆脱固定在后腹膜上的除升结肠、降结肠以外的消化道脏器内的气体的影响（容易显示出肾下部），对于上侧的肾上极和肾上腺，在瘦弱体型者中用季肋下扫查，在肥胖体型者中用肋间扫查进行显示。
- 下侧部分在背部的第 11 肋间扫查和第 12 肋下扫查中最接近体表（图 2-4-29）。

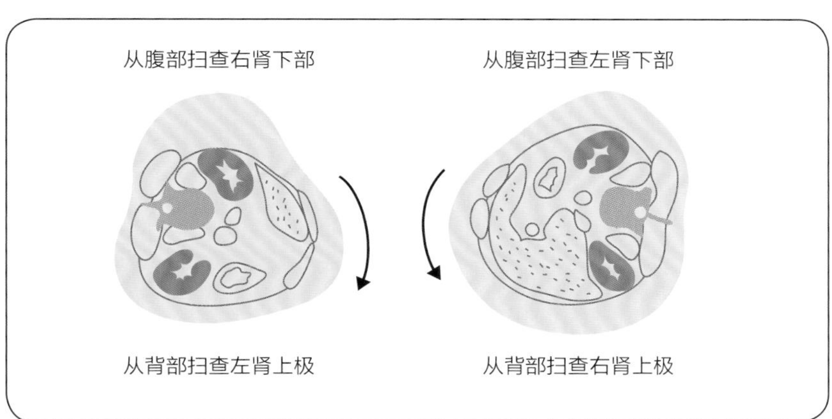

图2-4-28 侧卧位时肾的位置移动

侧卧位下，接近体表的部分的显示得到改善。上侧的肾下部靠近腹侧体表，下侧的肾上极靠近背侧体表

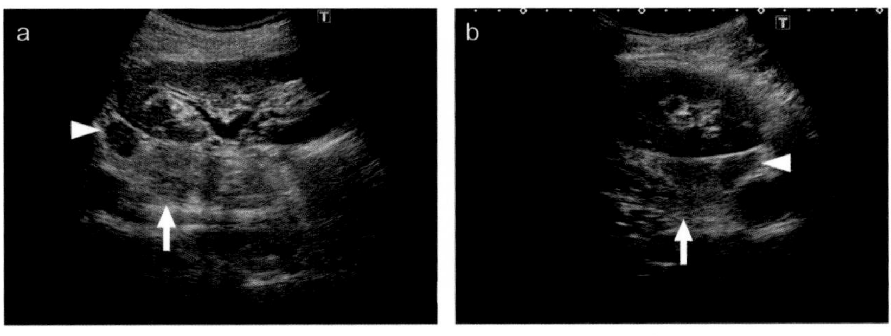

图2-4-29 左侧卧位时左背部第12肋下纵向扫查与横向扫查

左肾上腺肿瘤，显示左肾上腺（三角）与左肾上极，以及胰尾（箭头）

3. 坐位从剑突下扫查

- 瘦弱体型者，容易观察肾上极和肾上腺。

4. 坐位从背部扫查

- 由于肾下移，从背部显示肾上极时，效果会得到改善（图 2-4-30）。

5. 左肾内侧最难显示

- 肥胖体型者左肾内侧的显示特别困难。观察肾轮廓时，注意肾表面是否有驼峰征（图 2-4-31）。

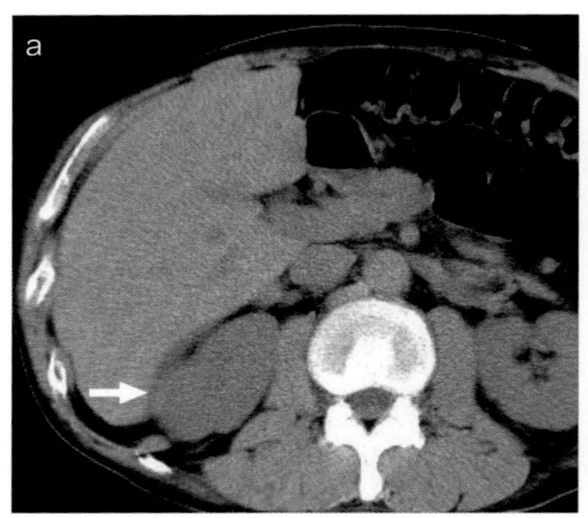

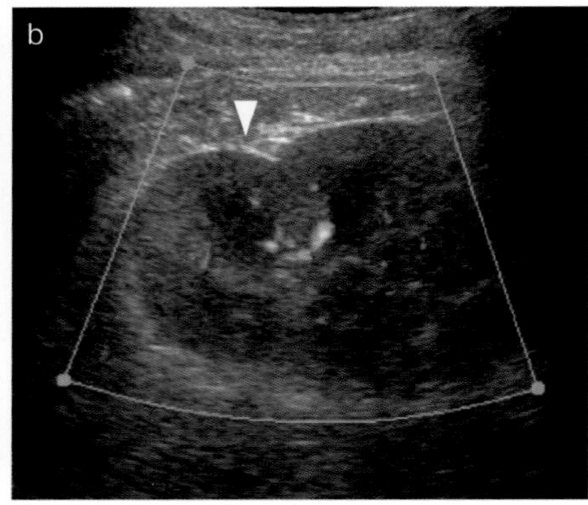

图2-4-30　右肾的胎儿性分叶

单纯CT可疑为右肾肿瘤（图a箭头），在俯卧位的扫查中也未明确，在坐位进行右背部第12肋下扫查时判明为分叶肾（图b三角）

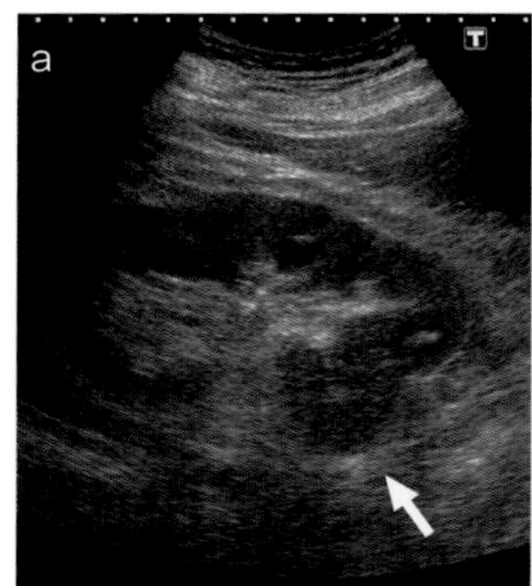

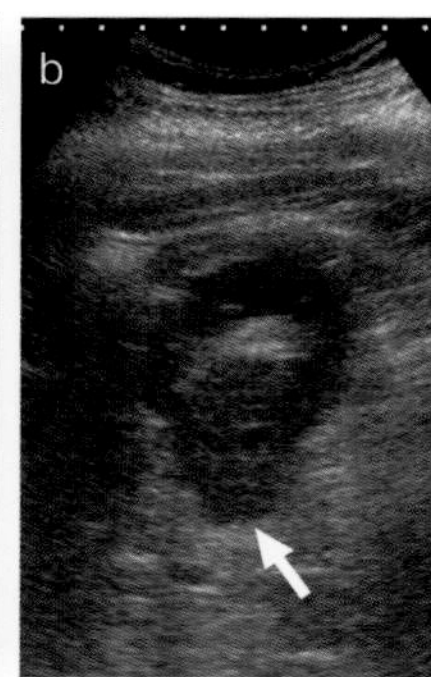

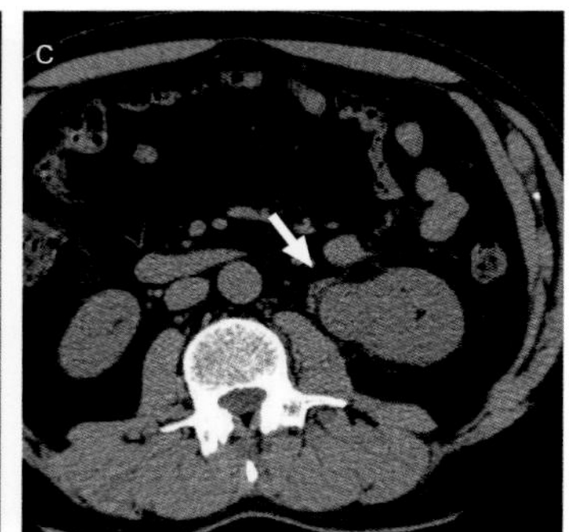

图2-4-31　左肾内侧驼峰征，呈肾细胞癌样表现

右侧卧位时，左侧腹部纵向扫查见左肾内侧呈驼峰征（图中箭头所示），距体表11 ~ 13 cm。单纯CT显示在接近腰大肌处有肾细胞癌样表现。肾的轮廓显示不清晰时，要尽可能地变换体位和进行多部位扫查

2.5 有异常所见时的留图要点

2.5.1 正确的诊断和判定所需的基本规则

A 局限性病变要在两个方向上留图

- 在脏器中发现肿瘤时，为了了解病变的整体情况,原则上要记录两个方向的图像（图 2-5-1）。
- 原则上，应选择相互垂直的两个方向进行记录。像肋弓下扫查和肋间扫查的组合那样，利用不同的透声窗分别对同一病变进行相同方向的记录，目视确认探头的方向，从两个方向以几乎垂直的角度进行记录。
- 当重视异常所见的再现性时，采用纵向扫查和横向扫查两个方向记录。
- 当病变的大小很重要时，在肿瘤性病变中记录包含两个方向的最大直径，对于血管性疾病应记录两个方向的截面积最大的短轴断面。

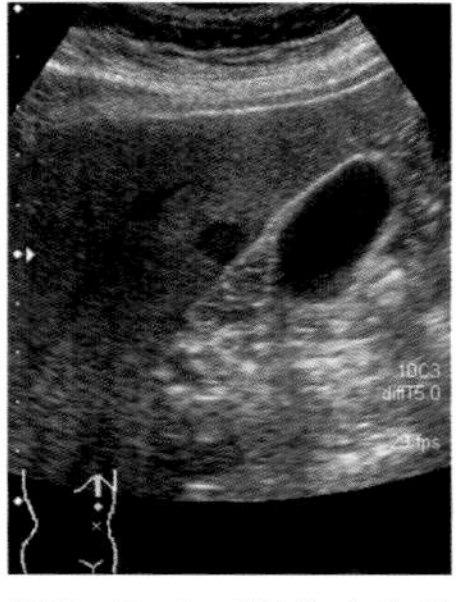

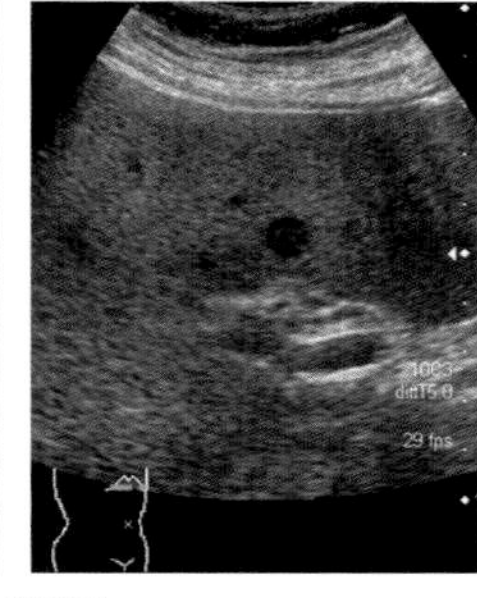

图2-5-1　两个方向的留图
转移性肝肿瘤的右肋弓下纵横扫查。原则上应在相互垂直的两个方向上进行记录。用不同的声窗分别在同一个方向上记录同一病变时（如肋弓下扫查和肋间扫查），目视确认探头的方向，选择两个方向大致相互垂直的角度。

B 焦点

- 为了使病变整体得到良好的显示，应对焦点进行调整，使探头的方位、方向分辨率在病变部位达到最佳（图 2-5-2）。
- 在筛选中，为了防止由于帧率的降低而出现漏诊，原则上焦点选择 1 点，只有在需要从体表同时聚焦到浅的部分和深的部分时，才切换到 2 点以上的焦点。

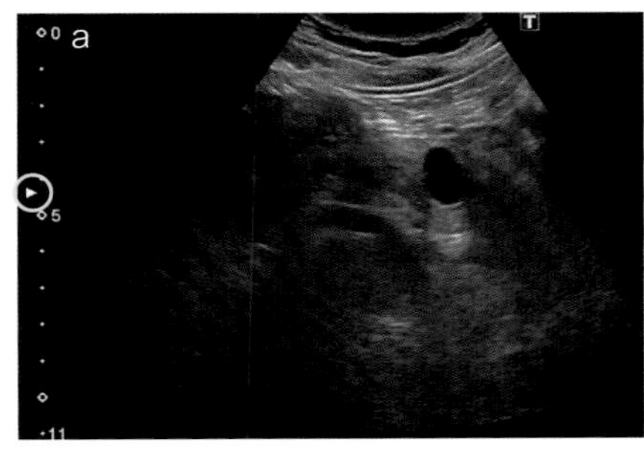

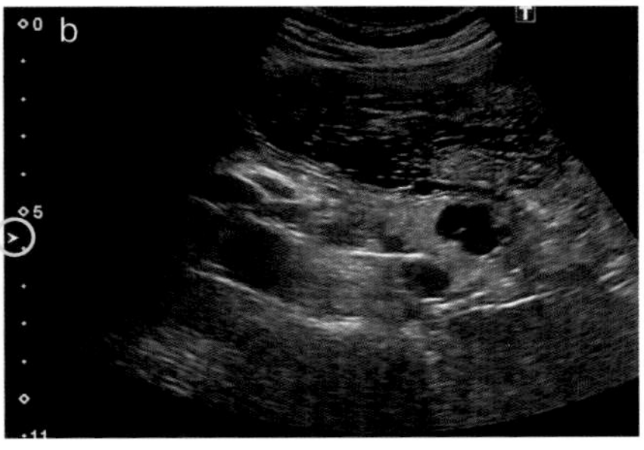

图2-5-2　调整焦点到适当的深度
胰尾囊肿空腹时的坐位横向扫查示例（a）和饮用奶茶后的坐位横向扫查示例（b）。根据胃膨胀后体表到胰尾病变的深度的变化，适当调整焦点

C 放大观察

- 对于小的病变所见，可根据需要进行放大观察。记录图像时为了能够与常规大小的图像进行对比，应对两者同时进行记录（图 2-5-3）。

D 把解剖结构作为标记（图2-5-4～图2-5-7）

- 胰腺及远端胆管、肠系膜上静脉、肠系膜上动脉、下腔静脉、腹主动脉、脾静脉、脾。
- 肝门部胆管、门静脉、肝动脉、远端胆管及胰管、十二指肠等。

E 测量方法与体表标记

- 记录脏器或肿瘤的容积时，记录垂直的两个方向的图像。
- 计算容积要测量三个方向的直径，选择相互垂直的三个方向。图 2-5-8a 中的示例是前列腺的横向扫查，是从前腹壁向下窥视的斜横向扫查，横向扫查的左右径与纵向扫查中相互垂直的上下径和前后径形成容积测量时的三个轴（图 2-5-8b）。
- 测量小结构和病变的大小时，为了使测量误差最小化，可使用放大图像进行测量。

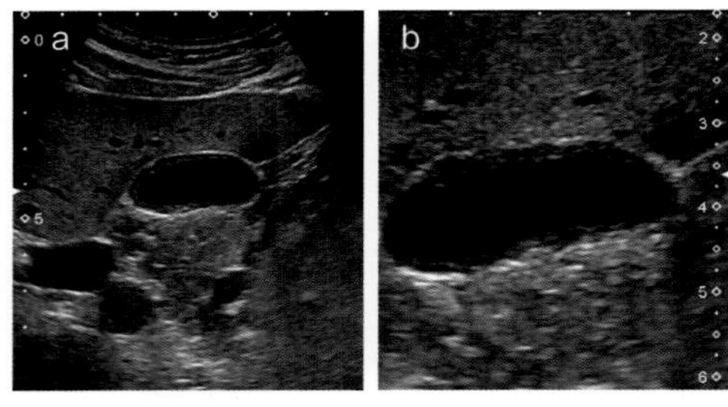

图2-5-3　放大观察
冻结前放大扫查，可与常规大小图像对比

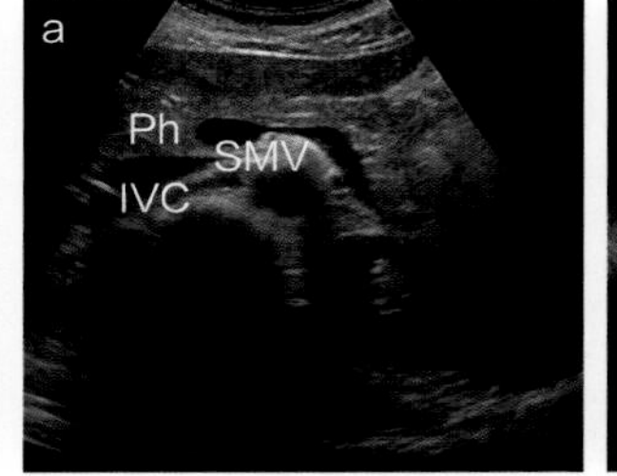

图2-5-4　胰头的解剖结构标记
Ph—胰头，SMV—肠系膜上静脉，IVC—下腔静脉，PV—门静脉，Pu—胰颈

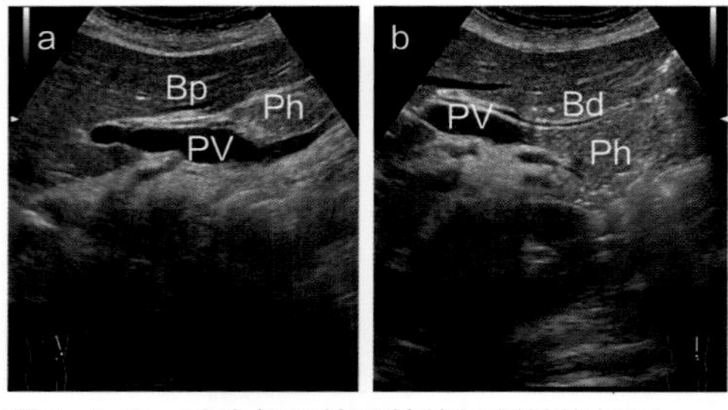

图2-5-5　胰头与肝外胆管的解剖结构标记
从肝左、右管的汇合部到胰腺内（可能的话到十二指肠乳头），沿着胆管走行，通过不同的角度进行两次纵向扫查显示出来
Bp—肝门部区胆管，Bd—远端胆管，Ph—胰头，PV—门静脉

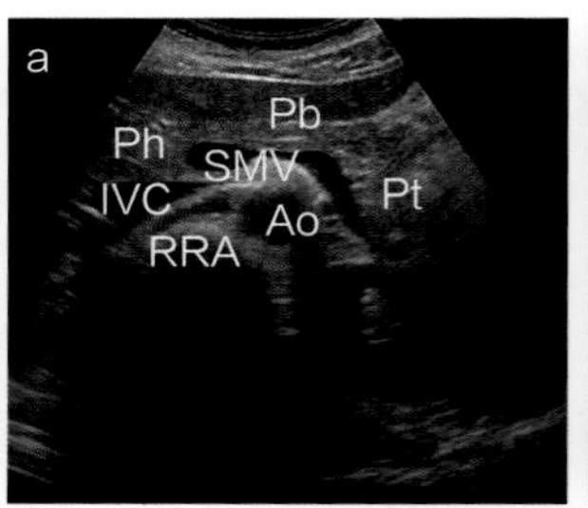

图2-5-6　胰体的解剖结构标记
Ph—胰头，Pb—胰体，Pt—胰尾，Ao—腹主动脉，SMA—肠系膜上动脉，RRA—右肾动脉，SpA—脾动脉，IVC—下腔静脉，SMV—肠系膜上静脉，LRV—左肾静脉，D3—十二指肠水平部

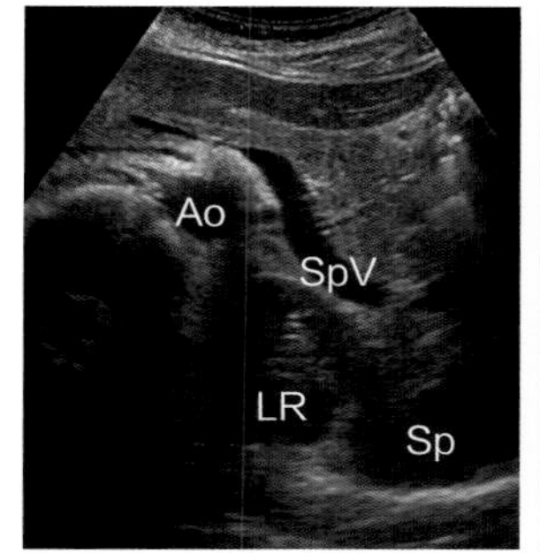

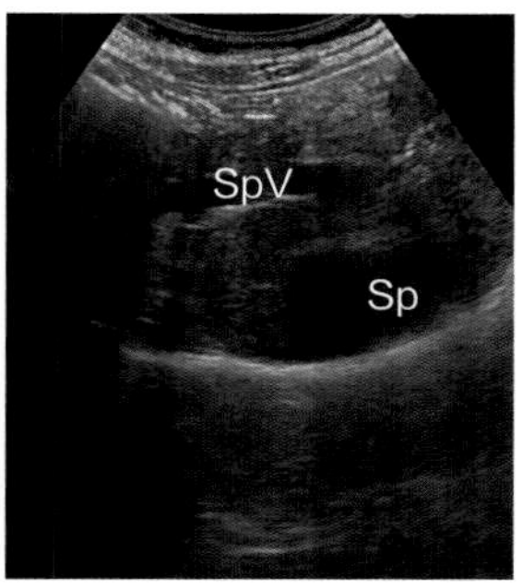

图2-5-7 胰尾的解剖结构标记

Ao—腹主动脉，SpV—脾静脉，Sp—脾脏，LR—左肾

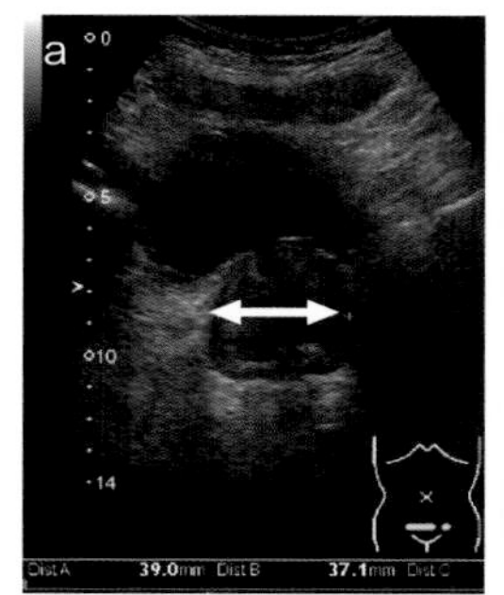

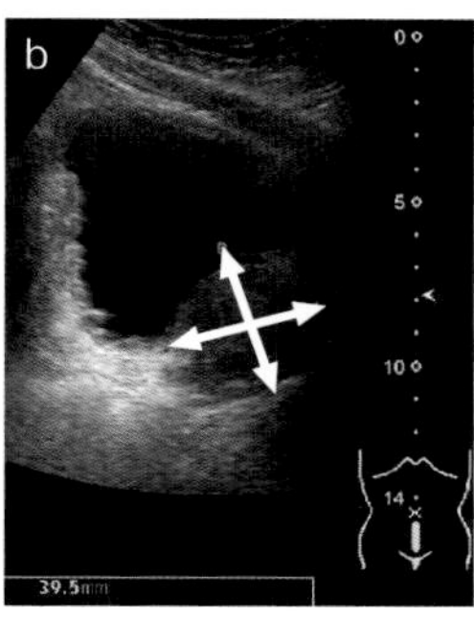

图2-5-8 容积测量

容积测量以相互垂直的三个轴的值（单位：cm）按以下公式近似计算：V（mL）=1/2×A×B×C

- 胰腺管径和胆管管径测量的是前壁和后壁之间的距离（图 2-5-9）。
- 动脉直径是测量外径，动脉瘤是在与血管走向垂直的断面进行扫查，测量动脉瘤最大截面积的断面的短轴外径（图 2-5-10）。
- 对于除主动脉瘤外的腹部动脉瘤，也要测量距动脉瘤最近的动脉的外径，并记录动脉瘤最大截面积的测量值。腹部动脉分支狭窄时不一定要测量狭窄率，但最好记录狭窄前、后的最大流速（Vmax）。
- 用卡钳测量较小的病变时，当病变边界的形状信息有可能被卡钳遮挡时，除了保留利用卡钳测量的图像外，还应记录没有卡钳的图像。

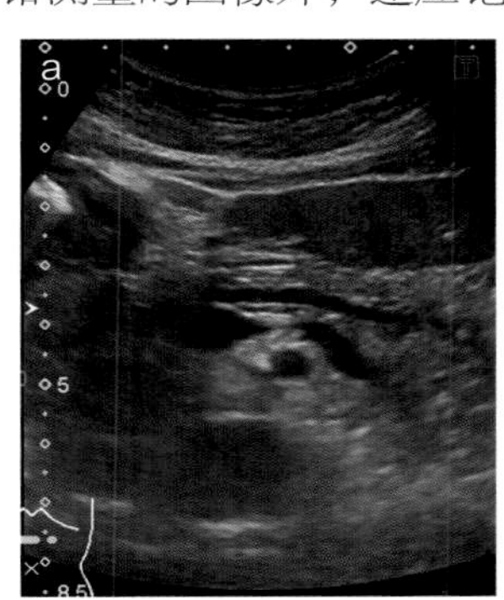

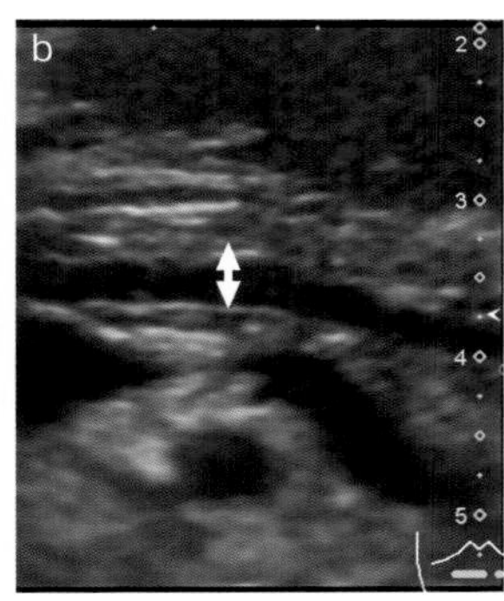

图2-5-9 管腔直径的测量

在动脉以外的管腔结构放大图像上，测量从前壁前缘到后壁前缘之间的距离

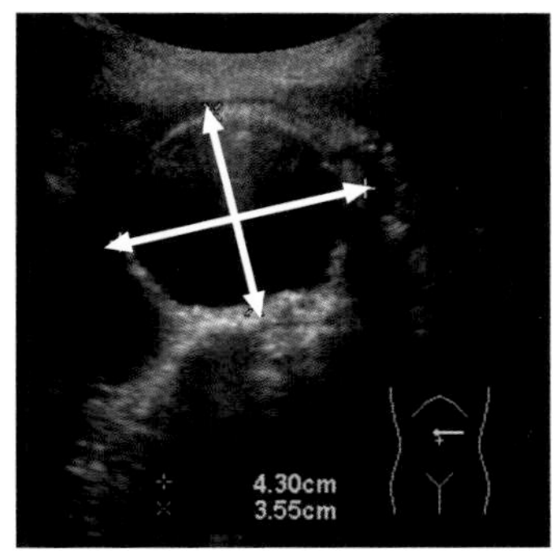

图2-5-10 动脉瘤直径的测量

动脉瘤的直径是指从外壁到外壁短轴截面的短径。在该例中，较短外径（3.55 cm）为动脉瘤瘤径

F 多普勒的活用

1. 血管的血流显示

- 明确表明是血管：即使与已知的血管的连续性不明确，通过显示血流波形也可以认定为血管。
- 显示血流速度和湍流，可以提示存在狭窄和动脉瘤。

2. 肿瘤性病变的形状诊断

- 血流信号的多寡：反映脏器及肿瘤内部的血流情况，有助于鉴别诊断。

- 血流波形的评价：搏动指数（pulsatility index，PI）和阻力指数（resistance index，RI）是了解脏器功能和病变性状的线索。
- 血流的方向和分布：肿瘤的血流显示为从边缘向中心或从中心向边缘的彩色信号，有助于肝富血性肿瘤的鉴别诊断。

3. 彩色彗星尾征（瞬间征象）

- 意义：是病变内部后方散射较大的征象，是方向性彩色多普勒中的伪像。对显示肾中存在小晶体结构的意义较大，即使是声影不清晰的结石，彩色彗星尾征也多为阳性。
- 活用的诀窍：为了提高检出率，可选择低频率的探头。与评价血流时不同，为了降低多普勒重复频率，将血流速度显示范围设定得更广，将彩色多普勒灵敏度调节到最大程度。由于低速的血流不再显示，因此容易观察彩色彗星尾征（图 2-5-11，图 2-5-12）。

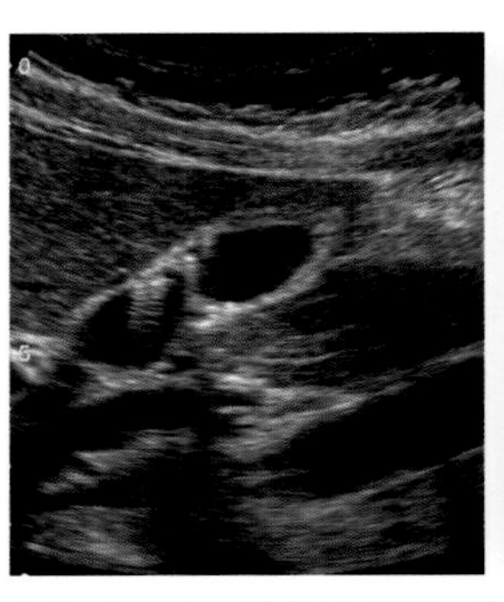
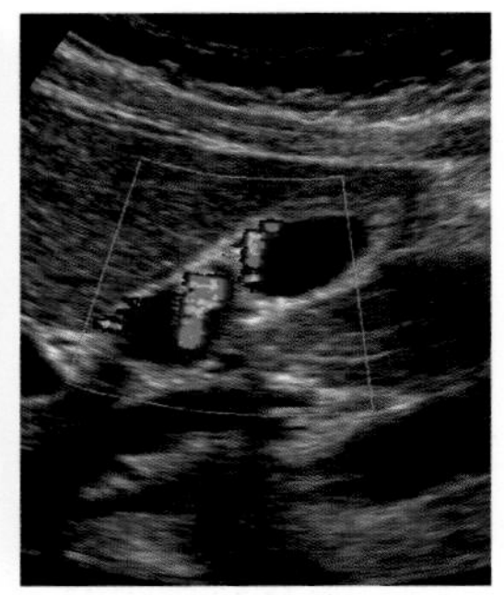

图2-5-11　适合彩色彗星尾征检测的颜色设定（胆囊壁间结石）
使用低频探头，将血流速度显示范围设定得足够广（约80 cm/s以上），在背景噪声出现之前将彩色灵敏度设定得较高

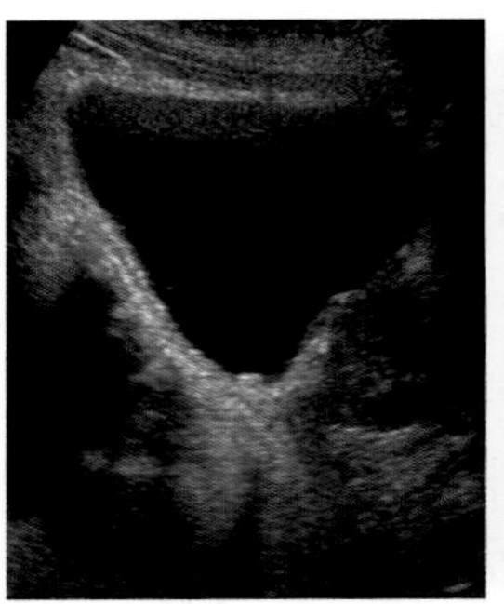
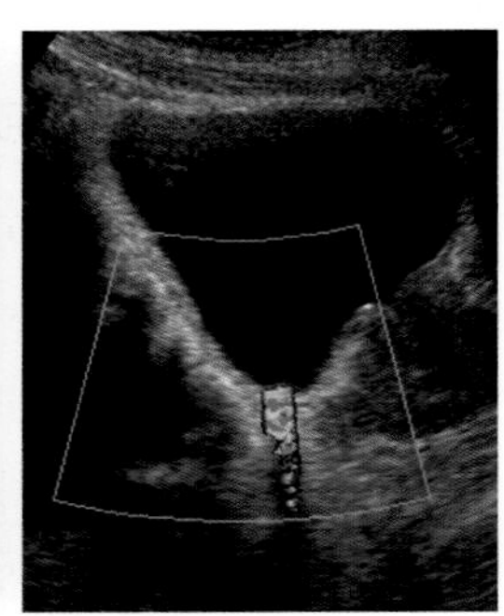

图2-5-12　适合彩色彗星尾征检测的颜色设定（膀胱结石）
与评价血流时一样，颜色越深，灵敏度越低，但在管腔脏器中，即使远离体表，声影也有助于确诊不明显的结石

2.5.2　脂肪肝的留图要点

A 超声图像留存要点

- 随着肝脂肪内沉积程度的加重，可出现肝实质回声增强、肝肾对比增强、深部回声衰减、肝内血管显示不清、横膈显示不清晰的表现。另外，由于门静脉血流不均及不经过门静脉的静脉血流的影响，肝内脂肪沉积的程度会产生差异，有时会出现斑片状的脂肪沉积和局限性低脂肪区。脂肪肝在留图时，需要注意以下几点。

1. 增加视野深度进行留图（图 2-5-13）

- 为了能够评价有无深部回声衰减，设定为能显示整个肝的深度。
- 为了能够判断横膈的显示程度，要努力去捕捉横膈影像。

2. 掌握肝的亮度（图 2-5-14）

- 评价肝肾对比度及脾肾对比度。

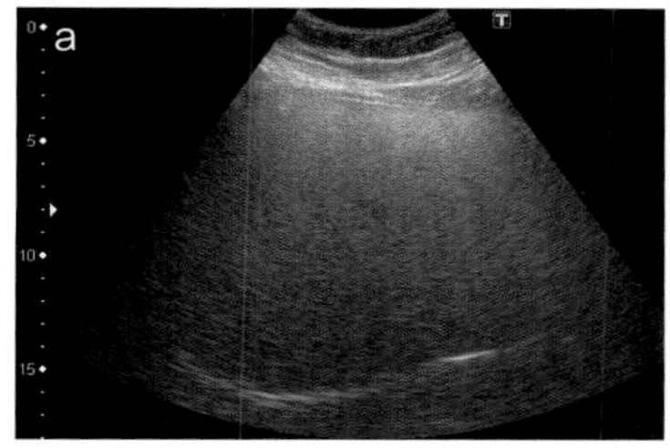
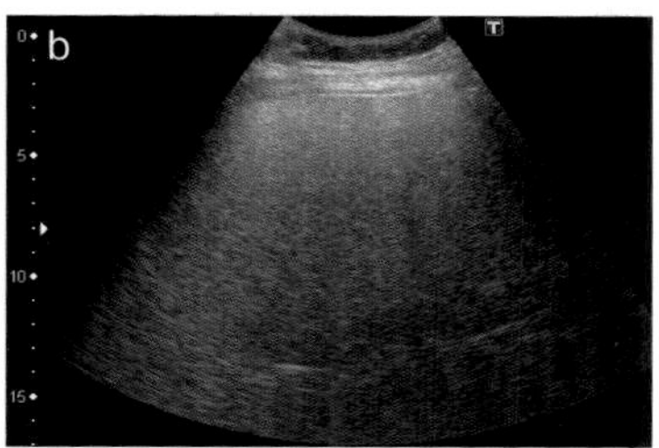

图2-5-13　重度脂肪肝

a：左侧卧位右肋弓横向扫查；b：仰卧位右肋间扫查。肝实质回声明显增强，肝内血管不清晰，深部回声衰减，横膈不清晰，为了能够判断横膈的显示程度，设定为能显示整个肝的深度。分类2

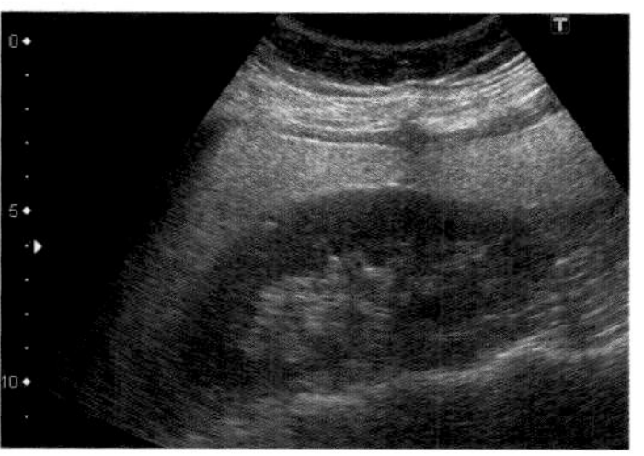

图2-5-14　肝肾对比增强

与肾实质回声相比，肝实质回声明显增强，分类2，右肋间扫查

3. 评价血管（图 2-5-15）

- 评价肝静脉和肝内门静脉的显示程度。

4. 关于有无局部低脂肪区，确认好发部位（胆囊周围和肝 S2、S4 背侧等）

参照 3.1.4 “弥漫性病变：脂肪肝”。

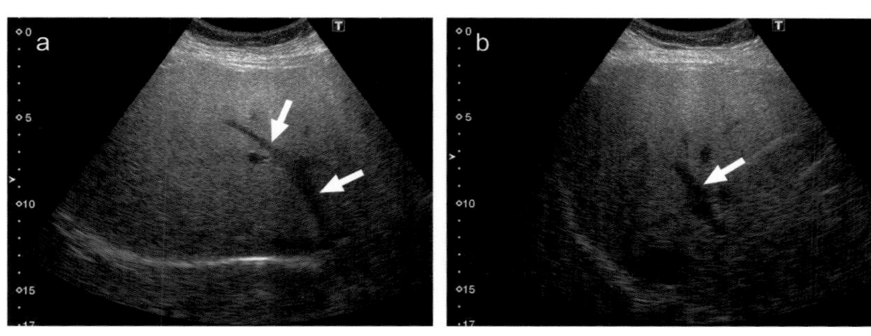

图2-5-15　肝内血管的评价

a：左侧卧位剑突部横向扫查；b：仰卧位右肋间扫查。肝静脉（图a箭头）和门静脉（图b箭头）显示不清晰。分类2

5. 确认有无弥漫性肝病

- 肝缘钝化：评价有无粗糙的实质回声及表面凹凸不平的结节。

6. 确认有无肿大淋巴结和腹水

2.5.3　肝癌的留图要点

A 超声图像留存要点

1. 用常规的留图范围留存病变（图 2-5-16）

- 提示肿瘤性病变要在两个以上方向留存图像。
- 评价病变的形状、大小、数量。
- 将血管作为解剖结构标记以了解病变的占位效应。
- 肝的状态：评价有无合并弥漫性病变，如慢性肝损害。

2. 放大病变部位进行留图

- 评估病变的边界、轮廓、边缘低回声带（晕圈）、外侧阴影、后方回声、内部回声（结节内结节和马赛克征等）。
- 评价肝内胆管是否扩张，肝内血管是否扩张，以及有无瘤栓。

3. 多普勒模式留图（图 2-5-17）

- 评价是富血性还是乏血性。
- 评价血管的走行模式（提篮状等）和血流的性状（连续性还是搏动性）。

4. 确认间接所见

- 确认有无脾肿大或侧支循环（静脉瘤），有无肿大淋巴结或腹水。

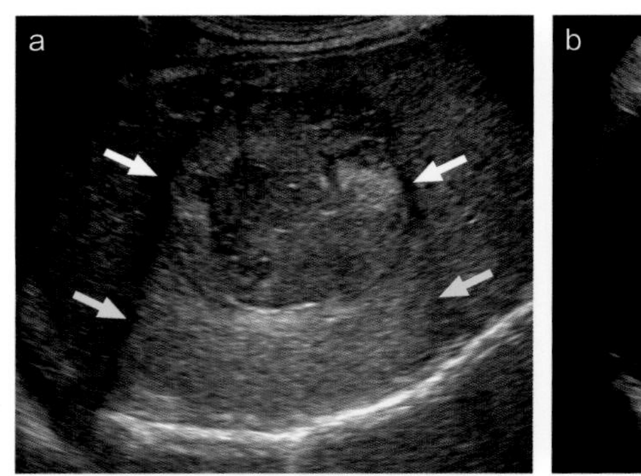

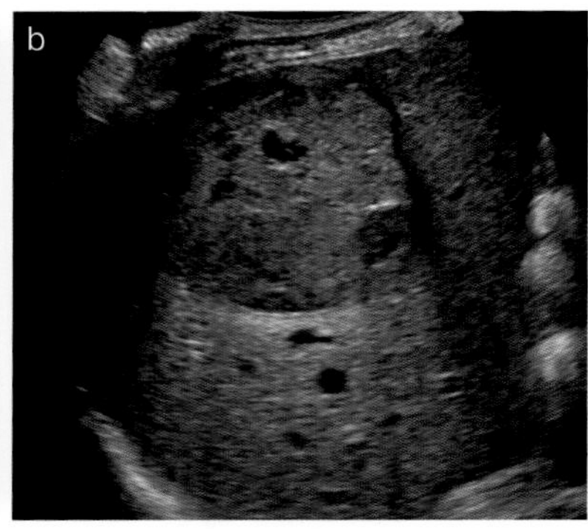

图2-5-16　B模式图像

a：仰卧位右肋弓下横向扫查；b：仰卧位右肋间扫查。见边界清晰、平滑的类圆形肿瘤。边缘低回声带（晕圈，白色箭头），外侧声影（黄色箭头），后方回声增强。内部呈分隔状回声镶嵌征。分类5

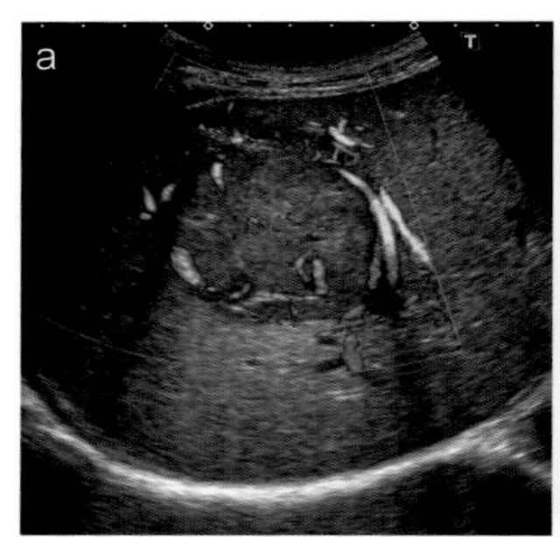

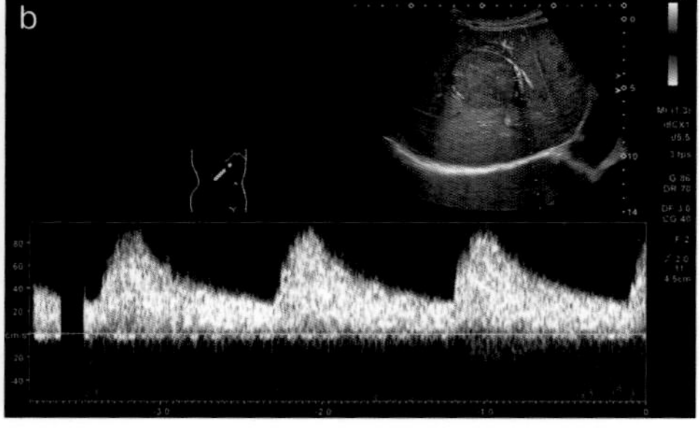

图2-5-17　多普勒图像

左侧卧位右肋弓下横向扫查。a：能量多普勒显示从周边向中心的丰富的提篮状血流；b：经脉冲多普勒证实为搏动性血流

2.5.4　胆囊息肉的留图要点

A 超声图像留存要点

1. 先用常规的留图范围或稍微放大留存病变图像（图 2-5-18）

- 将血管和周围脏器作为解剖结构标记。

- 提示肿瘤性病变要从两个以上方向留存图像。
- 在有多个病变的情况下，要对多个病变分别进行提示。

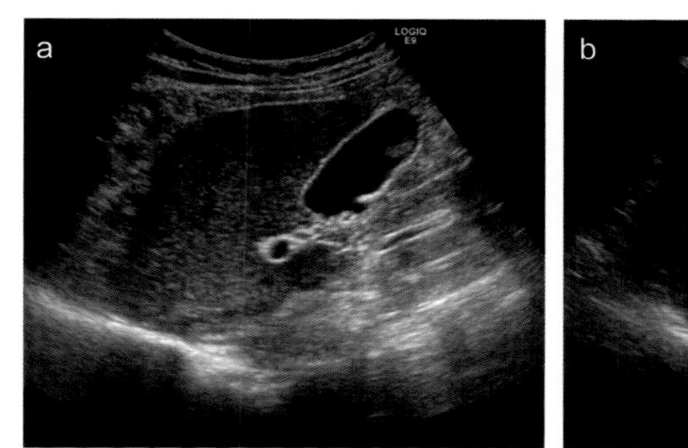

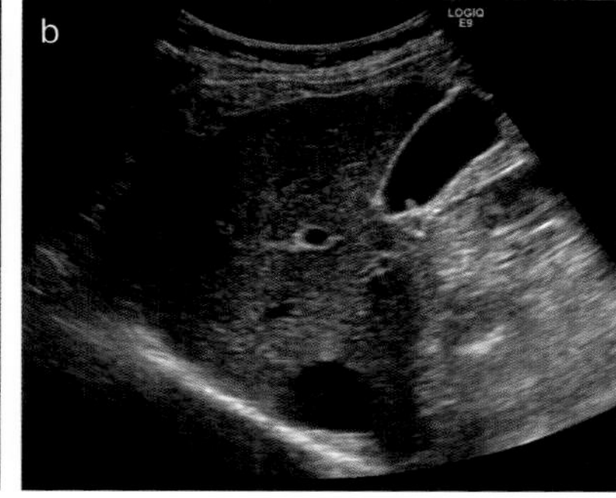

图2-5-18　常规观察

a：剑突下纵向扫查（稍微放大），在胆囊体部腹侧可见8 mm的隆起性病变；b：剑突下纵向扫查（稍微放大），在胆囊体部腹侧可见小的隆起性病变

2. 放大病变部位进行留图（图 2-5-19，图 2-5-20）

- 进行体位变换，评价病变的形态（是否有蒂 / 基底部是否增宽）。
- 放大病变进行表面结构和内部结构的评价。

3. 根据情况用多普勒评估肿瘤内的血流信号（富血 / 乏血）（图 2-5-21）

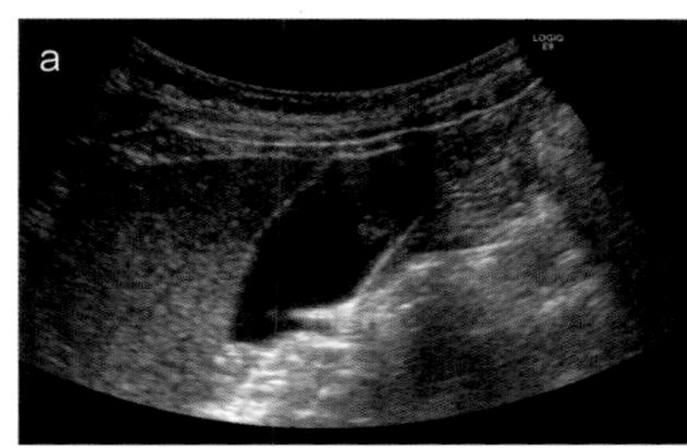

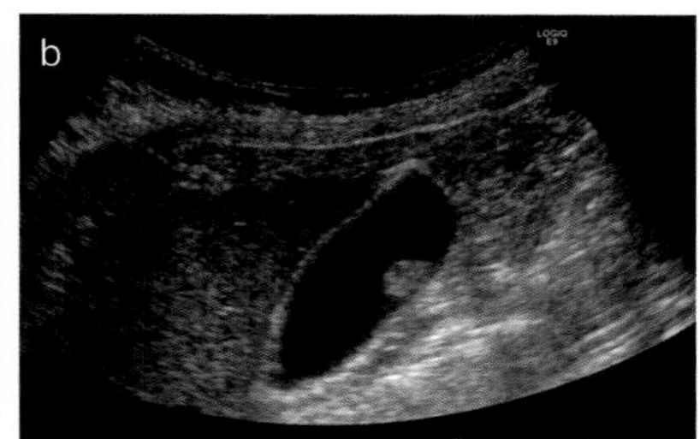

图2-5-19　放大观察

a：仰卧位剑突下纵向扫查；b：左侧卧位剑突部纵向扫查，由于观察到了形状的变化，因此诊断为有蒂性病变

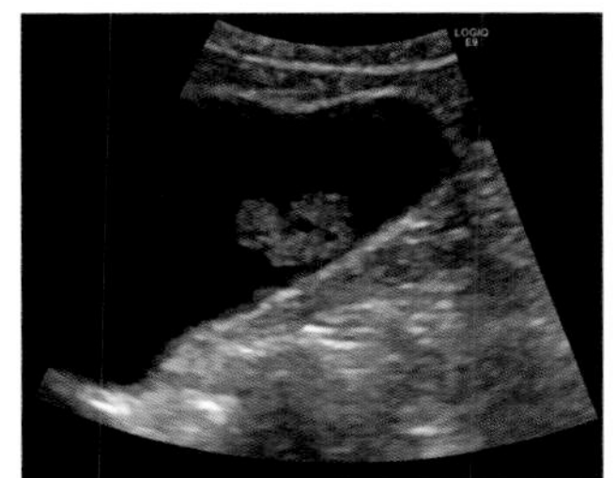

图2-5-20　使用高频探头放大观察

观察到表面存在楔状凹陷、点状高回声及无回声混合的桑椹样回声。分类2

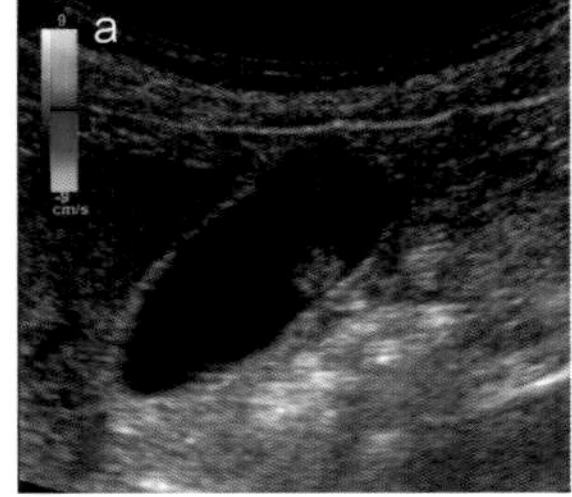

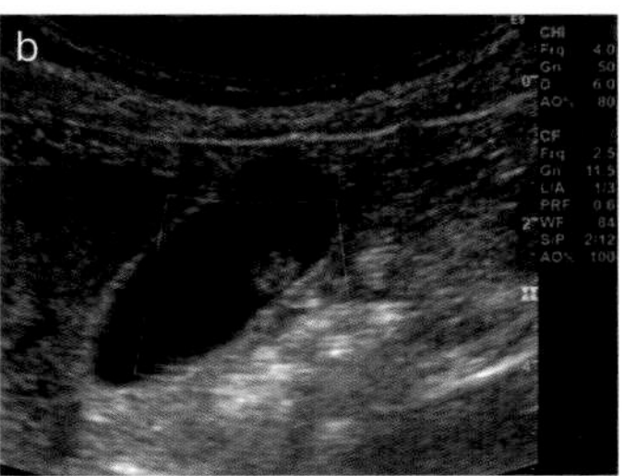

图2-5-21　多普勒图像

病变内无血流信号

2.5.5 胆囊结石的留图要点

A 超声图像留存要点

1. **先用常规或稍微放大的留图范围留存病变（图 2-5-22）**

- 将血管和周围脏器作为解剖结构标记。提示肿瘤性病变要从两个以上方向留存图像。
- 在有多个病变的情况下，要对多个病变分别进行提示。

2. **放大病变部位进行留图（图 2-5-23，图 2-5-24）**

- 变换体位，评价胆囊的形状（有无胆囊壁肥厚）。
- 胆囊底部一定要显示清楚。

3. **显示肝外胆管，评价有无胆管结石（图 2-5-25）**

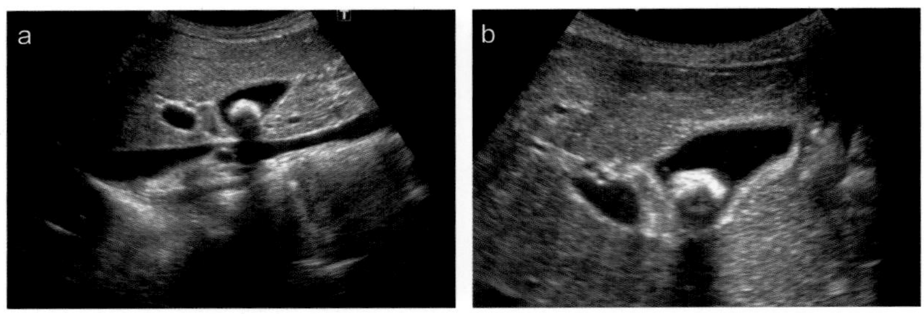

图2-5-22 常规观察

a：剑突下纵向扫查，胆囊腔内10 mm强回声结石伴声影；b：剑突下纵向扫查（图像稍微放大）

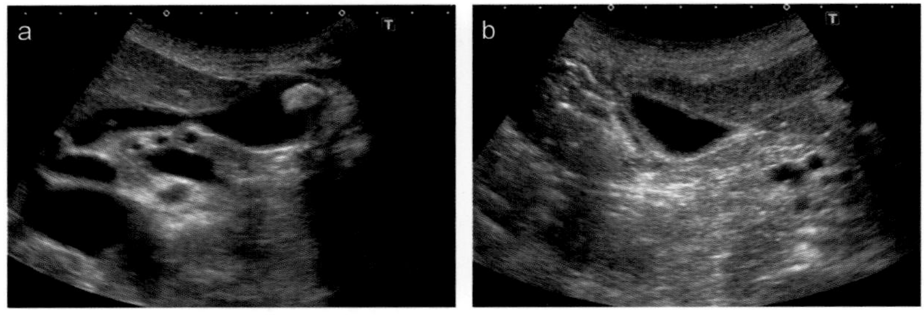

图2-5-23 放大观察

a：左侧卧位右季肋下纵向扫查；b：仰卧位右季肋下横向扫查（底部），尽管可以观察到胆囊内壁弥漫性低回声，但是并没有超过4 mm

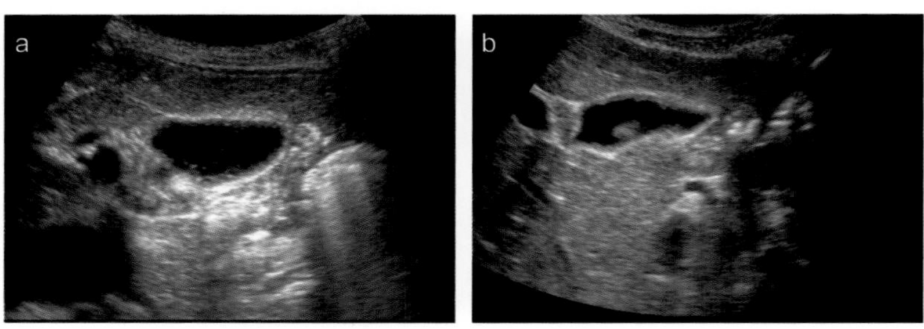

图2-5-24 变换体位后放大图像

放大观察评价腔内有无碎片样回声（胆泥），胆囊内有浮动的碎片样回声，分类3

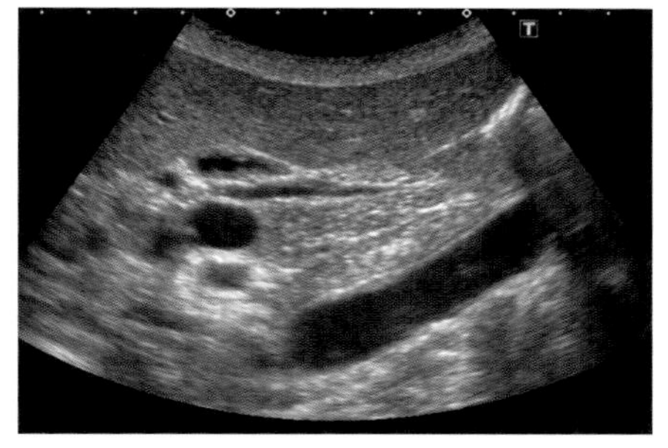

图2-5-25　肝外胆管
没有结石

2.5.6　胰腺癌的留图要点

A 超声图像留存要点

1. 先用常规或稍微放大的留图范围留存病变（图 2-5-26）

- 将血管和周围脏器作为标记。提示肿瘤性病变要从两个以上方向留存图像。

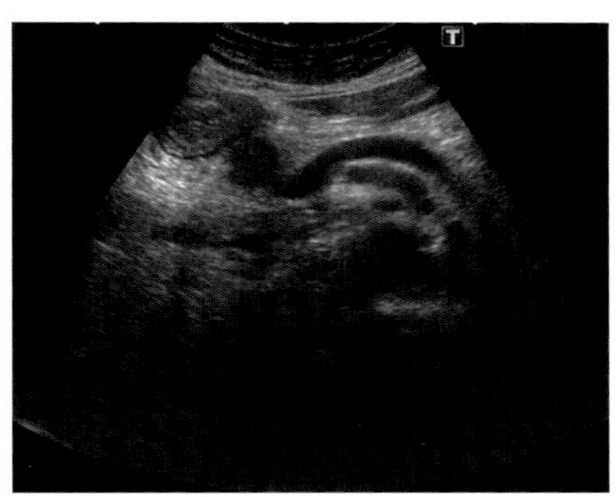

图2-5-26　常规观察
剑突部横向扫查（稍微放大），通过主动脉、门静脉、脾静脉、胃（窦部），在胰头观察到20 mm以下的低回声实性病变

2. 放大病变部位进行留图（图 2-5-27）

- 从两个方向对病变的边界、轮廓、内部回声进行评价。
- 必要的分类判定，明确与主胰管、肝外胆管、胰周血管的关系。

3. 如果有转移、淋巴结肿大、腹水等其他所见都要进行留图

4. 对于结合病变，广泛利用多普勒进行留图

- 评价是富血性还是乏血性。
- 再评价病变与正常血管的关系。

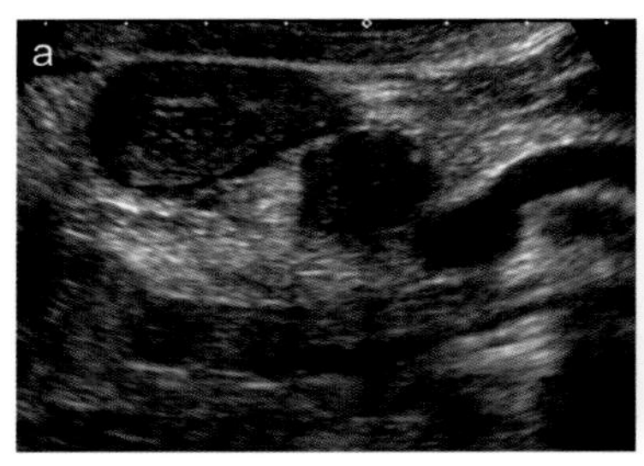

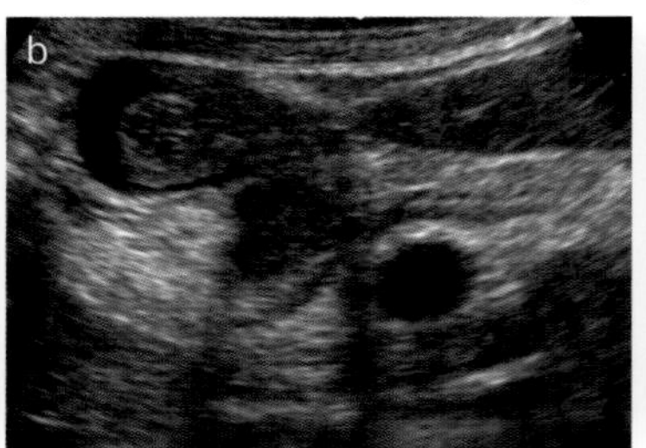

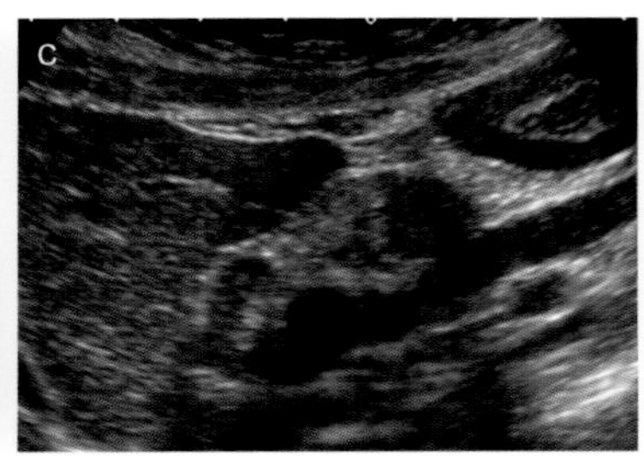

图2-5-27 放大观察

a、b：剑突下横向扫查；c：剑突下纵向扫查。病变边界清楚、形态不整、内部回声不均匀。病变接近门静脉与主胰管，胰尾部主胰管扩张可疑有浸润，分类5。受肿瘤影响，胰腺前缘欠规则，可疑有向外浸润

2.5.7 胰腺囊肿的留图要点

A 超声图像留存要点

1. 先用常规或稍微放大的留图范围留存病变（图 2-5-28）

- 将脉管和周围脏器作为标记。提示肿瘤性病变要从两个以上方向留存图像。

2. 放大病变部位进行留图（图 2-5-29）

- 从两个方向评价有无实性部分（囊肿内结节、壁肥厚、分隔肥厚）。
- 如果有实性部分，确认有无血流信号。

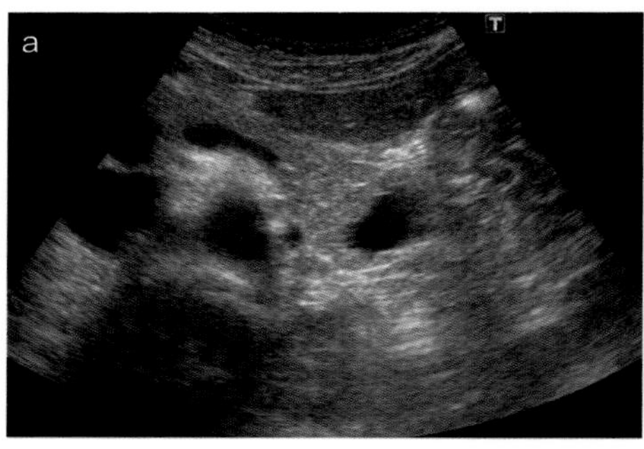

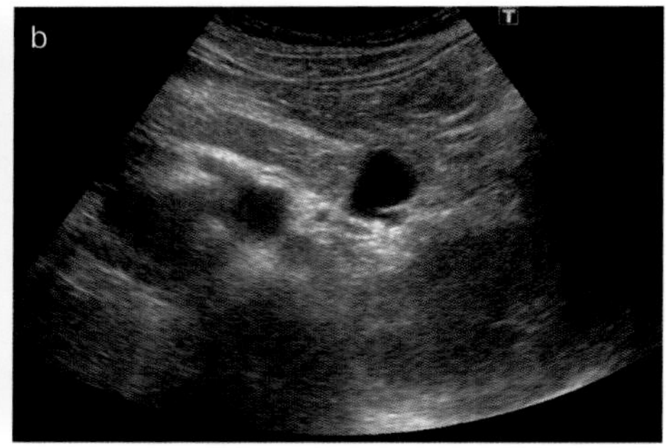

图2-5-28 常规观察

a：仰卧位剑突下横向扫查（稍微放大）；b：右侧卧位剑突下横向扫查（稍微放大）。可见胰尾有小于20 mm的多房性囊性病变

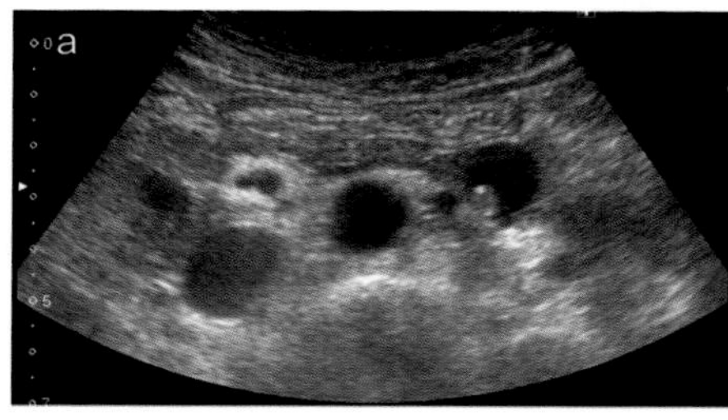

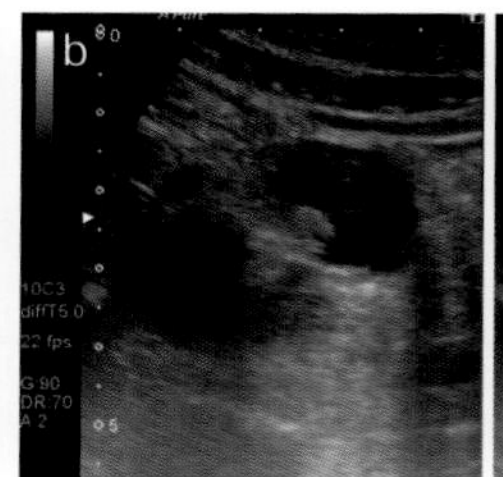

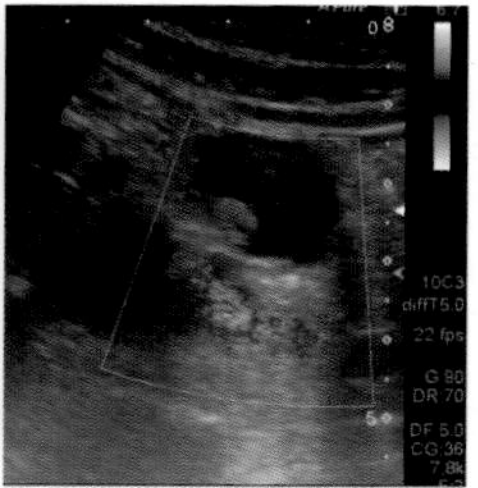

图2-5-29 放大观察

a：右侧卧位剑突下横向扫查；b：剑突下纵向扫查。病变为多房，内部有结节，分类4。结节部分没有血流信号

3. 确认有无阻塞起点及内部有无回声（图 2-5-30）

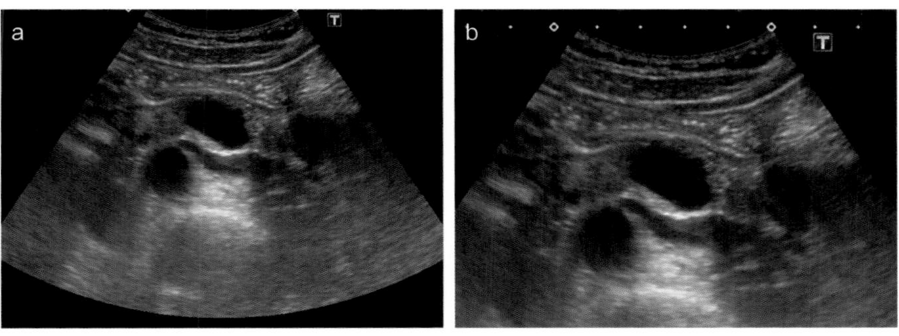

图2-5-30 确认内部有无回声
a：常规观察；b：放大图，内部为无回声，乳头侧没有阻塞起点

2.5.8 肾癌的留图要点

A 超声图像留存要点

1. 先用常规或稍微放大的留图范围留存病变（图 2-5-31，图 2-5-32）

- 肿瘤性病变要从两个以上方向进行留图，可以看出病变占据部位的解剖结构（肾被膜、中心回声）和周围器官（包括肾筋膜、肝或脾等）。
- 测量肿瘤最大直径及相互垂直的三个方向直径的大小。

2. 放大病变部位进行留图，观察肿瘤的形状（图 2-5-33）

- 观察肿瘤的边界部和内部，获得判定分类所需的信息。
- 观察流入肿瘤的血流及肿瘤内的血流分布（图 2-5-34）。在提示中明确，多囊性的分隔为实性，有肥厚，在这一部分发现明确的血流信号。

3. 发现肾筋膜或肾静脉浸润和在肾门部发现淋巴结时，增加清晰的留图

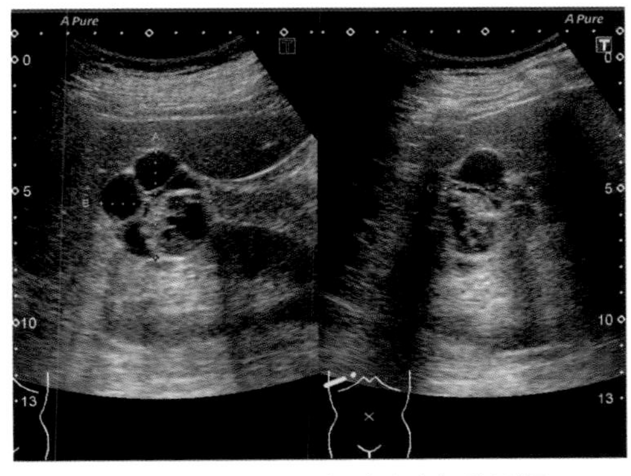

图2-5-31 肿瘤的形状与肿瘤直径的测量
发现从右肾上极到中部，向肾前外侧突出形成驼峰样突起的多囊性肿瘤，肿瘤呈分叶状，最大直径为 41 mm

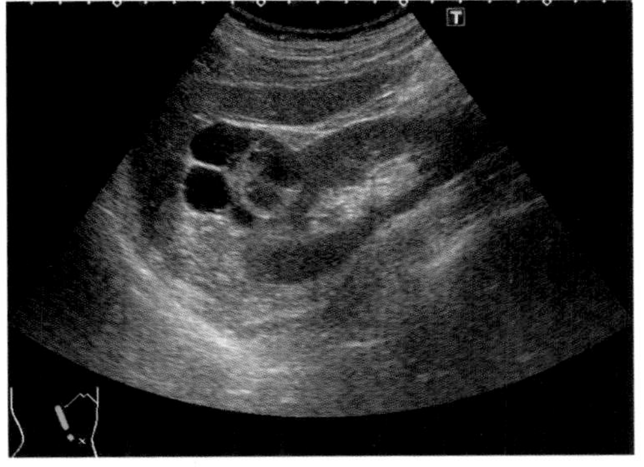

图2-5-32 观察肿瘤局部与周围结构
虽然与肾筋膜相接，但未发现超过肾筋膜，也未发现向肾窦内的延伸

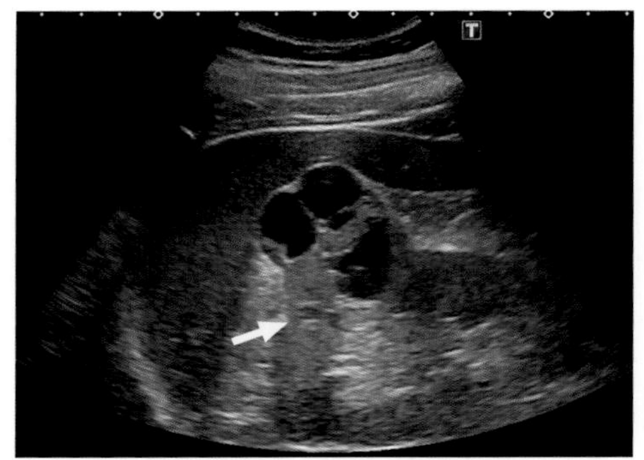

图2-5-33　扩大病变观察

放大观察，发现肿瘤内部为多囊性结构和将其分隔开的实性隔膜，在肿瘤的边界部位没有发现明显的低回声带，在实性分隔较厚的部分，肿瘤和周围肾实质的边界不清晰（箭头）

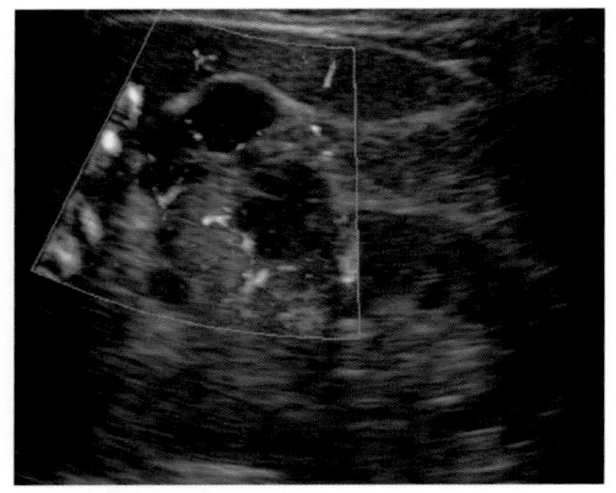

图2-5-34　病变的血流评价

在彩色血流图中，确认了与肿瘤的实性分隔一致的血流信号

3

基本超声图像所见

分类判定篇

3.0 分类与判定

A《腹部超声检查判定指南》

- 2014 年，由日本消化器官人体检查学会超声检查委员会、日本超声医学会用语和诊断基准委员会、日本人体健康检查学会人体健康检查判定指南制作委员会发表。
- 由以提高腹部癌症超声检查质量为目标的实施标准和癌症检查精度评价的判定基准（分类）构成。

B 分类判定方法

- 分类判定主要基于肝、胆、胰、肾、脾 5 个脏器的超声所见。
- 分类 0，无法判定；分类 1，无异常（包括正常变异）；分类 2，良性；分类 3，难以分辨良恶性（包括难以判断良恶性的病变或怀疑存在恶性病变的间接所见或属于高危人群）；分类 4，怀疑恶性；分类 5，判定为恶性（表 3−1）。
- 使用分类判定，可以通过超声检查评价癌症检查的精度和有效性。
- 根据超声图像所见，确定病变的分类、判定分区。
- 将各脏器的最高级别的分类，确定为该脏器的分类（图 3−0−1）。
- 相当于分类 3 以上的超声所见，检查结果为良性的，以及至少 2 次以上良性结果且随访无变化的，记入分类 3、分类 4、分类 5（图 3−0−2）。
- 分类判定是超声所见的汇总，由检查者（医师、技师）进行记录。
- 熟悉超声图像所见，有助于提高检查者的诊断能力。

C 判定分区

- 判定分区对应后续的诊疗指导。
- 原则上根据超声观察结果进行如下提示：A（无异常），B（轻度异常），C（需要随访观察、复查、生活指导），D1（需治疗）、D2（需进一步检查）、E（治疗中）（表 3−2）。

表3−1　分类

分类	含义	情况说明
0	无法判定	由于设备不良、受检者、检查者等原因不能做出判定
1	无异常	无异常所见，包括正常变异
2	良性	明确的良性病变
3	难以分辨良、恶性	观察到难以分辨良、恶性的病变或怀疑存在恶性病变的间接所见或属于高危人群
4	怀疑恶性	认为恶性可能性高的病变
5	恶性	明确的恶性病变

（腹部超音波検診判定マニュアル．日消がん検診誌 52：471-493，2014[1]より引用）

- 判定分区，原则是根据超声图像的异常所见来决定，但还应结合血液检查等超声检查以外的检查结果，由主治医师最终决定。
- 对于逐年就诊且超声所见没有变化的分类 3 病变，判定分区从 D2 变更为 C，或者在观察到明显变化的情况下，也可以将判定分区设为 D2 并进行相应处理。
- 在与良性疾病相对应的分类 2 中，也需要有详细的超声检查图像检查结果（表 3–3）。

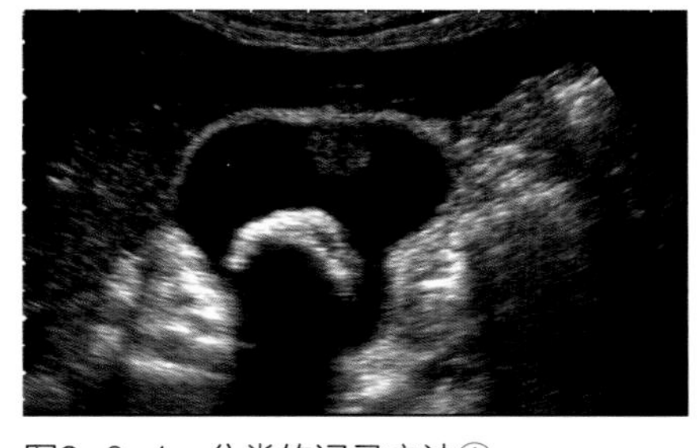

图3–0–1　分类的记录方法①

胆囊结石：分类2，基底部较宽的隆起：分类4。胆囊最高位分类为分类4

- 分类 3 中的超声所见有的也需要随访观察，需要注意（表 3–4）。

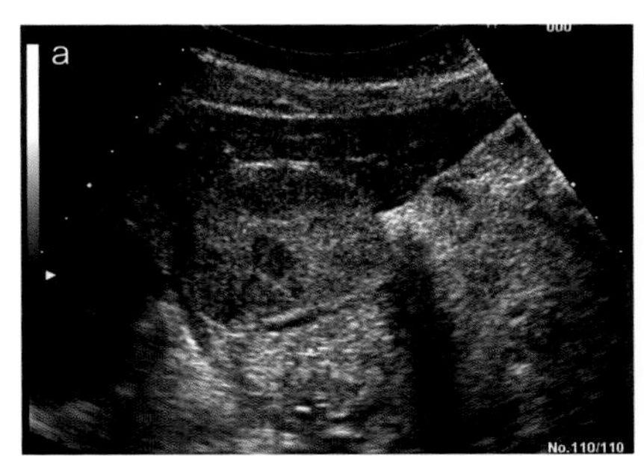

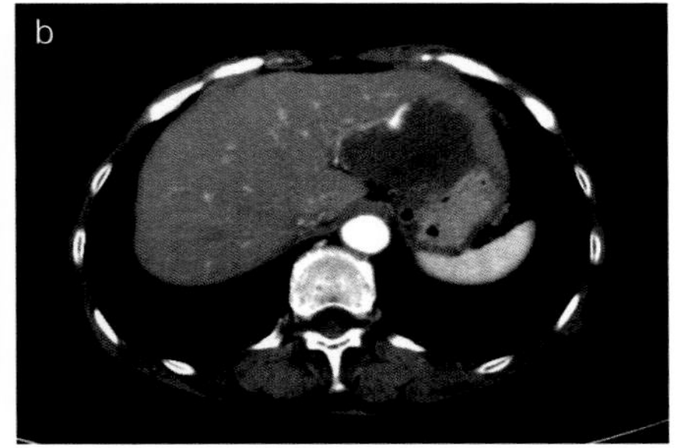

图3–0–2　分类的记录方法②

经CT诊断为肝血管瘤，判定为分类5，而不是分类2

表3–2　判定分区

分类		意义
A		无异常
B		轻度异常
C		需要随访观察、复查、生活指导
D	D1	需要治疗
	D2	需要进一步检查
E		治疗中

（腹部超音波検診判定マニュアル．日消がん検診誌 52：471-493，2014[1] より引用）

表3–3　要详细检查的分类2

脏器	检查内容
肝	血管异常
胆	肝外胆管结石
胰	形态异常（肿大、萎缩）
肾	双侧肾萎缩
	肾盂扩张伴钙化
脾	脾门部血管异常
其他	最大直径≤ 5 cm 的主动脉局限性扩张
	心包积液

表3–4　经随访观察变更为分类3的情况

脏器	随访所见
肝	实性病变
	< 15 mm 且不伴有 C 区分类 4 所见
胆	有蒂性隆起或肿瘤像
	5 mm ≤病变直径 < 10 mm 且不伴有 C 区分类 2 所见
肾	囊性病变
	双肾内有多个大小不等的囊肿，肾实质不清楚
	囊性病变不伴分隔肥厚或钙化
其他	淋巴结
	7 mm ≤短径病变 < 10 mm 且纵横比 < 0.5

D《腹部超声检查判定指南》（摘录，表3–5～表3–9）

- 由肝，胆囊、肝外胆管，胰，肾，脾、腹部大动脉等项目组成，每个项目都记载了超声图像所见、分类、超声所见的判定分区。

- “超声图像所见”是进行分类判定必需的超声观察结果。“超声所见”是在交给受检者的检查报告结果中记载的所见或疾病名。
- 需要注意的是，分类 3 除了肿瘤的直接表现和间接表现外，还包括癌症的高危人群。
- 在日本消化器官癌检查学会的主页上，登载了与超声图像所见相对应的图像等（http//jsgcs.or.Jp/fles/uploads Abdomen_ultrasonic_wave_manual 201407.pdf）。
- 在以下网页上刊登了《腹部超声检查判定指南》Q&A（http/jsgcs.or.Jp/fles/uploads Abdomen_ultrasonic_wave_manual_qa.pdf）。
- 今后也将继续进行问卷调查等，修订并追加超声图像所见和相应诊疗指导等。

表3-5　肝

超声图像所见	分类	超声所见（检查报告中的记载）	判定分区
实性病变	3	肝肿瘤	C
最大直径在 15 mm 以上	4	肝肿瘤	D2
合并分类 3 中弥漫性病变	4	肝肿瘤	D2
边缘低回声带、后方回声增强、多发，其中任何一个	4	肝肿瘤	D2
末梢胆管扩张	4	肝肿瘤	D2
镶嵌征	5	肝肿瘤	D1
集簇征	5	肝肿瘤	D1
伴有肝内胆管、血管的断裂	5	肝肿瘤	D1
出现边缘强回声、变色龙征、边缘裂开征的任何一个	2	肝血管瘤	C
囊性病变	2	肝囊肿	B
确认有实性成分（囊内结节、壁肥厚、分隔肥厚等）	4	肝囊性肿瘤	D2
钙化（包含气体）[注1]	2	肝内钙化	B
伴肝内胆管扩张	3	肝内胆管结石或气肿	D2
弥漫性病变	–	–	–
观察到高亮度肝、肝肾对比增强、血管结构模糊、深部信号衰减中的任一种[注2]	2	脂肪肝	C
观察到肝边缘变钝、实质回声增粗及表面凹凸状结节	3	慢性肝损害	D2
肝内胆管扩张	3	肝内胆管扩张	D2
血管异常	2	肝血管异常	D2
无异常所见	1	–	A
不能显示	0	不能显示	D2

注 1）钙化是指伴随声影的高回声。
应确认不是转移性肝癌等伴随实性部分钙化。
多发时要注意日本血吸虫等寄生虫引起的病变，注意其分布和肝实质的回声模式。

注 2）在局限性低脂化区域的好发部位发现的不规则低回声区域，不存在点状回声紊乱，以及无彩色多普勒显示血流走向偏位的情况下，不作为占位性病变进行报告。

（腹部超音波検診判定マニュアル. 日消がん検診誌 52：471-493，2014[1]より引用）

表3-6　胆囊、肝外胆管

超声图像所见	分类	超声所见（检查报告中的记载）	判定分区
胆囊	–	–	–
隆起性肿瘤像（息肉）	–	–	–
有蒂性	–	–	–
最大直径小于 5 mm	2	胆囊息肉	B
最大直径为 5 ～ 10 mm	3	胆囊肿瘤	C
有点状强回声或桑椹样回声	2	胆囊息肉	B
最大直径为 10 mm 以上	4	胆囊肿瘤	D2
广基性（无蒂性）	4	胆囊肿瘤	D2
发现层结构、小囊肿结构、彗星尾样回声中的任一种	2	胆囊腺肌瘤	C
附着部层结构不规则或中断	5	胆囊肿瘤	D1
壁肥厚[注1)]	–	–	–
弥漫性肥厚（胆囊体靠近肝的一侧的壁厚在 4 mm 以上）	3	弥漫性胆囊壁肥厚	D2
发现层结构、小囊肿结构、彗星尾样回声中的任一种	2	胆囊腺肌瘤	C
伴有壁层结构不规则或中断裂	4	胆囊肿瘤	D2
局限性增厚（部分囊壁有内侧低回声）	4	胆囊肿瘤	D2
伴小囊肿结构或彗星尾样回声	2	胆囊腺肌瘤	C
肿大（短径在 36 mm 以上）	3	胆囊肿大	D2
乳头部附近及远端胆管未见异常	2	胆囊肿大	C
结石像（包含钙化与气肿）	2	胆囊结石及胆囊气肿	C
不能评价胆囊壁	3	胆囊结石胆囊壁评价不良	D2
碎片样回声（与结石像分开记载）	3	胆泥	D2
无异常所见	1	胆囊无异常	A
不能显示	0	胆囊不能显示	D2
胆囊切除术后	0	胆囊切除术后	B
肝外胆管	–	–	–
隆起或肿瘤像（息肉）	4	胆管肿瘤	D2
伴有附着部层结构不规则或中断	5	胆管肿瘤	D1
壁肥厚（壁厚在 3 mm 以上或有内侧低回声）	3	胆管壁肥厚	D2
黏膜面不完整	4	胆管肿瘤	D2
层结构不规则	5	胆管肿瘤	D1
胆管扩张（8 mm 以上，摘除胆囊后 11 mm 以上）	3	胆管扩张	D2
乳头部附近及远端胆管未见异常	3	胆管扩张	C
结石像（包含钙化与气肿）	2	胆管结石及胆管气肿	D2
有胆道系统手术史，体位变换时可移动	2	胆管气肿	B
碎片样回声	3	胆泥	D2
无异常所见	1	无异常	A
不能显示[注2)]	0	不能显示	C

注 1）伴有小囊肿结构或彗星尾样回声的壁肥厚，注意隆起性病变的并存。

注 2）胆囊或肝内胆管有异常表现时，将相应诊疗指导设为 D2。

（腹部超音波検診判定マニュアル．日消がん検診誌 52：471-493，2014[1)]より引用）

表3-7 胰

超声图像所见	分类	超声所见（检查报告中的记载）	判定分区
实性病变注1）	–	–	–
高回声肿瘤像	2	胰腺肿瘤	C
低（中）回声肿瘤像	4	胰腺肿瘤	D2
伴有主胰管、肝外胆管、胰周围血管中断的任何一种	5	胰腺肿瘤	D1
囊性病变	2	胰腺囊肿	B
直径在 5 mm 以上	3	胰腺囊肿	D2
确认有实性成分（囊内结节、壁肥厚、分隔肥厚等）	4	胰腺囊性肿瘤	D2
钙化像	2	胰石	C
主胰管扩张（体部在 3 mm 以上）注2）	3	胰管扩张	D2
主胰管内结节	4	胰腺肿瘤	D2
远端狭窄	4	胰腺肿瘤	D2
形态异常	–	–	–
最大短轴径在 30 mm 以上	2	胰腺肿大	D2
最大短轴径小于 10 mm	2	胰腺萎缩	D2
局限性肿大注3）	2	变形	B
肿大部分，伴有回声减低、回声模式不规则、主胰管等内部结构不清晰的任何一种	4	胰腺肿瘤	D2
无异常所见	1	无异常	A
不能显示	0	不能显示	D2

注 1）超声混合影像不纳入实性病变而是纳入囊性病变。

注 2）放大图像中从主胰管前壁强回声垂直测量到后壁强回声。

注 3）“局限性肿大”适用于轮廓平滑、局部厚度增加的情况。

（腹部超声波检查判定手册．引用自日消癌诊断杂志 52:471-493.2014）

（腹部超音波検診判定マニュアル．日消がん検診誌 52：471-493，2014[1]より引用）

表3-8 肾

超声图像所见	分类	超声所见（检查报告中的记载）	判定分区
实性病变	3	肾肿瘤	D2
轮廓清楚的椭圆形病变	4	肾肿瘤	D2
伴有内部无回声、边缘低回声带、侧方声影中的任何一个	4	肾肿瘤	D2
伴中心部回声分离或变形	4	肾肿瘤	D2
轮廓清楚的椭圆形病变，内部伴无回声区域	5	肾肿瘤	D1
出现内部无回声区域，伴有边缘低回声带、侧方声影中的任何一个	5	肾肿瘤	D1
伴有与中心部同等及以上强度的高回声不规则轮廓或声影	2	肾血管平滑肌脂肪瘤	C
囊性病变	2	肾囊肿	B
双侧多发大小不等的囊肿，肾实质结构不清	3	多囊肾	C
伴有分隔肥厚或钙化	3	肾囊性肿瘤	C
确认有实性成分（囊肿内结节、壁肥厚、分隔肥厚）	4	肾囊性肿瘤	D2
钙化像	2	肾钙化或肾结石	B
长径在 10 mm 以上	2	肾钙化或肾结石	C
肾盂扩张（阻塞原因不详）	3	肾盂扩张、肾积水	D2
轻度肾盂扩张（不伴有肾盏扩张）	2	肾盂扩张	B
扩张或阻塞部位钙化	2	肾结石	D2
阻塞部分实性病变	4	肾肿瘤	D2
形态异常（左右两侧大小不同、畸形等）	2	肾的变形	B
轮廓凹凸不平或中心回声变形	3	肾肿瘤	D2
双肾测量最大径都在 12 cm 以上	3	肾肿大	D2
双肾测量最大径都小于 8 cm	2	肾萎缩	D2
无异常所见[注1)]	1	无异常	A
不能显示	0	不能显示	D2
肾切除术后	0	肾切除术后	B

注 1）与肾皮质相同的回声水平，回声凹凸不平、变形，中心的局限性膨隆为分类 1（正常变异），用彩色多普勒法确认与正常实质相同的血管结构。

（腹部超音波検診判定マニュアル．日消がん検診誌 52：471-493，2014[1)]より引用）

表3-9　脾、腹部大动脉、其他

超声图像所见	分类	超声所见（检查报告中的记载）	判定分区
脾	–	–	–
实性病变	–	–	–
高回声肿瘤像	3	脾肿瘤	D2
低回声肿瘤像	4	脾肿瘤	D2
中心部高回声	5	脾肿瘤	D1
高、低回声混合像	4	脾肿瘤	D2
囊性病变	2	脾囊肿	B
伴有实性成分（囊肿内结节、壁肥厚、分隔肥厚）	4	脾囊性肿瘤	D2
钙化像	2	钙化	B
脾门部有异常血管	2	脾门部血管异常	D2
肿大[注1)]	–	–	–
最大径为 10 ～ 15 cm	2	脾肿大	B
最大径在 15 cm 以上	3	脾肿大	D2
脾门部实性病变	3	脾门部肿瘤	D2
内部回声均一，与脾呈等回声，椭圆形肿瘤像	2	副脾	B
无异常所见	1	无异常	A
不能显示[注2)]	0	不能显示	B
脾切除术后	0	脾切除术后	B
腹部大动脉	–	–	–
大动脉的局限性扩张	–	–	–
最大径为 3 ～ 5 cm	2	腹部大动脉瘤	C
最大径在 5 cm 以上	2	腹部大动脉瘤	D2
其他	–	–	–
淋巴结肿大（短径在 7 mm 以上）	3	淋巴结肿大	C
短径在 10 mm 以上或短径与长径比在 0.5 以上	4	淋巴结肿大	D2
腹腔内液体潴留	3	腹水	D2
伴有实性回声	4	腹水	D2
胸腔内液体潴留	3	胸腔积液	D2
伴有实性回声	4	腹水	D2
心包腔内液体潴留	2	心包腔积液	D2
腹腔、腹膜后腔、盆腔的肿瘤像	4	腹部肿瘤	D2

注 1）测量脾最大径。

注 2）确认有无切除。

（腹部超音波検診判定マニュアル．日消がん検診誌 52：471-493，2014[1)]より引用）

文献

1）日本消化器がん検診学会　超音波検診委員会ガイドライン作成ワーキンググループ，他．腹部超音波検診判定マニュアル．日消がん検診誌 52：471-493，2014

3.1 肝的超声图像所见

3.1.1 实性病变

A 解说超声图像所见

- 判断肝实性病变的分类的要点在于，鉴别良性的血管瘤及恶性的肝细胞癌和转移性肝癌。

1. 大小

- 肝实性病变的分类应不低于分类 3。最大直径在 15 mm 以上时，判定为分类 4。

2. 内部回声

- 合并弥漫性病变（图 3-1-1）、边缘低回声带（图 3-1-2）、后方回声增强、多发病变（图 3-1-3）中的任意一种情况时，在确认末梢胆管扩张等情况下判定为分类 4。

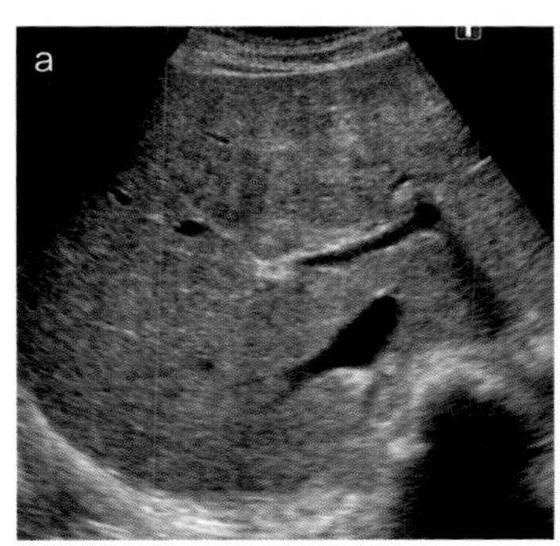

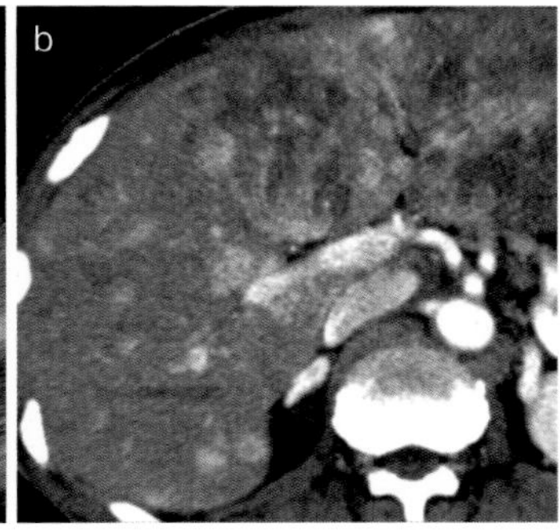

图3-1-1 弥漫性肝转移

a：多发边界不清的高回声区域，分类4，肾癌肝转移；b：CT造影发现多发边界不清的不规则造影区

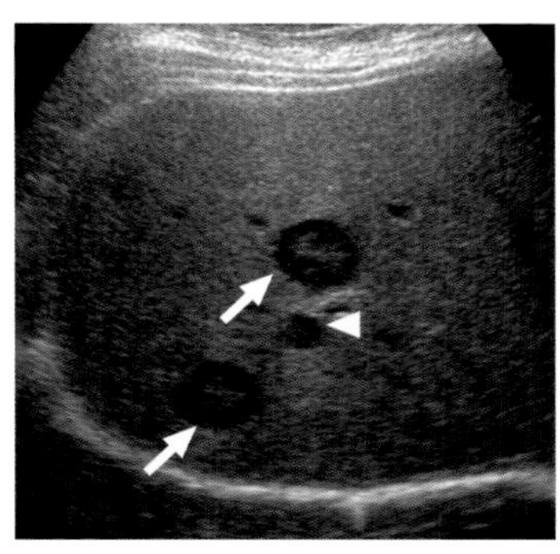

图3-1-2 靶环征示肝转移

可见中心部呈高回声，边缘呈低回声，肿瘤的靶环征（箭头），还可观察到低回声的小肿瘤（三角）。分类4，乳腺癌多发肝转移

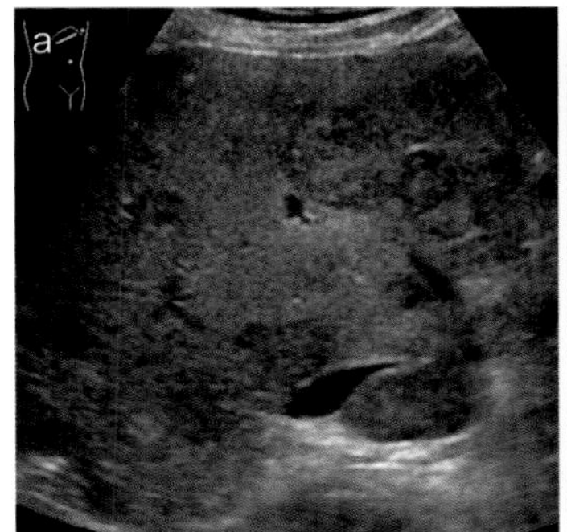

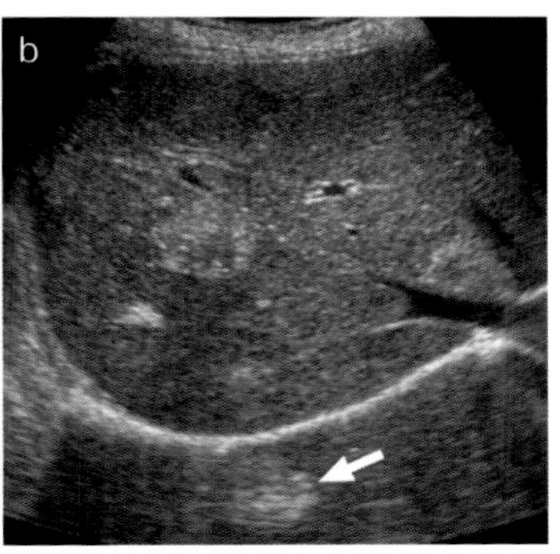

图3-1-3 多发肝转移

a：多发边界不规则的不均匀低回声区，分类4，胃癌肝转移；b：多发略强回声的肿瘤，膈肌外侧呈现镜面伪像（箭头）。分类4，结肠癌肝转移

- 存在马赛克征（mosalc pattern）（图 3−1−4）、集簇征（cluster sign）（图 3−1−5），发现肝内胆管或血管中的任何一个断裂时，将其判定为分类 5。
- 存在边缘强回声（marginal strong echo）（图 3−1−6）、变色龙征（chameleon sign）（图 3−1−7）、边缘裂开征（wax and wane sign）中的任何一个时，将其判定为分类 2。

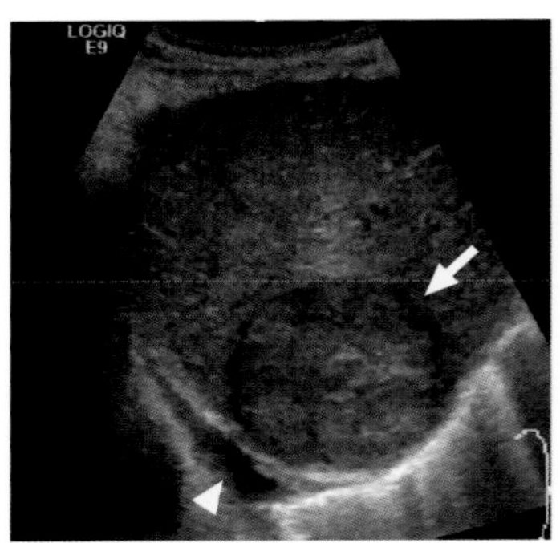

图3−1−4　马赛克征

肿瘤边缘有薄薄的低回声带（晕环，箭头），外侧有声影，后方回声增强，内部有马赛克征。横膈下和肝表面之间存在无回声区域，为少量胸腔积液（三角），分类5，肝细胞癌

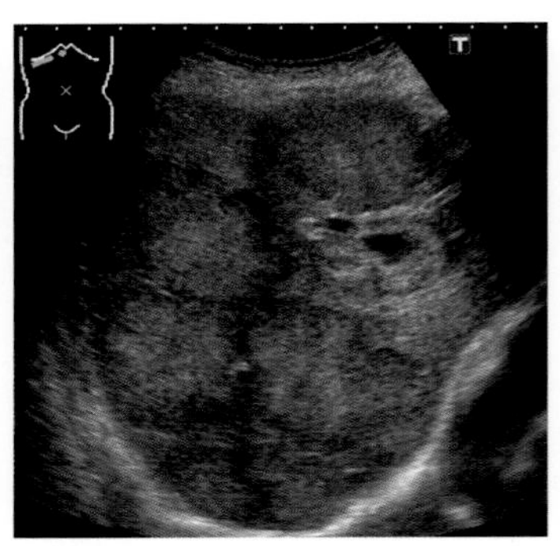

图3−1−5　肿瘤聚合、成串

多个肿瘤汇聚在一起，分类5，肺癌肝转移

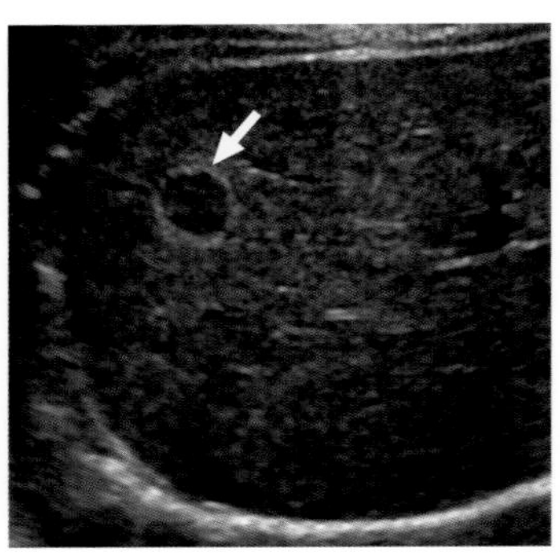

图3−1−6　边缘强回声

低回声区域边缘有高回声环绕，分类2，肝血管瘤

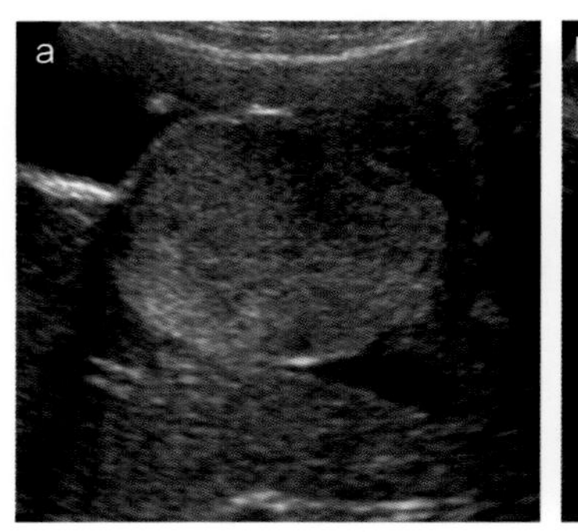

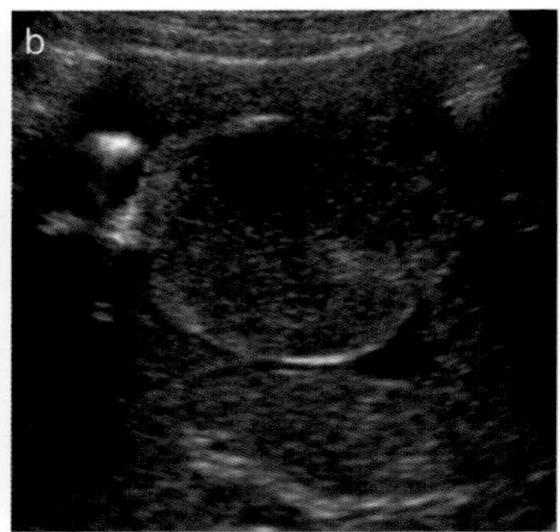

图3−1−7　变色龙征

a：检查开始时；b：体位变换后，通过体位变换确认内部回声的变化。分类2，肝血管瘤

B 超声图像所见的依据及注意事项

1. 大小

- 在肝细胞癌的多个发展阶段中，15 mm 左右的肿瘤作为治疗对象，其中包含了由早期肝细胞癌发展成的中分化癌。

2. 内部回声

- 首先把握有无肝表面凹凸不平、肝缘钝化、肝实质回声粗糙化等肝的背景状态。B 型肝硬化、C 型肝硬化患者，属于肝细胞癌的超高危人群。

- 边缘低回声带是指肿瘤内部回声显示为同心圆状的模式。这是转移性肝癌的特征，也被称为靶环征。
- 转移性肝癌经常是多发的，血管瘤也是多发的，所以不能说多发等同于转移。
- 结节型的肝细胞癌，超过 2 cm 后发现后方回声增强的情况较多。
- 马赛克征是指肿瘤内部的小结节排列成马赛克形状的回声模式，是原发性肝细胞癌的特征。
- 集簇征是指多个肿瘤聚集成一团，也是转移性肝肿瘤的特征。
- 边缘强回声是指在肝海绵状血管瘤的边缘，可以看到几乎整个边缘的高回声。
- 变色龙征、边缘裂开征是指随着时间的变化或体位变换等，内部斑点模式发生变化，这是肝海绵状血管瘤的特征性表现。

3. 多普勒超声所见（图 3-1-8）

- 在肝细胞癌中经常能看到从周围朝向中心的提篮状的搏动性血流。
- 肝内胆管癌的血流很少，有时会在肿瘤内看到现有的血管。
- 转移性肝癌的血供依赖原发病灶，但一般血流较少。
- 在局限性结节性增生中，多见从肿瘤中心向边缘扩散的车辐状血管。

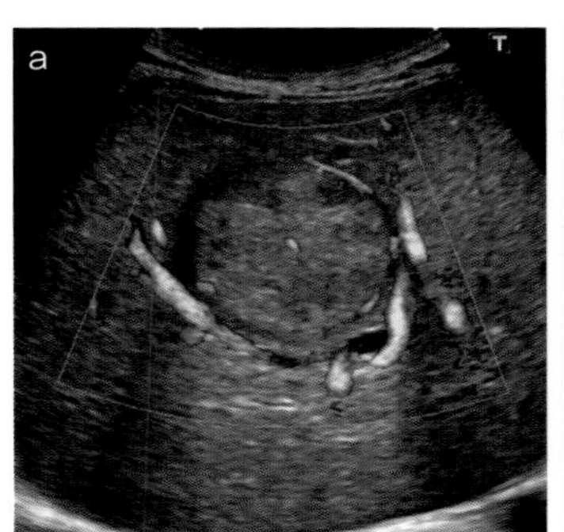

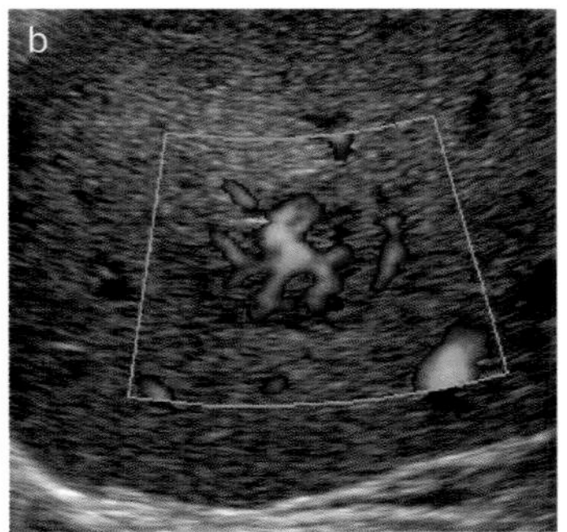

图3-1-8 实性肿瘤的多普勒超声所见

a：从周围向瘤中心的提篮状的搏动性血流，分类4，肝细胞癌；b：从肿瘤中心向边缘扩散的车辐状血管，分类4，局限性结节性增生

C 需要考虑的主要疾病

- 肝血管瘤：最常见的良性肝实性肿瘤，多显示为边缘有高回声带的高回声肿瘤像，发病率大于 10%。
- 局限性结节性增生：是肝细胞的再生性过度增生性疾病。
- 仅次于肝血管瘤的最常见的良性肝肿瘤，肿瘤中心可见放射状或车辐状血管（图 3-1-8b，图 3-1-9）。
- 肝血管平滑肌脂肪瘤：肿瘤由大量血管、平滑肌、脂肪成分构成，多呈高回声（图 3-1-10）。
- 局限性低脂肪区域：局限性脂肪沉积（参照 3.1.4）。
- 肝细胞腺瘤：呈现多种回声特征的边界清楚的肿瘤。
- 肝细胞癌（参照 4.1.10）：确认有无慢性肝疾病。

- 肝内胆管癌（参照 4.1.11）。
- 转移性肝癌（参照 4.1.12）：确认既往有无其他部位癌症史。

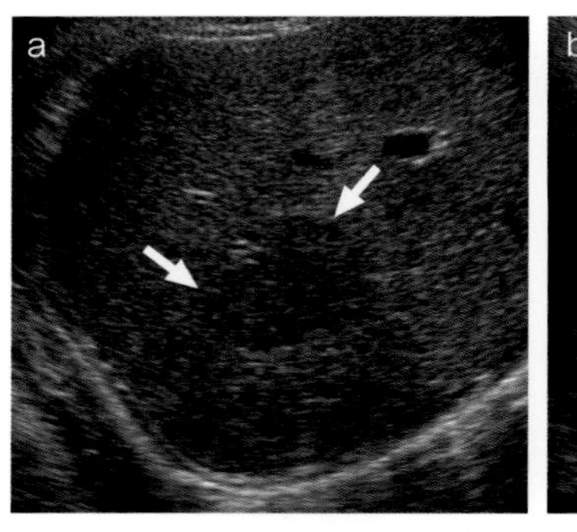

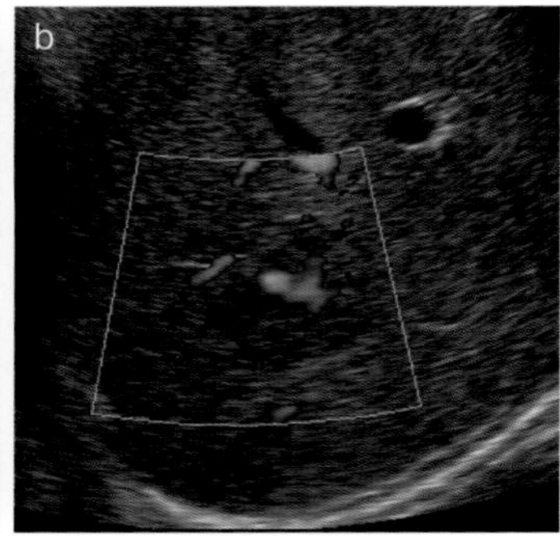

图3-1-9　局限性结节性过度增生

a：B模式图像；b：彩色多普勒能量图。可见不规则形状的略低回声肿瘤（箭头），分类4

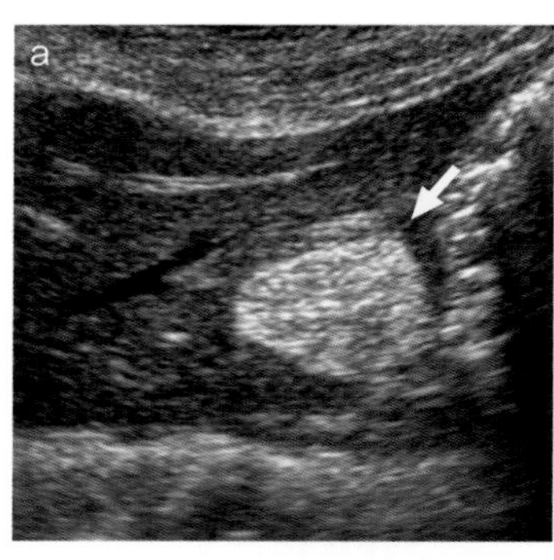

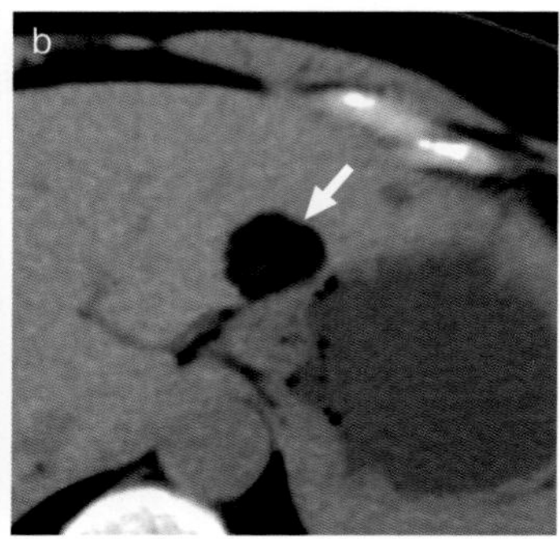

图3-1-10　肝血管平滑肌脂肪瘤

a：边界清晰、平滑的高回声肿瘤（箭头），分类4，B模式图像；b：肿瘤（箭头）呈与皮下脂肪大致相同的低吸收值的单纯CT像

文献

1) 日本消化器がん検診学会　超音波検診委員会ガイドライン作成ワーキンググループ，他．腹部超音波検診判定マニュアル．日消がん検診誌 52：471-493，2014

2) 日本肝臓学会：肝癌診療ガイドライン 2017年版．https://www.jsh.or.jp/medical/guidelines/jsh_guidlines/examination_jp_2017（2019年2月閲覧）

3) Sakamoto, M et al：Natural history and prognosis of adenomatous hyperplasia and early hepatocellular carcinoma：multi-institutional analysis of 53 nodules followed up for more than 6 months and 141 patients with single early hepatocellular carcinoma treated by surgical resection or percutaneous ethanol injection. Jpn J Clin Oncol 28：604-608，1998

3.1.2　囊性病变

A 解说超声图像所见

1. 大小

- 肝的囊性病变，不论大小均判定为分类 2 或分类 4。

2. 有无实性成分（图 3-1-11 ~图 3-1-17）

- 有实性成分的囊性病变判定为分类 4，没有实性成分的囊性病变判定为分类 2。
- 实性成分包括囊内结节、壁肥厚、分隔肥厚。
- 囊内结节指向内腔突出的息肉状病变。
- 囊内结节需用多普勒超声确认有无血流信号。
- 壁肥厚是指在壁的一部分或整体上有肥厚的病变。
- 分隔肥厚是指分隔的一部分或整体有肥厚的病变。
- 壁肥厚和分隔肥厚没有具体的厚度指标，通过与周围的壁或分隔相比，存在肥厚部分的状态。
- 有时很难鉴别是壁肥厚和分隔肥厚的囊性病变还是伴随囊性变的实性病变。难以判断时，伴囊性变认为是实性病变（参照 3.1.1）。

3. 内部回声

- 炎性肿瘤性囊性病变，囊性病变内部出血可能伴有碎片样回声（图 3-1-15）。
- 囊内结节可能隐藏在碎片样回声内，因此需进行体位变换，以确认有无囊内结节。

B 超声图像所见的依据及注意事项

1. 大小

- 分类不受大小影响。

2. 有无实性成分

- 确认有无囊内结节、壁肥厚、分隔肥厚。
- 有时很难与实性病变伴囊性变相鉴别，难以判断的病变，可以认为是实性病变伴囊性变。

C 需要考虑的主要疾病

- 肝囊肿（图 3-1-11）（参照 4.1.8）：有时因内部出血而表现为碎片样回声或实性部分（图 3-1-12）。但是用多普勒超声确认是没有血流信号的。

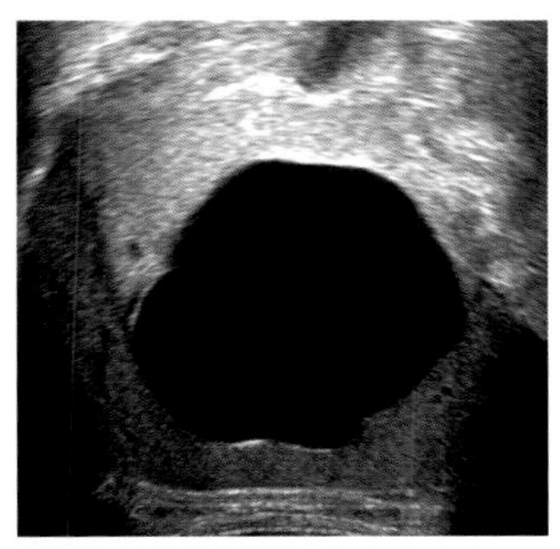

图3-1-11　囊性病变

伴后方回声增强的无回声病变，分类2，肝囊肿

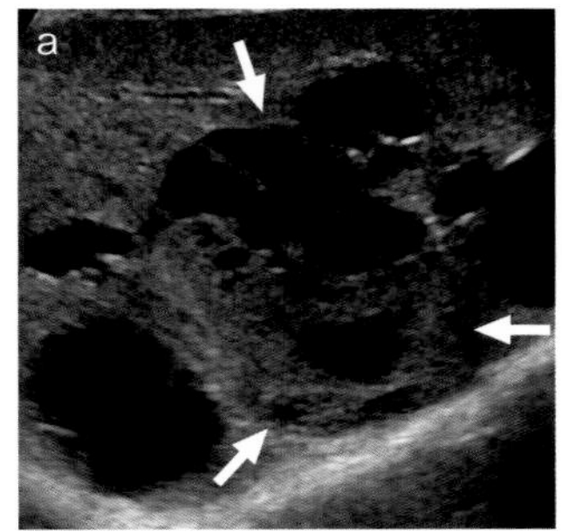

图3-1-12　囊实性混合病变

多发的无回声病变中发现了分隔样结构和实性部分（图a箭头）。在分隔样结构和实性部分中未发现血流信号（b：能量多普勒）。分类4，囊肿内出血

- 肠前性肝囊肿：是由气管支、原始食管迷走到肝而形成的非常罕见的疾病。单发、单房性囊肿在肝 S4、S8 区域的包膜正下方可见，由于囊肿内含有钙，CT 显示高吸收值。
- 黏液性囊性肿瘤（图 3−1−13）：多房性囊性肿瘤，有明显的线性包膜，女性多见，如果发现囊肿内表面有乳头状或实性肿瘤则黏液性囊性腺癌的可能性较高。
- 胆管内乳头状瘤（图 3−1−14）：发生在胆管内的乳头状肿瘤，形态类似囊肿，与黏液性囊性肿瘤鉴别时，确认是否与胆管相交通有助于诊断。
- 肝脓肿（图 3−1−15）（参照 4.1.6）。
- 转移性肝肿瘤：囊性变或转移性病变的囊性变。食管癌（图 3−1−16）、卵巢癌、胃肠道间质瘤（gastrointestinal stromal tumor，GIST）（图 3−1−17）等。

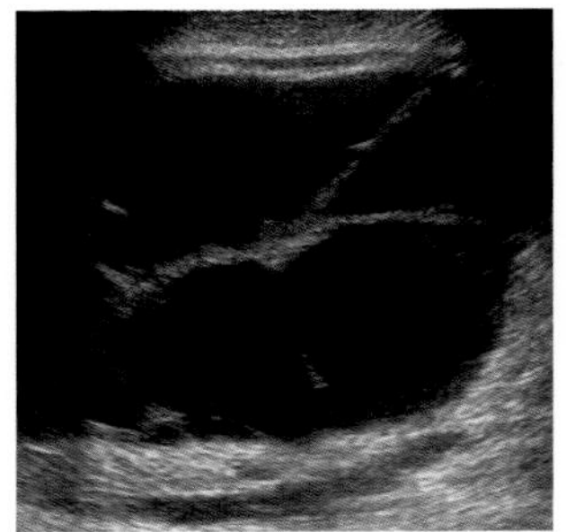

图3−1−13　伴有分隔的囊性病变

伴有稍增厚分隔结构的无回声病变，分类4，黏液性囊腺瘤

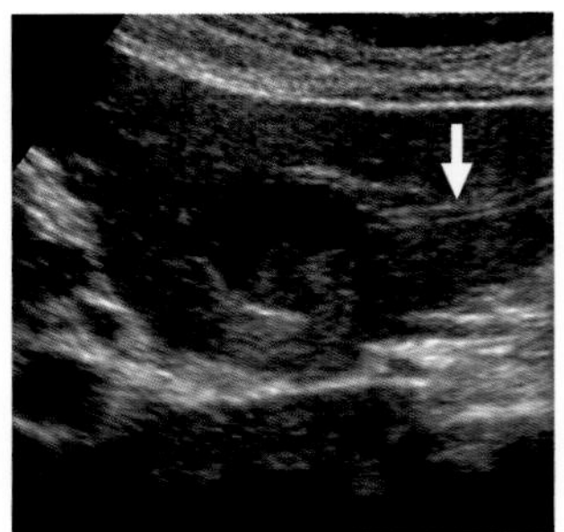

图3−1−14　囊肿内伴有结节的病变

无回声病变内可见结节状的实性部分。可见与胆管的交通（箭头），分类4，胆管内乳头状瘤

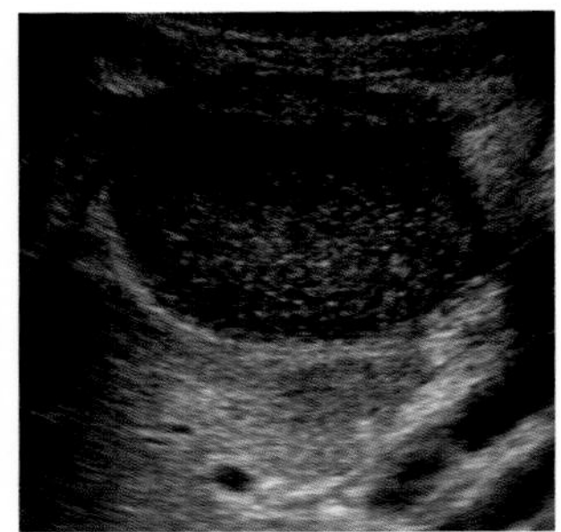

图3−1−15　囊性病变内伴碎片样回声

伴后方回声增强，在内部可观察到碎片样回声，边界清晰、平滑的病变。病变内没有发现实性部分，分类2，肝脓肿

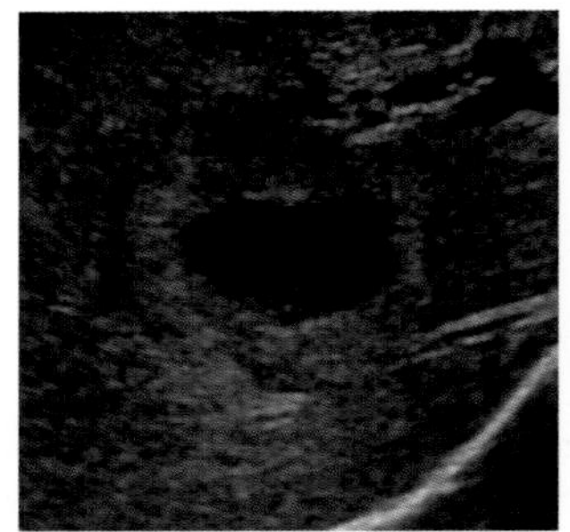

图3−1−16　囊性病变中伴有实性病变

中心坏死部位无回声，周围可见带状实性部分，分类4，食管癌肝转移

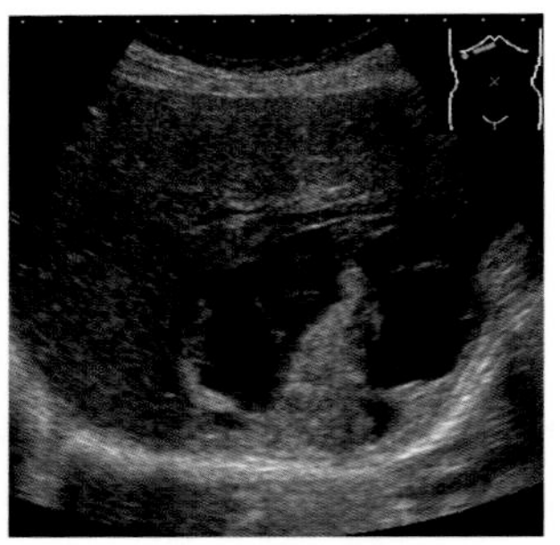

图3−1−17　囊性结节内伴有实性病变

无回声病变内有实性部分，分类4，GIST的肝转移

文献

1）日本消化器がん検診学会　超音波検診委員会ガイドライン作成ワーキンググループ，他．腹部超音波検診判定マニュアル．日消がん検診誌 52：471-493，2014

2）日本超音波医学会用語・診断基準委員会：肝腫瘤の超音波診断基準．超音波医学 39：317-326，2012

3.1.3 弥漫性病变：慢性肝病

A 解说超声图像所见

1. 形状及内部回声

- 发现肝缘钝化、粗糙的实质回声及表面结节状凹凸不平时，可判定为分类 3（图 3-1-18 ~ 图 3-1-20）。

B 超声图像所见的依据及注意事项

1. 观察肝表面、肝缘

- 表面凹凸不平不仅表现在肝的前表面，也见于其他部位，如“肝左叶的下缘”“与胆囊接触的部分”“与血管接触的部分”“肝肾隐窝（莫里森囊）边缘”等部位。

2. 粗糙的实质回声

- 一般情况下乙型肝炎形成结节的倾向较强，与丙型肝炎相比，肝实质的回声多粗糙，但仅从回声模式很难确定致病病毒。

3. 定期的过程观察（随访）

- 慢性乙型肝炎、慢性丙型肝炎患者是肝硬化肝细胞癌的高危人群。
- 其中乙型肝炎肝硬化、丙型肝炎肝硬化患者属于肝细胞癌的超高危人群。
- 治疗中的慢性乙型肝炎患者和经治疗实现持续病毒转阴（sustained virological response，SVR）的慢性丙型肝炎患者，患癌概率降低，但仍存在发生肝细胞癌的风险，因此有必要定期随访观察（监测）。
- 建议对高危人群每 6 个月进行一次腹部超声检查，超高危人群每 3 ~ 4 个月进行一次肿瘤（结节）检查。

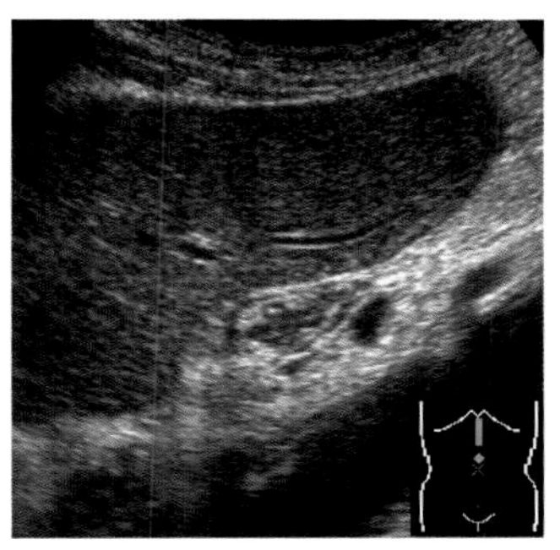

图3-1-18 肝缘钝化
确认肝左叶外侧区域肝边缘钝化，分类3，丙型肝炎肝硬化

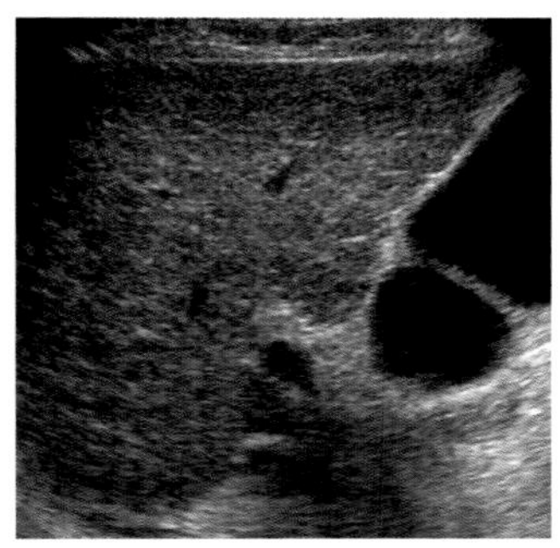

图3-1-19 粗糙的实质回声
肝实质的回声粗糙，分类3，乙型肝炎肝硬化

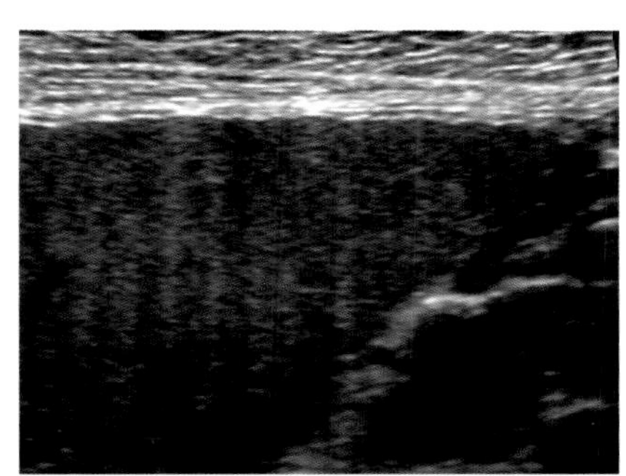

图3-1-20 肝表面的凹凸不平
肝表面凹凸不平，使用高频探头观察肝表面更有优势，分类3，酒精性肝硬化

4. 肝的硬度（纤维化）

- 了解肝的硬化（纤维化）的程度，对判定致癌风险和治疗效果很重要。
- 依据 B 模式下的内部回声（斑点回声特征），在一定程度上可以推断肝的纤维化，但缺乏客观性。
- 超声弹性成像技术（参照图 4-1-6）对诊断肝组织的硬化程度是有效的，在医疗保险中有收录。

文献

1) 日本消化器がん検診学会　超音波検診委員会ガイドライン作成ワーキンググループ，他．腹部超音波検診判定マニュアル．日消がん検診誌 52：471-493，2014

2) 日本超音波医学会用語・診断基準委員会：肝腫瘤の超音波診断基準．超音波医学 39：317-326，2012

3) 日本肝臓学会：肝癌診療ガイドライン 2017年版．https://www.jsh.or.jp/medical/guidelines/jsh_guidlines/examination_jp_2017（2019年2月閲覧）

3.1.4　弥漫性病变：脂肪肝

A 解说超声图像所见

1. 内部回声

- 确认存在高亮度肝、肝肾对比增强、深部信号衰减、血管结构不清晰中的任意一种时，判定为分类 2（图 3-1-21）。

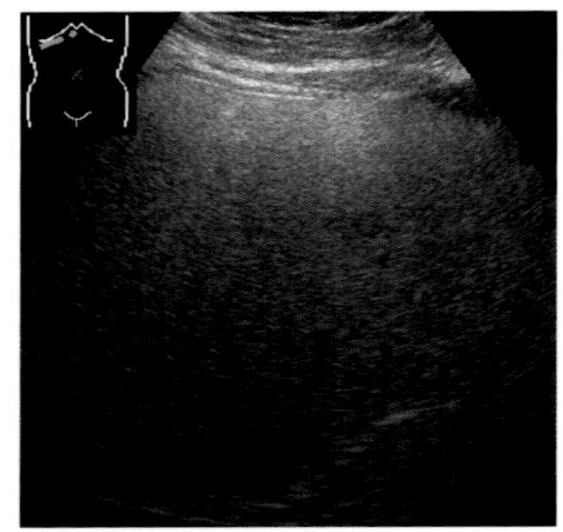

图3-1-21　高亮度脂肪肝
肝实质的回声水平上升（高亮度肝），深部信号衰减，血管结构模糊不清，分类2

2. 斑片状脂肪区及局限性低脂肪区

- 由于受门静脉血流的不均等以及不经过门静脉的静脉血流的影响，肝内的脂肪沉积程度会有差异，有时会出现斑片状的脂肪沉积和局限性低脂肪区（图 3-1-22，图 3-1-23）。

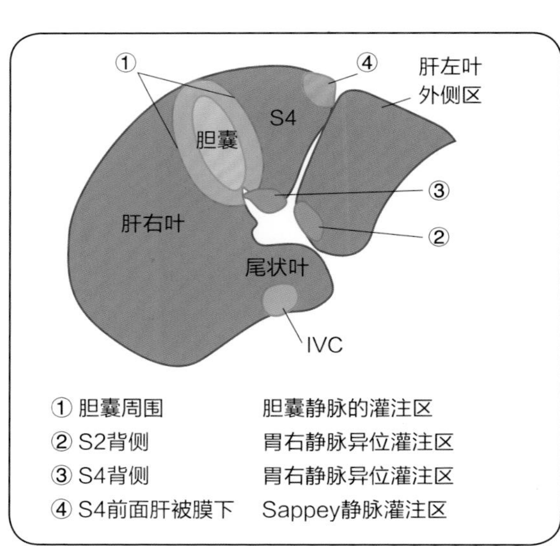

图3-1-22　脂肪肝中容易出现低脂肪区的部位
IVC—下腔静脉

B 超声图像所见的依据及注意事项

- 随着脂肪沉积的加重，肝内的反射增强（声阻抗的差异变大），肝实质的回声水平上升。
- 脂肪肝进一步发展，可以观察到深部信号衰减、肝内血管及横膈结构模糊不清。
- 在高亮度脂肪肝中，由于肝实质和血管之间的对比增强，有时会出现帘状回声（图 3-1-24）。

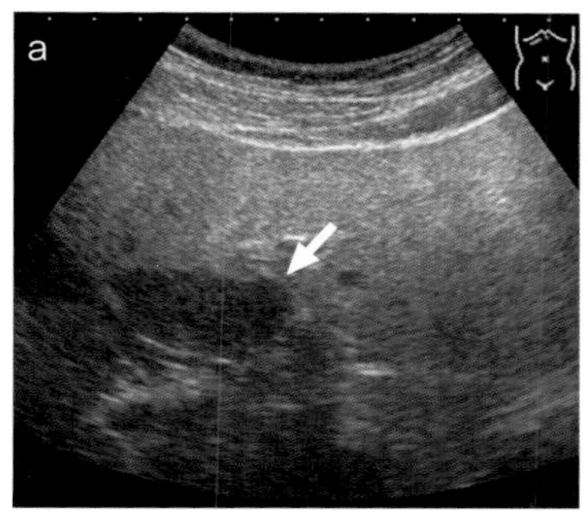

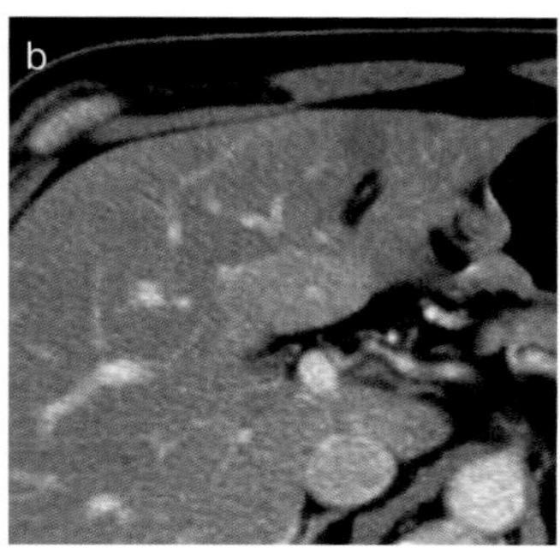

图3-1-23　脂肪肝中的局限性低脂肪区
a：在肝S4背侧观察到不规则形低回声区域（箭头），斑点回声特征未发现紊乱，背景肝的回声水平较高，可以判断为脂肪肝的局限性低脂肪区，分类2；b：CT造影中低脂肪区显示为稍高吸收区（箭头）

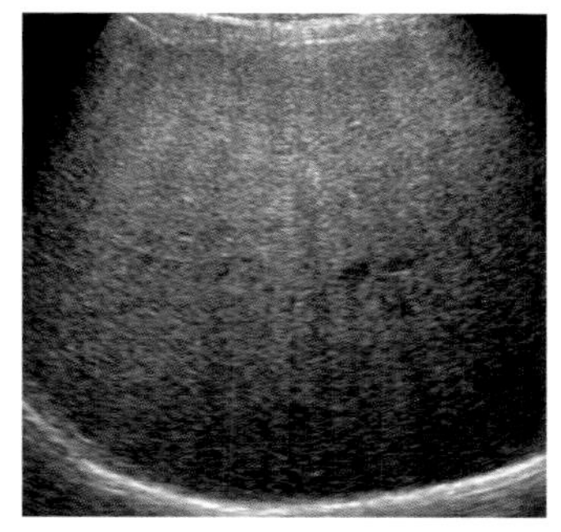

图3-1-24　帘状回声
从肝表面到肝实质的带状低回声并排出现。肝表面没有凹凸不平，肝实质的回声水平上升、深部信号衰减、血管模糊不清，判断为高亮度脂肪肝中可见的帘状回声，分类2

文献

1）日本消化器がん検診学会　超音波検診委員会ガイドライン作成ワーキンググループ，他．腹部超音波検診判定マニュアル．日消がん検診誌 52：471-493，2014

2）日本消化器病学会編：NAFLD/NASH診療ガイドライン2014．https://www.jsge.or.jp/guideline/guideline/nafld.html（2019年2月閲覧）

3）神山直久ほか：脂肪肝実質に出現する"簾状エコー"の発生機序に関する考察．超音波医学　43：655-662，2016

3.1.5　钙化

A 解说超声图像所见

1. 超声所见

- 钙化是伴声影的高回声像（图3-1-25）。
- 钙化包括气肿像（图3-1-26，图3-1-27）时判定为分类2。

2. 有无实性部分

- 伴随实性部分时，按实性病变处理，判定为分类3以上（参照3.1.1）。

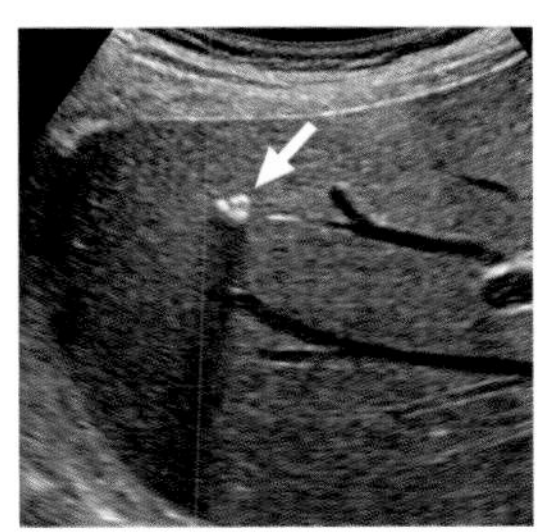

图3-1-25　钙化
伴声影的高回声（箭头），分类2，肝内钙化

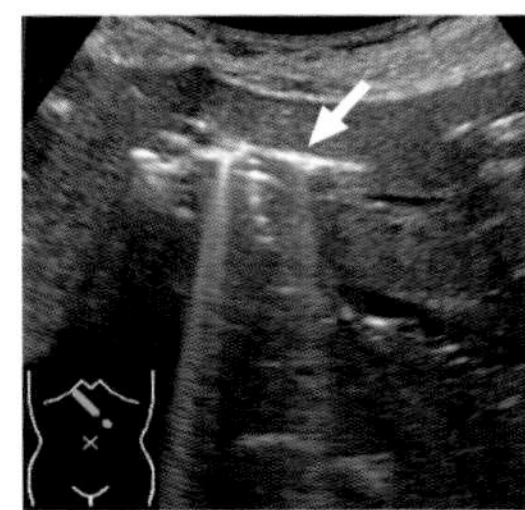

图3-1-26　伴多重反射的胆管气肿
沿门静脉走行的线状、伴有多重反射的高回声（箭头），分类2

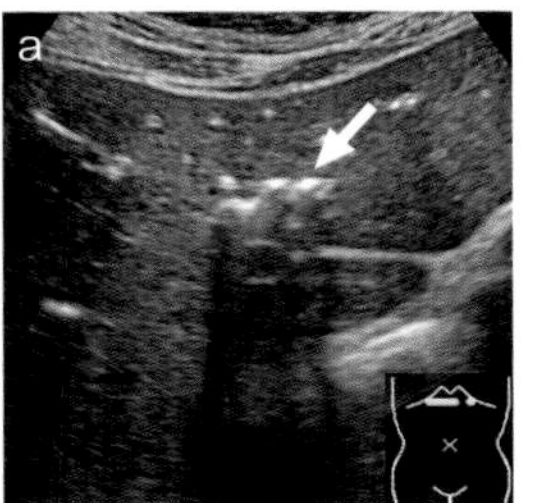

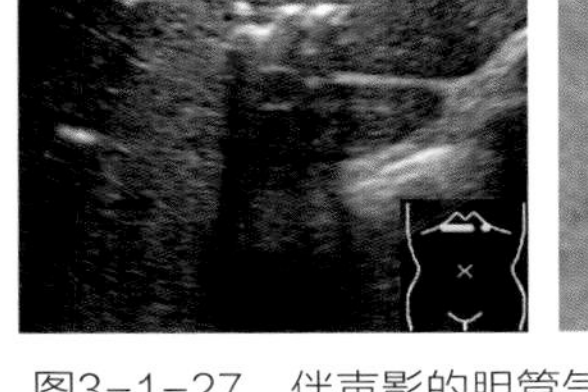

图3-1-27　伴声影的胆管气体像
a：超声图像；b：单纯CT图像：沿肝内门静脉可见空气影像（箭头）。沿门静脉可见伴有声影的线状、结节状高回声（图a箭头）。部分可见多重反射，分类2

3. 有无肝内胆管扩张

- 伴肝内胆管扩张时判定为分类 3（图 3-1-28）。

B 超声图像所见的依据及注意事项

1. 超声所见

- 肝内钙化是肝内的钙盐沉积。
- 肝既往有损伤史和感染史，大部分是在治愈的过程中产生的。

2. 有无实性部分

- 结肠癌引起的转移性肝癌常伴有钙化像，需确认是不是伴有这种钙化像的实性肿瘤的一部分。
- 在钙化像多发的情况下，要注意日本血吸虫和绦虫等寄生虫引起的病变，注意肝实质回声模式的改变（图 3-1-29）。

3. 有无肝内胆管扩张

- 肝内胆管结石形成，肝内胆管阻塞时，呈现伴肝内胆管扩张的钙化像（图 3-1-28）。

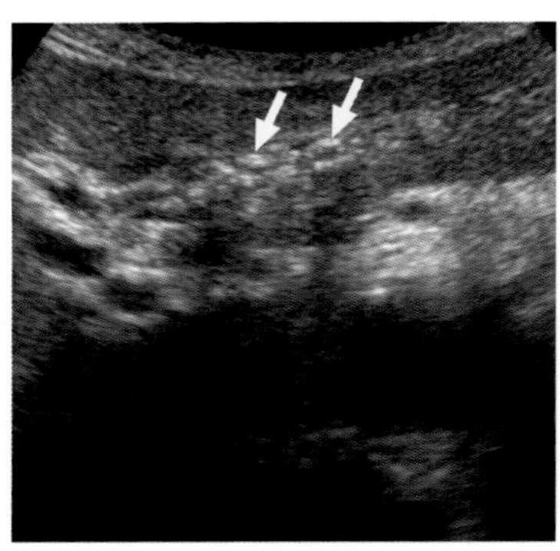

图3-1-28　伴肝内胆管扩张的钙化
沿着门静脉可以看到肝内胆管扩张。在扩张的胆管内可以看到很多伴随着声影的小的高回声像（箭头），分类3，肝内胆管结石

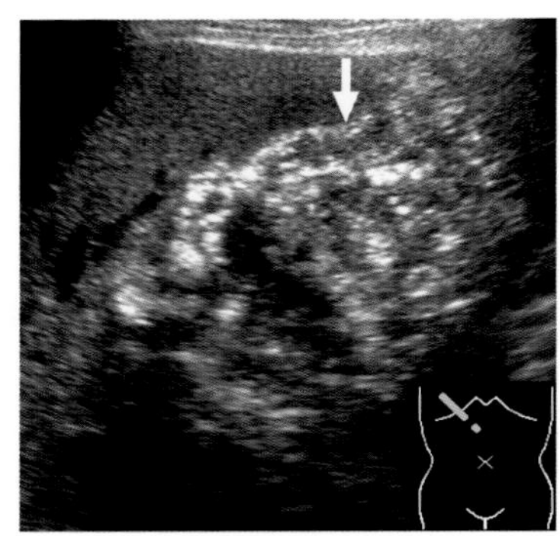

图3-1-29　多发钙化
伴声影的高回声像，可疑为钙化伴实性病变（箭头）。最大直径在15 mm以上，分类4，肝绦虫（肝棘球蚴病）

文献

1) 日本消化器がん検診学会　超音波検診委員会ガイドライン作成ワーキンググループ，他．腹部超音波検診判定マニュアル．日消がん検診誌 52：471-493，2014
2) 日本超音波医学会用語・診断基準委員会：肝腫瘤の超音波診断基準．超音波医学 39：317-326，2012
3) 日本超音波医学会：医用超音波用語集．https://www.jsum.or.jp/terminologies（2019年2月閲覧）

3.1.6 血管异常

A 解说超声图像所见

1. 超声所见

- 发现肝内血管（肝动脉、门静脉、肝静脉）的粗细和形状异常。
- 血管异常时判定为分类 2（图 3-1-30）。

2. 内部回声

- 异常血管的内部多为无回声，用多普勒超声评价有无搏动性血流信号。

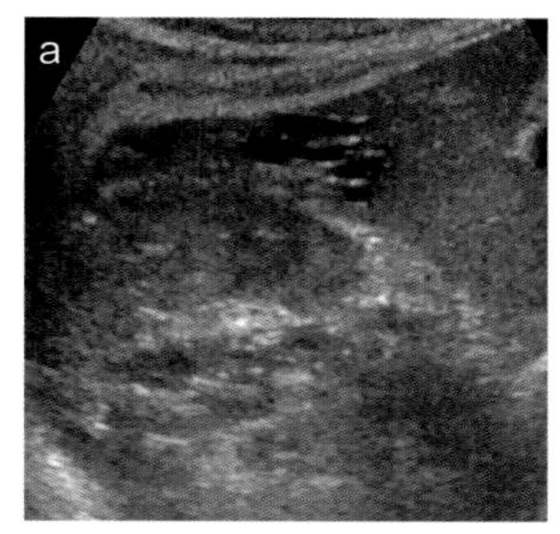

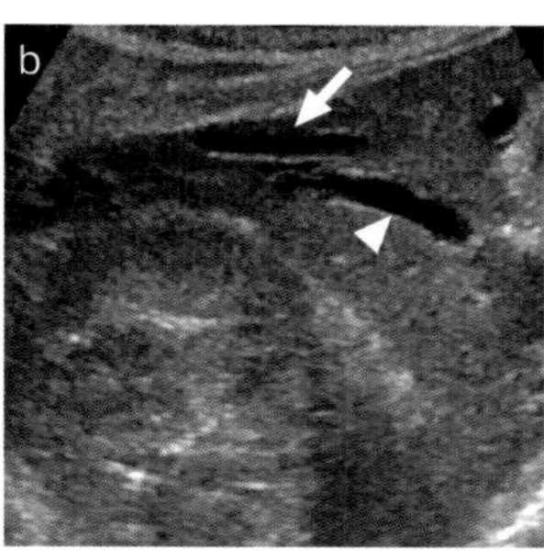

图3-1-30　肝内门静脉肝静脉短路
肝S6区域可见管状结构集簇（a），管状结构与扩张的门静脉（三角）、肝静脉（箭头）相交通（b），分类2

B 超声图像所见的依据及注意事项

- 肝内门静脉肝静脉短路很常见。
- 短路部的血管呈囊状扩张，肝内门静脉和肝静脉与其相连续。
- Rendu-Osler-Weber 综合征（遗传性出血性毛细血管扩张）中可见以动静脉短路为主的肝内血管短路，其程度不尽相同（图 3-1-31）。
- 肝硬化可导致门静脉高压，结果是食管静脉瘤、脾肾短路（脾静脉左肾静脉短路）、脐旁静脉再通等侧支血管通路开放（图 3-1-32，参照 4.1.3）。

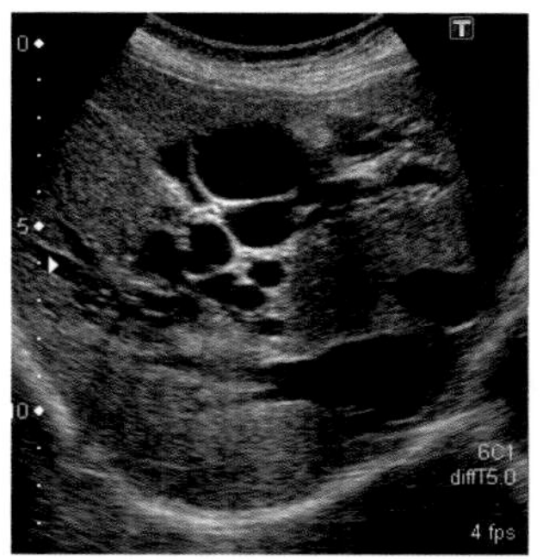

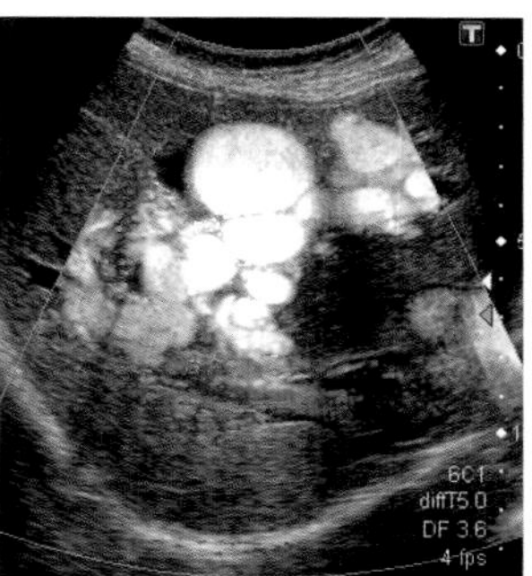

图3-1-31　Rendu-Osler-Weber综合征
肝内出现异常扩张、蜿蜒的血管（动脉），分类2

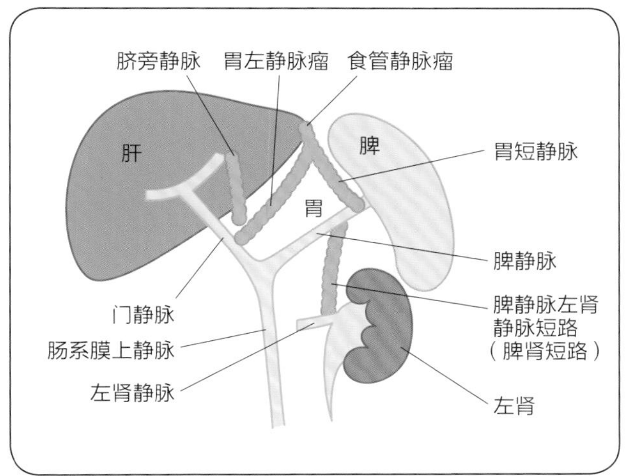

图3-1-32　伴门静脉高压的侧支血管通路

文献

1）日本消化器がん検診学会　超音波検診委員会ガイドライン作成ワーキンググループ，他．腹部超音波検診判定マニュアル．日消がん検診誌 52：471-493，2014

2）清水一路ほか：肝内血管短絡（Rendu-Osler-Weber病を含めて）．消化器画像 4：659-669，2002

3.2 胆囊的超声图像所见

3.2.1 隆起或肿瘤像

A 解说超声图像所见（图3-2-1）

- 隆起性病变首先分为有蒂性或广基性，难以判断的病变判定为广基性病变。

1. 有蒂性病变

a. 大小

- 有蒂性病变首先评价大小（最大直径）。
- 最大直径小于 5 mm 的判定为分类 2，在 10 mm 及以上的判定为分类 4。
- ≥ 5 mm 且 < 10 mm 的病变应分析病变的内部回声。

b. 内部回声（点状回声、桑椹样回声）

- 最大直径为 5 ~ 10 mm，内部有点状高回声或桑椹样回声的，考虑胆固醇性息肉，判定为分类 2，不符合的判定为分类 3。
- 高亮度的点状回声反映的是胆固醇沉积，随着沉积增多，回声强度会减低（图 3-2-2）。

c. 个数

- 胆固醇性息肉呈多发性，有散布在整个胆囊壁的倾向。

d. 血流信号

- 在胆囊癌中，肿瘤内部多发现树枝状的血流信号（图 3-2-3a）。
- 在胆固醇性息肉中，常没有血流信号，但在较大的息肉中，有时会发现线状的血流信号（图 3-2-3b）。

2. 广基性（无蒂性）病变

a. 内部回声（小囊肿结构、彗星尾样回声）

- 病变内观察到 Rokitansky-Aschoff 窦（Rokitansky-Aschoff sinus，RAS）时，有小囊肿结构

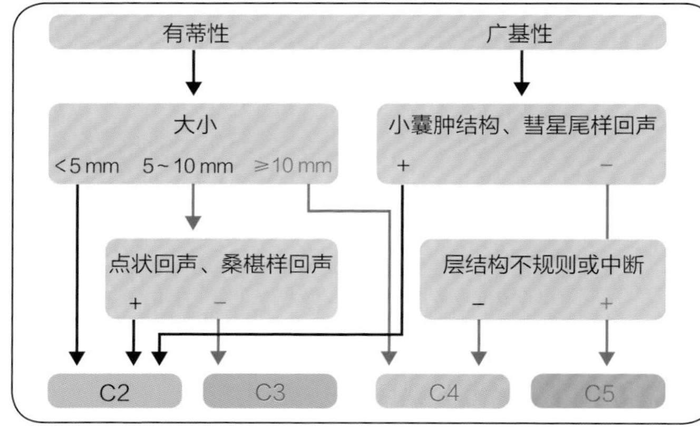

图3-2-1　隆起性病变的鉴别要点

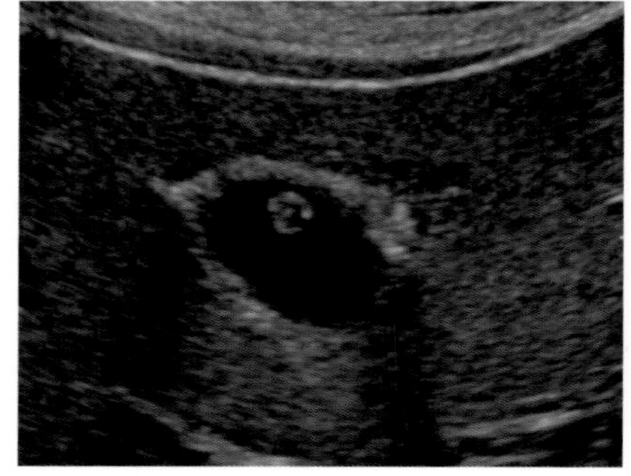

图3-2-2　伴点状高回声的有蒂性肿瘤像（胆固醇性息肉）
高亮度的点状回声反映了胆固醇的沉积，随着沉积增多，回声强度反而减低，分类2

和彗星尾样回声的，考虑胆囊腺肌瘤，将其判定为分类 2，未观察到的判定为分类 4。

b. 附着部壁的层结构

- 病变附着部的胆囊外侧壁高回声不规则（例如菲薄化）和有中断的病变为 5 类（图 3-2-4），未侵及的病变为 4 类。

B 超声图像所见的依据及注意事项

- 有蒂性的癌被认为是早期癌，而广基性（无蒂性）的癌则包括从早期到进展期的癌。
- 有蒂性病变需要与胆固醇性息肉相鉴别，广基性（无蒂性）病变需要与胆囊腺肌瘤相鉴别。

1. 有蒂性病变

a. 大小

- 92.3% ~ 98.4% 的息肉最大直径在 10 mm 以下。
- 10 mm 以下肿瘤性病变的发生频率较低（图 3-2-5），以早期癌多见。

b. 内部回声（点状回声、桑椹样回声）

- 胆固醇性息肉占有蒂性息肉的 95% 以上，其特点是高亮度的点状回声，反映胆固醇的沉积。

2. 广基性（无蒂性）病变

a. 内部回声（小囊肿结构、彗星尾样回声）

- RAS 的显示，应使用高频探头并放大观察（图 3-2-6）。

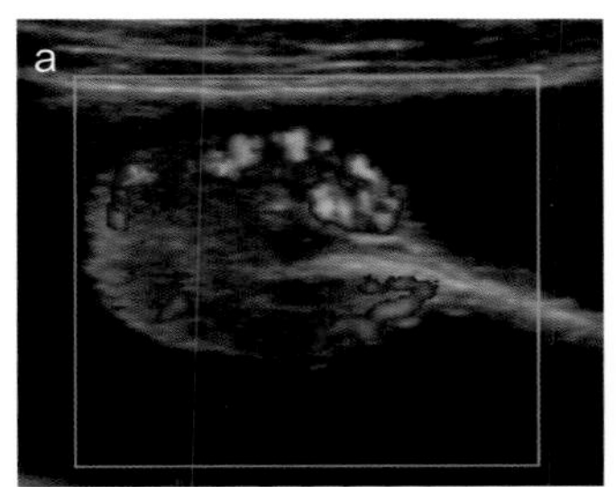

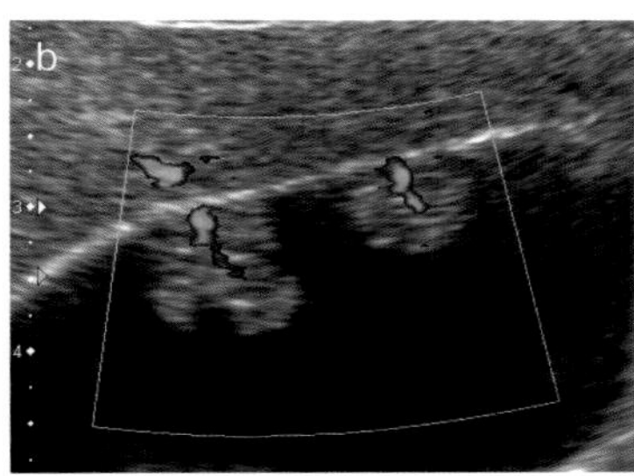

图3-2-3 肿瘤内的血流信号

a：胆囊癌；b：胆固醇性息肉。癌内是树枝状的血流信号而胆固醇性息肉内是线状的血流信号

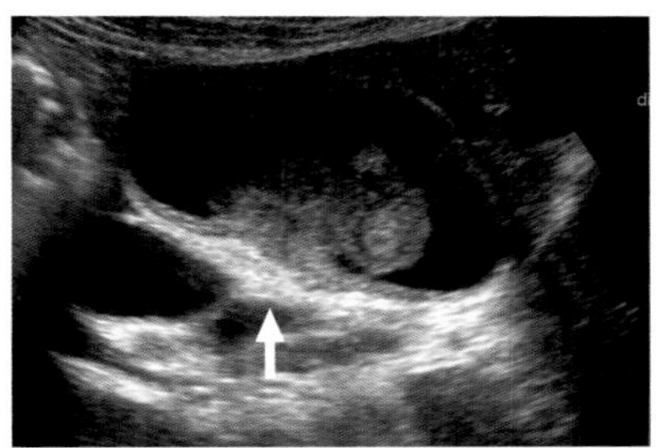

图3-2-4 附着部外侧高回声层不规则的广基性肿瘤像（进展期胆囊癌）

外侧高回声层不规则（箭头）和中断是浸润性癌的超声所见。进展期胆囊癌，分类5

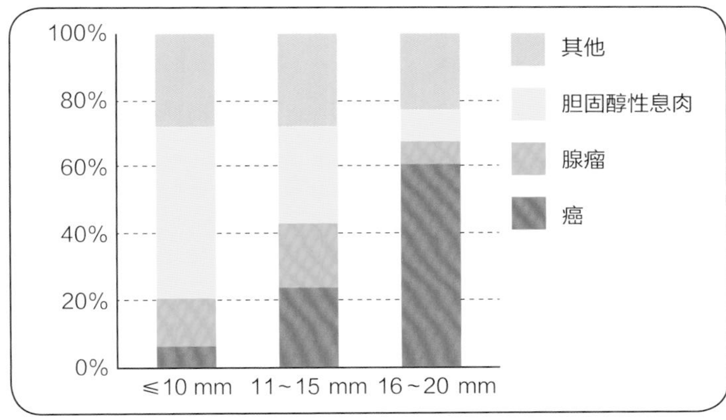

图3-2-5 最大径≤20 mm的隆起性病变手术病例（引自文献2）

• 据报道，在局限型胆囊腺肌瘤中，正上方易并发胆囊癌（图 3-2-7）。

b. 附着部壁的层结构

• 胆囊壁可见低 - 高 2 层或高 - 低 - 高 3 层回声结构（图 3-2-8）。
• 外侧高回声层不规则和中断，反映肿瘤破坏了现有的壁结构并出现浸润，考虑为恶性肿瘤。

C 需要考虑的主要疾病

• 胆固醇性息肉（参照 4.2.5）。
• 胆囊腺肌瘤（参照 4.2.4）。
• 胆囊癌（参照 4.2.6）。
• 腺瘤。

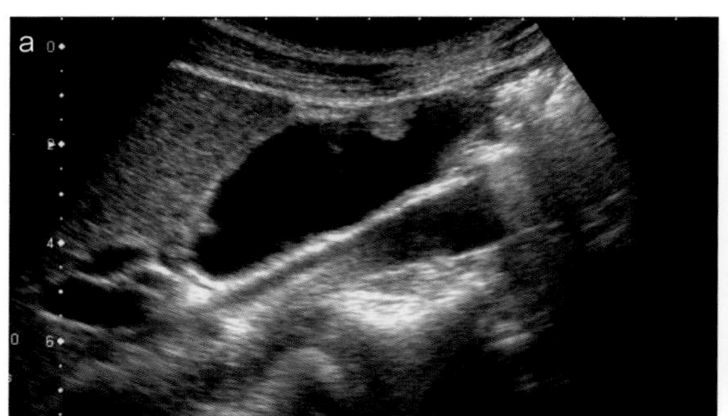

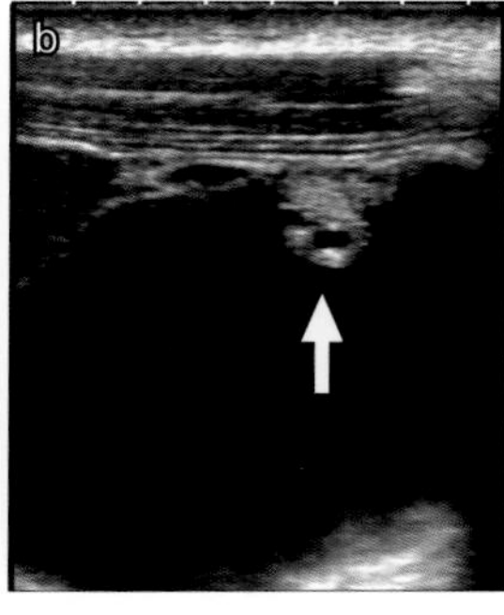

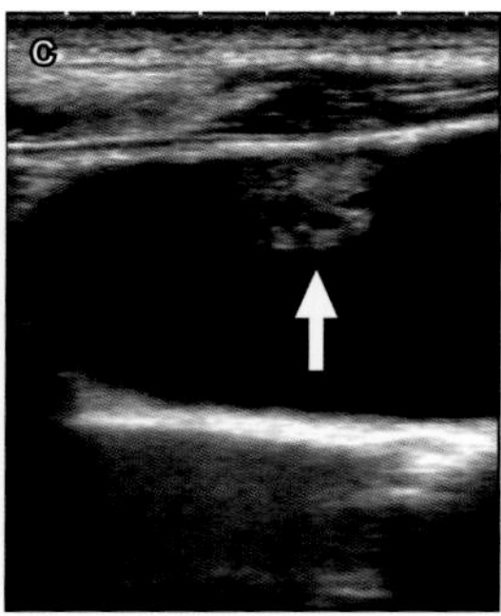

图3-2-6　局限型胆囊腺肌瘤
用高频探头放大观察，RAS非常明显。黏膜面（箭头）也显示得十分清晰，分类2

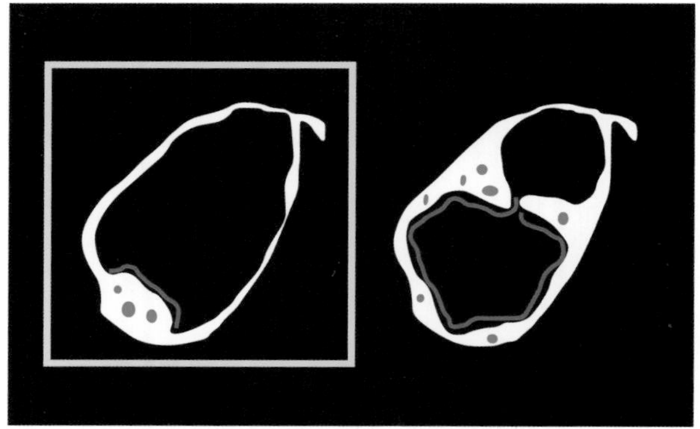

图3-2-7　胆囊腺肌瘤合并胆囊癌的好发部位
要仔细观察局限型胆囊腺肌瘤正上方的黏膜面（红线）

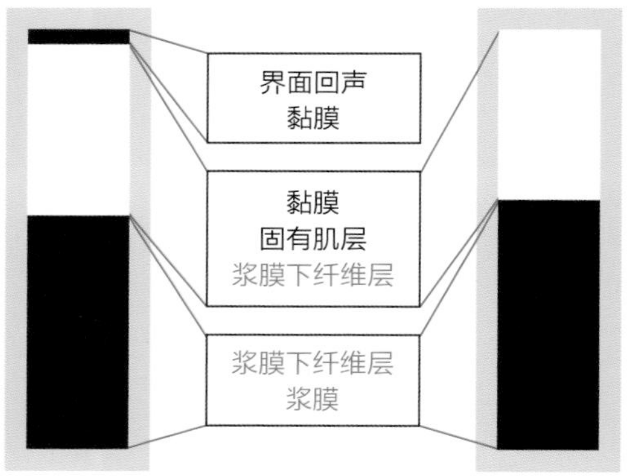

图3-2-8　胆囊壁层结构的解释（引自文献3）

文献

1）岡庭信司ほか：胆嚢病変の超音波診断—カテゴリー分類を活用する—．超音波医学 40：147-156，2013
2）土屋幸浩：多施設集計報告，胆嚢隆起性病変（最大径20mm以下）503症例の集計成績—大きさ別疾患頻度と大きさ別深達度—．日消誌 83：2086-2087，1986
3）Fujita，N et al：Analysis of the layer structure of the gallbladder wall delineated by endoscopic ultrasound using the pinning method. Dig Endosc 7：353-356，1995

3.2.2 壁肥厚

A 解说超声图像所见（图3-2-9）

- 首先将壁肥厚分为弥漫性或局限性两种，难以判断的病变归为局限性。

1. 弥漫性壁肥厚

a. 定义

- 正常胆囊壁厚度在 3 mm 以下。
- 从胆囊体部肝床侧测量，壁厚在 4 mm 以上的定义为壁肥厚（图 3-2-10）。

b. 内部回声（小囊肿结构、彗星尾样回声）

- 发现有弥漫性小囊肿结构和彗星尾样回声的，考虑到胆囊腺肌瘤，判定为分类 2（图 3-2-11），未发现的判定为分类 3。

c. 层结构

- 正常胆囊壁多呈一层高回声或低 - 高两层回声结构。
- 确认存在低、高回声的分层结构，并保持低、高回声结构的判定为分类 2（图 3-2-12），伴分层结构不规则或中断的判定为分类 4。

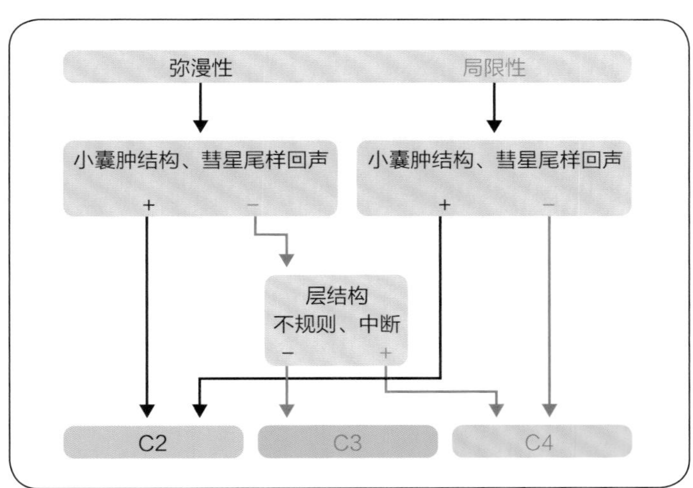

图3-2-9　壁肥厚的鉴别要点

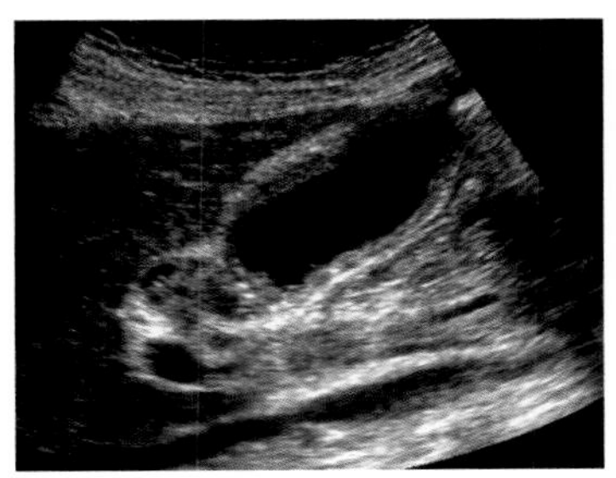

图3-2-10　胆囊壁厚度的测量方法
胆囊壁的厚度要在胆囊体部与肝相邻的一侧测量

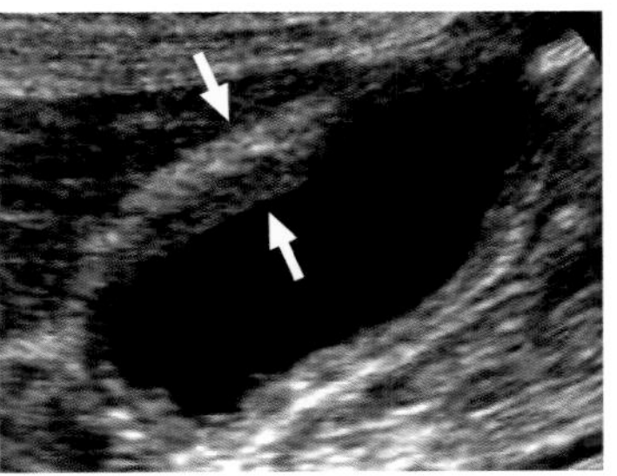

图3-2-11　弥漫性小囊肿结构、彗星尾样回声
弥漫性胆囊腺肌瘤，分类2

2. 局限性壁肥厚

a. 定义

- 局限性壁肥厚是指胆囊壁的一部分出现内侧低回声，或出现乳头状高回声隆起（图 3-2-13）。

b. 内部回声（小囊肿结构、彗星尾样回声）

- 病变内观察到 RAS 囊肿结构和彗星尾样回声的，考虑到胆囊腺肌瘤，判定为分类 2，未观察到的判定为分类 4。

B 超声图像所见的依据及注意事项

1. 弥漫性壁肥厚

- 在胆囊排空状态下也呈现胆囊壁增厚（图 3-2-14）。

a. 内部回声（小囊肿结构、彗星尾样回声）

- 节段型胆囊腺肌瘤，已知容易在节段底部并发癌，需要注意（图 3-2-15）。

b. 层结构

- 胆囊炎时腔内侧多伴有界面回声，多呈高、低、高 3 层结构（图 3-2-16）。
- 伴有胰胆管汇流异常的壁肥厚，大多保持原来层结构，但无界面回声（图 3-2-17）。

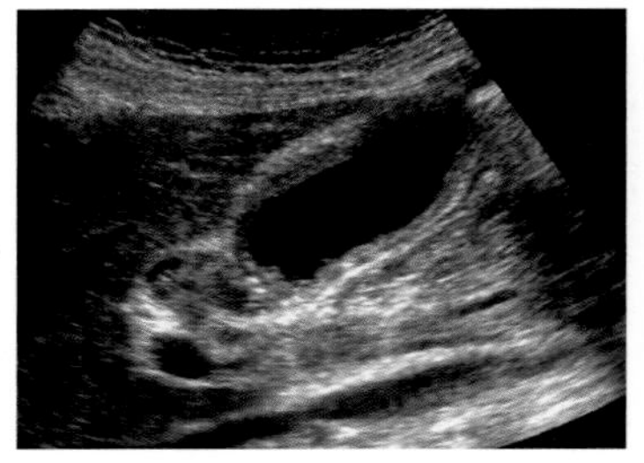

图3-2-12　保持层结构的弥漫性肥厚

胆囊炎，分类2

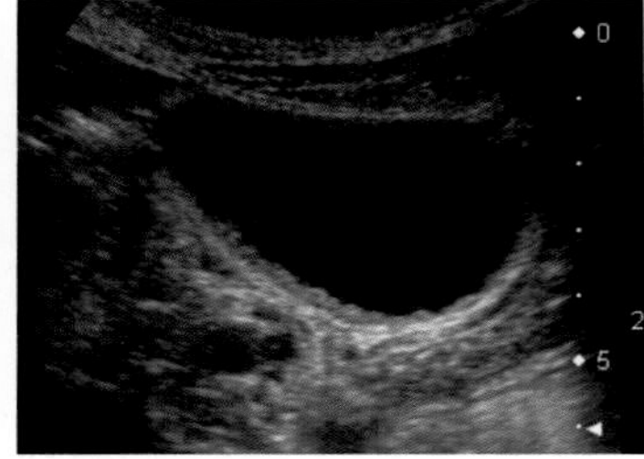

图3-2-13　局限性壁肥厚

胆囊癌，分类4

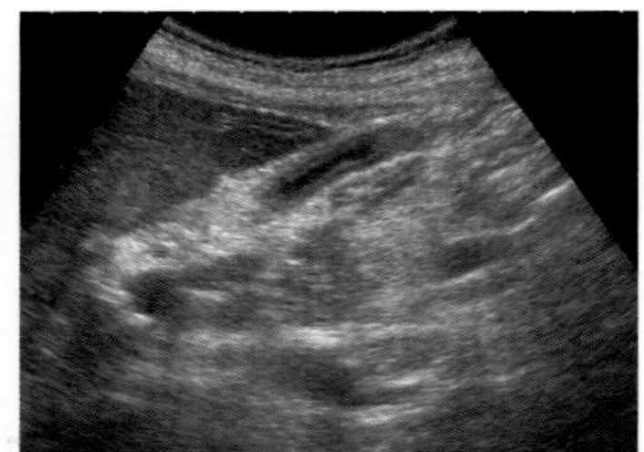

图3-2-14　弥漫性壁肥厚

餐后胆囊，分类2

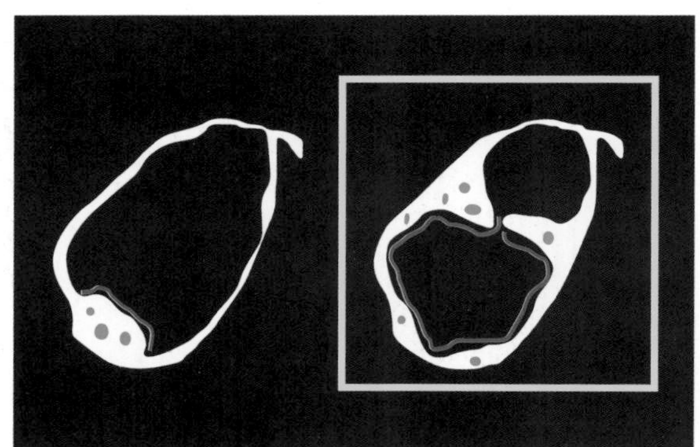

图3-2-15　胆囊腺肌瘤合并胆囊癌的好发部位

节段型胆囊腺肌瘤，要仔细观察底部的黏膜

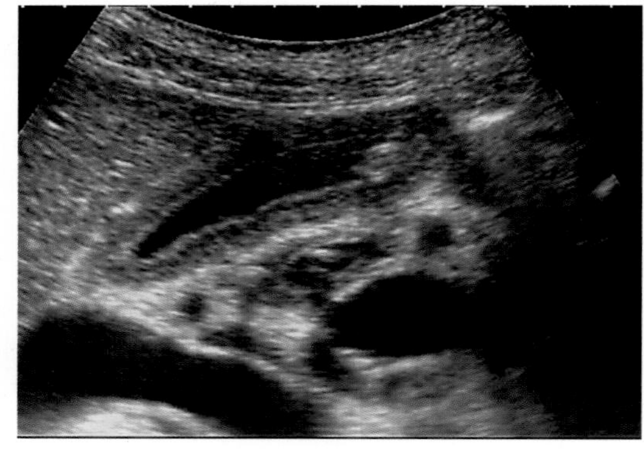

图3-2-16　伴有界面回声的弥漫性壁肥厚

胆囊炎，分类2

2. 局限性壁厚

- 局限性壁肥厚有类似碎片样回声的物质时，如果不进行放大观察，就无法进行鉴别（图3-2-18）。

C 需要考虑的主要疾病

- 胆囊炎（参照 4.2.2 与 4.2.3）。
- 胆囊腺肌瘤（参照 4.2.4）。
- 胆囊癌（参照 4.2.6）。
- 碎片样回声（参照 3.2.5）。

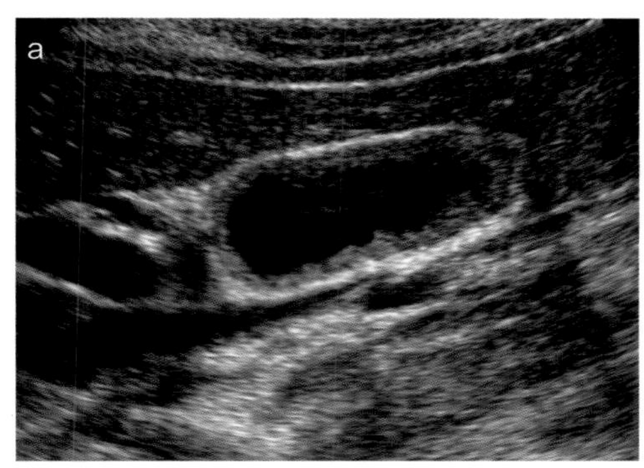

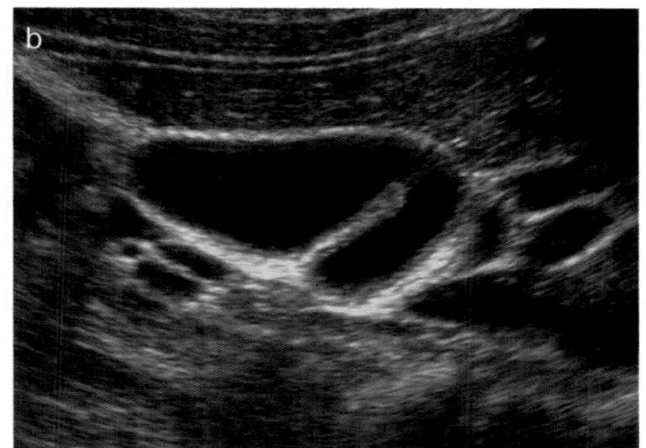

图3-2-17 不伴有界面回声的弥漫性壁肥厚
胰胆管汇流异常，分类4

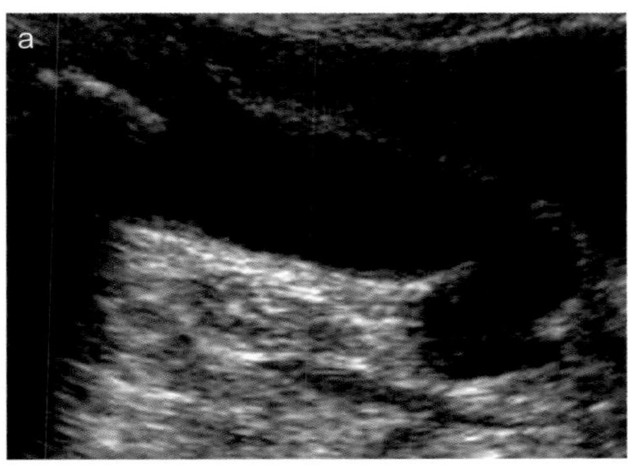

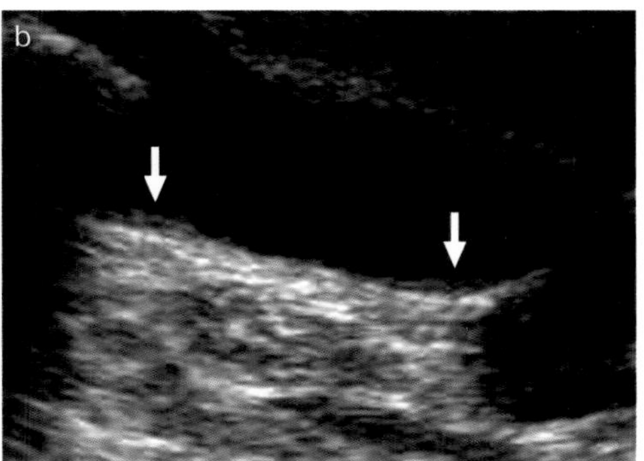

图3-2-18 伴碎片样回声的局限性壁肥厚
a：常规观察；b：放大观察，胆囊癌，分类3

文献

1) 岡庭信司ほか：胆囊病変の超音波診断—カテゴリー分類を活用 する—．超音波医学 40：147-156, 2013

3.2.3 肿大

A 解说超声图像所见

1. 肿大

- 在《腹部超声检查判定指南》中，将胆囊短径在 36 mm 以上的判定为肿大，分类 3。
- 《急性胆管炎、胆囊炎诊疗指南（第 2 版）》中，将短径大于 4 cm 或长径大于 8 cm 的判定为异常。
- 由于胆囊形态存在相当大的个体差异，形状也因人而异，因此在显示胆囊的长轴像之后，测定其短轴径（图 3-2-19）。

2. 肝外胆管的评价

- 如果肝外胆管没有阻塞，特别是远端胆管没有阻塞或乳头附近没有显示明显异常，则将其判定为分类 2，显示不清时判定为分类 3（参照 3.3.3）。

3. 有无胆泥

- 病态的胆囊肿大，内腔多伴有胆泥（参照 3.2.5）。

4. 超声墨菲征

- 用超声探头压迫胆囊时出现疼痛是急性胆囊炎的特殊表现。

B 超声图像所见的依据及注意事项

1. 肝外胆管的评价

- 胆囊肿大，超声提示的急性胆囊炎所见，也是间接反映肝外胆管阻塞引起胆汁淤积的所见。
- 不伴随胆囊壁肥厚的肿大，或碎片样回声积存，是由胆管结石和胰头部的肿瘤等引起的远端胆管（十二指肠侧的胆管）阻塞的重要观察结果（图 3-2-20）。

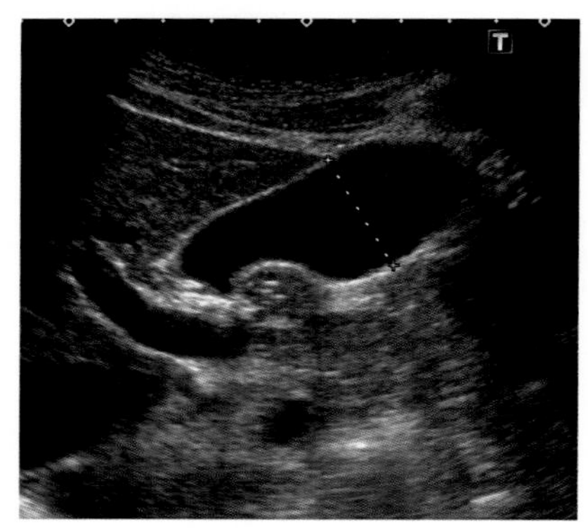

图3-2-19　胆囊内腔的测量方法
胆囊腔，应在显示胆囊长轴像后测量短径

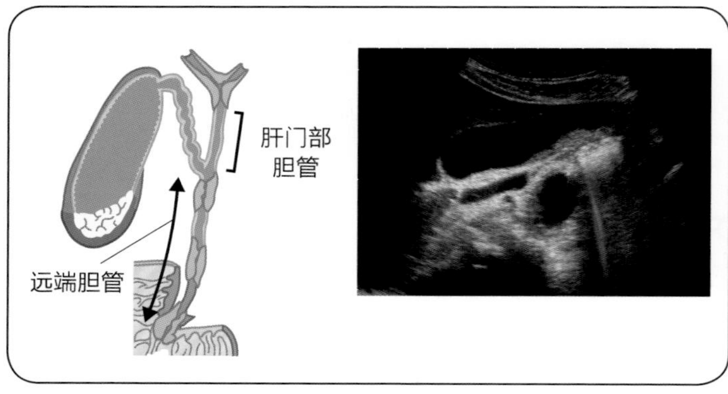

图3-2-20　肝外胆管的阻塞与胆囊异常
不伴胆管壁肥厚的肿大、碎片样回声

- 发现胆囊肿大时，采取左侧卧位可清晰地显示远端（胰内）胆管到乳头部的区域，以评价是否有导致阻塞的胆管结石和肿瘤。
- 胆囊肿大要排除胰头部的肿瘤性病变，这点非常重要（图 3-2-21）。

C 需要考虑的主要疾病

- 胆囊炎（参照 4.2.2 与 4.2.3）。
- 胆管结石（参照 4.3.1）。
- 胆管肿瘤（参照 4.3.3）。
- 胆囊管肿瘤。
- 胰头部肿瘤（参照 4.1.5 与 4.4.4）。
- 十二指肠乳头部肿瘤（参照 4.3.4）。

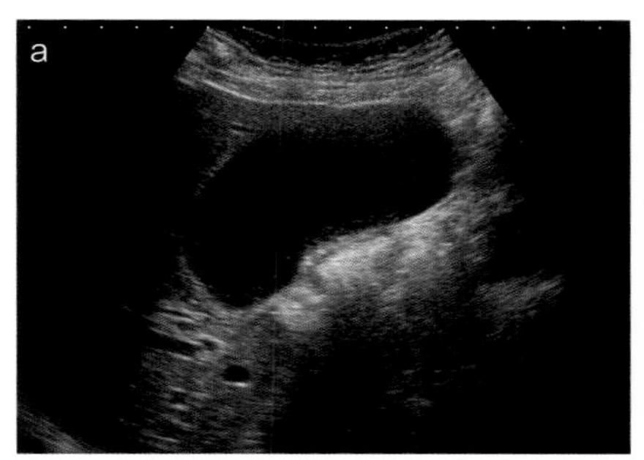

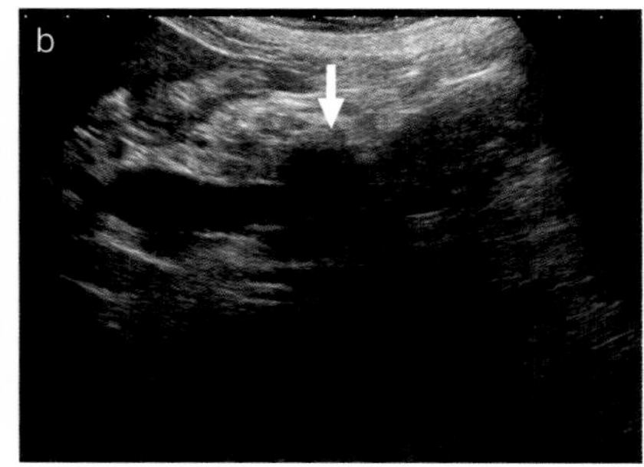

图3-2-21　胰头部癌引起的胆囊肿大
胰头部癌引起的远端胆管阻塞，出现胆囊肿大（箭头）与碎片样回声积存，胆囊是分类3，胰腺是分类5

3.2.4　结石

A 解说超声图像所见

1. 结石

- 表面能观察到明亮的回声（结石回声）。
- 因为结石对超声的强烈反射，在结石的后方产生无回声带（声影）。
- 体位变换时可以移动。
- 胆结石的成分和大小不同，超声图像也相应不同（图 3-2-22）。

2. 有无壁肥厚

- 因充满结石等不能评价胆囊壁时，归为分类 3。
- 不伴胆囊壁肥厚的可判定为分类 2，伴有壁肥厚的患者，根据其性状判定为分类 2 ～ 4（参照 3.2.2）。

3. 有无可动性

- 未确认可动性者，应判定为隆起性病变而不是结石。

4. 肝外胆管形状

- 伴胆管结石的判定为分类 2，但是需要详细检查，如果还伴有肝外胆管扩张，有可能判定为分类 3（参照 3.3.3）。

B 超声图像所见的依据及注意事项

1. 有无胆囊壁肥厚

- 胆囊癌多合并胆囊结石，在约 1% 的胆囊结石手术患者中发现并存胆囊癌。
- 考虑到合并有胆囊癌的情况，应特别重视评价胆囊底部有无壁肥厚（图 3-2-23）。
- 充分进行体位变换，结石的可动性有助于进行鉴别诊断（图 3-2-24）。

2. 肝外胆管的性状

- 胆囊结石患者的胆管中也多有结石。

C 需要考虑的主要疾病

- 胆囊结石（参照 4.2.1）。
- 胆囊炎（参照 4.2.2 与 4.2.3）。
- 胆囊癌（参照 4.2.6）。
- 胆管结石（参照 4.3.1）。

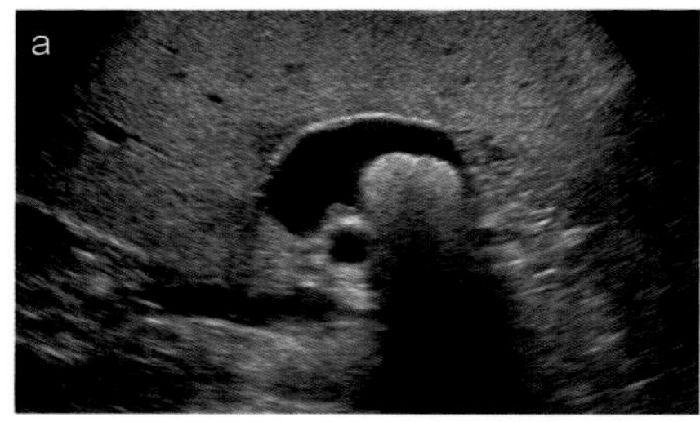

图3-2-22　结石

a：胆固醇结石；b：黑色结石

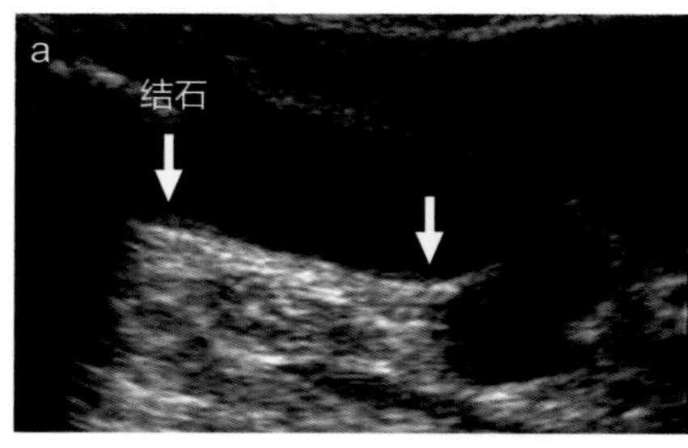

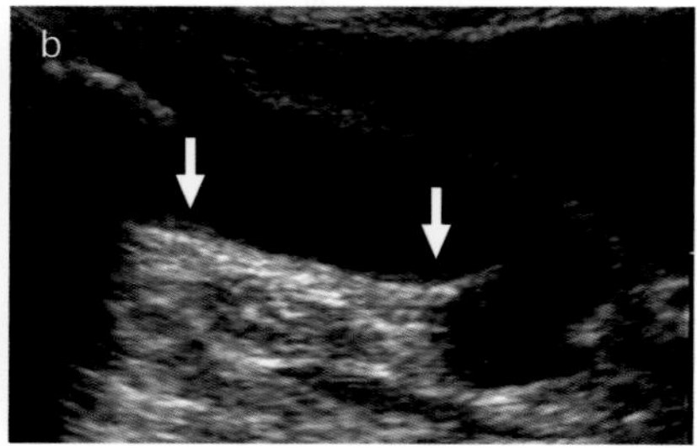

图3-2-23　结石伴局限性壁肥厚

a：常规观察；b：放大观察，早期胆囊癌，分类4，对于胆囊结石，必须放大图像观察有无胆囊壁肥厚

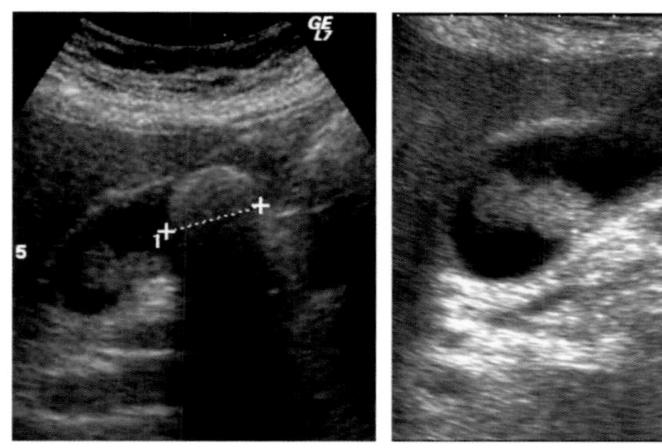

图3-2-24　结石伴广基性隆起性病变

早期胆囊癌，分类4，变换体位时结石移动，胆囊癌显示得更加清晰

3.2.5　胆泥

A 解说超声图像所见

1. 碎片样回声

- 漂浮或沉积在胆囊内的点状高回声。
- 反映的是胆囊腔中积存的脓液和纤维蛋白性坏死物质等炎性产物。
- 碎片样回声分为细小的回声斑点充满整个内腔的碎片样回声（diffuse type）（图3-2-25）、细小的斑点聚集成层状的碎片样回声（precipitant type）、肿瘤状的块状碎片样回声（tumefactive type）3种。
- 这是揭示胆囊炎和肝外胆汁淤积的超声所见，判定为分类3。

2. 肝外胆管的性状

- 应对乳头部附近的远端胆管进行充分评价，判断是否有肝外胆管扩张或阻塞起点。

3. 有无可动性

- 进行体位变换，如果没有可动性，则先判断为隆起或肿块或局限性壁肥厚，再进行分类判定。

4. 有无血流信号

- 确认碎片样回声内有无血流信号。

B 超声图像所见的依据及注意事项

1. 肝外胆管的评价

- 碎片样回声是提示急性胆囊炎的超声所见之一，也是反映肝外胆管阻塞引起的胆汁淤积的间接观察结果。
- 不伴胆囊壁肥厚的胆囊肿大和碎片样回声积存，是胆管结石和胰头部肿瘤等引起的远端胆管（十二指肠侧的胆管）阻塞的重要表现。

- 确认胆囊肿大时，采取左侧卧位可清晰地显示远端（胰内）胆管到乳头部附近的区域，以评价是否有导致阻塞的胆管结石和肿瘤。

2. 可动性评价

- 长度低的胆囊癌有时会呈现出碎片样回声，因此一定要通过体位变换确认其可动性（图3-2-26）。

3. 有无血流信号

- 为了排除在碎片样回声内并存的胆囊癌和呈碎片样回声的胆囊癌，必须用多普勒超声进行血流信号的确认（图 3-2-27）。

C 需要考虑的主要疾病

- 胆囊炎（参照 4.2.2 与 4.2.3）。
- 胆囊癌（参照 4.2.6）。
- 胆管结石（参照 4.3.1）。
- 胆管肿瘤（参照 4.3.3）。
- 胰头部肿瘤（参照 4.1.5 与 4.4.4）。

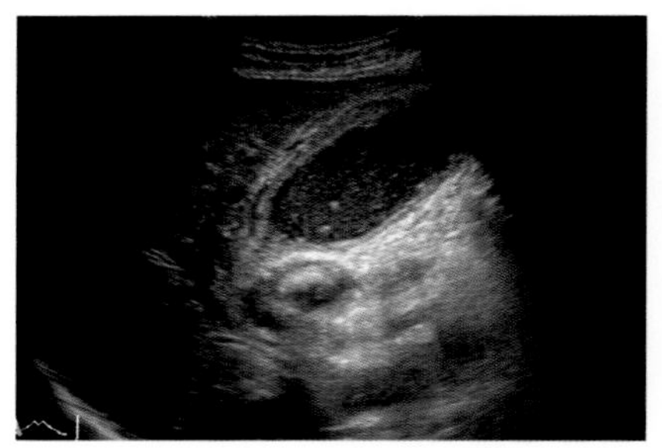

图3-2-25　弥漫性壁肥厚伴碎片样回声
急性胆囊炎，分类3

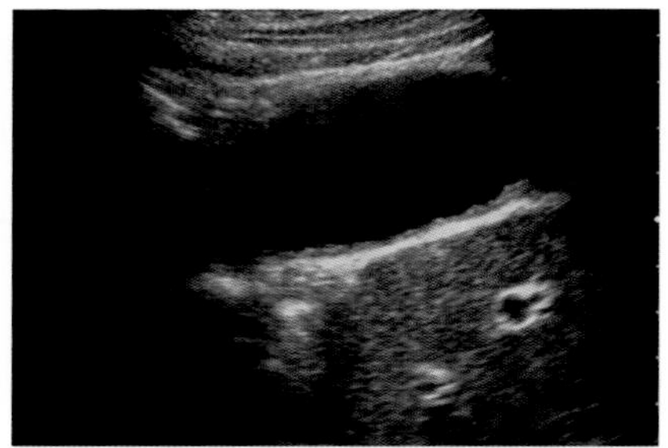

图3-2-26　类似碎片样回声的局限性壁肥厚
胆囊癌，分类4，碎片样回声不伴可动性，考虑为胆囊癌

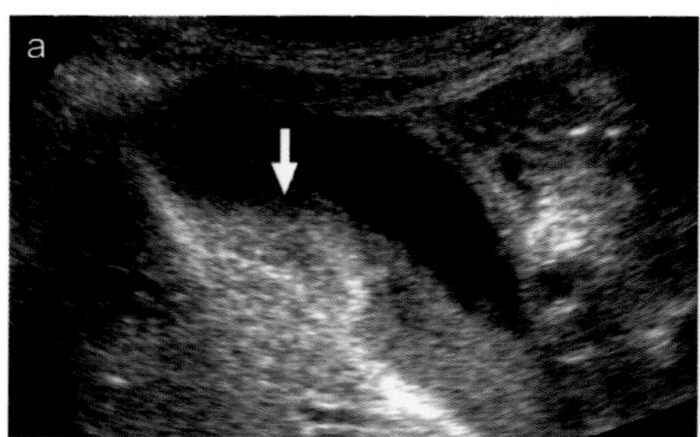

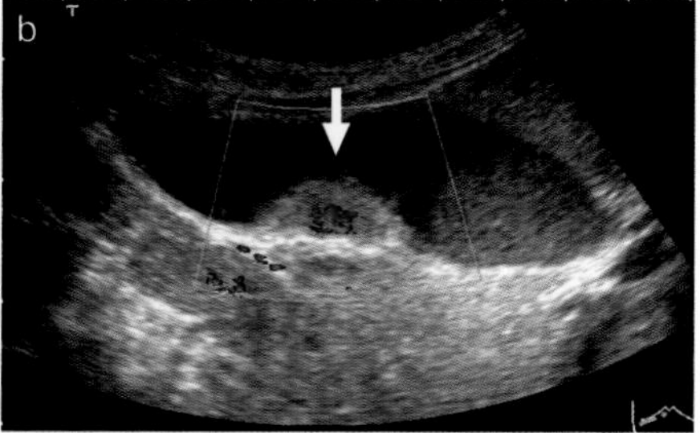

图3-2-27　胆囊炎并发碎片样回声伴广基性隆起性病变
胆囊癌，分类5，碎片样回声内有胆囊癌（箭头）并存，经多普勒超声确认，其内有血流信号

文献

1）岡庭信司：超音波が有用であった症例・有効な場面：胆囊—胆囊内デブリ—．胆と膵 31：1334-1337，2010

3.3 肝外胆管的超声图像所见

3.3.1 隆起或肿瘤像

A 解说超声图像所见

1. 隆起或肿瘤像

- 指的是肝外胆管内的息肉。
- 与胆囊不同，肝外胆管处的分类与大小和内部回声等无关，均为分类 4 以上。

2. 附着部壁的层次结构

- 病变附着部胆囊壁的外侧高回声层不规则或中断，为分类 5（图 3−3−1）。

3. 变换体位等引起的可动性和回声的变化

- 确定可动性时，有可动性的判定为胆管内有结石像或碎片样回声（参照 3.3.4 与 3.3.5）。

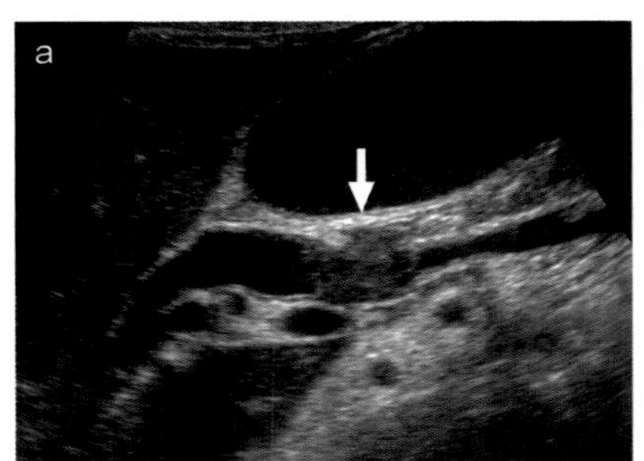

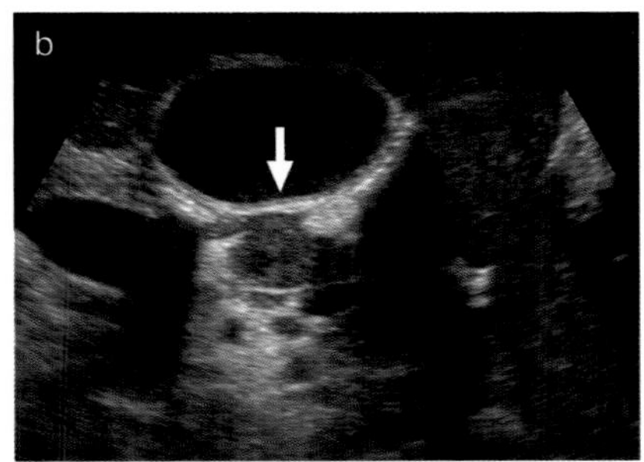

图3−3−1 伴有外侧高回声层不规则的低回声肿瘤

a：长轴像；b：短轴像。外侧高回声层不规则或中断都是浸润性癌的表现，该患者患有胆管癌，分类5

4. 回声强度

- 根据回声强度可分为高回声的肿瘤像和低回声的肿瘤像（表 3−10）。

表3−10 乳头型胆管癌与结节型胆管癌的特征

特征	乳头型	结节型
内部回声	等～高回声	低～等回声
形状	乳头状	结节状
胆管扩张	− ～ +	+ ～ ++
表层进展	范围广	局限

B 超声图像所见的依据及注意事项

1. 隆起或肿瘤像

- 由于胆管中胆固醇性息肉等良性病变较少，因此全部判定为分类 4 以上。

2. 附着部壁的层次结构

- 外侧高回声层的不规则和中断被认为可反映肿瘤破坏现有的壁结构并浸润的图像，因此考虑为恶性肿瘤，将其判定为分类 5。

3. 变换体位等引起的可动性和回声的变化

- 胆管结石有时会呈现肿瘤样的回声，可通过体位变换和放松、压迫等操作来确认（图3−3−2）。

4. 回声强度

- 胆管癌可大致分为呈高回声的乳头型和呈低回声的结节型（表 3−10）。
- 乳头型有大范围表层进展的倾向。
- 结节型容易深部浸润，因此常伴有肝侧胆管扩张。

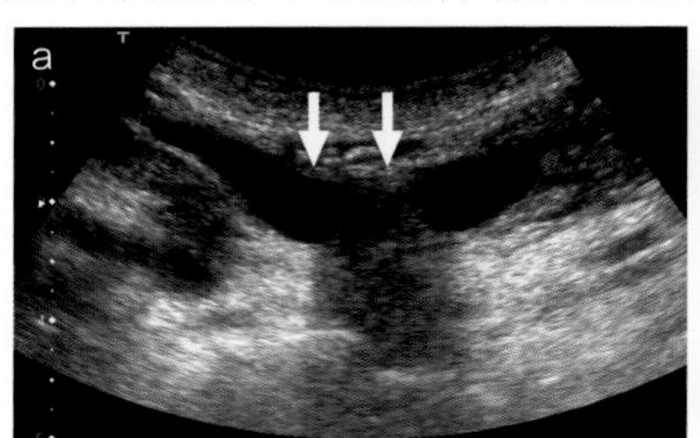

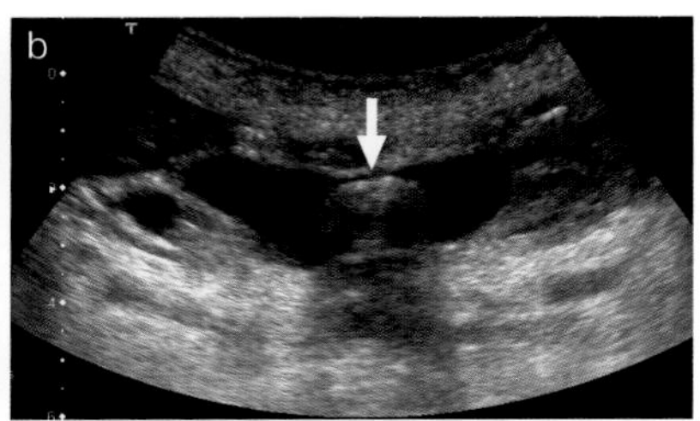

图3−3−2　类似肿瘤像的胆管结石
肝外胆管内低回声的肿瘤像（图a箭头），探头压迫再放松后显示有声影（图b箭头）

C 需要考虑的主要疾病

- 胆管癌（参照 4.3.3）。
- 胆管结石（参照 4.3.1）。

文献

1) 岡庭信司：胆囊病変の超音波診断―カテゴリー分類を活用する―．超音波医学 40：147-156, 2013
2) 土屋幸浩：多施設集計報告. 胆囊隆起性病変(最大径20mm以下) 503症例の集計成績―大きさ別疾患頻度と大きさ別深達度―．日消誌 83：2086-2087, 1986

3.3.2　壁肥厚

A. 解说超声图像所见

1. 壁肥厚

- 在正常情况下，胆管壁大多只显示 1 层高回声。
- 利用高频探头观察时或在伴有炎症的患者中，可见从内侧显示为低 − 高的 2 层或高 − 低 − 高 3 层结构。
- 弥漫性壁厚在 3 mm 以上的为壁肥厚，为分类 3。
- 一部分仅在内侧观察到低回声的患者也有壁肥厚，为分类 3。

2. 黏膜面不规则

- 壁肥厚部内腔侧的界面不规则的为分类 4。

3. 层结构不规则

- 在显示 1 层或 2 层结构的患者中发现外侧高回声层，以及在显示 3 层的患者中发现低回声层和高回声层的层结构不规则或中断的，判定为分类 5。

B 超声图像所见的依据及注意事项

1. 壁肥厚

- 如果可能，肝外胆管要使用高频探头进行放大观察（图 3–3–3）。
- 在胆管炎等炎症性肥厚中，多出现像胆囊炎一样的 3 层结构。
- 早期胆管癌可能仅表现为内侧低回声的不规则肥厚（图 3–3–4）。

2. 黏膜面不规则

- 伴有胆管炎或自身免疫性胰腺炎的胆管壁肥厚患者，黏膜面是规则的，内侧多伴有边界回声（图 3–3–5）。

3. 层结构不规则

- 在浸润性的胆管癌中，癌的浸润有时可导致层结构变得不规则（图 3–3–6）。

C 需要考虑的主要疾病

- 胆管癌（参照 4.3.3）。
- 胆管炎（参照 4.3.2）。
- 自身免疫性胰腺炎（参照 4.4.3）。

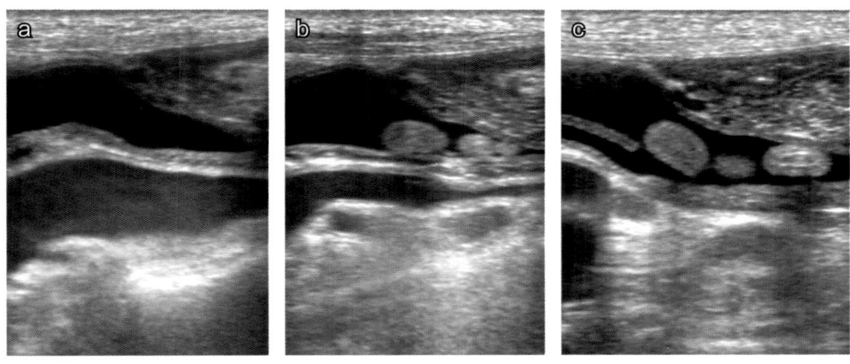

图3–3–3　使用高频探头评价胆管壁

使用高频探头可清楚地观察到胆管壁的层结构（胆管结石 + 胆管炎）

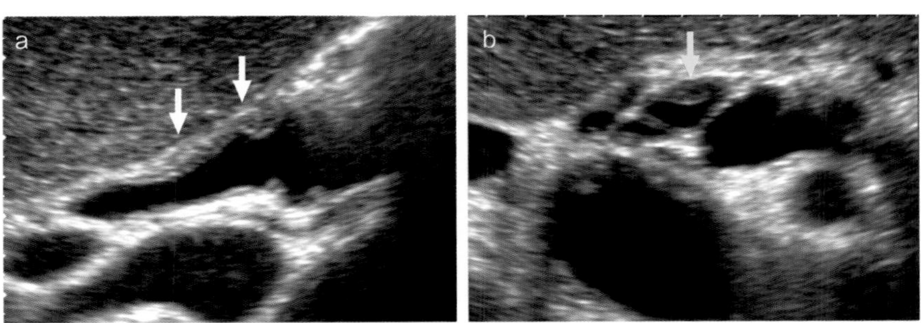

图3–3–4　局限性壁肥厚的不规则内侧低回声

早期胆管癌，分类4。肝门部发现局限于胆管的内侧低回声（a：长轴像；b：短轴像）

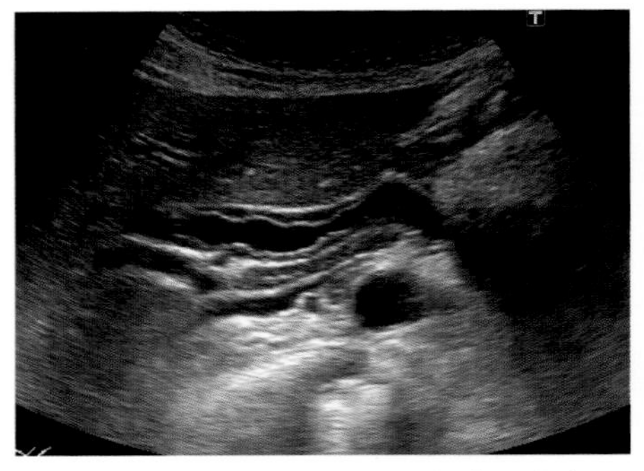

图3-3-5　弥漫性壁肥厚的内侧高回声边界

自身免疫性胰腺炎，分类3。壁弥漫性肥厚，腔内出现高回声边界

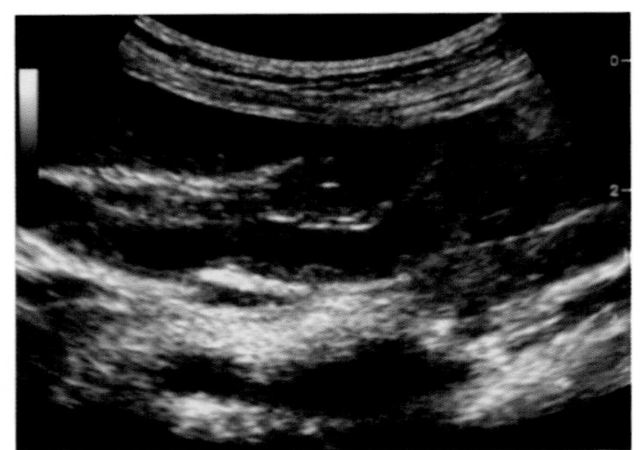

图3-3-6　弥漫性壁肥厚不伴边界回声不规则

可呈现层次结构的弥漫性壁增厚，分类 5

3.3.3　胆管扩张

A 解说超声图像所见

1. 胆管扩张

- 测定肝外胆管的直径，是从胆囊管汇合处以下肝侧前壁回声上方垂直测量至后壁回声上方，小数点后四舍五入（图 3-3-7）。
- 将肝外胆管直径在 8 mm 以上定义为胆管扩张，分类 3。
- 在胆囊切除的患者中，将肝外胆管直径在 11 mm 以上的定义为胆管扩张，分类 3。

2. 乳头部附近远端胆管的性状

- 尽可能显示乳头部附近的远端胆管，在无明显异常所见的情况下，定为分类 2，需要随访观察。

3. 胆囊肿大和碎片样回声的积存

- 在伴有胆汁淤积的肝外胆管扩张患者中，多存在不伴壁肥厚的胆囊肿大和碎片样回声积存等胆囊的异常表现（图 3-3-8）。

4. 胆囊壁的性状

- 需要确认有无胆管扩张型胰胆管汇流异常、胆囊壁内侧低回声肥厚等。

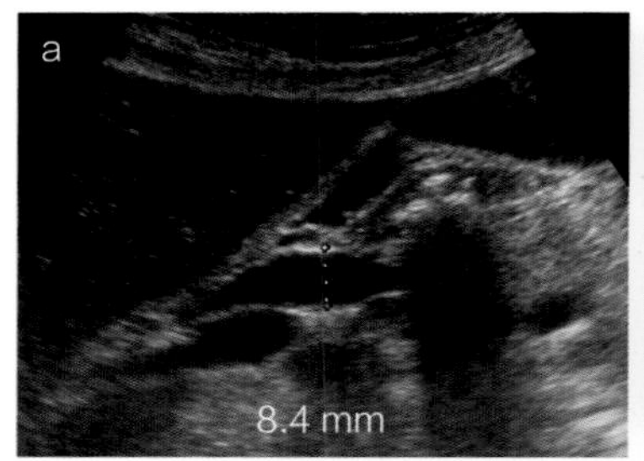

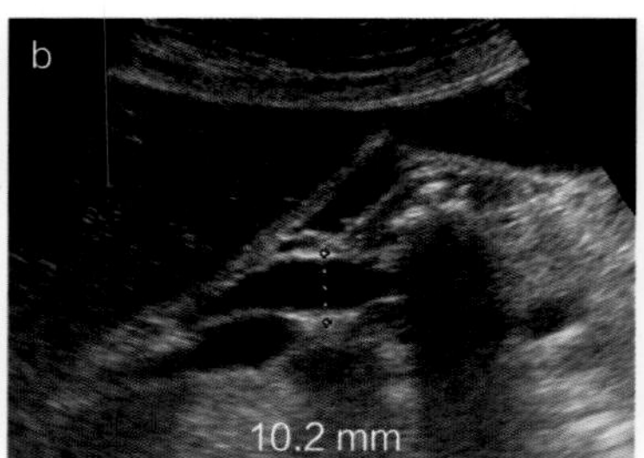

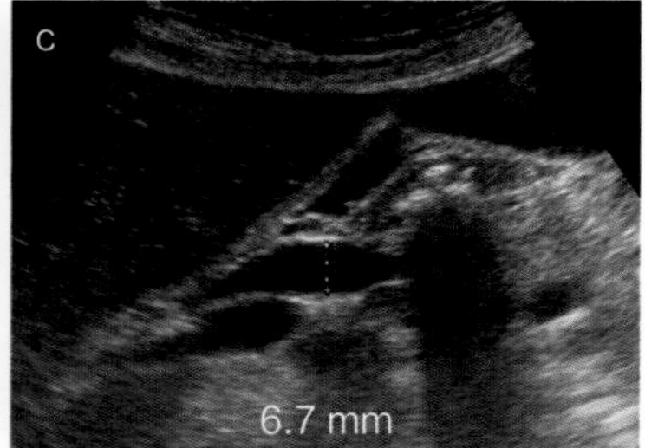

图3-3-7　肝外胆管直径的测量方法

垂直测量从前壁回声上方到后壁回声上方的距离（图a测量正确）

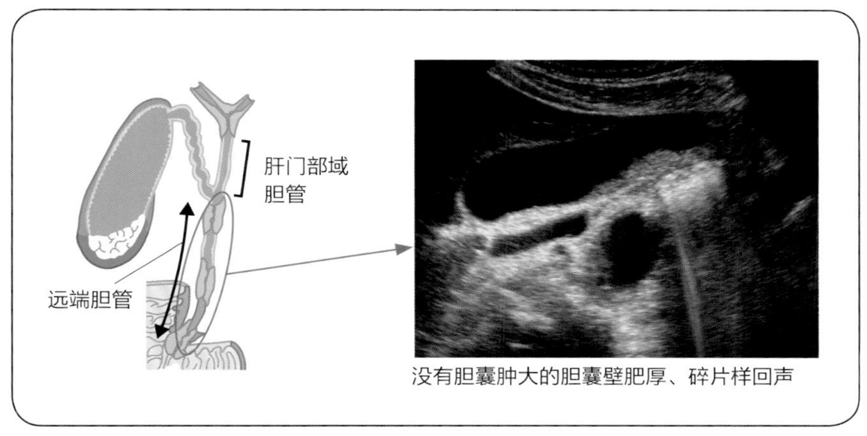

图3-3-8　胆管闭塞部位与胆囊的异常图像
远端胆管闭塞所致的肝外胆管扩张，表现为胆汁淤积，多伴有胆囊肿大和碎片样回声

B 超声图像所见的依据及注意事项

1. 胆管扩张

- 在胆管扩张的患者中，不仅要显示长轴像，还要显示短轴像，以便对内腔进行全面评价。
- 检查中发现有胆管直径变化时，要注明是否为间歇性扩张，并记载最大直径和最小直径。

2. 乳头部附近远端胆管的性状

- 远端胆管的显示，在肝门部的肝外胆管显示后，慢慢地将探头按顺时针方向旋转，边朝向患者的外侧（右侧）（逆“く”字形）边向足侧推进（参照 2.4.5）。
- 发现胆管直径的急剧变化和胆管走行的变化时，要考虑到胆管癌，建议进行详细检查（图 3-3-9）。

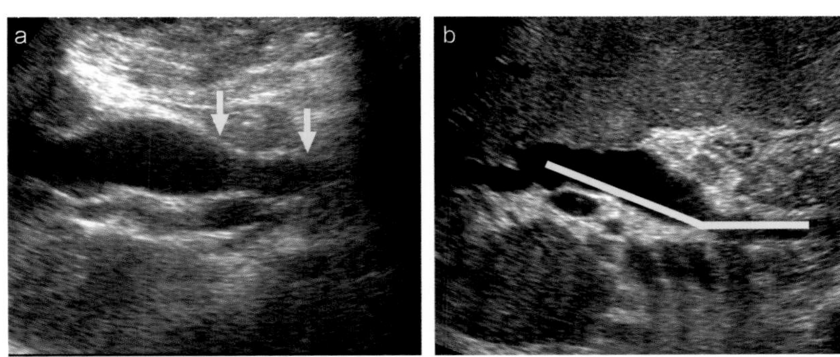

图3-3-9　胆管扩张的观察要点
在胆管扩张中，要注意观察胆管直径的急聚变化和走行轴的变化

C 需要考虑的主要疾病

- 胆管癌（参照 4.3.3）。
- 胆管结石（参照 4.3.1）。
- 乳头部癌（参照 4.3.4）

3.3.4 结石像（气肿像）

A 解说超声图像所见

1. 结石像（图 3-3-10）

- 表面可见强回声（结石回声）。
- 因为发生了超声强反射，可分为结石后方伴有声影（acoustic shadow，AS）的结石和不伴声影的结石。
- 根据胆结石的成分和大小，超声图像有差异。
- 确认为结石图像，则判定为分类 2，判定分区为 D2（需要进一步检查）。

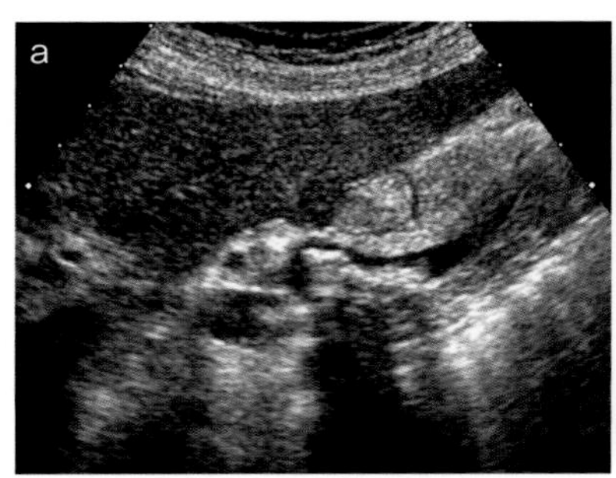

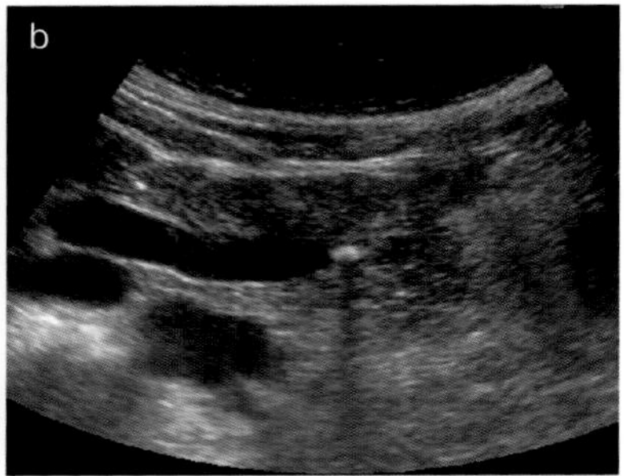

图3-3-10　结石像
a：肝门部胆管；b：远端胆管

2. 气肿像（图 3-3-11）

- 为胆管内存在空气的状态。
- 伴彗星尾样高回声。
- 通过体位变换可见向逆重力方向的移动。
- 有胆管系统手术史的仍判定为分类 2，判定分区为 B（轻度异常）。

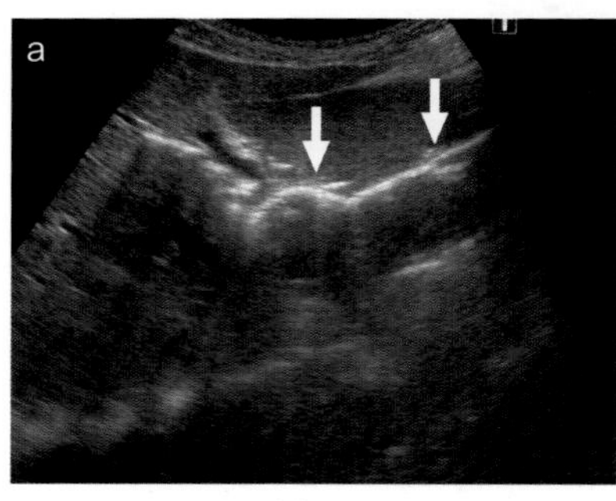

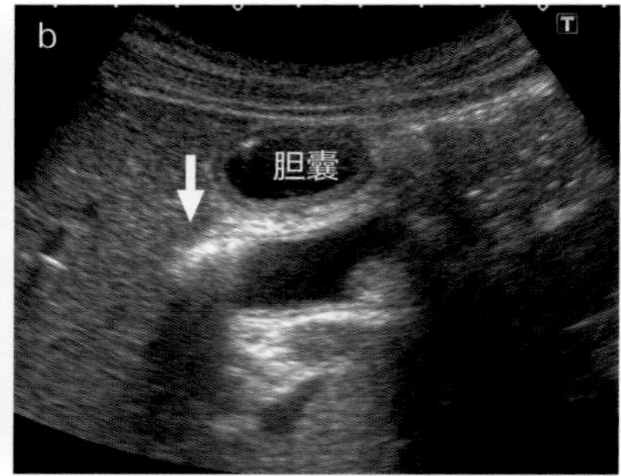

图3-3-11　气肿像
肝内胆管（a）与肝外胆管（b）均可观察到气肿像（箭头）

3. 有无可动性

- 未确认可动性的非结石性、隆起性病变，判定为分类 4。

4. 胆管扩张

- 结石嵌顿可伴有肝侧胆管扩张。
- 伴随胆管扩张的判定为分类 3。

B 超声图像所见的依据及注意事项

1. 结石像

- 乳头型胆管癌呈高回声时与结石像类似，因此需要观察有无声影（图 3-3-12）。

2. 气肿像

- 意味着胆道和肠道有交通，如果没有发热等感染征象，就不会有临床问题。
- 胆道气肿合并结石时，诊断比较困难。

3. 有无可动性

- 乳头型胆管癌呈高回声时与结石像类似，因此除了观察有无声影外，还要观察其可动性。

C 需要考虑的主要疾病

- 胆管结石（参照 4.3.1）。
- 胆管癌（参照 4.3.3）。

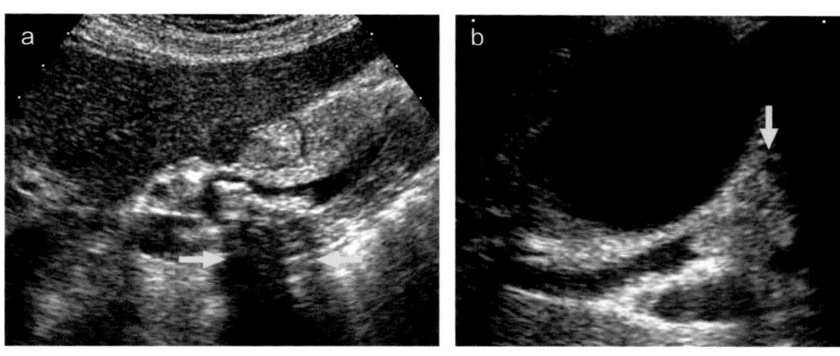

图3-3-12　观察有无声影
a：胆管结石；b：胆管癌，结石具有可动性且后方回声减低

3.3.5　碎片样回声

A 解说超声图像所见

1. 碎片样回声

- 漂浮或沉积在胆管内的点状高回声。
- 反映的是胆囊腔中积有的脓汁和纤维蛋白性坏死物质等炎性产物。
- 这是提示胆管炎和肝外胆汁淤积的超声所见，判定为分类 3（图 3-3-13）。

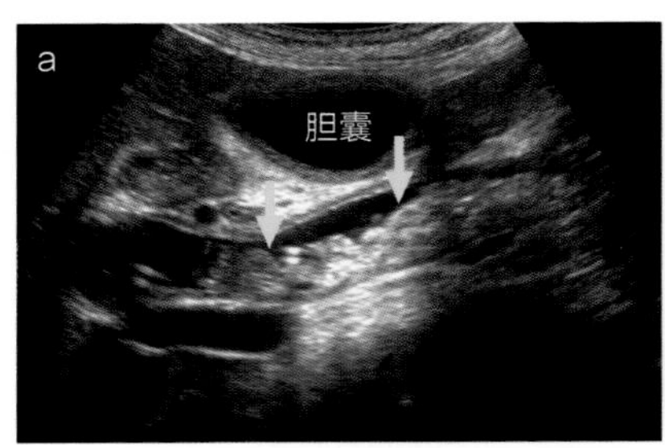

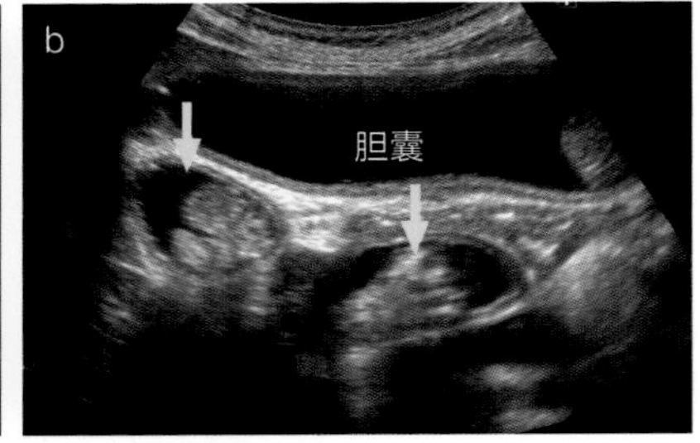

图3-3-13　乳头部癌引起的阻塞性胆管炎伴胆管扩张和碎片样回声

胆囊及胆管壁弥漫性肥厚，在胆管内腔观察到碎片样高回声（箭头），为分类3

2. 肝外胆管性状

- 判断是否有肝外胆管扩张或阻塞起点时，应对乳头部附近的远端胆管进行充分评价。

3. 有无可动性

- 进行体位变换以确认有无可动性。

4. 有无血流信号

- 确认碎片样回声内有无血流信号。

B 超声图像所见的依据及注意事项

1. 肝外胆管的评价

- 碎片样回声反映是肝外胆管阻塞引起的胆汁淤积。
- 与胆囊内的碎片样回声相比，胆管内碎片样回声更少，多出现在乳头部癌或胆管癌等肿瘤性病变引起的阻塞起点。
- 碎片样回声和胆管癌均呈低回声，仅凭回声图像难以鉴别，因此应着眼于胆管直径的变化和胆管轴的偏移（图 3-3-14）。

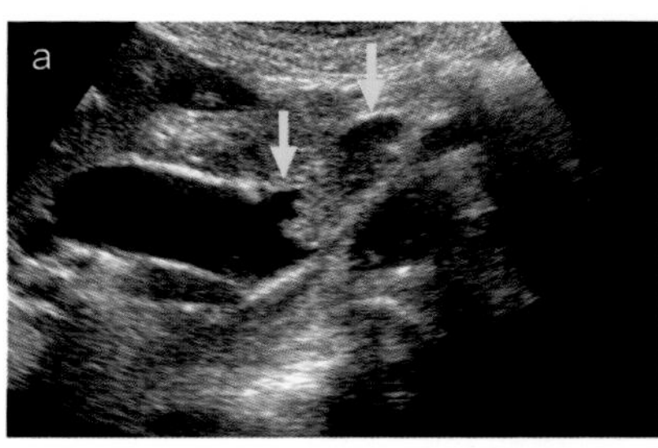

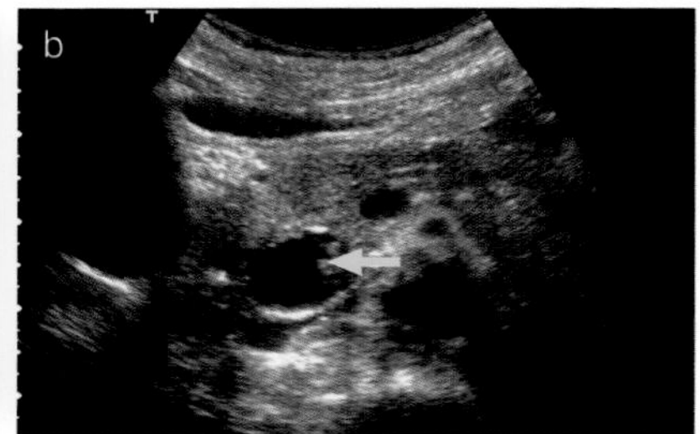

图3-3-14　伴有碎片样回声的肿瘤像

胆管癌，分类4，乍一看像碎片样回声，但是根据短轴像是附壁的，可以确认是肿瘤

2. 可动性的评价

- 胆管癌有时也会表现为碎片样回声，因此必须通过体位变换确认其可动性（图 3-3-15）。

3. 有无血流信号

- 胆管癌难以显示出血流信号，所以即使在未发现血流信号的情况下，也不能由此否定胆管癌。

C 需要考虑的主要疾病

- 胆管癌（参照 4.3.3）。
- 胆管结石（参照 4.3.1）。
- 胆管炎（参照 4.3.2）。

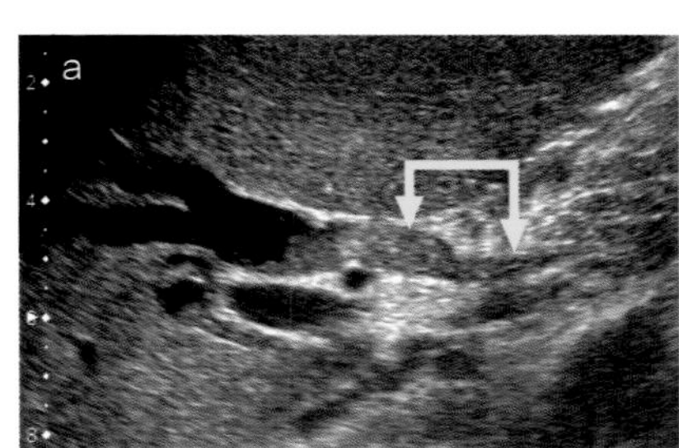

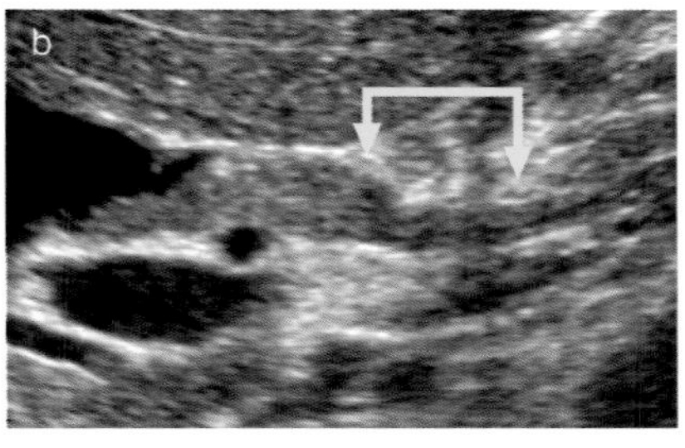

图3-3-15　类似碎片样回声的肿瘤像

胆管癌，分类4。从胆管直径的变化和内部回声来看，碎片样回声和胆管癌像（箭头）均存在

3.4 胰腺的超声图像所见

3.4.1 实性病变

A 解说超声图像所见

1. 回声强度

- 通过与胰腺背景相比，可分为均一的高回声，以及等回声、低回声或不均匀的混合回声几种（图 3-4-1）。
- 均匀的高回声肿瘤为分类 2，应随访观察。
- 等回声、低回声或不均匀混合回声的肿瘤为分类 4，需要详细检查。

2. 主胰管、肝外胆管、胰周血管的中断

- 如果伴有主胰管中断，则判定为分类 5。
- 如果由于胰管狭窄而伴有分支胰管或尾侧主胰管扩张的，则判定为分类 5。
- 如果伴有肝外（内）胆管狭窄，则判定为分类 5。
- 如果伴有胰周血管的狭窄、中断，则判定为分类 5（图 3-4-2）。

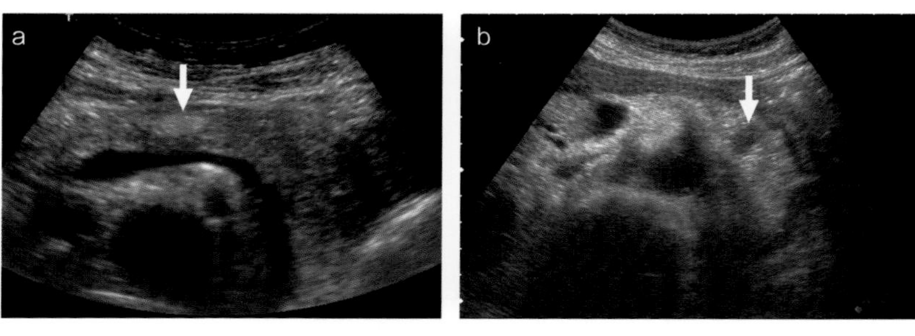

图3-4-1　肿瘤的回声强度

高回声肿瘤（a）为分类2，等回声、低回声（b）或不均匀混合回声病变为分类4

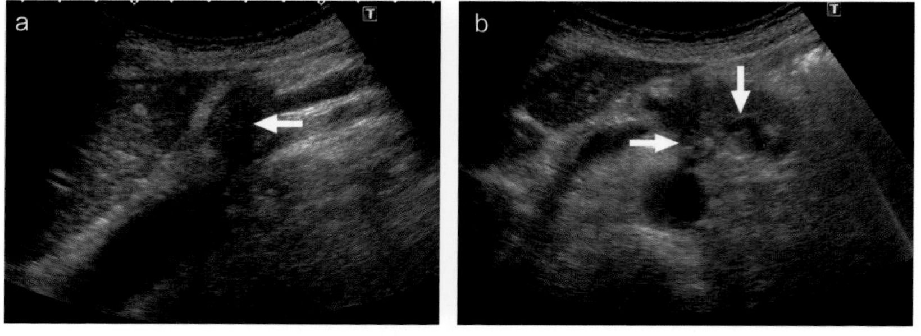

图3-4-2　伴有胰周血管中断的低回声肿瘤

胰腺癌，以及肠系膜上动脉（a）、腹主动脉或脾动脉中断的低回声肿瘤，都为分类5

3. 轮廓

- 胰腺癌和假性肿瘤多轮廓不规则（图 3-4-3）。
- 有报道称，胰腺癌的特征是部分轮廓结构呈棘状突起（图 3-4-3a）。
- 神经内分泌肿瘤、胰腺内副脾、胰腺实性假乳头状瘤（solid pseudopapillary neoplasm，SPN）多轮廓规则。

4. 血流信号

- 胰腺癌和 SPN 多为乏血性病变。
- 神经内分泌肿瘤或胰腺内副脾多表现为血流丰富（图 3-4-4）。
- 炎性假性肿瘤的血流信号根据检查时期而有所变化，但多呈与周围实质一致的血流。

B 超声图像所见的依据及注意事项

1. 回声强度

- 2 cm 以内的较小的胰腺癌，一般呈现低回声肿瘤像（图 3-4-5）。
- 脂肪瘤和伴有炎症的纤维化的肿瘤等呈现高回声像。
- 液性囊腺瘤和 SPN 等有时也会呈现高回声，所以初次发现时要进行短时间的随访观察。

2. 主胰管、肝外胆管、胰周血管的中断

- 由于胰腺癌是来源于胰管上皮的恶性肿瘤，早期可导致主胰管或分支胰管的狭窄或中断（图 3-4-6）。
- 自身免疫性胰腺炎等炎性疾病，也会阻塞肝外胆管导致黄疸。

3. 轮廓

- 胰腺癌呈浸润性生长，因此轮廓不规则。
- 神经内分泌肿瘤和 SPN 呈膨胀式生长，所以轮廓规则。
- 自身免疫性胰腺炎，有时会出现边界不清、轮廓不规则的低回声肿瘤像（图 3-4-7）。

4. 血流信号

- 即使是胰腺癌，其中的腺扁平上皮癌等血供也比较丰富（图 3-4-8）。
- 胰腺癌中有时也会发现肿瘤内残存的血流信号。

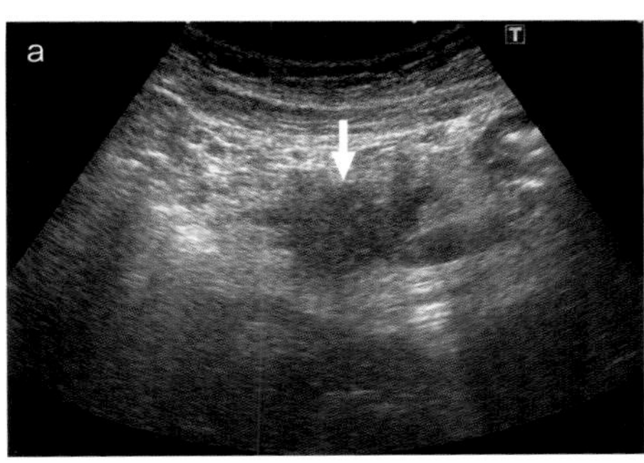

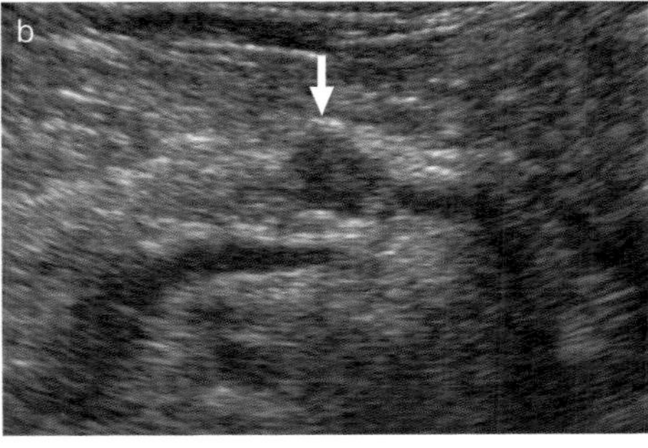

图3-4-3　肿瘤的轮廓
胰腺癌的轮廓多不规则

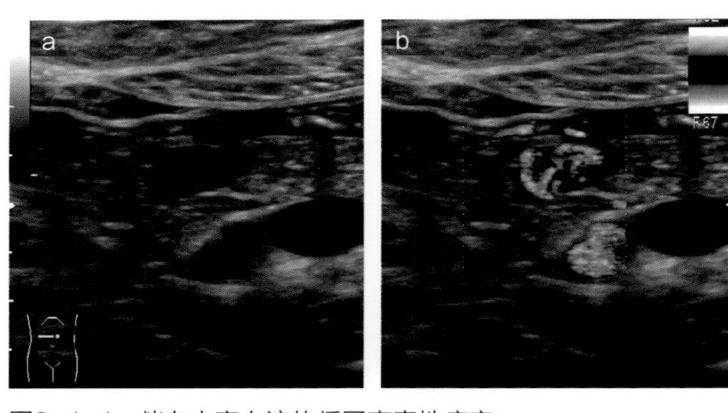

图3-4-4　伴有丰富血流的低回声实性病变

胰头部低回声实性肿瘤内部有比较丰富的血流信号，为神经内分泌肿瘤，分类4

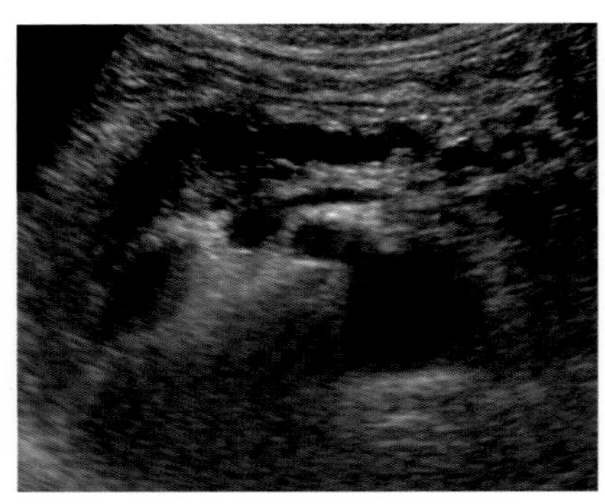

图3-4-5　伴有尾侧主胰管扩张的低回声实性病变

胰管癌，分类4

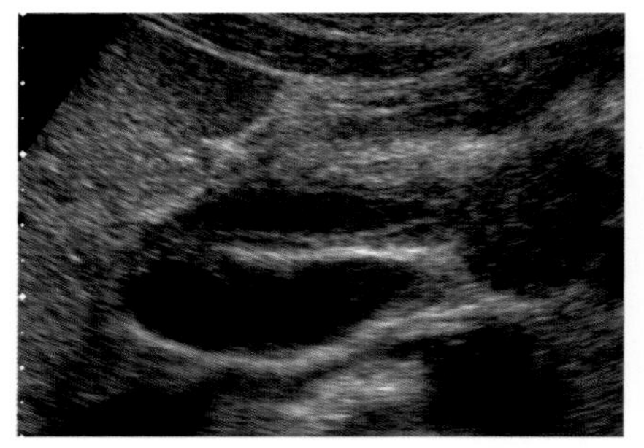

图3-4-6　伴有肝外胆管狭窄的低回声实性病变

胰头像肿瘤一样，导致肝外胆管阻塞，为自身免疫性胰腺炎，分类5

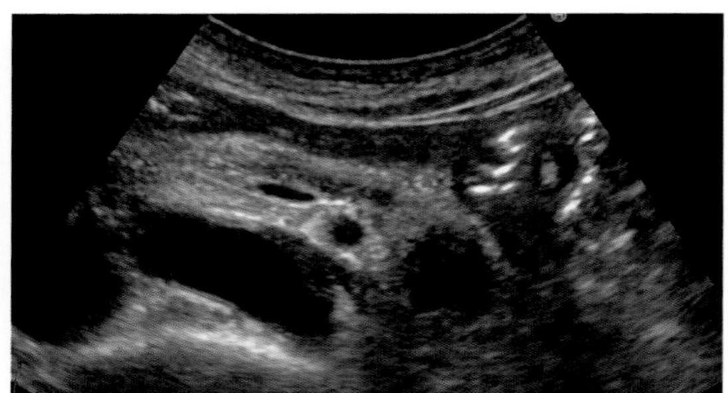

图3-4-7　轮廓不规则的低回声实性病变

自身免疫性胰腺炎，分类4

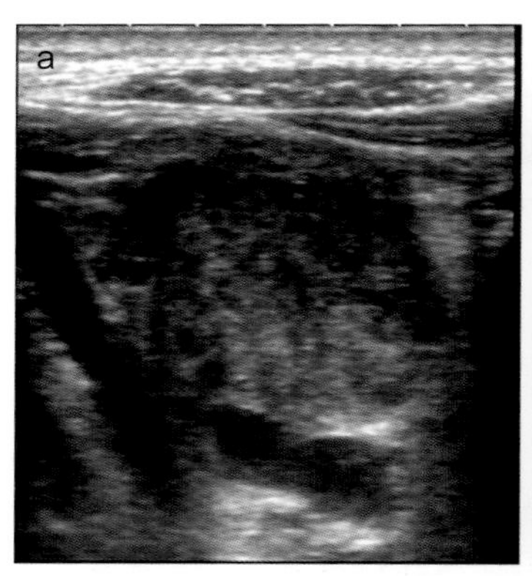

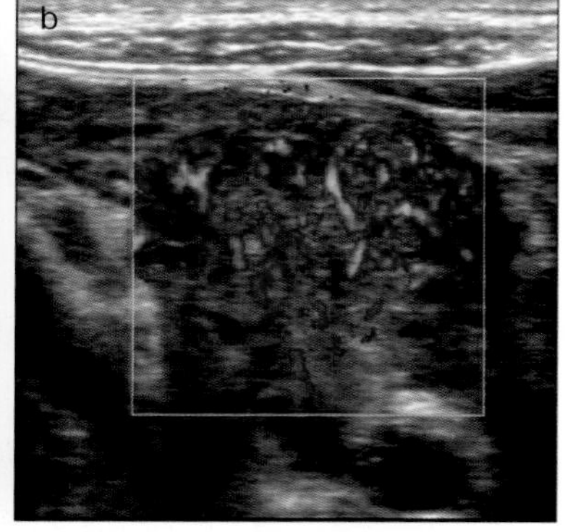

图3-4-8　伴有丰富血流的低回声实性病变

胰管癌，分类4

C 需要考虑的主要疾病

- 胰腺癌（参照 4.4.4）。
- 神经内分泌肿瘤（参照 4.4.5）。

- 自身免疫性胰腺炎（参照 4.4.3）。
- 胰腺实性假乳头状瘤（参照 4.4.6）。
- 胰腺内副脾（参照 4.6.3）。

文献

1）田中幸子：超音波による膵臓のスクリーニング：腹部超音波検診判定マニュアルに基づいて．超音波医学 43：563-569，2016
2）岡庭信司：膵管癌のスクリーニングと鑑別診断．超音波医学 41：544-551，2014

3.4.2 囊性病变

A 解说超声图像所见

1. 大小

- 与肝、肾等脏器病变的分级不同，胰腺囊肿分级判定的要点是大小。
- 小于 5 mm 的判定为分类 2，5 mm 以上的判定为分类 3。

2. 有无实性部分

- 实性部分包括囊内结节、壁肥厚、分隔肥厚。
- 伴有实性部分的囊性病变判定为分类 4，不伴有实性部分的病变可根据大小判定为分类 2 或分类 3。
- 囊内结节是向内腔突出的息肉状病变（图 3-4-9）。
- 囊内结节可用多普勒超声确认有无血流信号。
- 壁肥厚是指壁的一部分或整体有肥厚的病变（图 3-4-10）。
- 分隔肥厚是指分隔的一部分或整体有肥厚的病变（图 3-4-11）。
- 壁肥厚和分隔肥厚没有具体的厚度指标，是指与周围的壁或分隔相比肥厚的状态。
- 有时囊性病变的壁肥厚或分隔肥厚与实性病变伴囊性变的鉴别诊断是困难的（图 3-4-12）。
- 两者都属于分类 4，但难点在于对伴有囊性变的实性病变的判断。

3. 内部回声

- 在炎性或肿瘤性囊性病变中，囊肿内部有时伴有碎片样回声（图 3-4-13）。

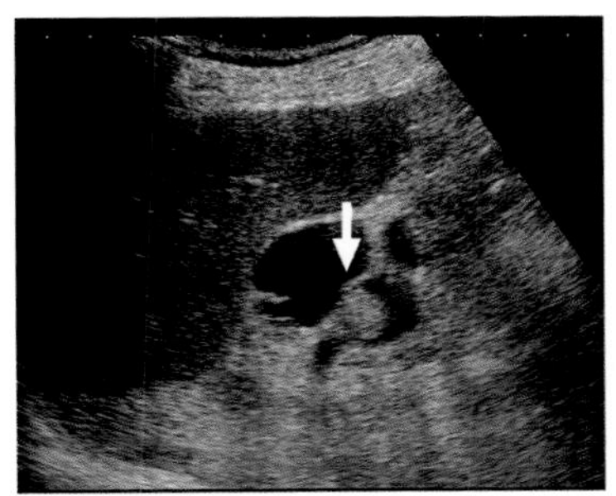

图3-4-9 伴有囊内结节（箭头）的多房性囊性病变
胰腺导管内乳头状黏液性肿瘤，分类4

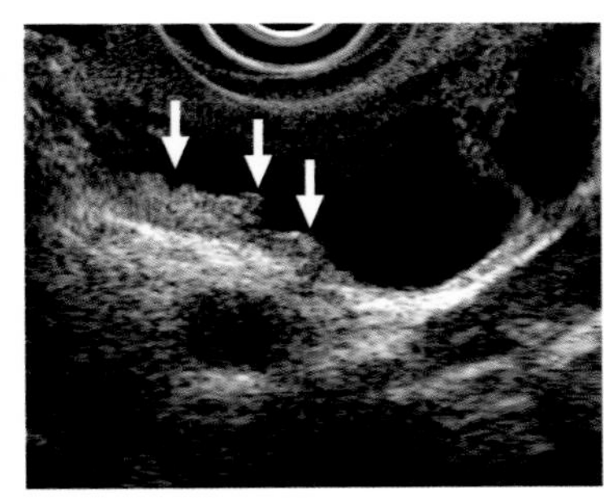

图3-4-10 伴有壁肥厚（箭头）的囊性病变
胰腺导管内乳头状黏液性肿瘤，分类4

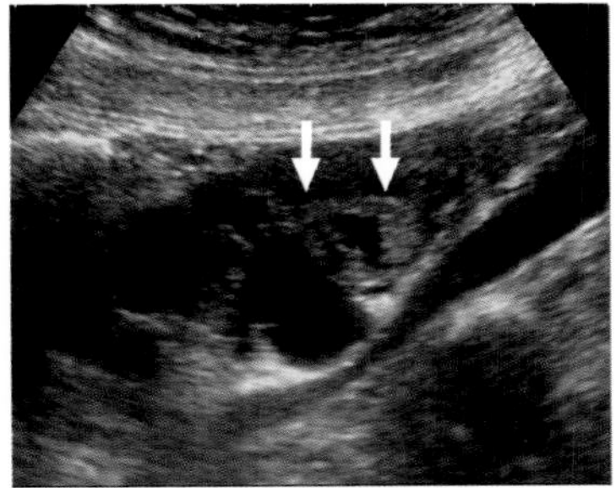

图3-4-11 伴有分隔肥厚（箭头）的囊性病变
胰腺导管内乳头状黏液性肿瘤，分类4

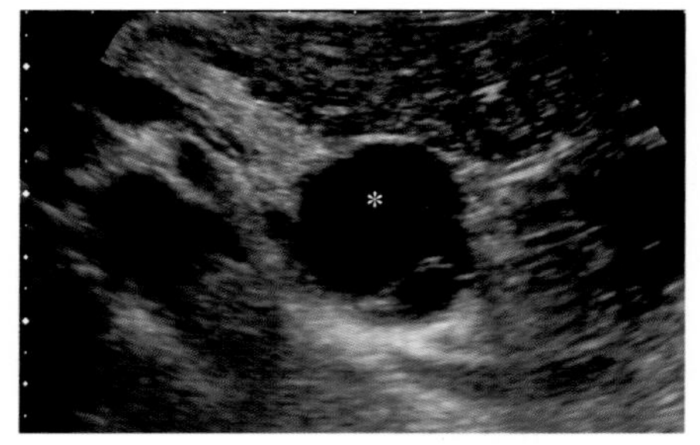
图3-4-12　低回声实性病变（*）伴囊性变
神经内分泌肿瘤，分类4

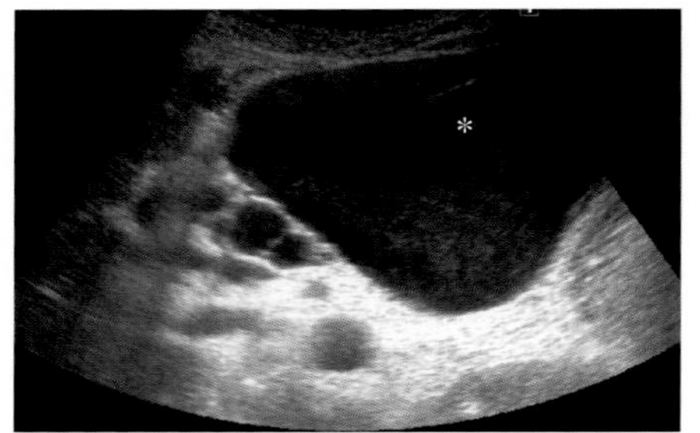
图3-4-13　伴有碎片样回声的囊性病变（*）
胰腺黏液性囊性肿瘤，分类3

- 由于病变内部有时会有囊内结节，因此要进行体位变换并用多普勒超声评价有无血流信号。

B 超声图像所见的依据及注意事项

1. 大小

- 囊肿在 5 mm 以上的患者，胰腺癌的发病率约是正常人的 6 倍（高危人群）。
- 发现 5 mm 以上的囊肿时，需要在排除并存胰腺癌的基础上进行随访观察。

2. 有无实性部分

- 在胰腺黏液性囊性肿瘤（mucinous cystic neoplasm，MCN）或胰腺导管内乳头状黏液性肿瘤（intraductal papillary mucinous neoplasm of pancreas，IPMN）等囊性肿瘤的恶性病例中，多可见囊肿内结节。
- 2017 年版 IPMN 国际诊疗指南中指出，如果超声造影显示存在实性部分则强烈提示为恶性；超声造影作为鉴别良恶性的重要手段，显示的壁增厚、无造影增强的壁结节及实性部分对于良恶性的鉴别有较大价值。
- 神经内分泌肿瘤、SPN、腺房细胞癌虽为实性肿瘤，但非常容易出现囊性变，有时会呈现与伴壁肥厚和分隔肥厚的囊性病变类似的超声图像。
- 实性肿瘤的囊性变，具有比较厚的囊肿壁（被膜），内腔面不规则的情况较多（图 3-4-14）。
- 伴肿瘤性病变的潴留囊肿，超声图像表现为囊性与实性成分混合存在（图 3-4-15）。

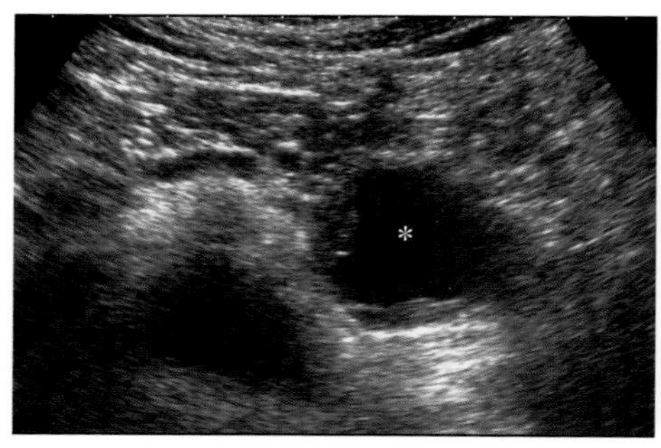
图3-4-14　低回声实性病变（*）伴囊性变
神经内分泌肿瘤，分类4

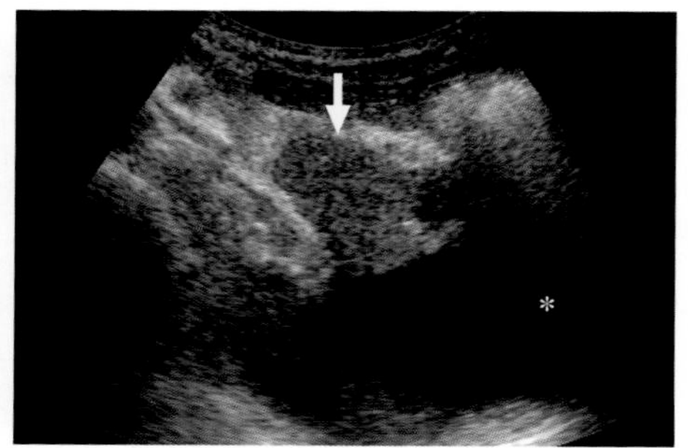
图3-4-15　尾侧低回声实性病变（*）伴囊性变
胰腺癌（箭头），分类4

3. 内部回声

- 在 MCN 和 IPMN 等产生黏液的肿瘤中，有时会观察到可反映内部黏稠的碎片样回声。
- 在 MCN 中，由于被分隔隔开的各个囊腔之间没有交通，所以每个囊腔的回声水平存在差异。
- 在假性囊肿中，多可观察到反映内部存在坏死物质和血液等的回声，内部回声会在随访过程中发生变化。

C 需要考虑的主要疾病

- 潴留囊肿。
- 假性囊肿（参照 4.4.7）。
- 胰腺浆液性肿瘤（参照 4.4.10）。
- 黏液性囊性肿瘤（参照 4.4.9）。
- 胰腺导管内乳头状黏液性肿瘤（参照 4.4.8）。
- 实性肿瘤伴囊性变。

文献

1）田中幸子：超音波による膵臓のスクリーニング：腹部超音波検診判定マニュアルに基づいて．超音波医学 43：563-569, 2016

2）岡庭信司：膵嚢胞性病変の肉眼像と超音波診断．超音波医学 44：235-244, 2017

3）国際膵臓学会ワーキンググループ：IPMN/MCN国際診療ガイドライン，2017年版，医学書院，東京，p5-6, 2017

3.4.3 主胰管扩张

A 解说超声图像所见

1. 主胰管扩张

- 正常情况下，主胰管直径为 1 ～ 2 mm。
- 尽可能长地显示胰体部的主胰管，将图像充分放大，从前壁前缘测量到后壁的前缘。
- 小数点后四舍五入，3 mm 以上的扩张判定为分类 3（图 3−4−16）。

2. 主胰管内结节

- 在扩张的主胰管内发现结节性病变，判定为分类 4（图 3−4−17）。

3. 远端（乳头）狭窄

- 远端主胰管内发现狭窄时，判定为分类 4。

B 超声图像所见的依据及注意事项

1. 主胰管扩张

- 由于乳头侧存在肿瘤性病变，尾侧主胰管扩张（间接所见）。

- 主胰管扩张在 3 mm 以上的患者，其胰腺癌的发病率为正常人的 6 倍（高危人群）。
- 首次发现的患者，经过随访观察并发癌的概率较高。
- 检查胰管扩张时，要注意尽可能地显示出整体，建议将其视为高危人群进行详细检查。
- 即使在详细检查时没有发现异常，仍建议将其视为胰腺癌的高危人群继续进行随访观察。
- 在检查中，主胰管直径变化在 3 mm 以上或不足 3 mm 的患者，判定为分类 1，诊断为间歇性胰管扩张。

2. 主胰管内结节

- 主胰管内结节是指胰管内肿瘤在扩张的主胰管内有乳头状突起（结节）的肿瘤（图 3-4-17）。

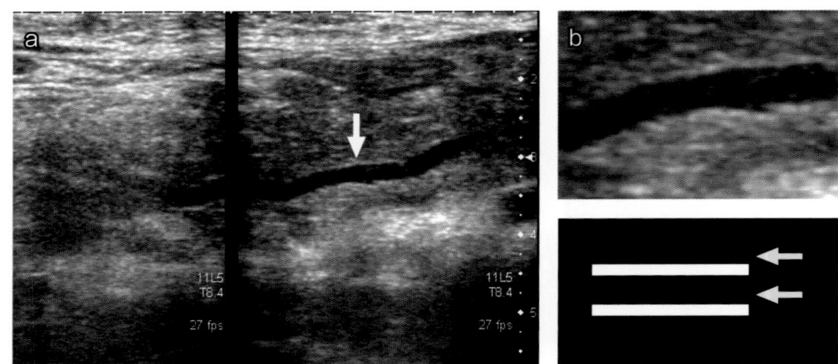

图3-4-16　主胰管直径的测量方法

放大观察体部，主胰管直径在3 mm以上的判定为分类3

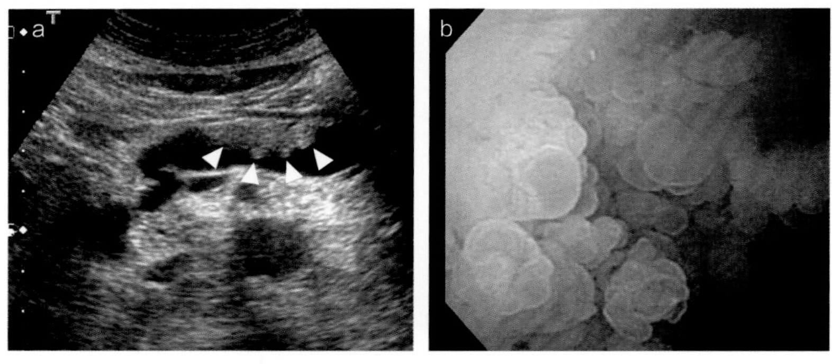

图3-4-17　主胰管扩张伴乳头状结节

主胰管内呈高回声的乳头状肿瘤（三角），IPMN，分类4

3. 下游侧狭窄

- 由于胰腺癌在向实质浸润生长时容易引起胰管狭窄，因此要对扩张胰管下游（乳头）侧进行评价。
- 在下游侧发现实性肿瘤像的患者判定为分类 5（图 3-4-18）。

C 需要考虑的主要疾病

- 慢性胰腺炎（参照 4.4.2）。

- 胰腺癌（参照 4.4.4）。
- 胰腺导管内乳头状黏液性肿瘤（参照 4.4.8）。

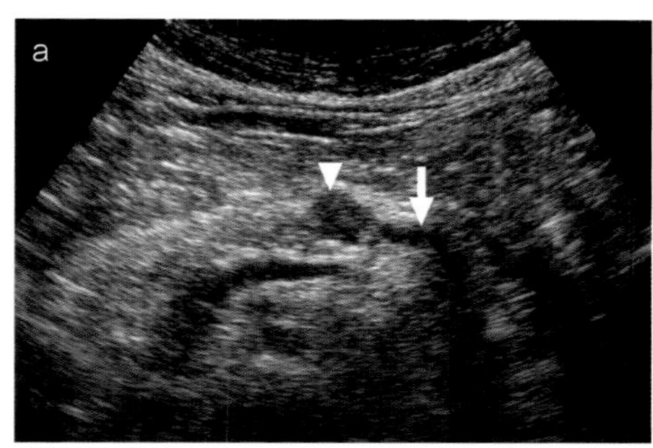

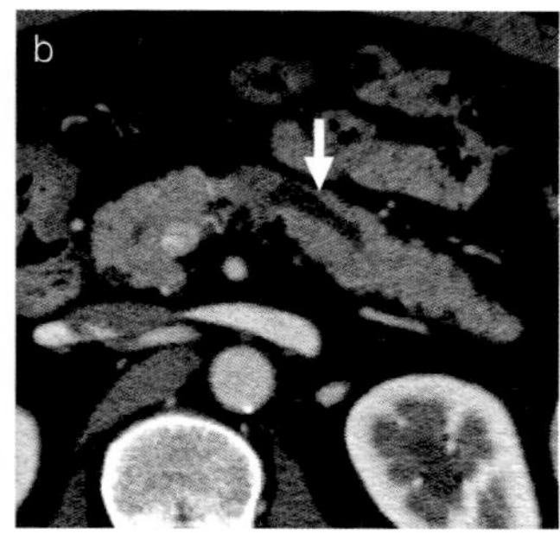

图3-4-18　下游侧主胰管扩张伴低回声实性病变阻塞

显示并评价扩张主胰管（三角）的下游侧，胰管癌（箭头），分类5

3.4.4　形态异常

A 解说超声图像所见

1. 胰腺肿大

- 胰腺弥漫性肿大，呈增厚状态。
- 胰腺的厚度有个体差异，但一般为 20 mm 左右。
- 超声检查判定指南规定，胰腺的短轴径在 30 mm 以上的为胰腺肿大。
- 急性炎症和肿瘤性病变等为主要原因（图 3-4-19）。
- 胰腺肿大判定为分类 2，需要仔细查找原因。

2. 胰腺萎缩

- 胰腺弥漫性厚度变薄的状态。
- 实际上，随着年龄的增长，胰腺有萎缩倾向，故将最大短轴径 10 mm 以下定义为胰腺萎缩。
- 慢性炎症等是主要原因（图 3-4-20）。
- 胰腺萎缩判定为分类 2，需要仔细查找原因。

3. 主胰管的评价

- 评价主胰管的扩张和模糊程度。

4. 胰腺实质的评价

- 也要评价有无点状或斑片状高回声等慢性胰腺炎的表现。

B 超声所见的依据及注意事项

1. 主胰管的评价

- 胰腺癌较多表现为乳头侧的主胰管模糊不清、尾侧胰管扩张（图 3-4-21），但在自身免疫性胰腺炎中，由于胰管狭窄而变得模糊不清的情况也较多（图 3-4-19）。

C 需要考虑的主要疾病

- 急性胰腺炎（参照 4.4.1）。
- 慢性胰腺炎（参照 4.4.2）。
- 胰腺癌（参照 4.4.4）。
- 自身免疫性胰腺炎（参照 4.4.3）。

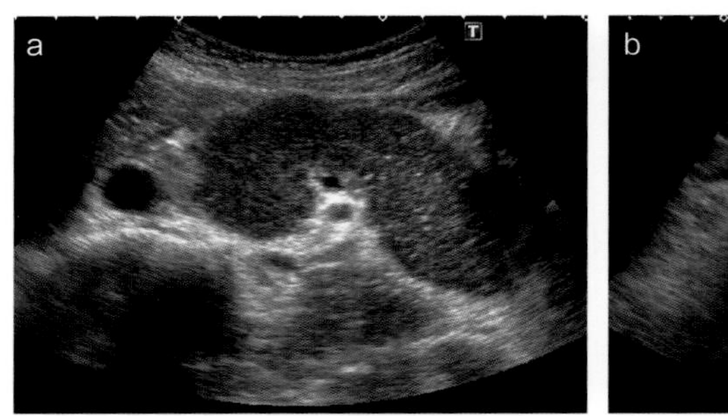
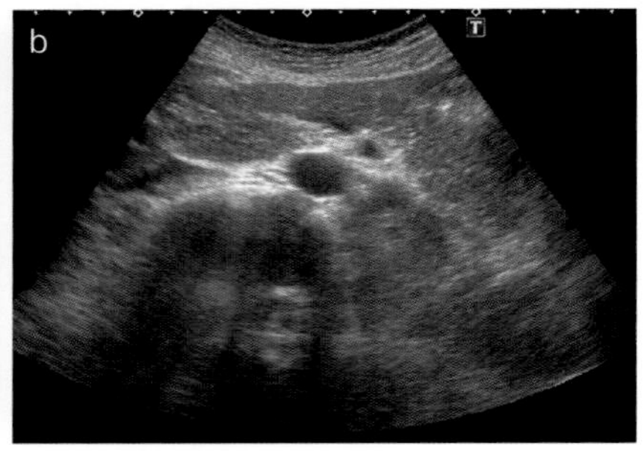

图3-4-19　弥漫性胰腺肿大

a：类固醇治疗前；b：类固醇治疗后，随着类固醇的应用肿大的胰腺已经消退。自身免疫性胰腺炎，分类2

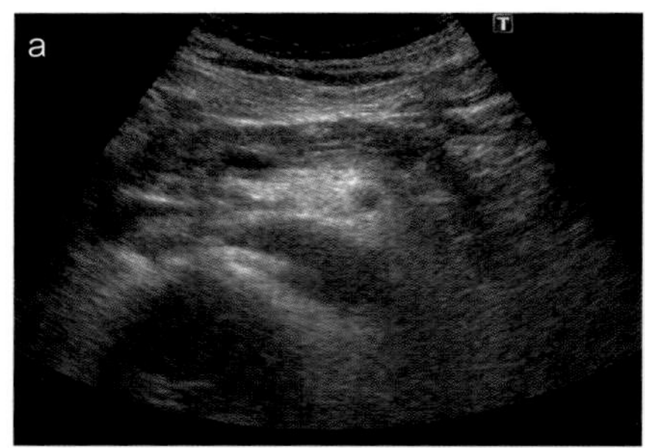
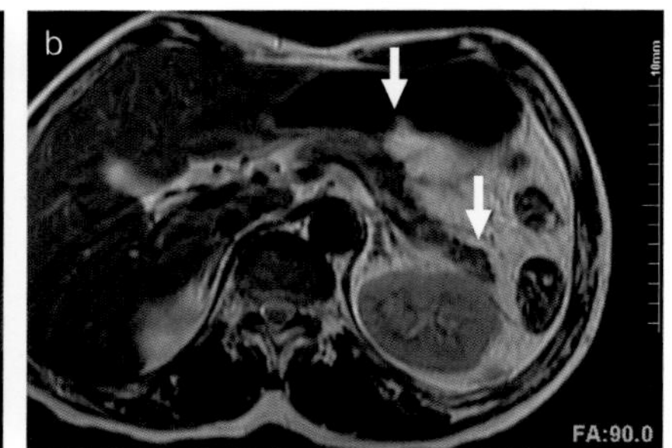

图3-4-20　弥漫性胰腺萎缩

a：超声；b：MRI。胰腺呈弥漫性萎缩。慢性胰腺炎，分类2

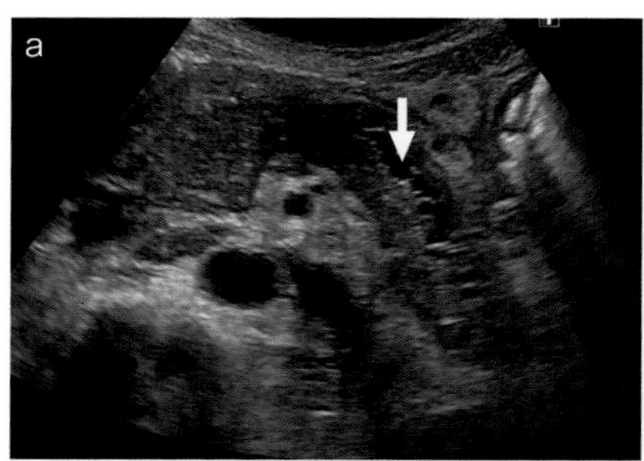
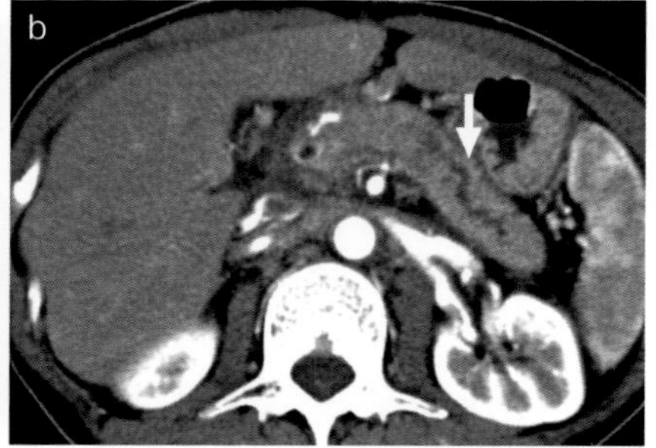

图3-4-21　弥漫性胰腺肿大伴下游侧有阻塞起点的主胰管扩张

胰腺呈弥漫性肿大，在尾部有主胰管扩张。胰管癌，分类4

3.4.5 局限性肿大

A 解说超声所见

1. 局限性肿大

- 胰腺的形态个体间差异很大，有哑铃形以及头部或尾部增大等多种多样。
- 胰腺的轮廓平滑、厚度局部增加时，如果肿大部分的内部回声无异常，则判定为分类 2。
- 包括胰腺局部形状异常（变形）、炎性变化或肿瘤性病变等。

2. 内部结构模糊不清

- 肿大部分的回声比周围实质低时判定为分类 4（图 3−4−22）。
- 肿大部分的回声不均匀时判定为分类 4。
- 当肿大部分的主胰管等的内部结构模糊不清时，判定为分类 4（图 3−4−23）。

3. 有无血流信号

- 应用多普勒超声比较肿大部分和周围实质的血流信号。

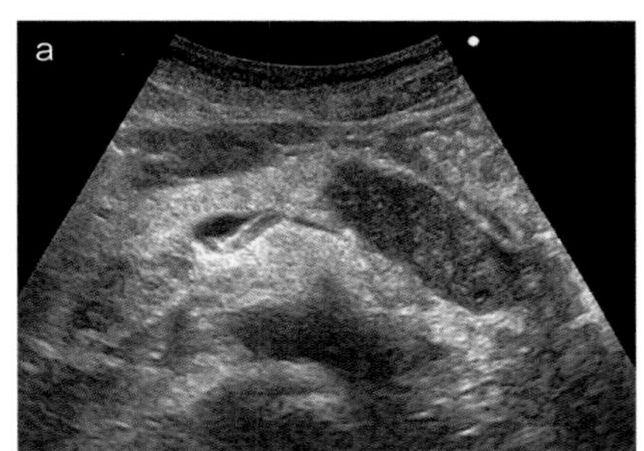

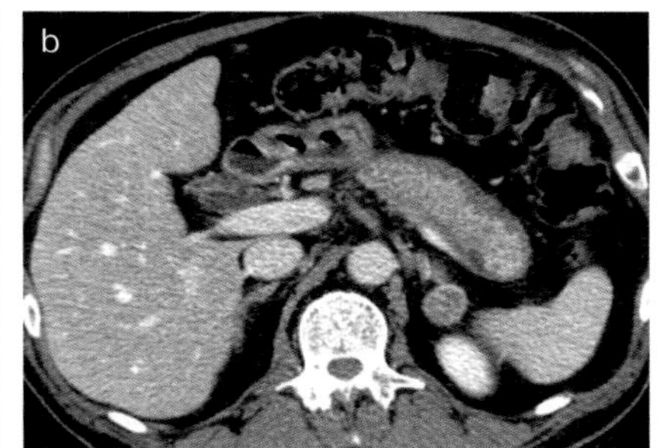

图3−4−22 回声水平减低的局限性肿大

胰体部局限性肿大伴回声减低。自身免疫性胰腺炎，分类4

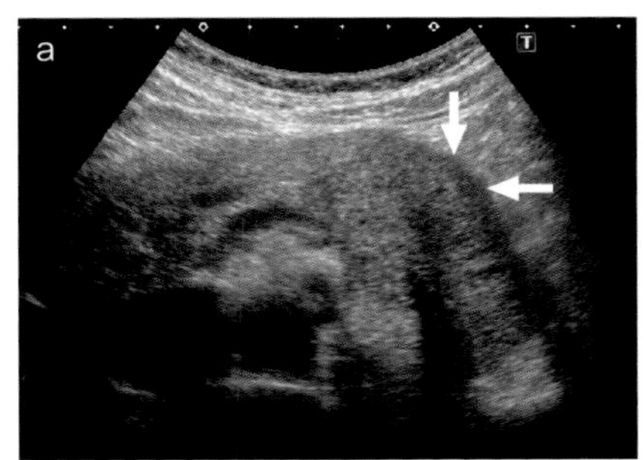

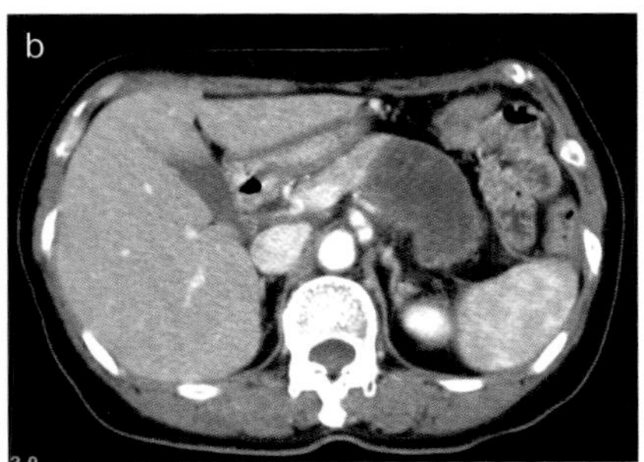

图3−4−23 内部回声不均匀的局限性肿大

内部回声不均匀的局限性肿大，肿大部分的回声不均匀，主胰管结构不清晰、局限性扩张。胰管癌，分类4

B 超声图像所见的依据及注意事项

1. 内部结构的模糊化

- 在自身免疫性胰腺炎中，有时可观察到肿大部分扩张的主胰管内的胰管贯穿征（图 3-4-24）。
- 内部回声不均匀、主胰管等内部结构不清晰时，应考虑胰腺癌等肿瘤性病变（图 3-4-23）。

2. 有无血流信号

- 自身免疫性胰腺炎的急性期有丰富的血流信号，这一特点对与胰管癌的鉴别诊断很有帮助。

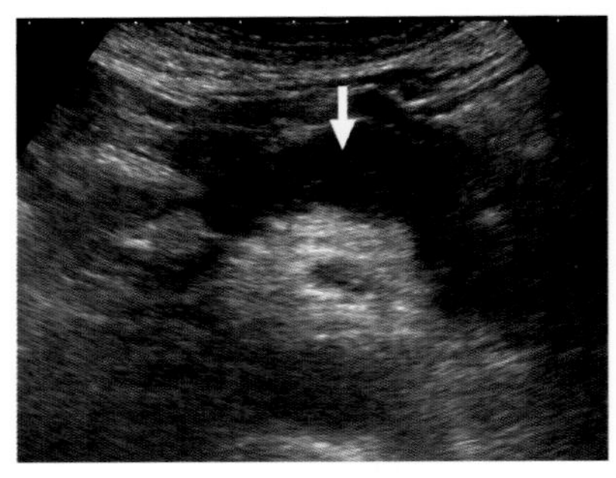

图3-4-24　胰管贯穿征
在回声减低的肿大部分内发现主胰管扩张。自身免疫性胰腺炎，分类4

C 需要考虑的主要疾病

- 自身免疫性胰腺炎（参照 4.4.3）。
- 胰腺癌（参照 4.4.4）。

3.4.6　钙化

A 解说超声图像所见

1. 钙化像

- 在表面观察到的明亮回声（结石回声）。
- 因为发生了超声强反射，在结石的后方产生了无回声区（声影）。
- 按存在于胰管内的胰石、慢性胰腺炎样的胰腺实质进行分类。
- 钙化本身不是恶性病变，因此判定为分类 2，需随访观察（图 3-4-25）。

2. 有无主胰管扩张

- 伴随尾侧主胰管扩张时，根据主胰管扩张的判定标准定为分类 3，需要详细检查（图 3-4-26）。

3. 有无可动性

- 胰管内的结石在体位变换时是可以移动的，而实质内的钙化是不可移动的。

4. 观察周围胰腺实质的性状

- 注意有无尾侧胰管的扩张或囊性病变，并注意钙化周围胰腺实质回声的变化。

B 超声图像所见的依据及注意事项

1. 有无主胰管扩张

- 慢性胰腺炎患者是胰腺癌的高危人群，5 mm 以上的大结石型慢性胰腺炎患者多会合并癌。

- 在伴主胰管扩张的患者中，应考虑到会合并胰腺癌或结石导致的阻塞起点，还要对下游侧（乳头侧）进行评价。

2. 周围胰腺实质的性状

- 在伴慢性胰腺炎的钙化中，除了胰腺整体回声增强，多数为实质内的点状、条索状、斑片状高回声和分叶状回声，胰管扩张时胰管边缘呈高回声。
- 由于 SPN 和神经内分泌肿瘤的瘤内伴有钙化，所以应注意观察钙化周围的胰腺实质（图3-4-27）。

C 需要考虑的主要疾病

- 胰腺结石。
- 慢性胰腺炎（参照 4.4.2）。
- 胰腺实性假乳头状瘤（参照 4.4.6）。
- 神经内分泌肿瘤（参照 4.4.5）。

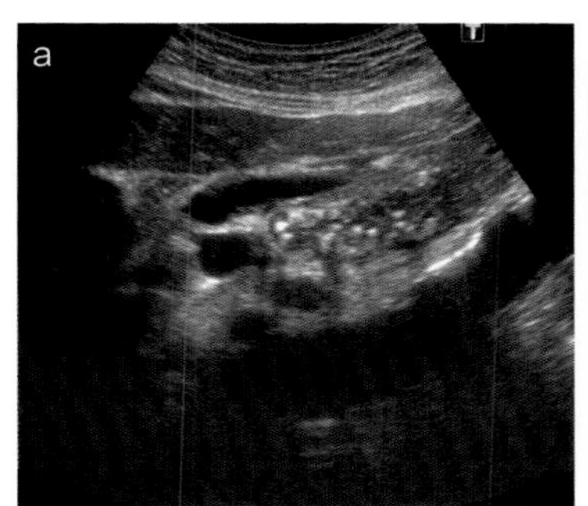

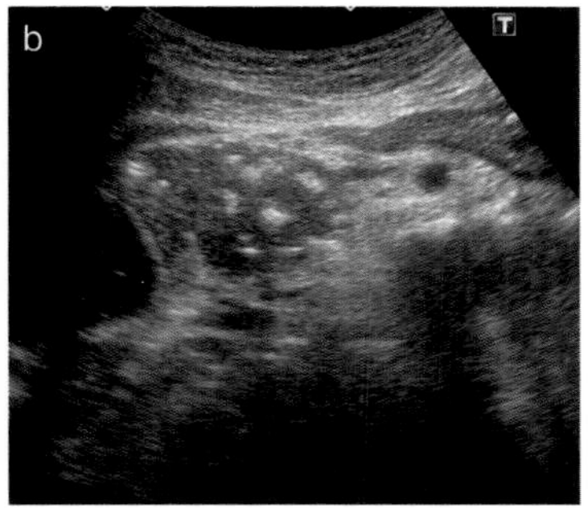

图3-4-25　钙化
胰头有多个钙化灶（慢性胰腺炎）。慢性胰腺炎，分类2

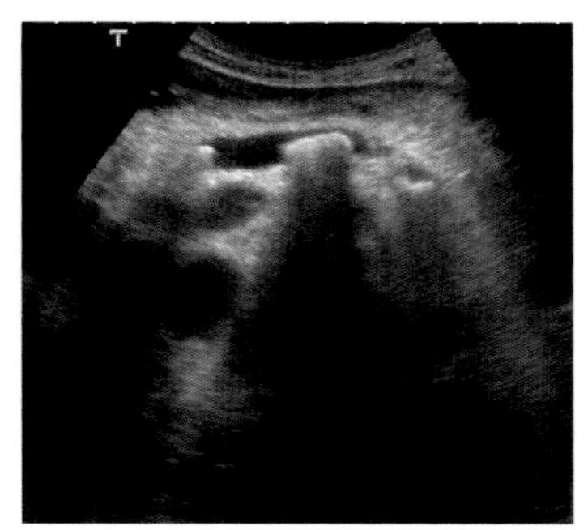

图3-4-26　伴有主胰管扩张的钙化
在扩张的主胰管中可见明显钙化。胰腺结石，分类3

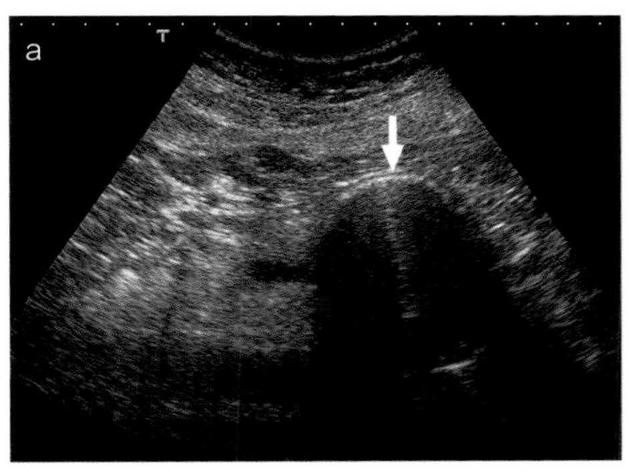

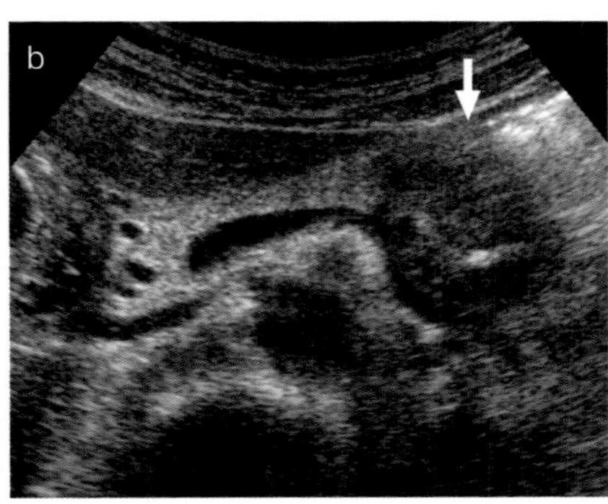

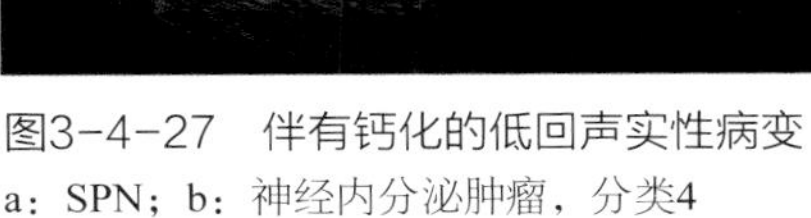

图3-4-27　伴有钙化的低回声实性病变
a：SPN；b：神经内分泌肿瘤，分类4

3.5 肾的超声图像所见

3.5.1 实性病变

A 解说超声图像所见

- 如果肿瘤形成了从肾实质向外的驼峰，就很容易被观察到（图 3–5–1）。发生在肾实质内的小的实性肿瘤，也可以通过肾内正常结构（皮质、髓质）的偏位和模糊不清而被识别出来。
- 对于肾窦内的肿瘤，超声图像可发现肾窦分离（图 4–5–14，图 4–5–15）。局限于肾窦上极或下极的上下不对称的病变，也比较容易发现；在肾窦内分布较广的病变中，可发现肾盂或肾小盏的扩张。
- 肿瘤周围的动脉分支被挤压、移位以避开肿瘤。彩色多普勒可显示叶间动脉和小叶间动脉的移位，有助于确认肿瘤的存在。

B 超声图像所见的依据及注意事项

- 对于局限于肾实质内的肿瘤，肾的内部结构显示不清时，就很难被发现，必须尽力获取能够区分皮质和髓质的图像。
- 在肾外形成驼峰样肿瘤的检查，要在肾外缘连续追踪，结合体位和呼吸的调整，使肾外缘全部清晰显示。

C 需要考虑的主要疾病

1. 肾细胞癌

- 透明细胞癌：肾的主要肿瘤，占肾细胞癌的 70% ~ 80%，多数伴有假包膜（肿瘤交界处的低回声带），彩色多普勒显示病变边缘富血供，血流方向与病变周围有明显差异，肿瘤中心常伴有小的囊性变（小囊肿结构）（图 3–5–1a）。
- 乳头状肾细胞癌以及肾嫌色细胞癌多乏血供，内部回声水平各不相同，但相对均匀，囊性变较少（图 4–5–11，图 4–5–12）。仅用超声检查难以与巨细胞瘤和脂肪成分少的肾血管平滑肌脂肪瘤等良性结节相鉴别，但随访观察过程中有增大趋势时则怀疑为恶性。

2. 肾血管平滑肌脂肪瘤

- 最常见的肾良性肿瘤。
- 大多数肾血管平滑肌脂肪瘤内含有丰富的脂肪、血管和肌细胞，内部呈明显的高回声，反映其复杂的内部结构（图 4–5–8）。
- 血管成分多时，用彩色多普勒可显示肿瘤内部明显的血流信号，有偶发肿瘤内出血的风险。
- 脂肪少的分类不显示为高回声，常难以与肾细胞癌相鉴别（图 4–5–9）。

- 在肾外形成驼峰样肿瘤的患者中，肾外部生长的肿瘤直径往往比在肾内生长的肿瘤直径大，呈蘑菇状（图 4-5-8b，图 4-5-9）。

3. 巨细胞瘤

- 这是一种罕见的良性肿瘤，中心部位容易发生囊性变和坏死，术前难以与肾细胞癌鉴别诊断（图 3-5-2）。

4. 转移性肿瘤

- 很少在筛查中发现，多转移至胃和肺。

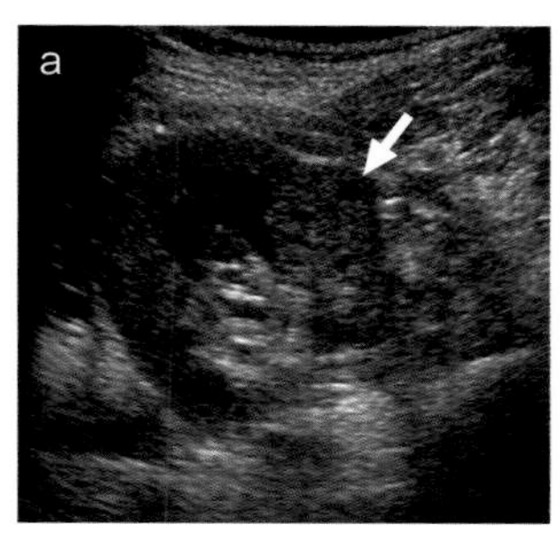

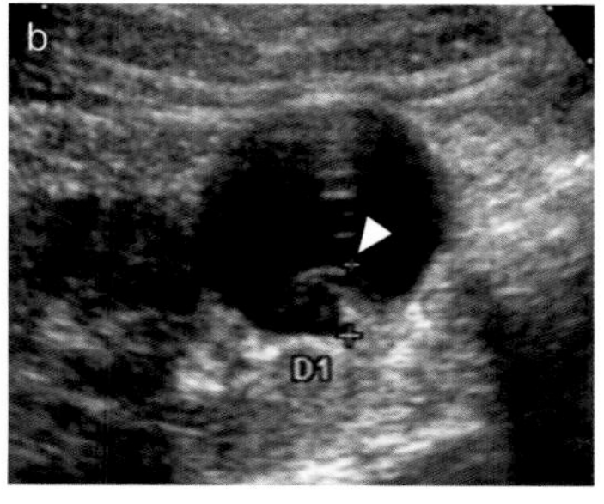

图3-5-1 2例肾透明细胞癌

内部包含不均匀的小囊性结构（图a箭头），边界部位多伴有假包膜，多富血供。图b显示向囊内生长的透明细胞癌（图b三角），与多房性囊性细胞癌在形状与恶性程度上没有差异。a：肾肿瘤，分类4；b：肾囊性肿瘤，分类4

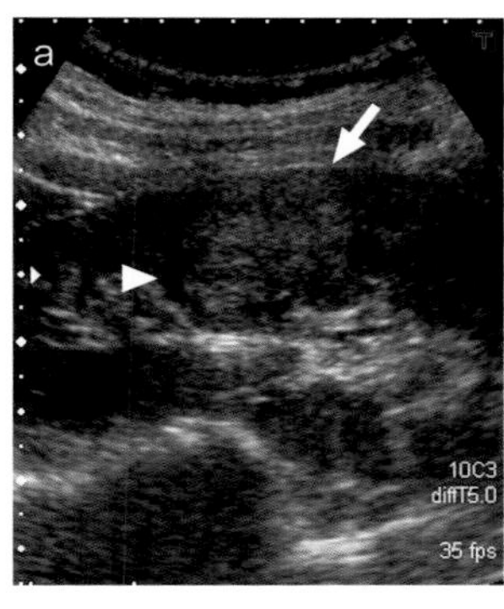

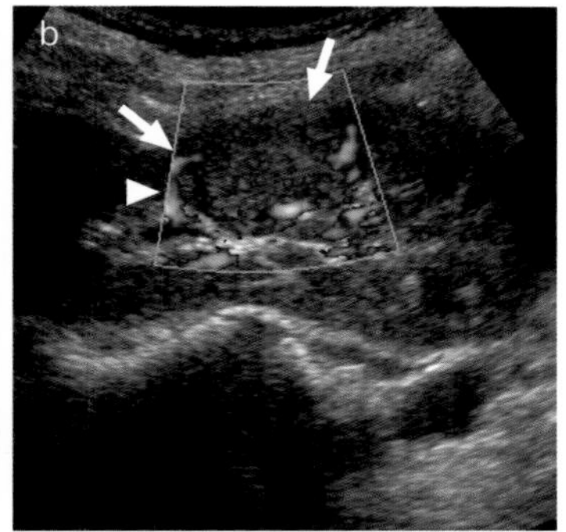

图3-5-2 巨细胞瘤

有假被膜（三角）、富血供的低回声肿瘤（箭头），疑似肾细胞癌，肾部分切除术后的病理结果显示为巨细胞瘤，二者仅从图像上难以鉴别，肿瘤内部没有均一的小囊性结构。肾肿瘤，分类4

3.5.2 囊性病变

A 解说超声图像所见

- 为肾局限性无回声肿瘤，皮质内的囊肿多为圆形或分叶状，肾窦内的囊肿多为分叶状（图 3-5-3）。

B 超声图像所见的依据及注意事项

- 注意是否有囊壁肥厚或不规则、壁内结节，在具有分隔的多房性囊肿中确认分隔是否有肥厚或血流信号。
- 囊壁不规则和部分实性隆起，可能来源于囊性肾细胞癌和多房性囊性肾细胞癌。

C 需要考虑的主要疾病

1. 皮质囊肿

- 皮质囊肿（单纯性肾囊肿）是一种随着年龄增长而发病率逐渐增加的疾病，很少引起肾功能减退。
- 显示为圆形（类球形）的无回声病变，多在肾外形成驼峰状样皮质囊肿（图 3-5-3a），而另一部分向肾窦内生长（图 3-5-3b、c）。
- 可出现无诱因囊肿内出血，囊肿内出血后的超声检查显示囊肿内漂浮的细小点状回声和碎片样回声（图 3-5-4）。

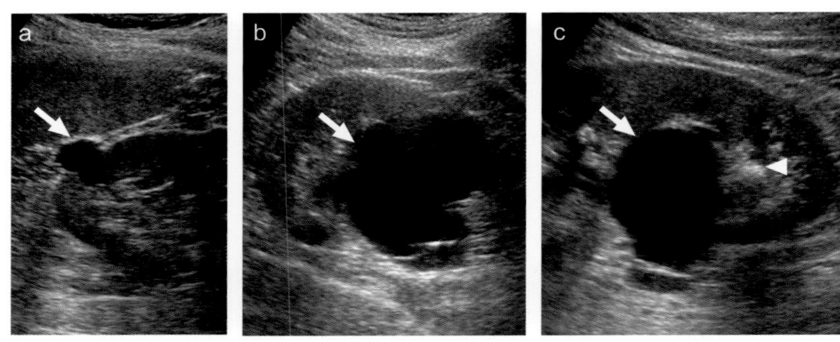

图3-5-3　肾皮质囊肿

向肾周生长形成的驼峰样皮质囊肿（图a箭头）和向肾窦内生长形成的驼峰样皮质囊肿（b：横断面扫查；c：纵向扫查）。向肾窦内生长时由于对尿路的压迫，可能产生肾盏结石（图c箭头）。肾囊肿，分类2

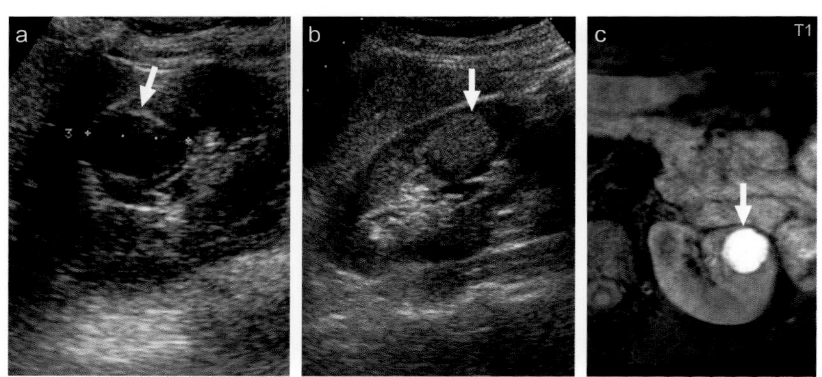

图3-5-4　肾皮质囊肿内的出血

1年前提示是单纯性肾囊肿（a），现在内部出现了实性肿瘤样高回声（b）。MRI的T_1加权像提示内部高信号（c），为亚急性期的囊肿内出血。肾肿瘤，分类3

2. 多房囊性肾细胞癌

- 有分隔的多房性囊肿，考虑有多房囊性肾细胞癌（multilocular clear cell renal cell carcinoma，MCRCC）的可能性。
- 多房囊性肿瘤的良恶性鉴别，可参考 Bosniak 分类（表 4−12）。
- 多房囊性肾细胞癌是相接的多数囊肿结构整体呈类球形的肿瘤，在囊肿壁可见富血性肥厚和壁内结节。囊壁钙化和囊腔内碎片样回声出现的概率较高，临床表现为良性过程，原则上不发生远处转移（图 3−5−5）。

3. 肾盂旁囊肿

- 肾盂旁囊肿是一种多见于老年人的肾窦内的囊性病变。
- 向肾盏周围间隙生长，未发现与肾盏和输尿管的交通，但需要与肾盂扩张相鉴别（图 3−5−6）。
- 在肾的短轴面观察时，容易观察到肾盂旁囊肿是位于肾盂前还是位于肾盂后（图 3−5−6b）。

4. 肾盏憩室

- 肾盏憩室是向肾实质内进展延长的与肾盏相连的分叶形囊肿状结构。
- 大多局限于肾实质内，肾包膜下很少形成驼峰。

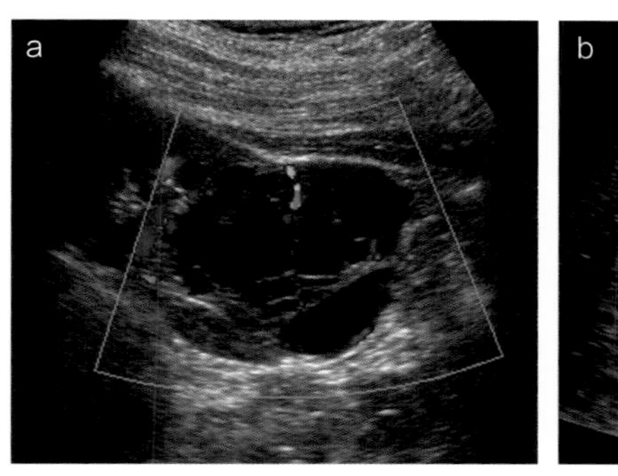

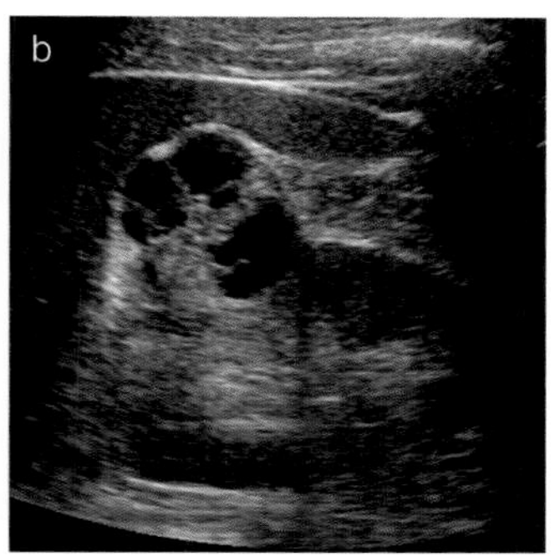

图3-5-5 2例多房囊性肾细胞癌

多房性的以囊性成分为主的肿瘤，分隔的肥厚和明显的壁内结节是与良性的复杂性囊肿的鉴别点。肾囊性肿瘤，左右均为分类4

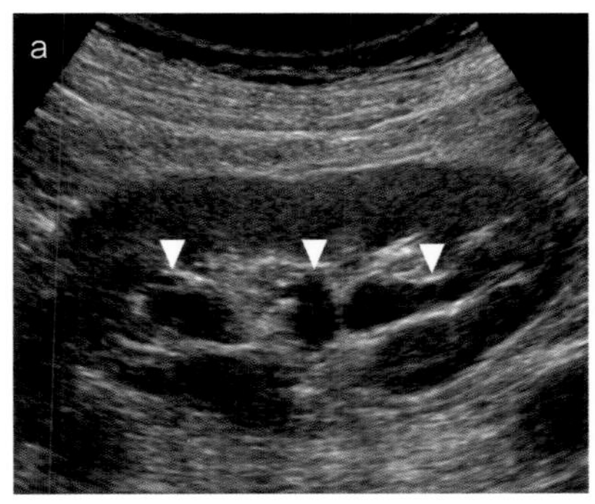

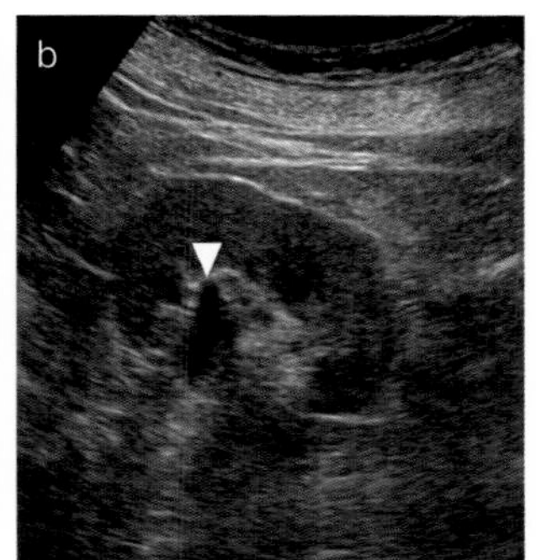

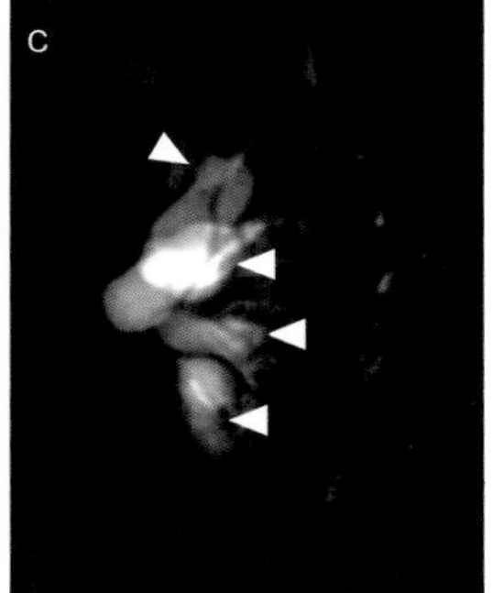

图3-5-6 肾盂旁囊肿

向肾窦内生长的囊肿（箭头），在肾长轴面（a）与肾盂扩张难以鉴别，在短轴面（b）向肾盂的前侧移位，MRI显示为多房性囊肿，与尿路无交通（c）。肾囊肿，分类2

- 由于内腔与尿路相连，常常产生结石并在囊性结构内部出现高回声，这种征象提示肾盏憩室（图 3−5−7、图 3−5−8）。

5. 血管性病变

- 肾窦内或肾门部的血管性病变包括动脉瘤和动静脉瘘，肾窦内的病变在 B 模式下容易被误认为囊性肿瘤。
- 动脉瘤呈圆形或纺锤形，可见与肾动脉交通（图 3−5−9）。

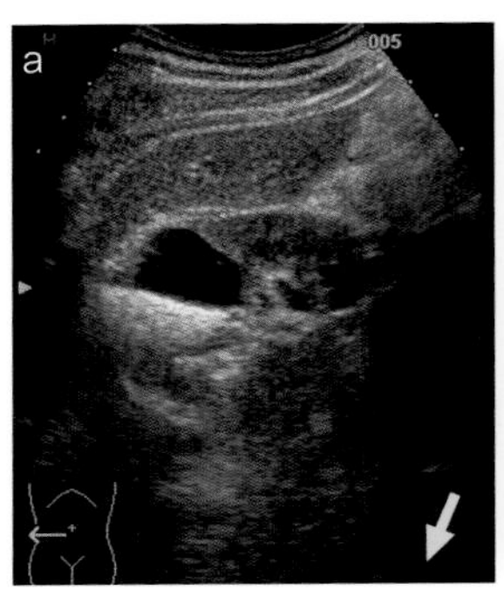

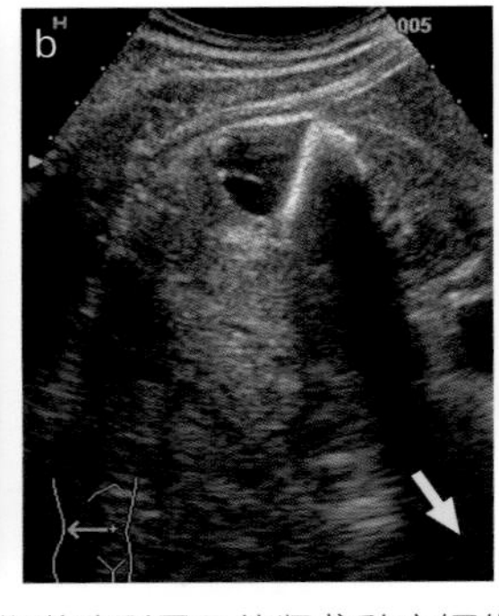

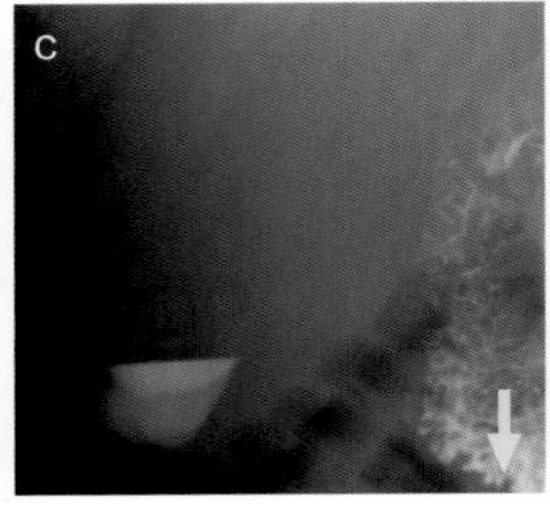

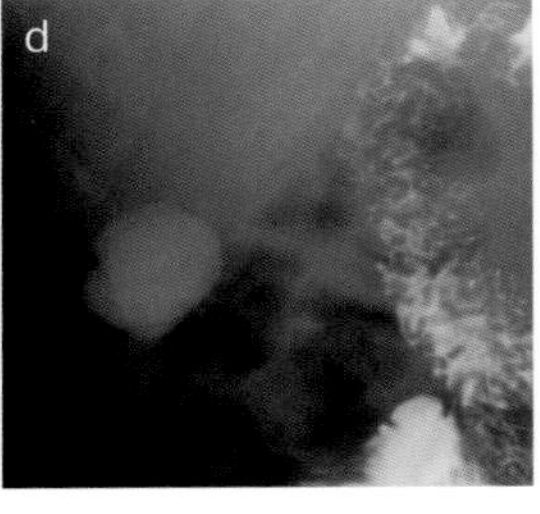

图3−5−7　超声检查和上消化道造影显示的肾盏憩室钙化
憩室内形成液平面，变换体位液平面发生变化（a：仰卧位；b：左侧卧位；c：立位X线图；d：仰卧位X线图），黄色箭头表示重力方向。肾钙化，分类2

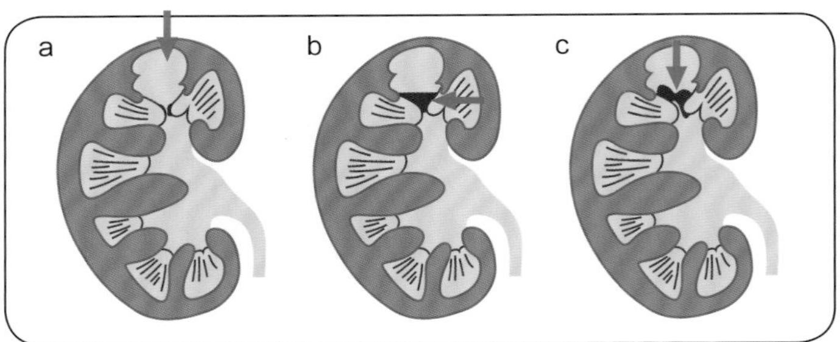

图3−5−8　肾盏憩室模式图
a：肾盏憩室（箭头）；b：肾盏憩室内碎片样回声（箭头）；c：肾盏憩室内结石（箭头）

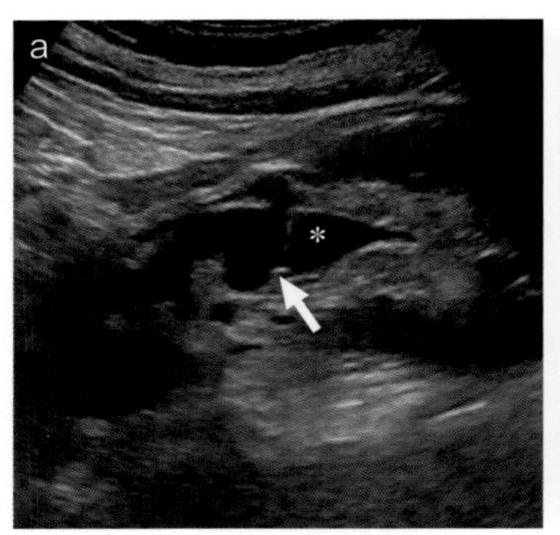

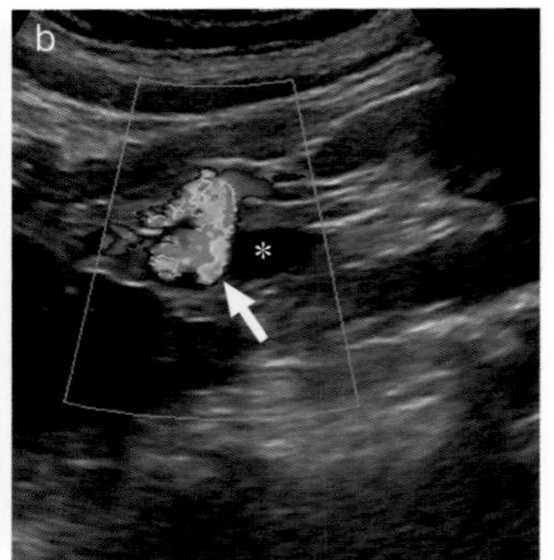

图3−5−9　肾动脉瘤（肾门部）
a：肾门部形成的动脉瘤（箭头），多与肾盂（*）、输尿管相邻；b：积极采用彩色多普勒可以明确诊断

- 动静脉瘘可分为圆形动脉瘤型和呈分叶形的蔓状型，内部可见搏动性的血流信号，仅通过超声检查就可以确定是血管性病变（图 3-5-10）。

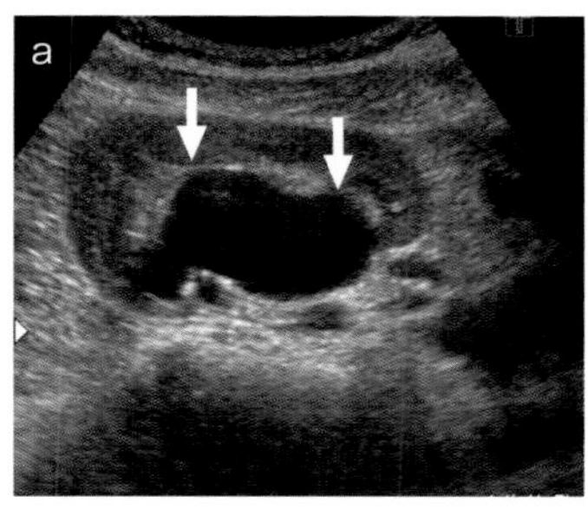
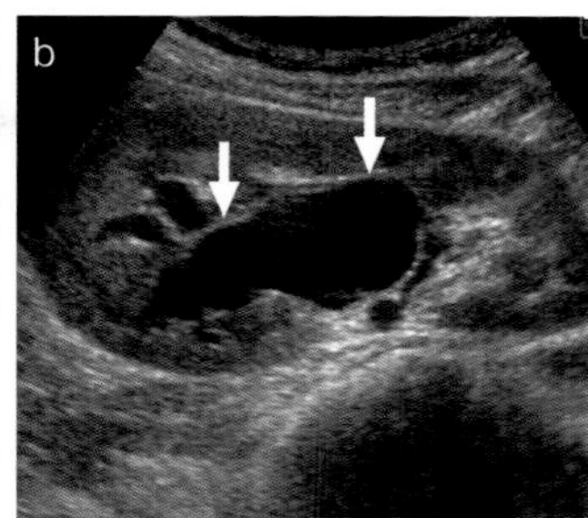
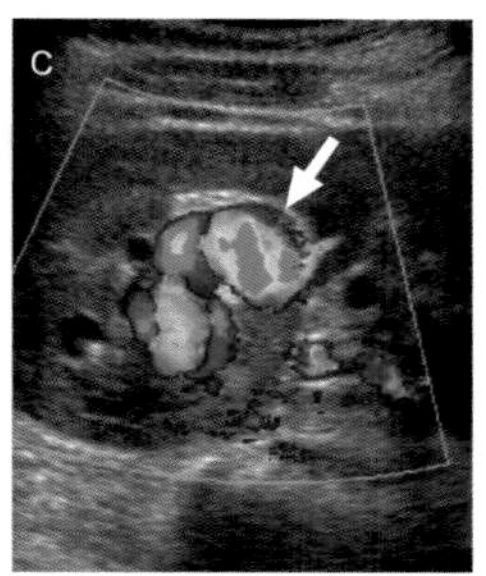

图3-5-10　肾动静脉瘘（动脉瘤型）
一部分向右肾窦内扩散，另一部分向肾实质内延伸的囊性肿瘤，彩色多普勒显示内部充满湍流，诊断为肾动静脉瘘

文献

1）日本泌尿器科学会ほか編：腎癌取扱い規約，第4版，組織学的分類 p63-70，金原出版，東京，2011

3.5.3　肾盂扩张

A 解说超声图像所见

- 超声检查见一侧或两侧肾盂持续扩张时，可向膀胱方向追踪扩张的尿路，寻找阻塞或狭窄部位。
- 在肾盂或肾盏部出现扩张的患者中，尿路持续通过障碍的可能性较高。
- 体位不同时肾盂扩张的程度会发生明显变化，这也是一过性通过障碍的原因（图 3-5-11）。

B 超声图像所见的依据及注意事项

- 输尿管完全堵塞会在短期内造成不可逆的肾功能下降。怀疑是输尿管通过障碍时，判断是否完全阻塞对于是否马上进行详细检查是很重要的。
- 饮水后用彩色多普勒追加观察膀胱，如果能够确认同侧的输尿管仍有喷尿现象，则可判断同侧输尿管没有完全阻塞（图 3-5-12）。

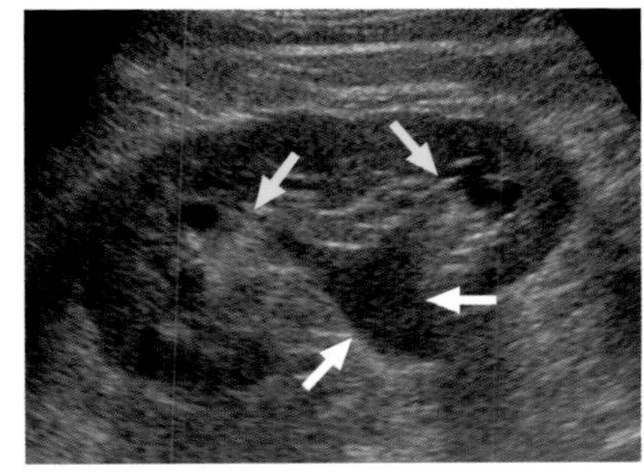

图3-5-11　肾盂扩张
有左输尿管结石病史，现左侧肾盂扩张（白色箭头），肾盏漏斗部（黄色箭头）没有扩张，分类2，轻度肾盂扩张

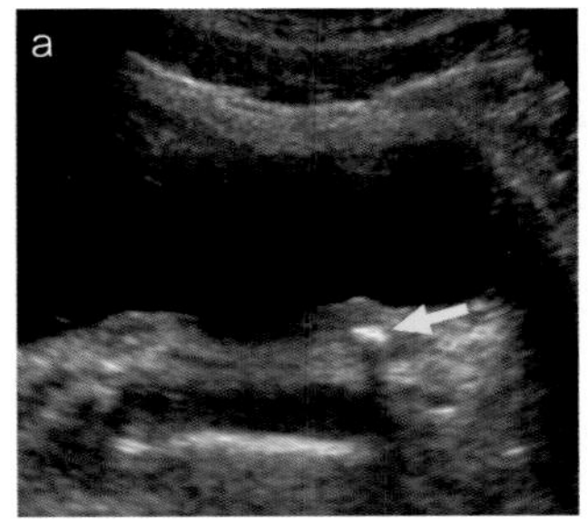
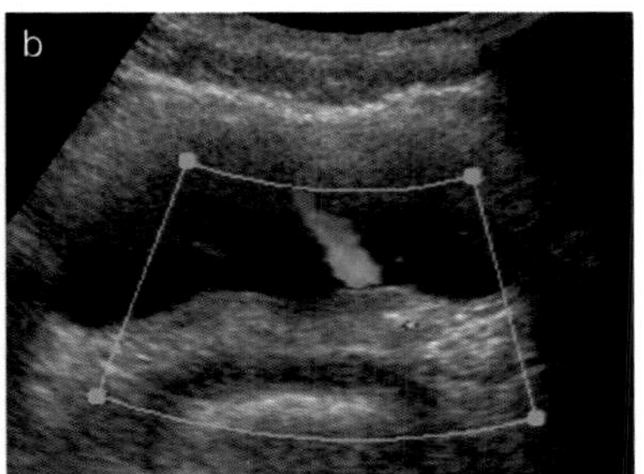

图3-5-12　确认输尿管结石和输尿管喷尿
在左输尿管口附近观察到伴声影的结石（箭头），但通过彩色多普勒确认左输尿管有喷尿现象，可以排除输尿管完全阻塞

C 需要考虑的主要疾病

- 尿路结石、尿路上皮癌，以及盆腔淋巴结肿胀和淋巴结清扫手术史。
- 在先天性疾病（肾的位置异常、输尿管走行的异常、输尿管瘤）患者中，成年时除了发现肾盂扩张外，多还伴有肾萎缩。

3.5.4 形态异常

A 解说超声图像所见

- 形态异常是指肾大小异常，弥漫性或部分实质变薄，肾表面凹凸不平，肾窦扩大，肾窦分离等。

B 超声图像所见的依据及注意事项

- 双肾缩小见于进行性慢性肾病，双肾肿大见于巨人症和肢端肥大症。多数由大量囊肿组成的双肾肿大是常染色体显性遗传多囊肾病（autosomal dominant polycystic kidney disease，ADPKD）。
- 一侧肾小的原因包括先天性发育不良、肾动脉狭窄（肾血管性高血压）、既往的肾盂肾炎（常伴有部分变形）和肾积水（残留肾盂扩张）、多囊性发育不良（围产期原因引起的肾萎缩，由大量囊肿组成）等。
- 一侧找不到正常肾的原因有一侧无形成或低位形成，考虑到存在位置异常的可能性，要在盆腔和主动脉的腹侧寻找。
- 一侧肾缺如，另一侧肾变大的情况称为代偿性肥大，提示在生长激素分泌较多的儿童期，对侧肾功能已经丧失。

C 需要考虑的主要疾病

1. 马蹄肾

- 两肾的下极在肠系膜下动脉分叉下方相互融合，肾的长轴（称为肾轴）与常规不同，呈倒八字形，有的仅有两肾纤维性融合，有的肾实质也相互融合（图 3-5-13）。

2. 骨盆肾

- 骨盆肾指一侧肾未上升至上腹部而是停留在骨盆部的状态（图 3-5-14）。在交叉异位肾中左、右侧都存在两个肾。

3. 重复肾盂输尿管

- 一侧有上、下两条输尿管，分为不完全重复的肾盂输尿管和完全重复的肾盂输尿管两种，前者在到达膀胱的途中融合为一条，后者在膀胱或尿道上分别开口。
- 完全重复的肾输尿管中，上半肾的输尿管多有输尿管瘤和异位开口，导致上半肾积水（图 3-5-15）。

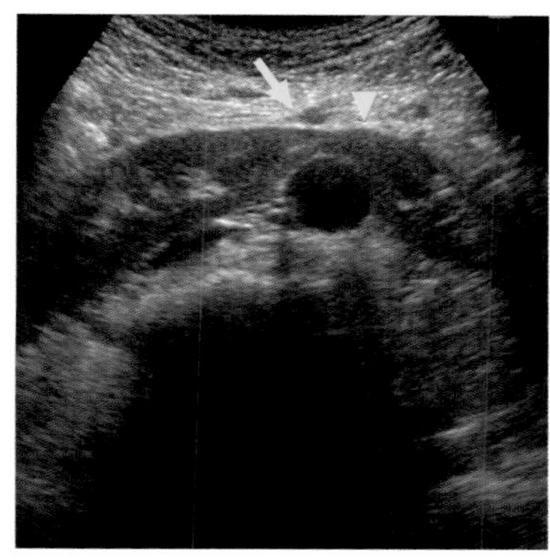

图3-5-13　马蹄肾

从腹部大动脉分支的肠系膜下动脉（箭头）的正下方发现肾实质愈合（三角），分类2，形态异常

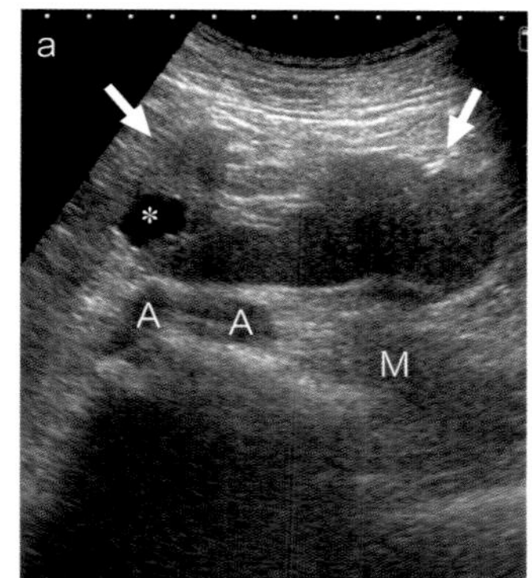

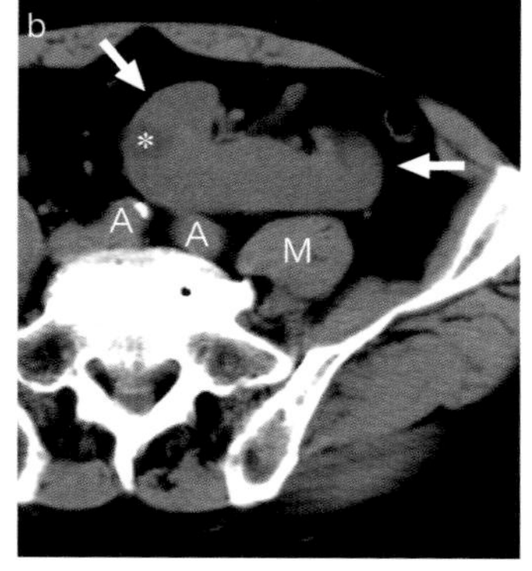

图3-5-14　骨盆肾（单肾）

常规左、右肾位都找不到肾，盆腔中显示存在单个肾，肾门部朝向腹侧。a：髂动脉分叉处的横向扫查；b：单纯CT，分类2，形态异常。箭头—左、右方向的长轴骨盆肾，*—皮质囊肿，A—左、右髂总动脉，M—左腰大肌

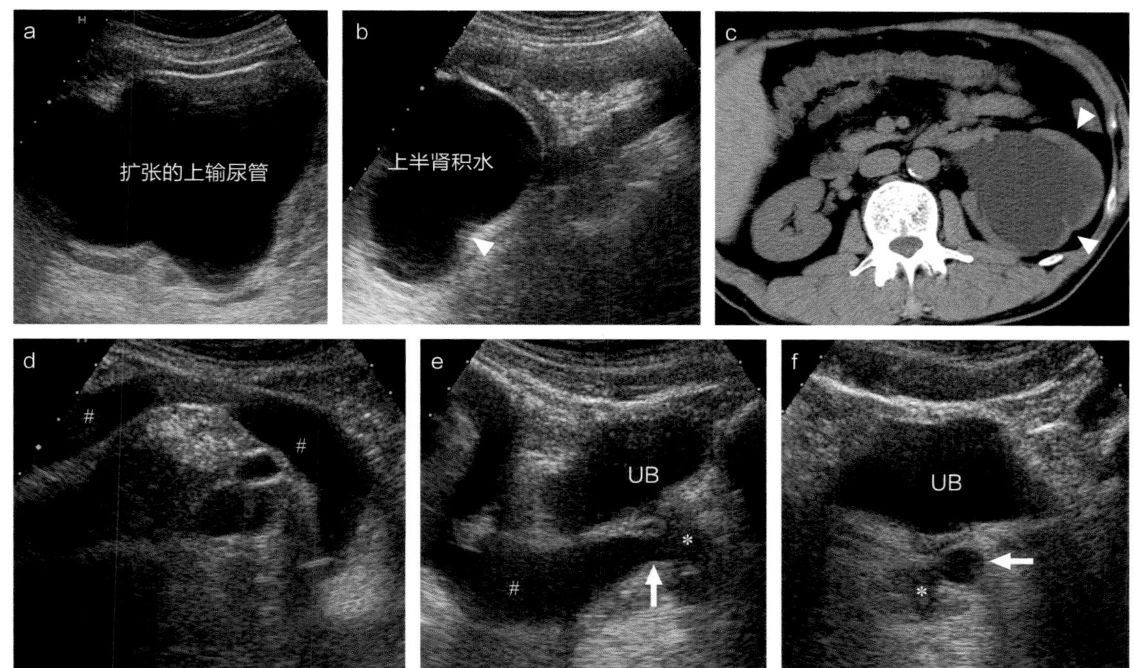

图3-5-15　完全重复的肾盂输尿管的上半肾积水

上半肾积水。扩张的上输尿管（#）不是开口到膀胱（UB）而是在尿道（*）上有异常开口（三角），a：左肾上极横向扫查；b：纵向扫查；c：单纯CT；d：左输尿管上极纵向扫查；e：左下部输尿管纵向扫查；f：膀胱与尿道横向扫查，分类3，肾积水。箭头—萎缩的肾实质

4. 胎儿性分叶

- 肾外形呈胎儿肾样分叶形，肾表面的凹陷与肾柱位置一致（图 3-5-16）。

5. 局限性萎缩

- 原因很多，如陈旧性肾梗死和肾盏结石等（图 3-5-17）。

6. 肾窦脂肪瘤样病（肾窦脂肪置换）

- 随着肾实质萎缩，肾窦内的脂肪处于增生状态，多见于老年人。
- 与肾盂旁囊肿一样，多由肾窦内压降低引起（图4–5–16，图4–5–17a）。

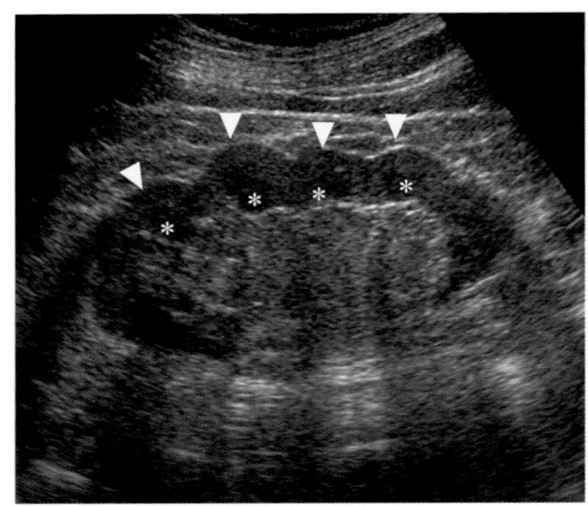

图3–5–16 胎儿性分叶

因为胎儿性分叶是肾的胚胎发育过程在出生后的残留，所以并不是疾病，与髓质（*）对应部位的肾表面呈凸出状态（三角），本例肾盂内出现了随着年龄增大出现的脂肪增加（肾盂内脂肪肿），分类2，肾的变形

7. 肾动脉狭窄

- 纤维肌性发育不良（fibromuscular dysplasia，MD）或动脉硬化是其主要原因。
- 由于动脉血流减少，萎缩侧肾的肾素分泌增加，引起血管性高血压，如果没有得到有效处理，则容易引起对侧肾的高血压，进而引起肾硬化。

8. 慢性肾盂肾炎

- 因下尿路的逆行性感染而发病者居多，是肾实质厚度不同和局限性萎缩的原因。
- 输尿管口的尿喷射到达膀胱底部的角度太大，是膀胱输尿管反流的诱因。

9. 急性巢状细菌性肾炎、肾梗死、肾盏结石

- 上述疾病均是肾局限性萎缩的原因。

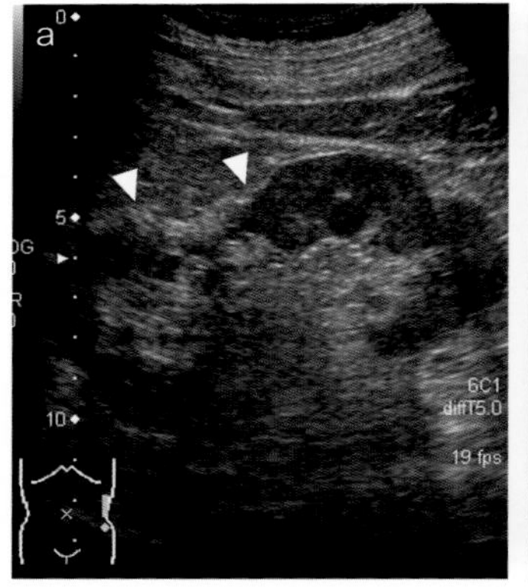

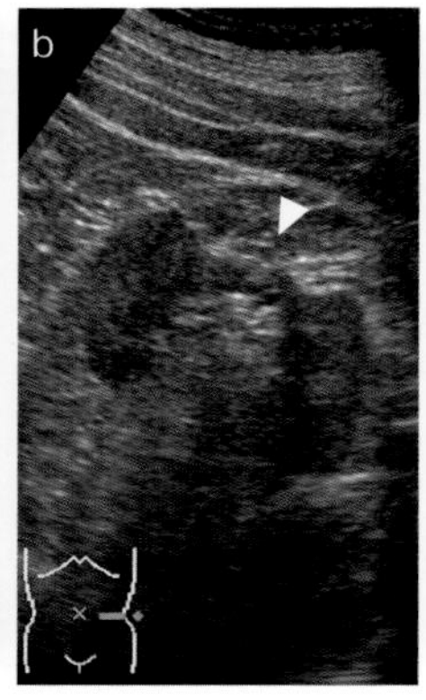

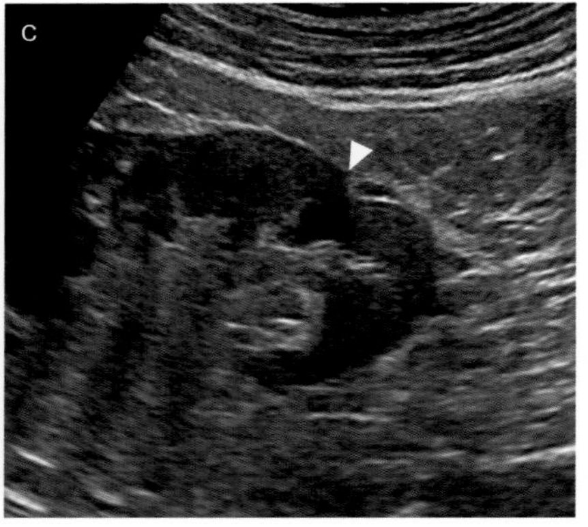

图3–5–17 局限性萎缩

局限性萎缩（三角），由陈旧性肾梗死导致的（a、b：肾区一致性萎缩），以及肾盂结石排石后的萎缩（c：与髓质相邻的肾实质萎缩），分类2，肾的变形

文献

1) Asanuma, H et al: Color Doppler Ultrasound Evaluation of Ureteral Jet Angle to Detect Vesicoureteral Reflux in Children. J Urol 195: 1877-1882, 2016

3.5.5 钙化

A 解说超声图像所见

- 多数肾结石为草酸结石，容易发生钙化，多显示声影和彩色彗星尾征。

B 超声图像所见的依据及注意事项

- 伴随声影的高回声应首先考虑钙化，但肾中央回声复合体（renal central echo complex，CEC）也呈稍高回声，因此要在声影不清晰的CEC中显示肾盏小结石，应积极利用方向性彩色多普勒中的彩色彗星尾征（图3–5–18）。

C 需要考虑的主要疾病

- 肾钙化表现包括肾结石（肾盏结石、铸型结石）、髓质钙化（图3–5–19 ~图3–5–21）、肾盏憩室内钙盐乳、陈旧性肉芽肿和动脉壁钙化斑块（图3–5–22）。

1. 髓质钙盐沉积

- 由肾小球分泌的钙被肾小管浓缩并蓄积在肾髓质内，从髓质的中心部至肾乳头内（图3–5–19）。

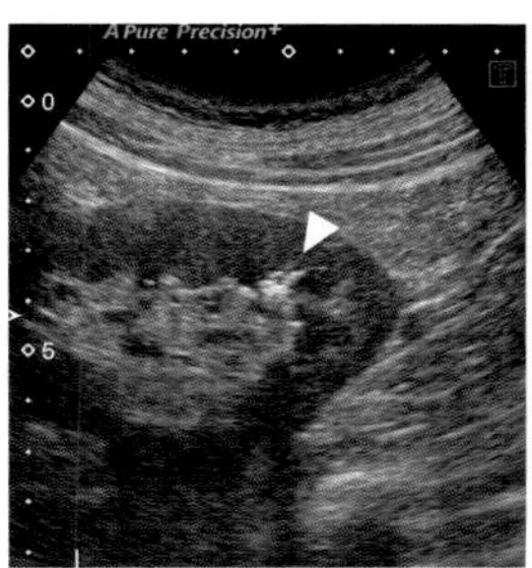

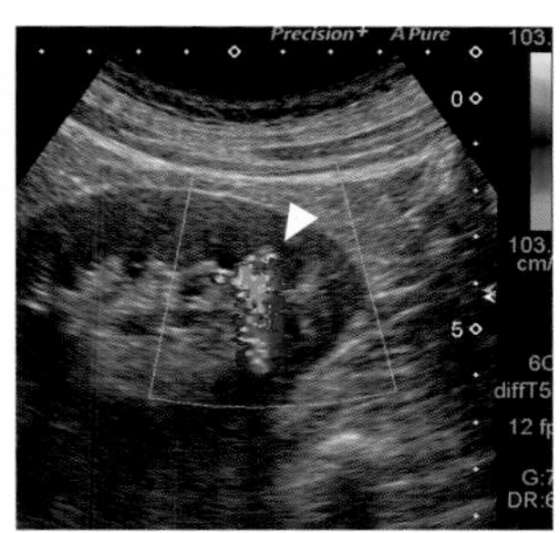

图3–5–18 适用于彩色彗星尾征的多普勒设置
使用载波频率较低的探头，通过降低彩色多普勒的脉冲重复频率，即设置较宽的血流显示范围（±80 cm/s左右）来抑制血流显示，进一步提高色彩灵敏度，结石（三角）的彩色彗星尾征就容易显示出来了

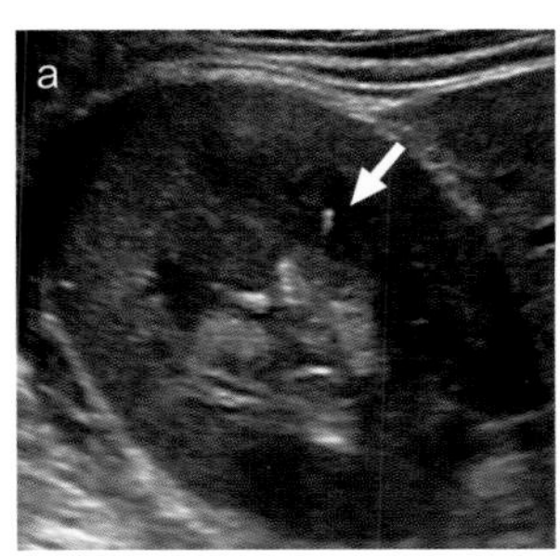

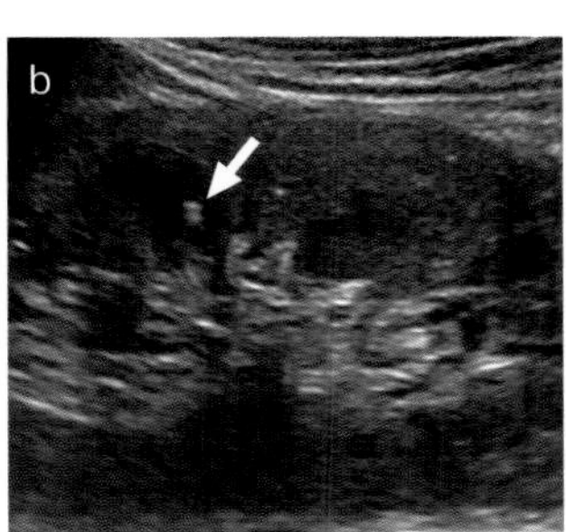

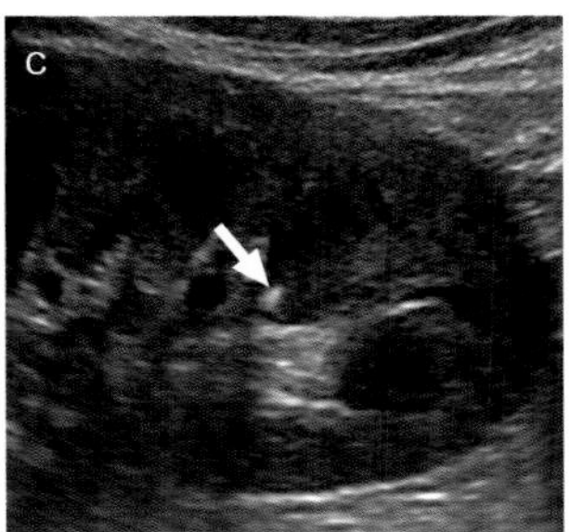

图3–5–19 髓质钙盐沉积
髓质的中心部（a：横向扫查；b：纵向扫查 ）及肾乳头部（c：纵向扫查 ）的髓质钙盐沉积（箭头），分类2

- 在髓质海绵状囊腔内或肾小管性酸中毒中，可在多处髓质上发现钙化像（图 3-5-20，图 3-5-21）。

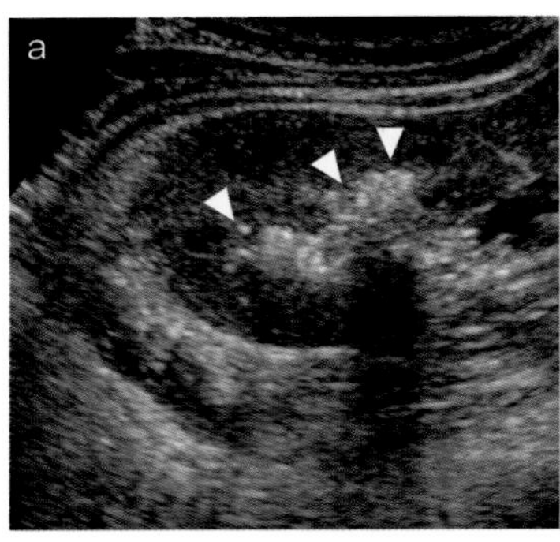

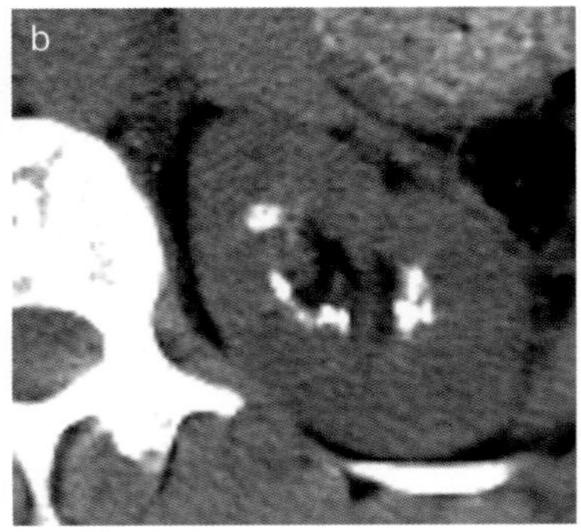

图3-5-20　广泛的髓质钙盐沉积

观察到与髓质一致的高回声（钙盐沉积，图a三角）（a：B模式；b：单纯CT）。海绵肾和肾小管性酸中毒的鉴别可参考尿的pH值。分类2

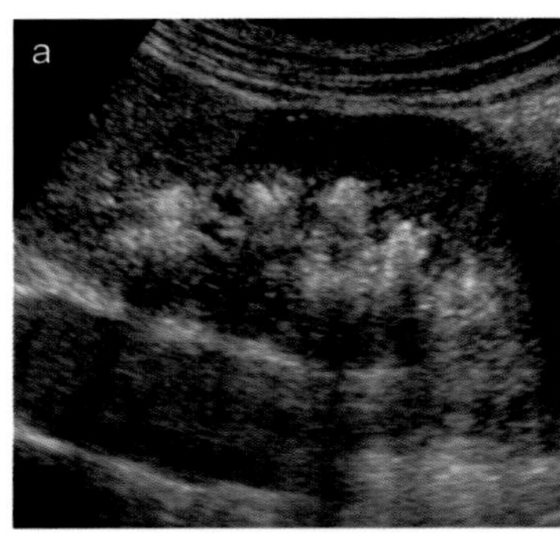

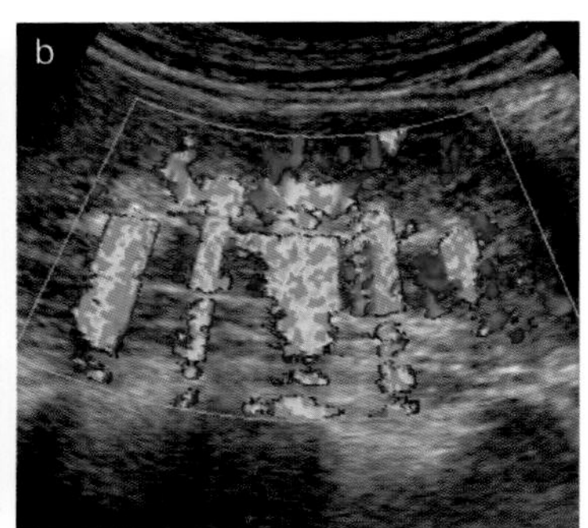

图3-5-21　髓质海绵肾

髓质内的先天性海绵状囊腔内产生的钙盐沉积，在髓质上有一致的高回声（a），呈现彩色彗星尾征（b），分类2

2. 肾盏结石

- 肾盏结石指髓质内的钙盐沉积从肾乳头排出而停留在肾盏内的状态。
- 具有结石的肾盏不一定扩张，如果钙化局部位于与肾乳头相接的 CEC 边缘部，则判断为肾盏结石（图 3-5-18）。

3. 铸型结石（旧称珊瑚状结石）

- 指肾盏内产生的结石延续到肾盂内。
- 从肾盂上行也会涉及到很多肾盏。
- 由于多为含有氨盐的感染结石，且钙的含量少，因此在超声检查中很难发现与细漏斗部的连接（图 4-5-2），可以通过单纯 X 线或 CT 正确诊断。

4. 陈旧性肉芽肿

- 长期的慢性炎症易在病灶内产生钙化。
- 产生与肾皮质和被膜一致的钙化像。

5. 动脉硬化

- 肾动脉分支中的弓状动脉与超声波束垂直，因此在动脉硬化患者中有时可见明显的高回声，局部位于皮质和髓质的交界处（图 3-5-22）。

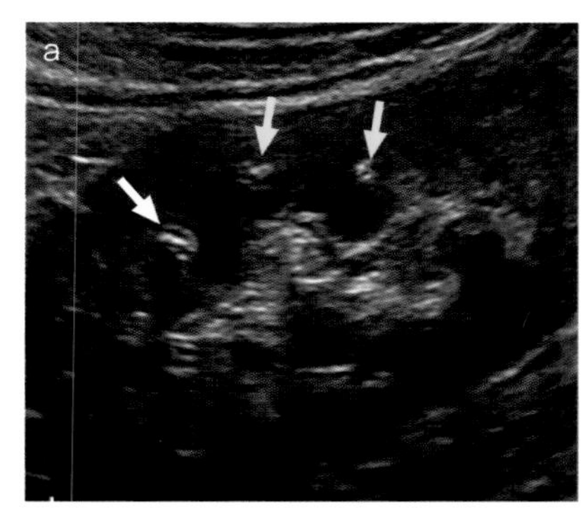

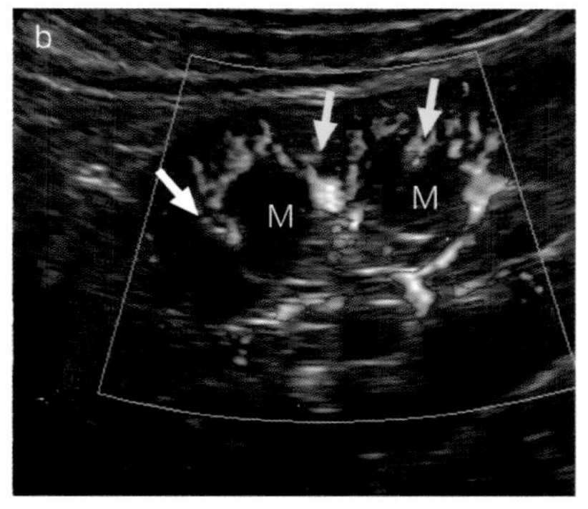

图3-5-22 肾动脉分支的钙化斑块

a：B模式；b：CFM（超微血管成像），显示肾动脉分支发生钙化。白色箭头显示伴随声影的小叶间动脉的钙化斑块，黄色箭头显示弓状动脉的高回声斑块。分类2，M—髓质

6. 动脉瘤

- 好发于肾门部附近或肾窦内，与肾动脉分支相连的囊肿状结构，瘤状血管壁常钙化。
- 在肾窦外发生的病变中，如果壁的钙化明显，则病变内部的血流信号难以显示。根据病变的位置（大血管和肾门部之间）、个数（几乎是单发性）、形状（钙化的形状为球形或者泪滴形），可与发生在淋巴结的钙化肉芽肿进行鉴别。
- 在单纯 X 线或 CT 中，特征性显示为一端闭合的圆弧状钙化（图 3-5-23）。

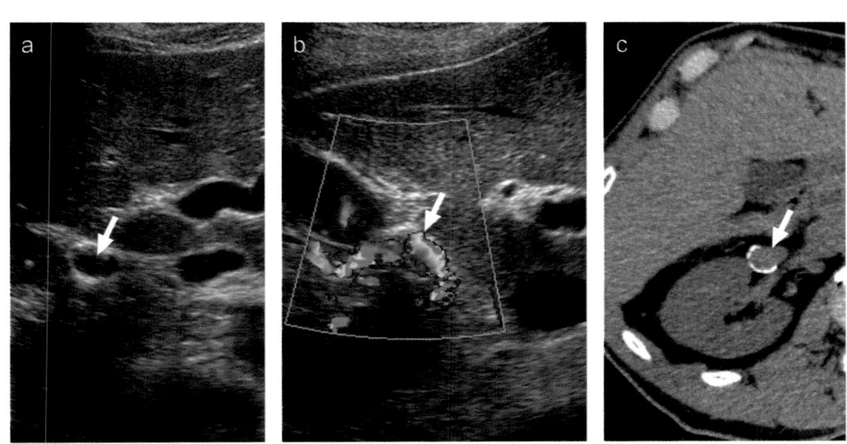

图3-5-23 圆弧状钙化像显示的肾动脉瘤

右肾门部产生钙化的肾动脉瘤（a）。在环状钙化内部可以看到血流信号（b）。CT显示一端未闭合的圆弧状钙化（c）。分类2

3.6 脾的超声图像所见

3.6.1 实性病变

A 解说超声图像所见

- 脾的实性肿瘤：指内部回声显示为没有可动性的局限性病变。
- 具有内部回声，在体位变换时内部回声可移动的是囊性肿瘤（复杂性囊肿）。

B 超声图像所见的依据及注意事项

- 脾的实性肿瘤仅从图像上很难做出诊断，即使使用造影 CT 和 MRI，可根据有无进行性增大来决定治疗方案（图 4-6-4）。
- 在左肋间扫查中，由于脾内侧位于脾门部的后方，内部回声水平有时会比脾外侧低，会被误认为脾肿大或左肾上腺肿瘤（假阳性所见，图 3-6-1）。

C 需要考虑的主要疾病

1. 良性肿瘤和边界病变

- 血管瘤（图 3-6-2）。
- 错构瘤（图 3-6-3）。
- 血肿（ 图 4-6-2）。
- 陈旧性钙化肉芽肿（图 3-6-4）。
- Gamna-Gandy 结节（图 4-6-3）。
- 畸胎瘤、炎性假性肿瘤（图 4-6-4）。
- 结节病。
- 硬化性纤维瘤。

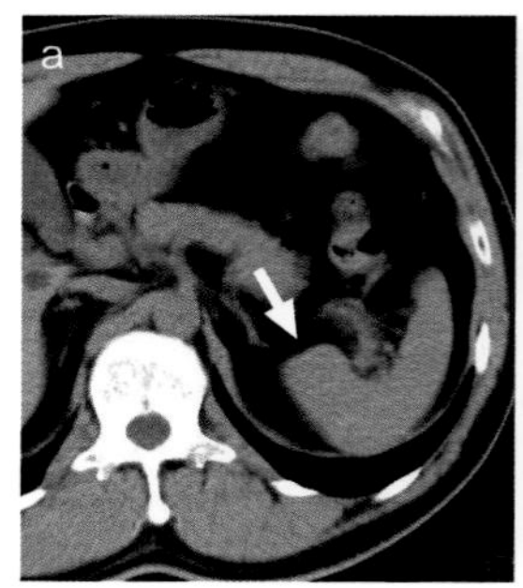

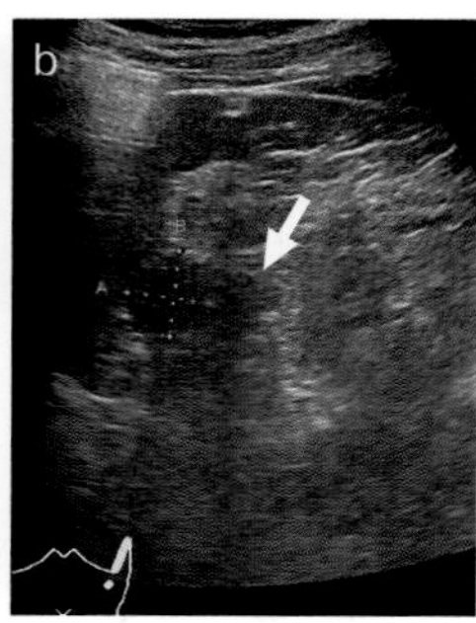

图3-6-1 脾内侧的假阳性所见

脾内侧附近（箭头）左肋间脾门部扫查，超声检查中有时看起来像实性肿瘤

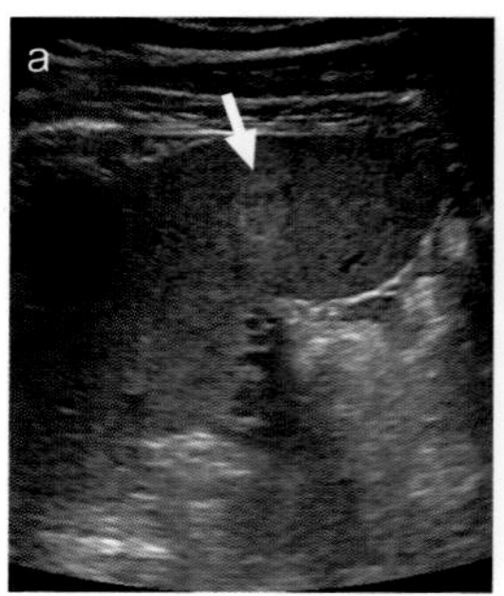

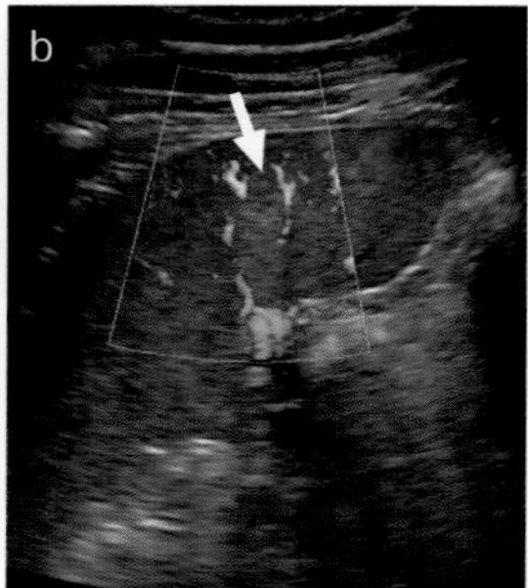

图3-6-2 脾血管瘤

脾内略高回声肿瘤，边界部的回声水平比中心部高（箭头），肿瘤内部血流信号少（b），分类3，高回声肿瘤像

2. 恶性肿瘤

- 恶性淋巴瘤（图 4-6-5）。
- 转移性肿瘤。

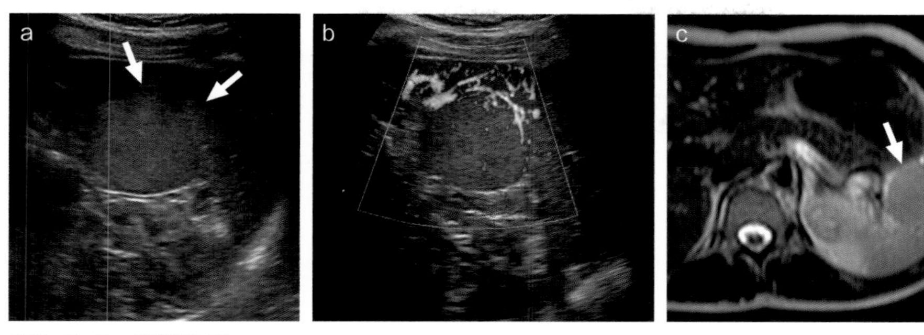

图3-6-3 脾错构瘤
a：在脾内脏面形成的驼峰样的略高回声的实性肿瘤；b：超微血管成像中可见明显的占位性病变；c：在MRI中，与脾背景呈等信号。分类3，高回声肿瘤像

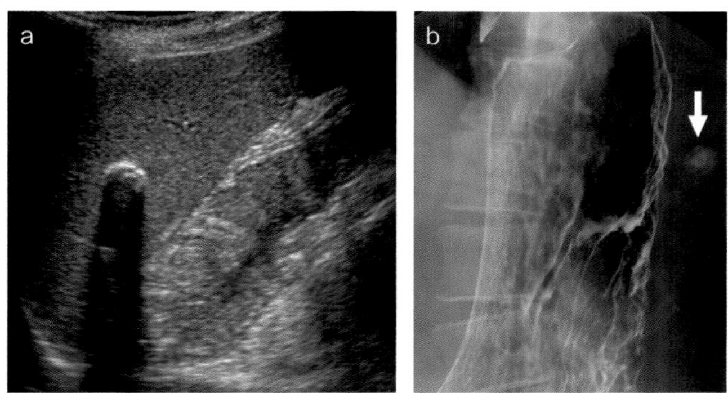

图3-6-4 脾陈旧性钙化肉芽肿
在脾实质内观察到伴声影的高回声，在消化道X线造影中，中心部显示为高密度的钙化病变。一般认为是由结核杆菌和寄生虫等引起的肉芽肿。分类2，钙化像

文献

1）直島武夫ほか：Gandy-Gamnaの結節の再検討．日本網内系学会会誌32：137-146，1992

3.6.2 囊性病变

A 解说超声图像所见

- 单纯性囊肿少见，复杂性囊肿（多房性、钙化像、碎片样回声等）多见。

B 超声图像所见的依据及注意事项

- 随着年龄增长，脾的单纯性囊肿变得很少，形成异常的（淋巴管瘤）、外伤性的（钙化囊肿，图 4-6-2）、炎症性的（胰腺炎波及所致）等多种多样的囊肿。

C 需要考虑的主要疾病

- 脾的单纯性囊性病变以外伤性囊肿（血肿）最多见。
- 在多房性囊肿（病变全部为类圆形，内部有分隔的多个囊肿结构的复合）中，淋巴管瘤（图 3-6-5）最多见。

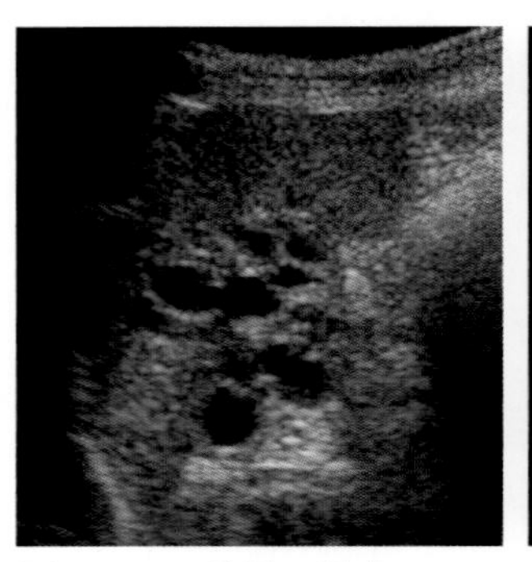
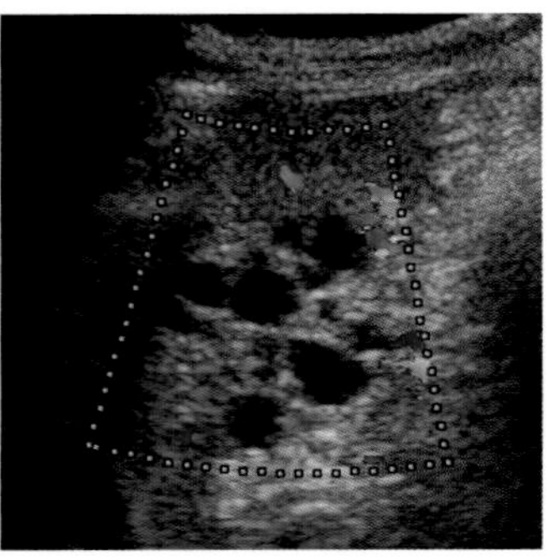

图3-6-5 脾淋巴管瘤
脾多房性囊性病变，囊肿间的实性部分较背景呈略高回声，考虑是小囊结构集聚的病变，内部血流信号较少。分类4，脾囊性肿瘤

3.6.3 肿大

A 超声图像所见的依据及注意事项

- 在门静脉高压和溶血所致的脾肿大中，脾的长径很少超过 150 mm，而长径超过 150 mm 的脾肿大，多考虑为白血病和恶性淋巴瘤的肿瘤细胞的弥漫性浸润所致（图 3-6-6）。

B 需要考虑的主要疾病

- 脾肿瘤多不伴有脾肿大，导致脾肿大的常见原因有门静脉高压、溶血、骨髓增生性疾病等血液疾病。
- 仅通过超声图像难以鉴别脾肿大的原因，应参照病史、血液检查、肝功能检查的结果。

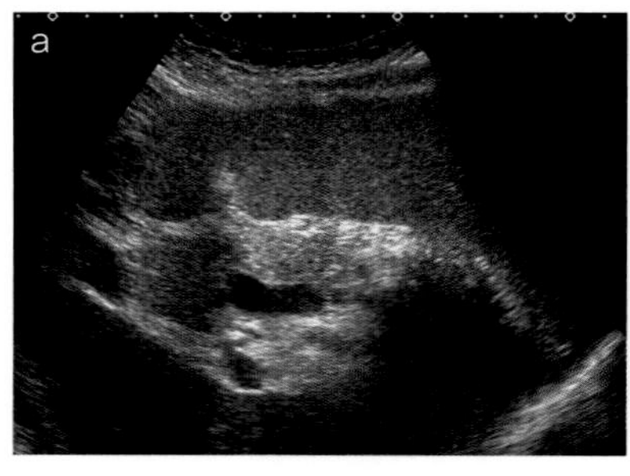

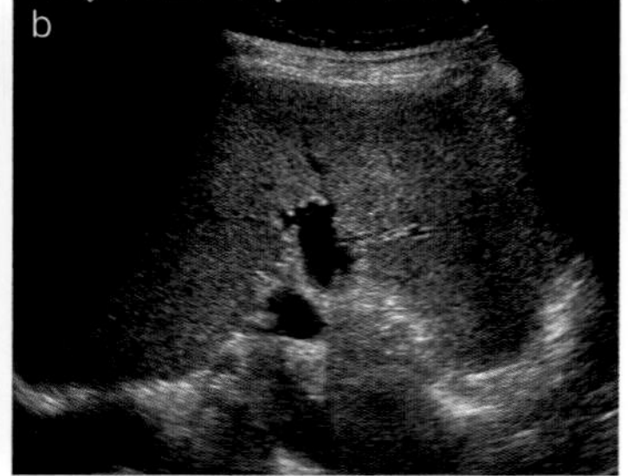

图3-6-6 明显的脾肿大
长径为166 mm，恶性淋巴瘤。a：左肋弓下扫查；b：左肋间扫查。分类3，脾大

文献

1）国立がん研究センター がん情報サービス：慢性骨髄性白血病. https://ganjoho.jp/public/cancer/CML/index.html（2019 年 2 月閲覧）

3.6.4 脾门部异常血管

A 解说超声图像所见

- 脾门部附近有很多血管，是动脉瘤（图 3-6-7）和门静脉侧支循环（图 3-6-8）的好发部位。

B 超声图像所见的依据及注意事项

- 对于有搏动性的局限性血管扩张，首先考虑动脉瘤。
- 在超声检查发现的腹部动脉瘤中，脾动脉瘤最多。
- 在缺乏搏动性的血管性病变中，从门静脉到静脉系统的侧支循环较多，记录血流形态，确认左肾与食管的血流方向。

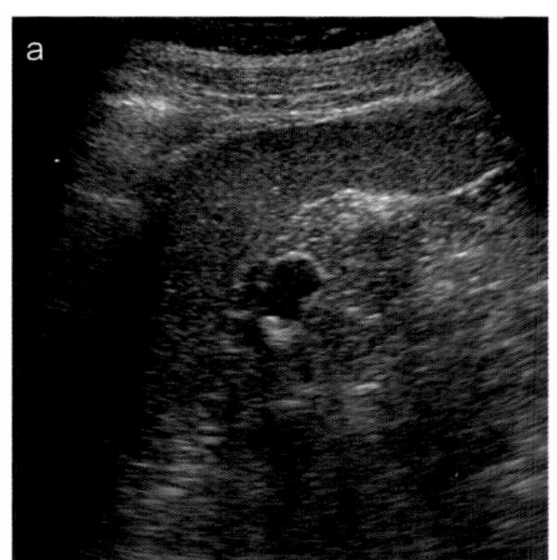

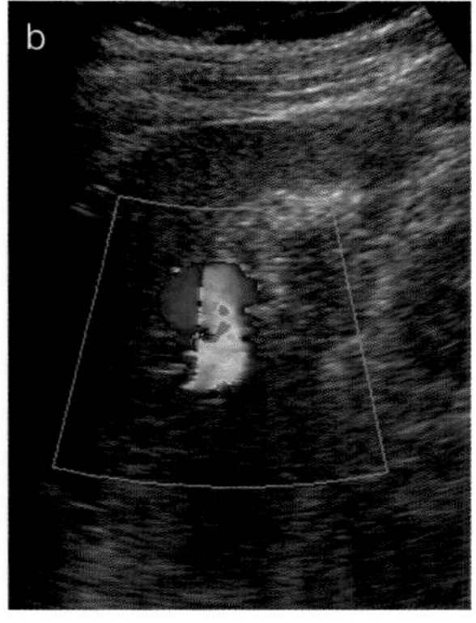

图3-6-7　脾门部的脾动脉瘤

在与脾门部和胰尾上缘相接的囊性病变内观察到血流信号，脾动脉瘤在超声检查发现的腹部内脏动脉瘤中的检出率是最高的，沿着脾动脉的走行在胰尾附近和脾门部可以看到，分类2，脾门部异常血管

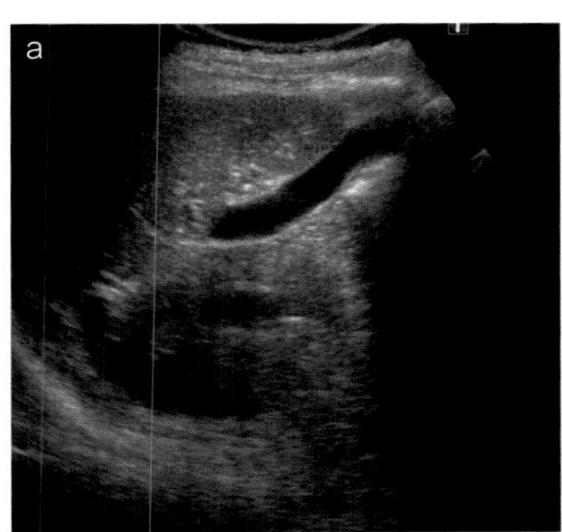

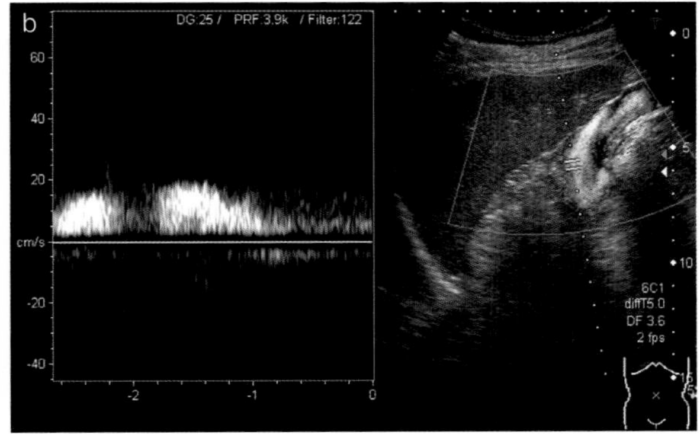

图3-6-8　脾静脉左肾静脉短路

从门静脉高压患者的脾门部经过复杂通路经腹膜后形成脾静脉左肾静脉短路，分类2，脾门部异常血管

3.6.5 脾门部实性病变

A 解说超声图像所见

- 确定病变的脏器来源有助于诊断，根据形状和内部性状可推断脏器来源。

B 超声图像所见的依据及注意事项

- 副脾：在正常人中检出率最高，多为类球形，内部回声与脾相同，在大的副脾内部出现搏动性血流的概率也很高。
- 胰尾肿瘤：胰腺外缘有驼峰样突起形成的实性肿瘤，多为神经内分泌肿瘤，与血流丰富的胰内副脾难以鉴别，多需辅以 MRI、CT 造影、活检等检查手段。副脾埋嵌入胰腺内的情况也很多，需要与胰腺肿瘤进行鉴别（图 3-6-9）。
- 胰腺假性囊肿的累及：原因为急性胰腺炎，胰腺周围产生的假性囊肿累及脾门部，发现时多为器质性病变的慢性期，多伴有钙化。

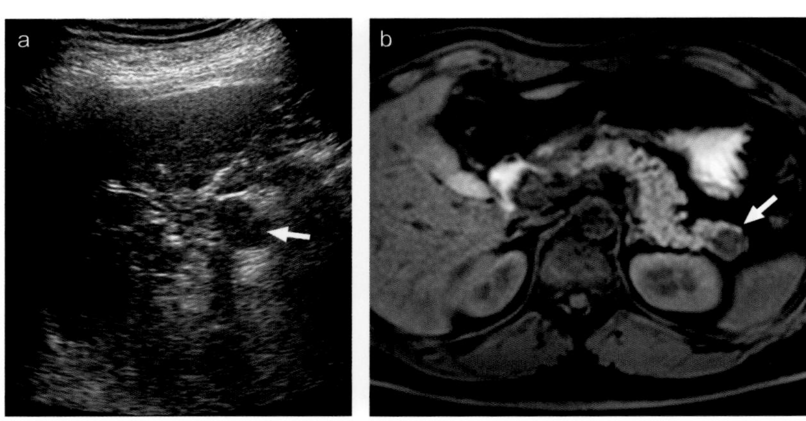

图3-6-9 嵌入胰尾的副脾

副脾多在脾门部显示为与脾呈等回声的类圆形结构，本例为嵌入胰尾的副脾，为了与肿瘤相鉴别，追加了MRI检查，为胰部低回声肿瘤像，分类4，胰腺肿瘤

3.7 腹部大动脉的超声图像所见

3.7.1 大动脉的局限性扩张

A 解说超声图像所见

1. 动脉壁的结构

- 动脉壁由内膜（单层扁平上皮）、中膜（环形走行的平滑肌和弹性纤维）、外膜（结缔组织）3 层结构构成（图 3−7−1）。
- 测量大动脉直径是指测量外膜间的距离（图 3−7−1 双向箭头）。

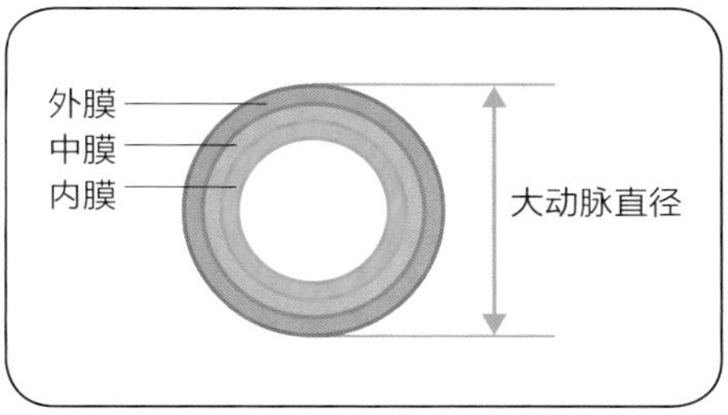

图3−7−1　动脉壁的构造

2. 大动脉瘤的定义

- 如果腹腔主动脉直径在 3.0 cm 以上，则定义为腹腔大动脉瘤。

3. 瘤的形态、形状

- 瘤的形态分为真性、夹层、假性 3 类。
- 真性瘤是指主动脉瘤的壁保持有内膜、中膜、外膜 3 层结构。
- 夹层瘤是指主动脉瘤在中膜水平剥离成 2 层，形成新的腔（假腔），呈局限性扩张（参照 4.7.2）。
- 假性瘤是指在主动脉壁外形成的新腔，与动脉内腔相交通。

4. 瘤的形状与大动脉直径测定法

- 形状分为纺锤状和囊状 2 种。
- 扩张部分大动脉直径的测量是在外膜间进行。
- 在长轴像中，测量了推测瘤径最大的截面的直径，垂直长轴的最大直径（图 3−7−2，图 3−7−3）。
- 在短轴像（推荐）中推测瘤径最大的部位，纺锤状瘤时测量与长轴垂直的截面的直径（圆形）或短径（椭圆形）（图 3−7−2），囊状瘤时测量长径（图 3−7−3）。

5. 最大径

- 最大直径在 3 cm 以上的扩张判定为分类 2。
- 最大直径为 3 ～ 5 cm 的扩张，判定分区为 C（要经过随访观察、复检、给予生活指导）（图 3−7−4）。
- 最大直径在 5 cm 以上的扩张有破裂的风险，判定分区为 D（需要治疗）与 D2（需要进一步检查）。

6. 内部回声

- 确认扩张部分有无附壁血栓及其性状、有无主动脉夹层等（图 3-7-5）。

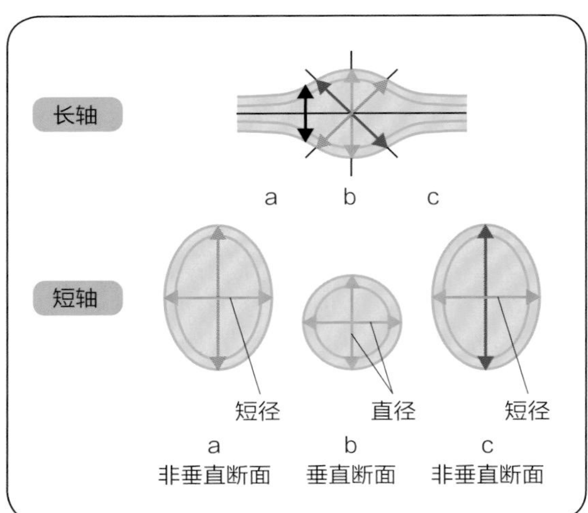

图3-7-2　纺锤状瘤瘤径的测量
测量红色箭头方向的瘤径（瘤的最大径），与长轴垂直的最大径，或在短轴像（推荐）中测量垂直截面的直径或短径

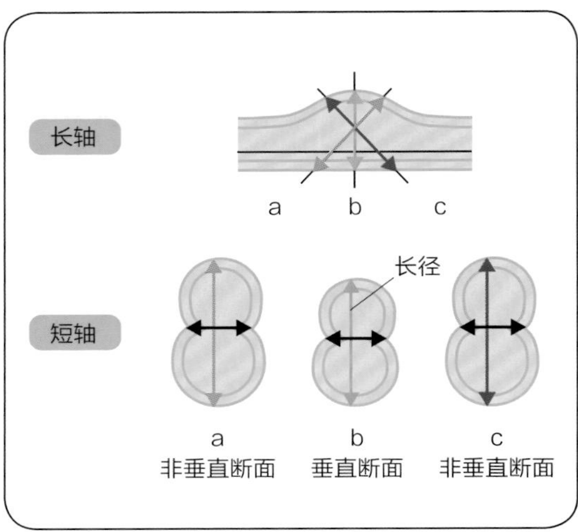

图3-7-3　囊状瘤瘤径的测量
测量红色箭头方向的瘤径（瘤的最大部），与长轴垂直的最大径，或在短轴像（推荐）中测量垂直截面的长径

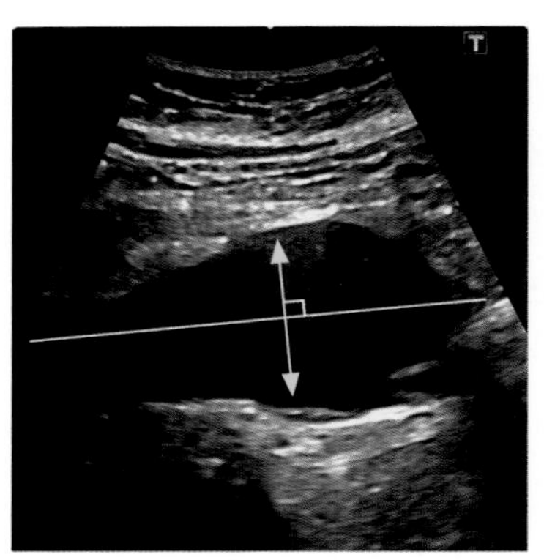

图3-7-4　大动脉瘤（纺锤状瘤）
最大径为4 cm，分类2

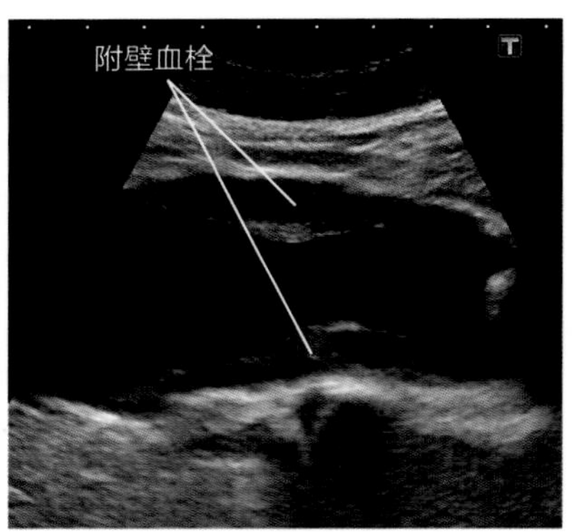

图3-7-5　大动脉瘤伴附壁血栓
长轴像，分类2

B 超声图像所见的依据及注意事项

1. 瘤径

- 若瘤径在 5 cm 以上，则破裂风险每年会增加 3%，建议进行手术。
- 发现与肿瘤一致的压痛时，有前兆破裂的可能性。

2. 主动脉瘤壁有无附壁血栓与假腔

- 主动脉瘤附壁血栓的液化导致假腔样的无回声新月征（anechoic crescent sign，AC 征）（图 3-7-6），AC 征中没有发现血流。

- 主动脉夹层中可见内膜活瓣（flap，由内膜和中膜的一部分组成的隔膜结构），假腔内可见血流（图 3–7–7）。

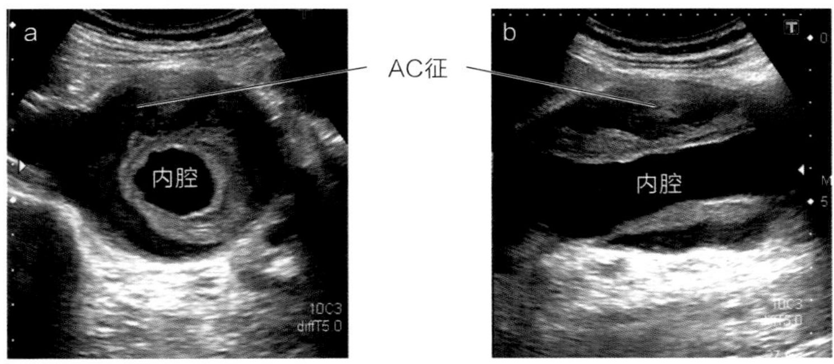

图3–7–6　伴有AC征的真性腹腔大动脉瘤

a：短轴像；b：长轴像。由于附壁血栓的液化，可见假腔样的AC征，AC征内未见血流，分类2

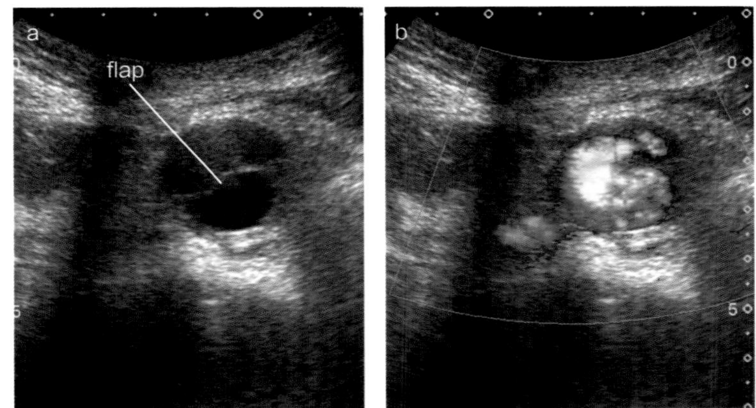

图3–7–7　大动脉夹层

在腹主动脉上发现内膜活瓣（flap），但直径小于3 cm，没有扩张，诊断为主动脉夹层，而不是夹层性主动脉瘤

C 需要考虑的主要疾病

- 主动脉瘤（参照 4.7.1）。
- 主动脉夹层（参照 4.7.2）。

文献

1) 日本超音波医学会用語・診断基準委員会：超音波による大動脈・末梢動脈病変の標準的評価法．超音波医学 41：405-414，2014

2) 上田剛士：ジェネラリストのための内科診断リファレンス．医学書院，東京，2014

3.8 淋巴结的超声图像所见

A 解说超声图像所见

1. 大小及形状

- 短径在 7 mm 以上的淋巴结判定为分类 3。
- 短径在 10 mm 以上或短径与长径的比值在 0.5 以上的淋巴结判定为分类 4。

2. 要检查的淋巴结

- 肝动脉周围淋巴结、肝十二指肠间隙内淋巴结等肝门部淋巴结以及腹腔主动脉周围淋巴结。

B 超声图像所见的依据及注意事项

1. 大小

- 淋巴结肿大的原因有反应性、感染性、炎症性、肿瘤性等类型。
- 一般短径小于 1 cm 的扁平淋巴结肿大多为反应性、感染性或炎症性（图 3–8–1）。
- 在 1 cm 以上，形状呈圆形或椭圆形时（短径与长径的比值在 0.5 以上），考虑为肿瘤性（转移性）的可能性大（图 3–8–2）。

2. 形状、内部回声

- 正常的淋巴结呈椭圆形、扁平的低回声结节。
- 正常的淋巴结门处的脂肪，在中心部呈现为高回声区域。
- 反应性、感染性、炎症性淋巴结肿大的超声所见无特异性，表现相同。
- 伴感染和炎症等的反应性淋巴结肿大，相对于正常淋巴结大多呈肿大的形态，为椭圆形低回声。
- 转移性淋巴结多呈扭曲形状，当转移灶占据大半淋巴结时，淋巴结的形状接近球形（图 3–8–3）。

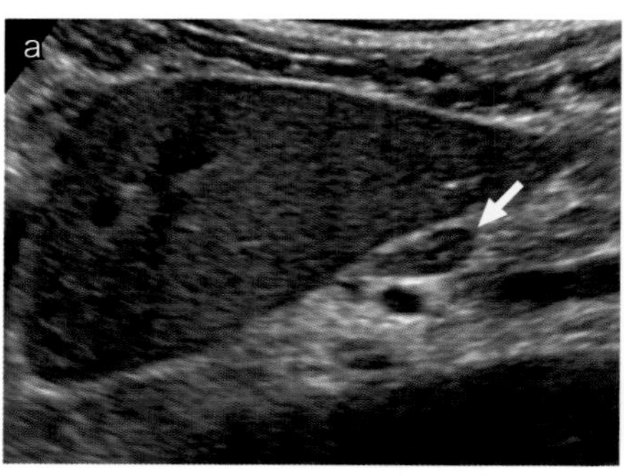

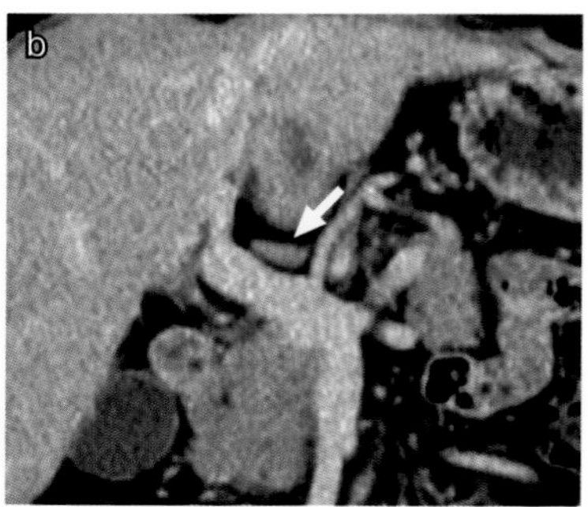

图3–8–1　反应性淋巴结肿大

肝门部见14 mm × 6 mm的扁平结节影（箭头），分类2，慢性肝炎。a：超声图像（坐位右季肋下斜向扫查）；b：CT造影冠状面像

- 恶性淋巴瘤呈现为均一的非常低的回声，伴后方回声增强的圆形或椭圆形的肿大的淋巴结，多呈集簇状（图 3-8-4）。
- 在恶性淋巴瘤中，肿大的淋巴结多会导致邻近脏器和血管的受压，但大多缺乏浸润所见。
- 在恶性淋巴瘤中，淋巴结以外的脏器（肝和脾等）有时也会形成肿瘤。

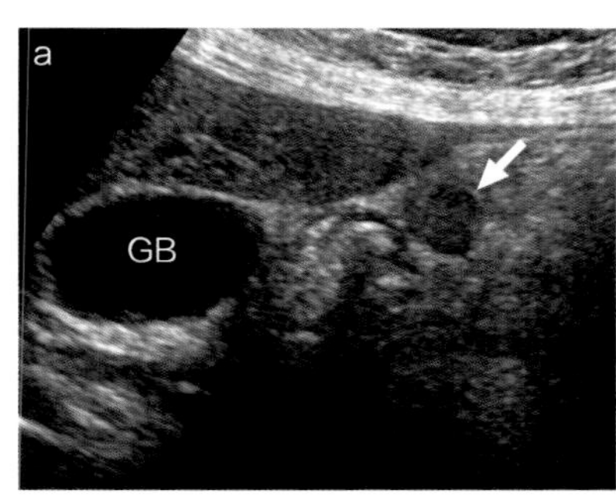

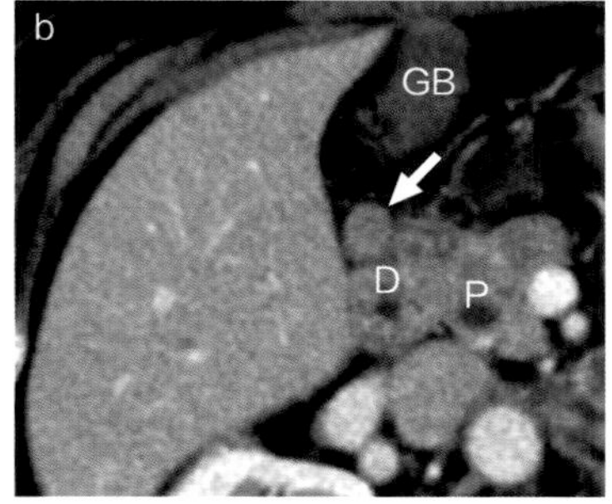

图3-8-2 幽门下淋巴结肿大

a：超声图像（右肋弓下纵向扫查），肝下11 mm×10 mm的区域为几乎均匀的低回声的结节（箭头），分类4，胃癌淋巴结转移；b：CT造影水平断面图像，幽门下淋巴结肿大（箭头）。GB—胆囊，D—十二指肠，P—胰腺

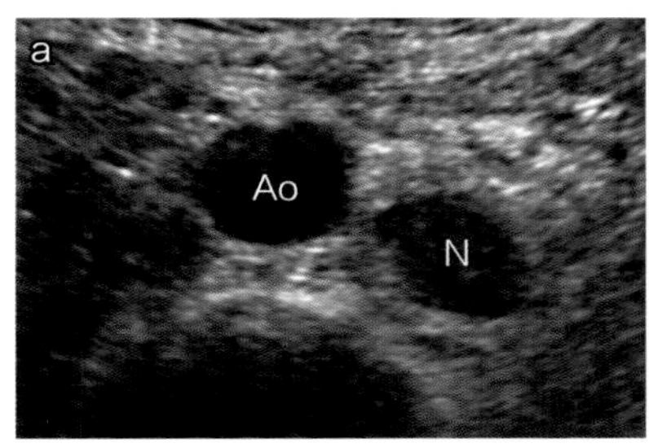

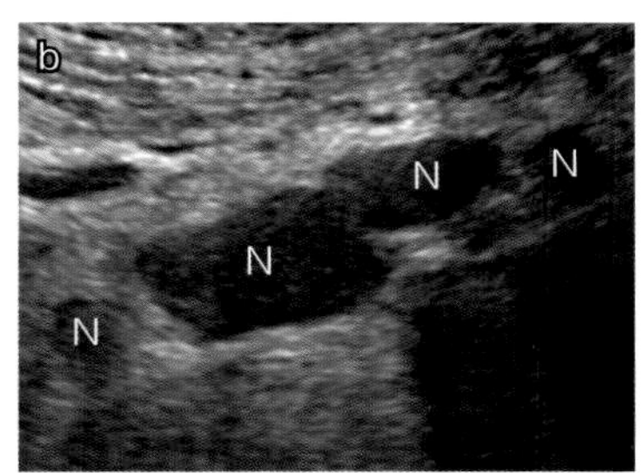

图3-8-3 腹腔主动脉周围淋巴结肿大

a：腹腔正中水平断面；b：主动脉旁左侧矢状断面，腹腔主动脉周围上下方向上可见相连的多处不寻常的肿大淋巴结。分类4，胃癌淋巴结转移。Ao—大动脉，N—淋巴结

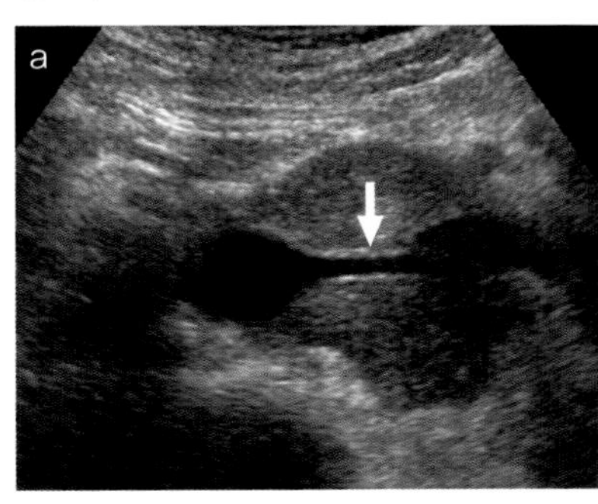

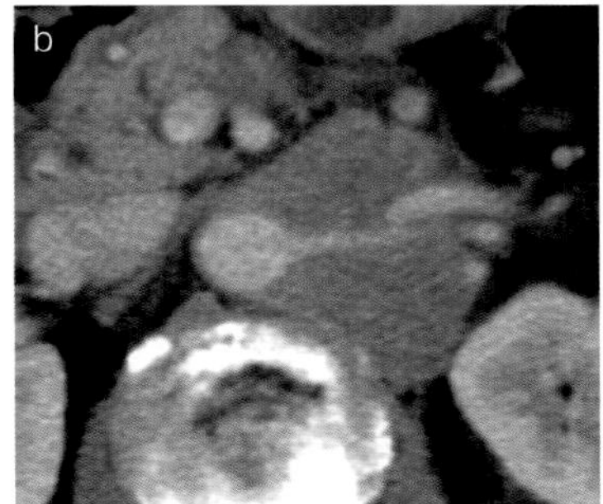

图3-8-4 恶性淋巴瘤

a：超声图像。主动脉左侧呈均匀低回声的肿瘤，左肾动脉（箭头）在其中央走行并变形，肿瘤后回声增强，分类4；b：CT造影图像，与超声图像大致相同的水平断面的图像

文献

1）日本消化器がん検診学会　超音波検診委員会ガイドライン作成ワーキンググループ．他．腹部超音波検診判定マニュアル．日消がん検診誌 52：471-493，2014

4

超声图像所见对应的代表性疾病

鉴别诊断篇

4.1 肝

4.1.1 急性肝炎

A 疾病概念

1. 病因

- 一种主要由肝炎病毒感染引起的肝弥漫性急性炎性疾病。
- EB 病毒、巨细胞病毒等非肝炎病毒也可以引起该病。
- 在日本，每年大约有 30 万人患病。

2. 结局

- 一般自然治愈。
- 极少数患者可出现急性肝衰竭，病情严重且预后差。

3. 症状

- 首先会出现发热、全身不适等感冒症状，后出现黄疸、食欲不振、胀气等症状，伴肝肿大，可出现轻至中度压痛、叩击痛等症状。

4. 血液检查

- AST、ALT 突然升高，胆红素升高，反映肝细胞受损。
- 若要鉴定造成肝炎的原因，需检测各种病毒标志物（IgM-HA 抗体、HBs 抗原、HCV 抗体等）。
- 进一步确诊，需要进行肝组织活检。

5. 治疗

- 一般为保守治疗（静养和营养疗法为主），多数在 2 ~ 3 个月内治愈。

B 超声图像所见要点（图4-1-1）

- 依据病程和炎症程度的不同，急性肝炎超声图像显示不同。
- 急性肝炎期，肝细胞水肿，一般表现为肝肿大，肝实质回声减低。
- 超声波的穿透性增强，血管管壁的回声增强，肝内门静脉终末支的管壁回声增强。
- 胆囊壁水肿增厚，内腔变小、空虚，可出现脾肿大、腹腔内淋巴结肿大等。

C 病例展示

- 患者：男性，50 余岁。
- 症状：感冒症状。

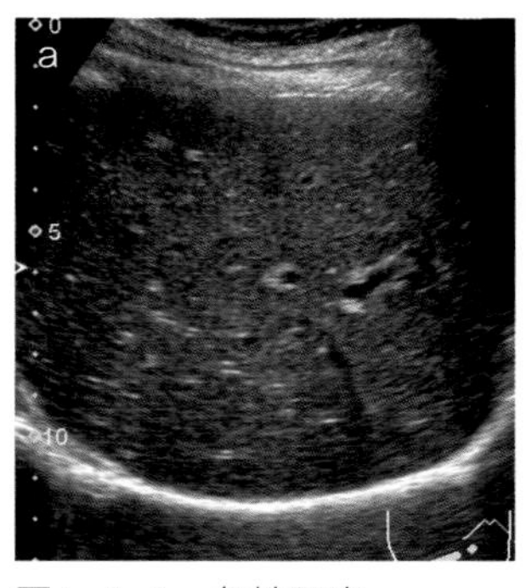

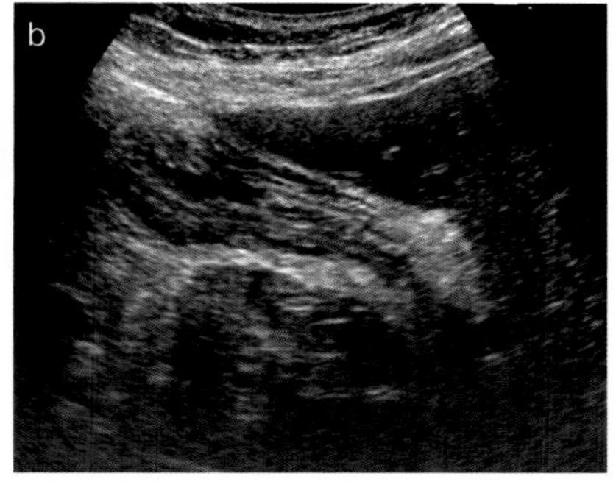

图4-1-1 急性肝炎

a：肝实质回声减低，肝内门静脉终末支的管壁回声增强；b：胆囊壁水肿增厚，胆囊腔内空虚，分类3

- 现病史：1 周前出现感冒症状，疲惫感加重，食欲明显下降，近期就诊，检查显示肝转氨酶升高。
- 检查结果：肝转氨酶明显升高，胆红素及 C 反应蛋白（C-reactive protein，CRP）均升高（表 4-1）。

表4-1 检查结果

TP	7.4 g/dL	Crea	0.91 mg/dL
Alb	3.5 g/dL	CRP	3.29 mg/dL
T-bil	5.4 mg/dL	GLU	113 mg/dL
AST	2 412 IU/L	WBC	8 300 /μL
ALT	3 290 IU/L	RBC	522×10^4 /μL
LD	2 040 IU/L	plt	19.0×10^4 /μL

- 超声：急性肝炎表现为肝右叶肿大，肝实质回声减低（图 4-1-2a 调节增益为 88，图 4-1-2b 调节增益为 81），肝内门静脉末梢支的管壁回声增强。胆囊壁弥漫性增厚，内腔狭小（图 4-1-2b）。肝门部淋巴结肿大（图 4-1-2c）。
- CT：急性肝炎，可以观察到肝内门静脉增粗，周围出现低密度区（periportal collar）（图 4-1-2d）。此外，还可见胆囊壁增厚、水肿。

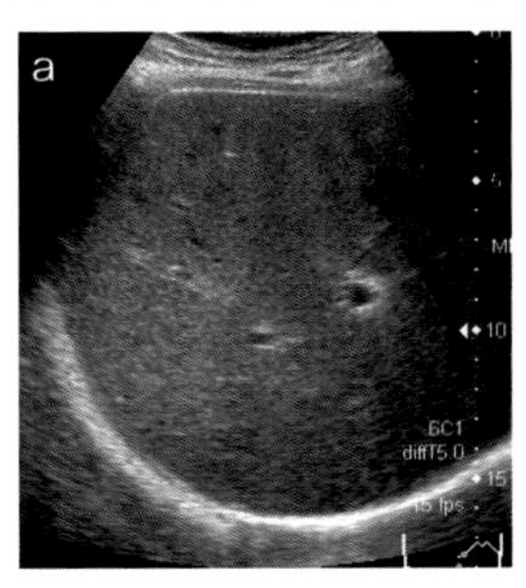

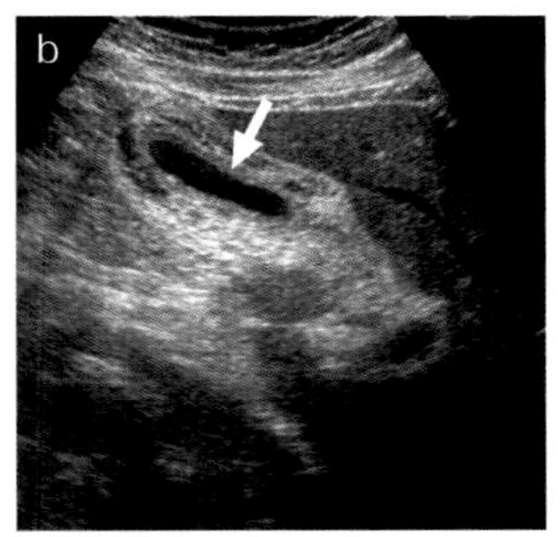

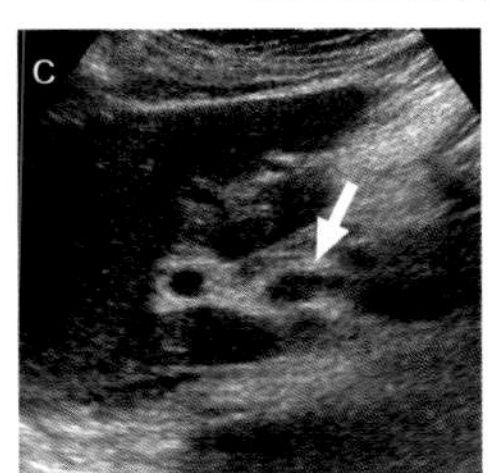

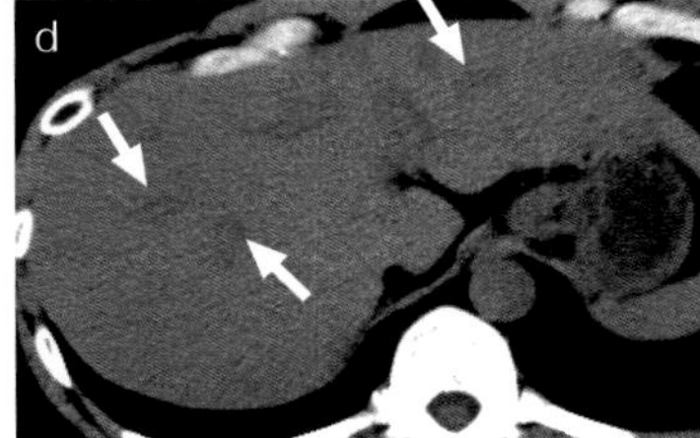

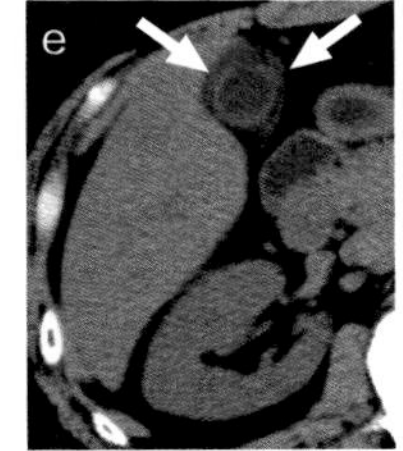

图4-1-2 急性肝炎的超声图像（a～c）和CT图像（d、e）

a：肝实质回声减低，肝内门静脉末梢支管壁的回声增强（增益为88）；b：胆囊壁增厚、水肿，内腔狭小空虚（增益为81，箭头）；c：肝门部淋巴结（肝十二指肠间隙淋巴结）肿大（箭头），短径为7～10 mm；d：门静脉周围为低密度影（箭头）；e：胆囊周围低密度影（胆囊壁增厚、水肿，箭头）

文献

1）八橋　弘：急性肝炎．消化器病診療，第2版，日本消化器病学会監，医学書院，東京，p141-144，2014
2）竹原靖明監修：USスクリーニング，医学書院，東京，p90-92，2008

4.1.2　慢性肝炎

A 疾病概念

- 由肝炎病毒引起的肝持续性炎症持续 6 个月以上。
- 部分患者是隐匿进展为慢性肝炎后才被诊断的，部分从急性肝炎发展为慢性肝炎。
- 在日本，70% 以上的慢性肝炎是由丙型肝炎病毒（hepatitis C virus，HCV）引起的，约 20% 是由乙型肝炎病毒（hepatitis B virus，HBV）引起的。
- 乙型肝炎患者多数有家族史，丙型肝炎患者多数有输血史或手术史。

1. 病因

- 病毒感染。

2. 危险因素

- 甲型肝炎病毒和戊型肝炎病毒是经粪口途径传播的，应充分注意是否有摄入生水和生食的情况。
- HBV 和 HCV 是通过血液和体液传播的，要充分注意是否有兴奋剂等药物的滥用（经静脉）、纹身、穿耳孔、性传播。

3. 症状

- 常缺乏自觉症状和可靠的诊断线索。

4. 血液检查

- 肝转氨酶（AST、ALT）升高，麝香草酚浊度试验（thymol turbidity test，TTT）和硫酸锌浊度试验（zinc sulfate turbidity test，ZTT）显著阳性。如果肝纤维化进一步发展，就会出现血小板计数下降。

5. 治疗

- 慢性乙型肝炎和慢性丙型肝炎治疗的根本目的是抑制肝功能不全的进展及降低发生肝癌的风险。

B 超声图像所见要点

- 根据病变的进展程度，从无症状到肝硬化的超声表现各有不同。
- 一般表现为肝肿大、肝缘钝化、肝表面轻度不平整、肝实质回声轻度增强、肝实质回声不均匀、脾轻度肿大、腹腔淋巴结肿大等（图 4−1−3）。

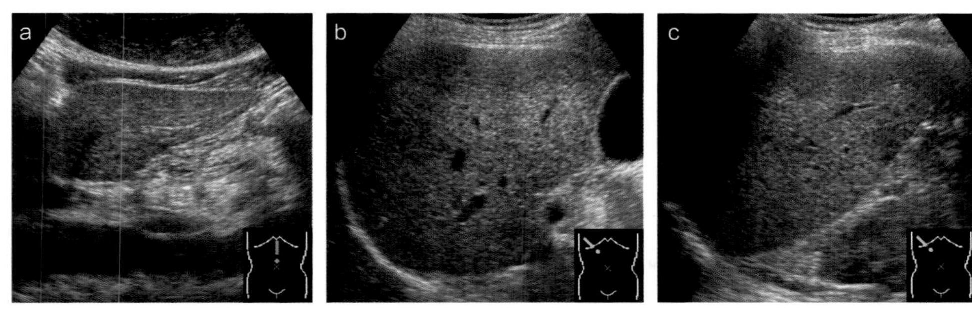

图4-1-3　慢性乙型肝炎

肝边缘稍变钝，肝表面轻度不平整，肝实质回声轻度增强，肝实质回声不均匀等，属分类3

文献

1）日本肝臓学会編：慢性肝炎・肝硬変の治療ガイド2016，文光堂，東京，2016

4.1.3　肝硬化

A 疾病概念

- 肝硬化是所有肝病慢性进展的终末期，是整个肝形成弥漫性再生结节（假小叶）的不可逆状态。
- 肝硬化不是功能上的定义，而是形态上的定义。
- 据推算，日本约有 40 万肝硬化患者，男女比例约为 5 ： 3。

1. 病因

- 肝硬化患者中的 60% ~ 65% 为丙型肝炎肝硬化（图 4-1-4），乙型肝炎肝硬化约占 15%，酒精性肝硬化约占 14%，非酒精性脂肪性肝炎（nonalcoholic steatohepatitis，NASH）约占 4%，胆汁淤积引起的肝硬化约占 2%，可分为原发性胆汁性肝硬化（primary biliary cirrhosis，PBC）或由胆结石等引起的继发性胆汁性肝硬化。

2. 危险因素

- 主要表现为：①肝功能低下；②肝血流动力学改变；③免疫系统功能低下。

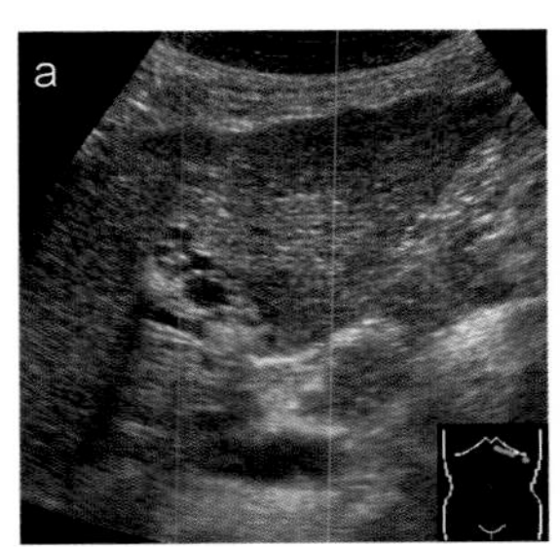

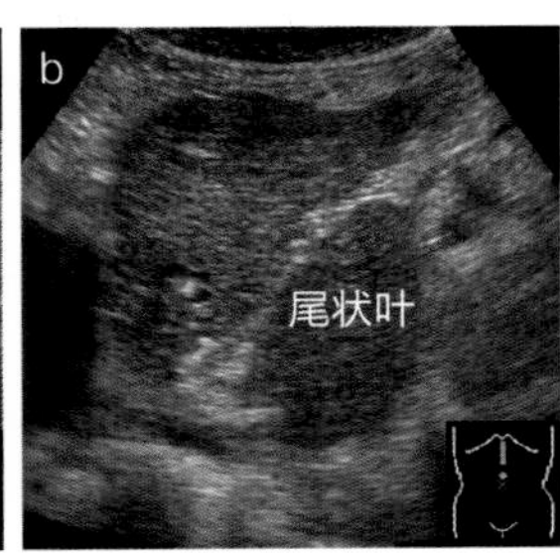

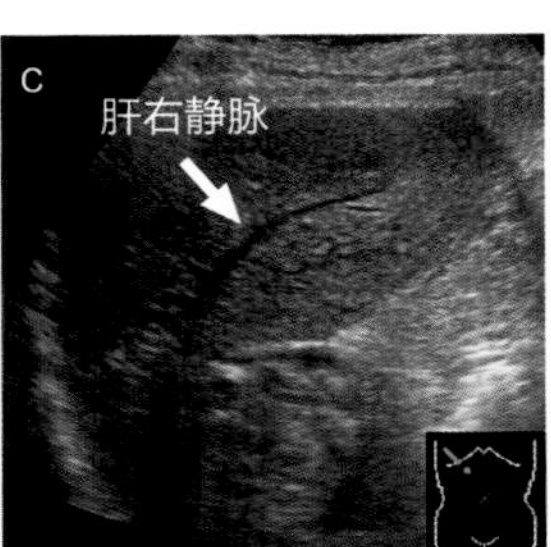

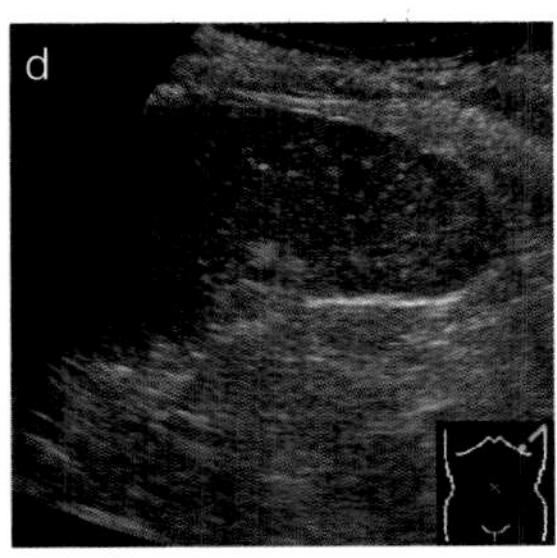

图4-1-4　丙型肝炎肝硬化

a：肝表面凹凸不平；b：尾状叶增大；c：肝右静脉变细，显示不清；d：脾肿大，脾内见多发点状高回声（Gamna-Gandy结节），分类3

3. 症状

- 初始症状表现为疲惫感、食欲下降、腹部胀满等。
- 病情发展到一定程度，表现为肝功能低下和门静脉高压。
- 以上症状进行性加重，可出现肝功能低下与门静脉高压的相关症状，表现为低白蛋白血症（水肿、腹水）、贫血、胆固醇水平下降、黄疸（皮肤瘙痒感）、蜘蛛痣、肝掌、男性乳房女性化、血氨升高（精神症状、肝性昏睡）、胃－食管静脉瘤、腹壁静脉曲张、脾肿大及腹水等。

4. 血液检查

- 肝转氨酶（AST、ALT）升高，白蛋白、血清胆碱酯酶、总胆固醇，血清补体降低，凝血酶原时间延长，血氨升高，全血细胞减少等。
- 如果在治疗过程中发现肿瘤标志物（AFP、PIVKA-Ⅱ、AFP-L3）或胆管酶（ALP 等）升高，应考虑合并发生肝癌的可能性。

5. 治疗

- 控制疾病的进展，预防癌症的发生，预防和治疗并发症。
- 肝硬化的病程不可逆，根治治疗方式只有肝移植。

B 超声图像所见要点

- 在肝本身发生变化和肝纤维化的同时，肝表面也发生相应的变化（表 4−2）。
- 肝表面凹凸不平，肝下缘及边缘钝化，肝实质回声增粗不均匀。
- 特征为肝右叶萎缩，肝左叶、尾状叶肿大。
- 观察脾肿大和静脉曲张等侧支循环的发展（图 4−1−5）。
- 通过超声弹性成像，可以推测肝纤维化的程度（图 4−1−6）。

表4−2　肝硬化的超声表现

肝本身的变化	肝外的变化
1. 肝表面凹凸不平	6. 门静脉、脾静脉扩张
2. 肝下缘、边缘钝化	7. 侧支循环形成
3. 肝实质回声增粗、不均匀	8. 脾肿大
4. 肝右叶萎缩，肝左叶、尾状叶增大	9. 腹水潴留
5. 肝内血管（特别是肝静脉）变细	10. 胆囊壁增厚
	11. 腹腔淋巴结肿大

文献

1）日本消化器病学会編：肝硬変診療ガイドライン 2015, 改訂第2版，南江堂，東京，2015

胃左静脉曲张
脐旁静脉
食管静脉曲张
肝
脾
胃短静脉
胃
脾静脉
门静脉
脾静脉左肾静脉短路（脾肾短路）
肠系膜上静脉
左肾静脉
左肾

①胃左静脉曲张

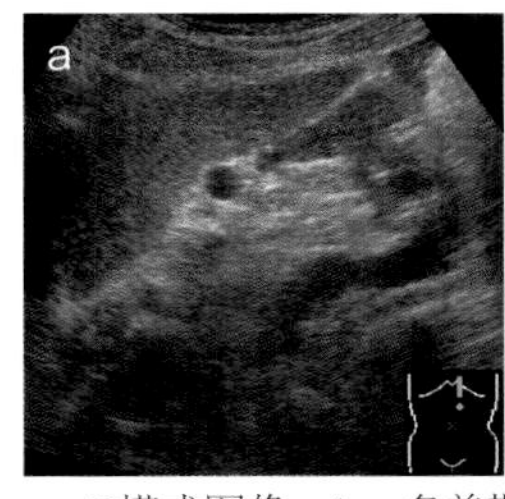

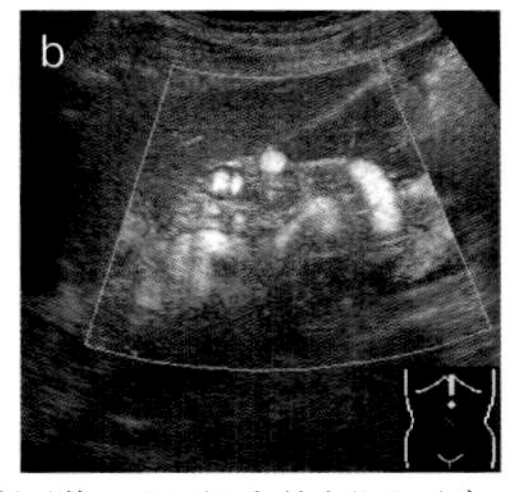

a：B模式图像；b：多普勒图像。肝左叶外侧区下表面、胃小弯侧、门静脉以上腹部食管呈念珠状扩张的管腔结构（胃左静脉曲张）。能量多普勒不受血流方向限制，可显示曲张的静脉血管。非乙肝非丙肝型酒精性肝硬化

②脐旁静脉、腹壁静脉曲张

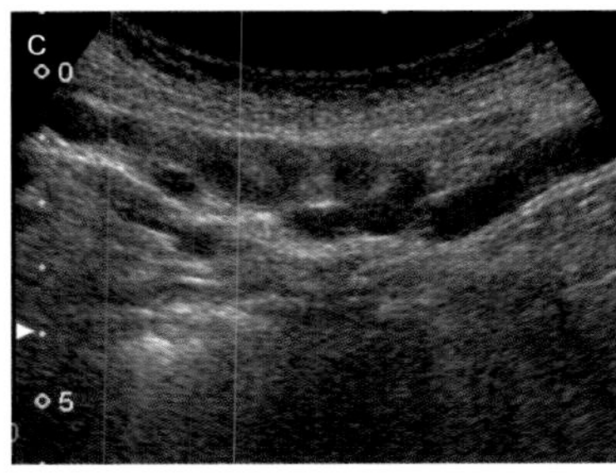

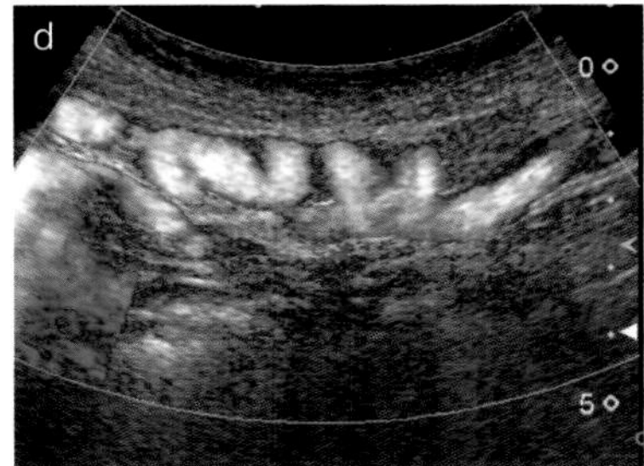

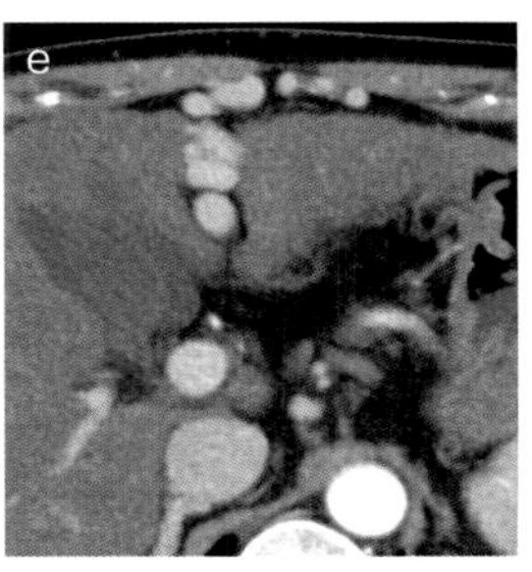

c：B模式图像，纵向扫查；d：多普勒图像；e：CT造影图像。随着门静脉高压症的进展，肝静脉左支矢状部以外、肝镰状韧带以内的脐旁静脉呈念珠样扩张，门静脉血流从门静脉矢状部通过脐旁静脉、腹壁静脉到达脐部

③脾静脉左肾静脉短路（脾肾短路）

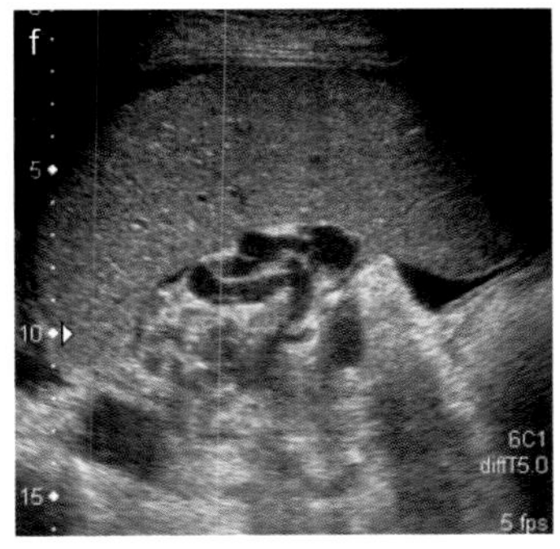

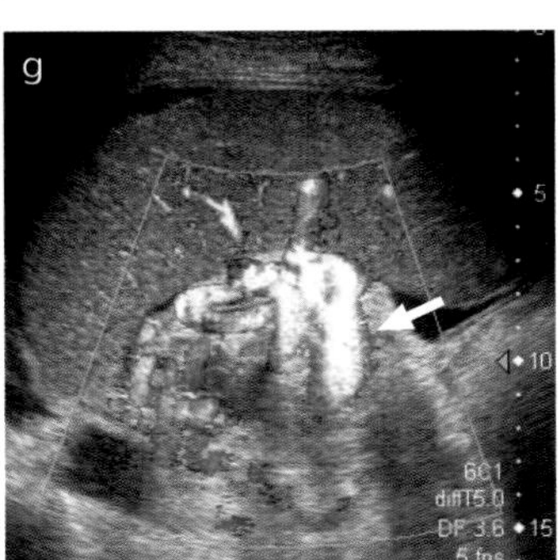

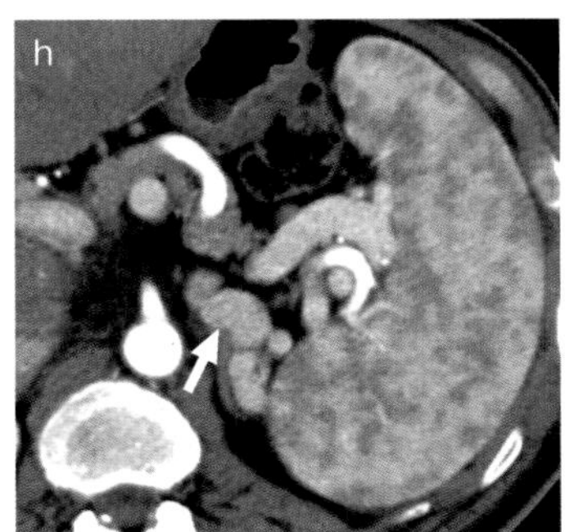

f：B模式图像；g：多普勒图像；h：CT造影图像。脾肿大，脾门处见念珠状扩张的脾静脉、脾静脉流向左肾静脉的血流（箭头），脾周围的无回声区为腹水

图4-1-5　伴门静脉高压的侧支循环通路

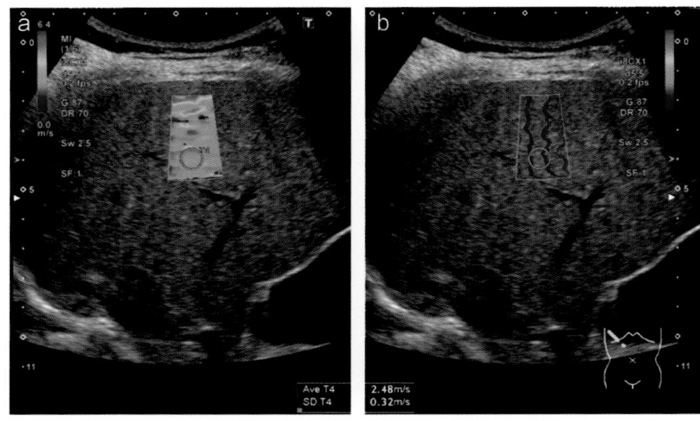

图4-1-6　超声弹性成像

根据剪切波超声弹性检查（shear wave elastography，SWE）、肝边缘变钝、肝表面凹凸不平、肝实质回声增粗不均。分类3。a：剪切速度显示，用彩色表示剪切速度的范围，平均剪切速度为2.48 m/sec，相当于F4的纤维化；b：以高线表示到达时间等，确认剪切波在感兴趣区内是否正常传播，可以保证所得数据的可靠性

4.1.4　脂肪肝

A 疾病概念

- 常规是指肝小叶 1/3 以上的肝细胞中脂肪滴存积的状态。
- 由于营养过剩、肥胖等，30% 以上的成年男性、10% 以上的成年女性患有脂肪肝。

1. 病因

- 酒精、肥胖、糖尿病是三大原因。
- 脂肪肝根据是否饮酒，大致可分为酒精性脂肪肝和非酒精性脂肪性肝病（nonalcoholic fatty liver disease，NAFLD）。

2. 危险因素

- 酒精（80% 以上的饮酒的人患有脂肪肝）、营养过剩（如肥胖）、代谢异常（如糖尿病）、药物（如肾上腺皮质类固醇）、内分泌疾病（如甲状腺功能亢进）、妊娠等。

3. 症状

- 多数无症状，自觉症状包括右季肋部沉闷、钝痛，他觉症状有肝肿大。

4. 血液检查

- 肝转氨酶（AST、ALT）正常或轻度升高，血清甘油三酯正常或轻度升高，血清胆碱酯酶升高。

5. 治疗

- 去除病因。
- 治疗肥胖（如限制热量）。

B 超声图像所见要点（图4-1-7～图4-1-9）

- 随着脂肪肝程度的进展，肝实质回声增强、肝肾对比增强、后方回声衰减，肝内管腔结构显示不清等（图 4-1-7）。
- 肝内有不经门静脉主干直接流入肝的静脉血流（third inflow）。在这些部位可以看到局限性的低脂肪区（图 4-1-9，参照 3.1.4）。

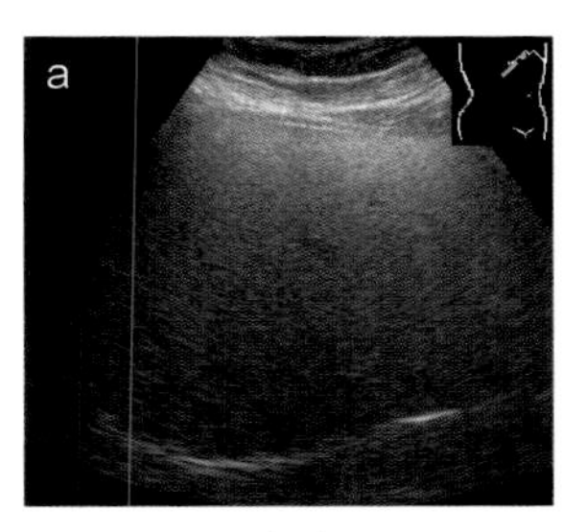

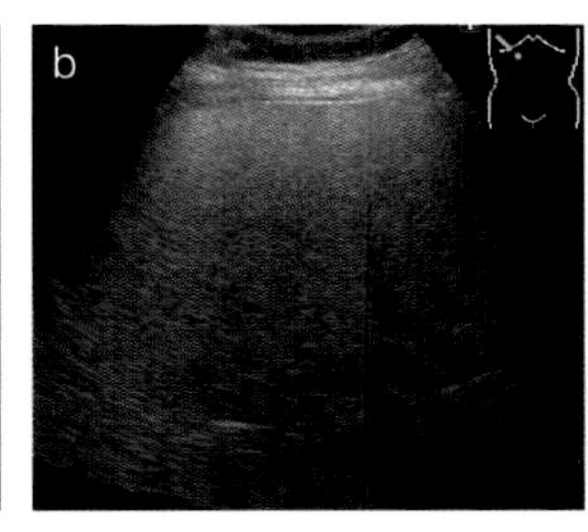

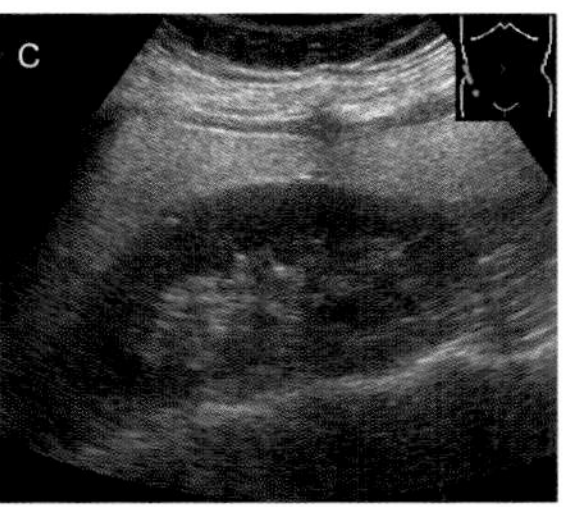

图4-1-7　脂肪肝

肝实质回声增强、肝肾对比增强、后方回声衰减、横膈显示不清、肝内管腔结构显示不清等，诊断为重度脂肪肝，分类2

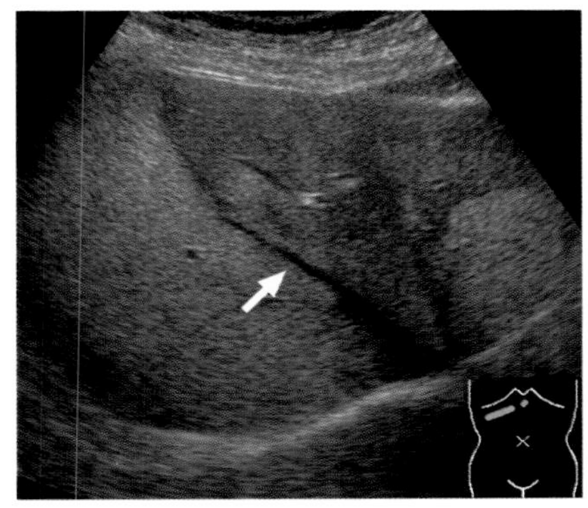

图4-1-8　不均质脂肪肝

以肝中静脉（箭头）为界，肝左叶和右叶的回声水平不同，区域性的脂肪沉积程度不同

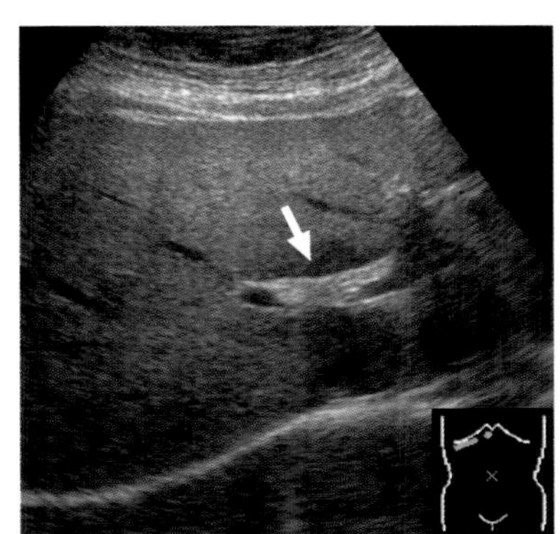

图4-1-9　局限性低脂肪区

直接流入肝的静脉血流，胃右静脉的局限性低脂肪区（箭头）

文献

1）日本消化器病学会編：NAFLD/NASH診療ガイドライン2014，追補版，南江堂，東京，2017

4.1.5　梗阻性黄疸

A 疾病概念

- 胆管的阻塞或狭窄导致胆汁无法流至十二指肠而发生的黄疸。

1. 病因

- 由肝内至十二指肠乳头部的胆管系统结石、肿块、炎症、狭窄等引起的肝外胆汁淤积（图 4-1-10）。

- 如果伴有胆囊肿大，应考虑远端胆管水平梗阻。

2. 危险因素

- 引起梗阻性黄疸的所有原因。

3. 症状

- 黄疸、陶土样便、脂肪便等。

4. 血液检查

- 直接胆红素升高，ALP、血清胆固醇、血铜升高，凝血酶原时间延长等。
- 如果尿胆素原（−）、尿胆红素（+），首先考虑梗阻性黄疸。

5. 治疗

- 有感染征象时尽快通过引流消除黄疸。

B 超声图像所见要点

- 根据胆管扩张表现进行详细观察，从而鉴定梗阻和狭窄部位（图 4−1−10 ～图 4−1−13）。
- 在肝门部胆管癌（图 4−1−11）和肝门部的肝内胆管癌中，肝门部的左、右肝内胆管梗阻，呈现分离征；在肝门部胆管癌中，梗阻部的肿瘤大多不明显，因此对肝门部的肝外胆管的仔细探查非常重要（图 4−1−11）。

C 需要鉴别的疾病

- 根据所见胆管及胆囊的扩张，鉴别梗阻部位非常重要（图 4−1−10）。

D 病例展示（图4−1−13）

- 患者：女性，60 多岁。
- 主诉：皮肤黄染。
- 现病史：在住所附近医院治疗丙型肝

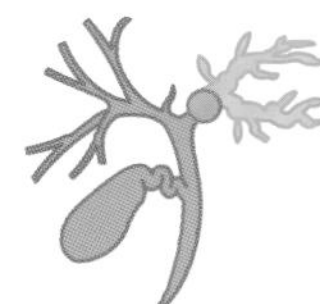
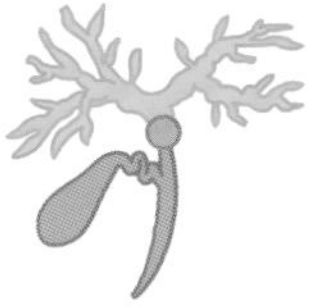
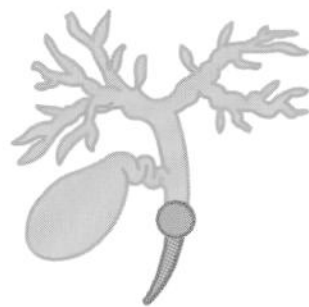

图4−1−10　根据胆管扩张所见鉴别梗阻部位

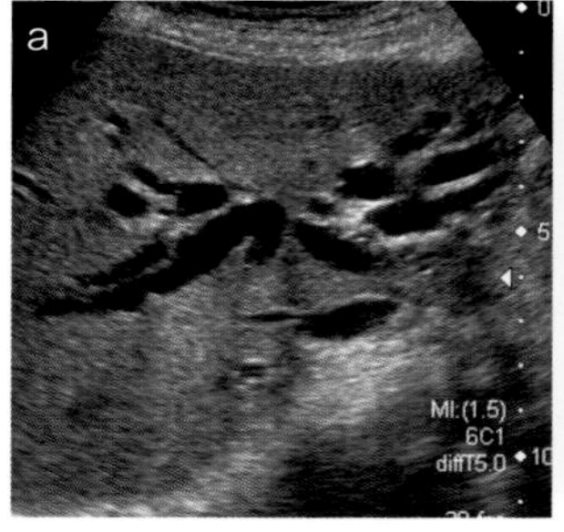

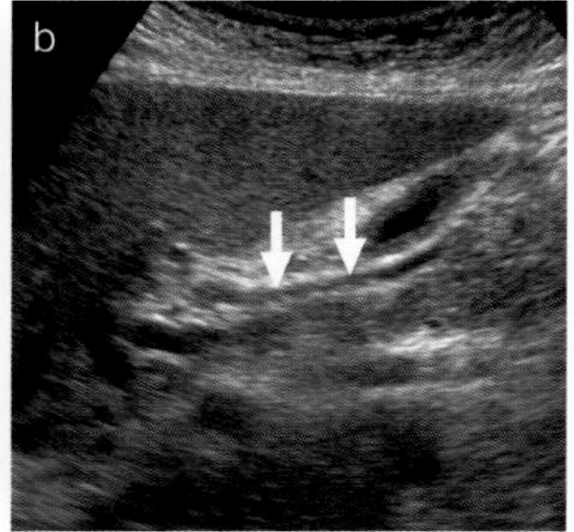

图4−1−11　肝门部胆管癌

a：左、右肝内胆管扩张、分离，分类5；b：肝门部胆管壁不规则（箭头），分类4

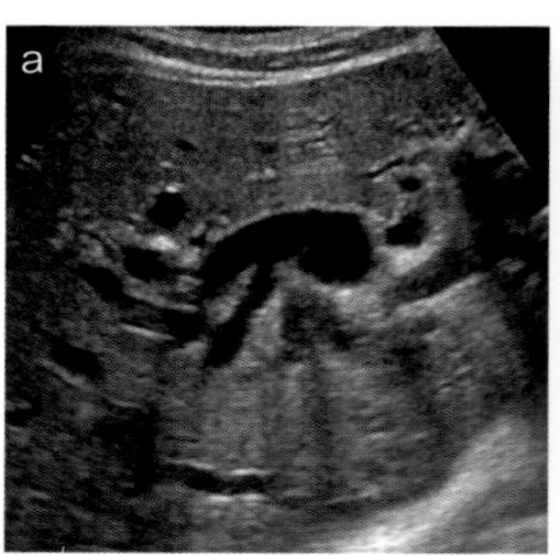

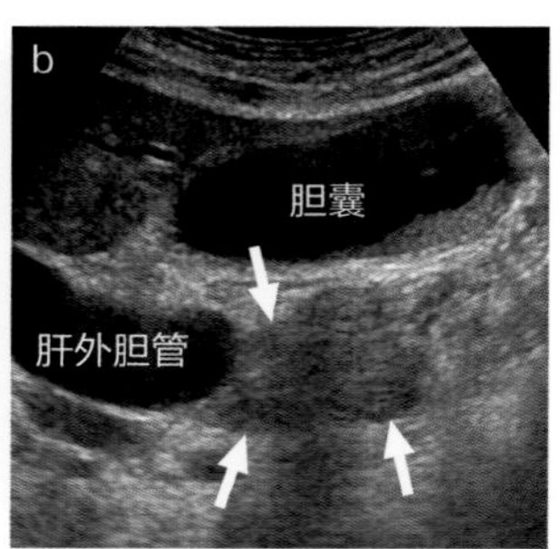

图4−1−12　胰头癌

a：肝内胆管的扩张，分类3；b：胆管扩张向肝外胆管延续，胆囊肿大，腔内中有胆汁淤积，在胰头发现边界不规则的肿瘤，肝外胆管中断，分类5。诊断为胰头癌

炎的过程中出现皮肤黄染，还发现有肝功能障碍，因此被介绍到本院就诊。

- 检查结果：直接胆红素升高，肝胆系统酶升高，炎性指标升高，CA19-9升高（表 4-3）。
- 超声：肝门部可见边界不清的 3.6 cm ×3 cm 的低回声肿块，左、右肝内胆管扩张，呈不规则分离状态（图 4-1-13a）。门静脉水平部出现狭窄，提示有浸润（图 4-1-13b）→肝门部胆管癌。

表4-3　检查结果

TP	8.2 g/dL	血糖	116 mg/dL
T-bil	5.93 mg/dL	WBC	7 980 /μL
D-bil	3.89 mg/dL	RBC	374×10^4 /μL
ALT	174 IU/L	plt	12.2×10^4 /μL
AST	177 IU/L	CEA	3.3 ng/dL
ALP	630 IU/L	CA19-9	281.2 U/mL
LD	199 IU/L	HBs 抗原	（－）
ChE	191 IU/L	HCV 抗体	（+）
ChP	4.36 mg/dL		

- CT、MRCP：增强 CT 显示肝门部有呈边缘轻度环状强化的不规则低密度区，左、右肝内胆管处于扩张、分离状态（图 4-1-13c）。MRCP 显示，左、右肝内胆管扩张及肝门部胆管中断（图 4-1-13d）→肝门部胆管癌。

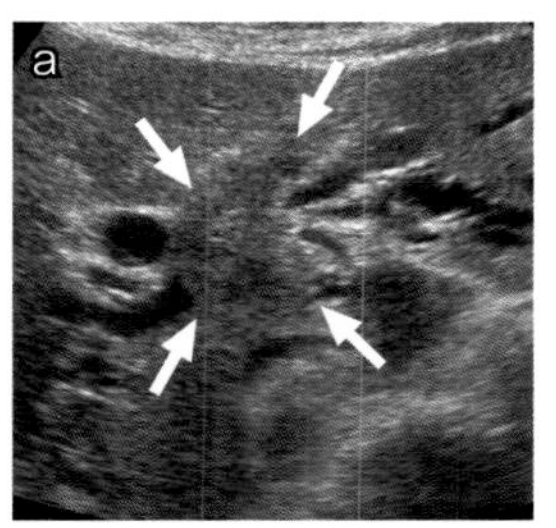

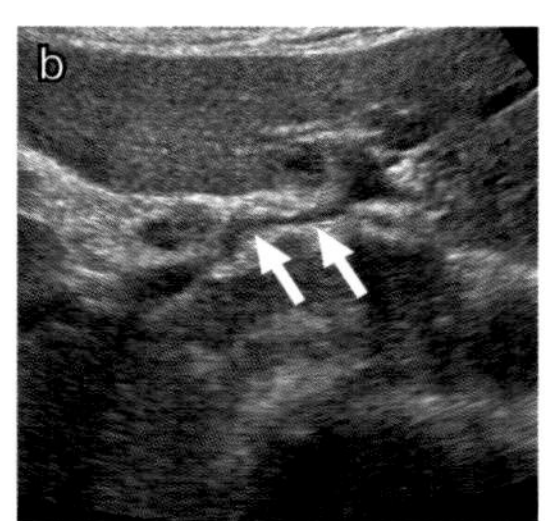

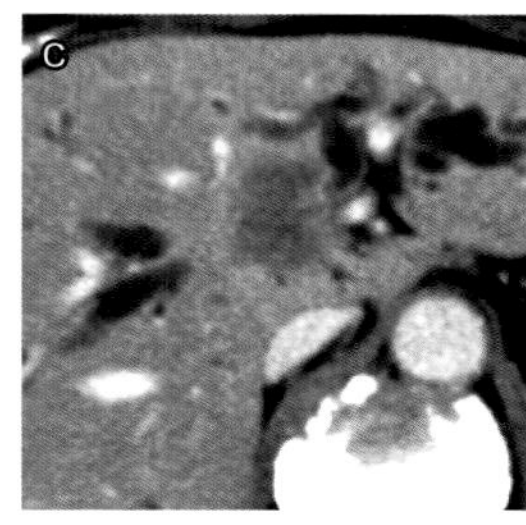

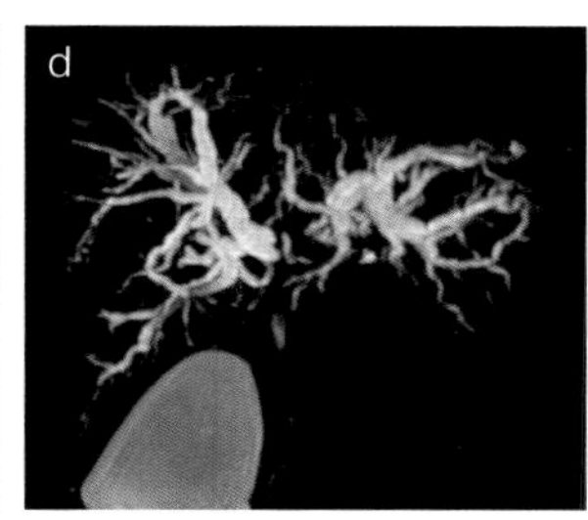

图4-1-13　肝门部胆管癌

a：边界不清的低回声肿块（箭头），左、右肝内胆管中断，分类5；b：门静脉水平部狭窄，管壁不规则，提示浸润（箭头），分类5；c：增强CT图像显示与低回声区基本一致，以肝S4段为中心，呈轻度的环状强化的不规则低密度区，左、右肝内胆管因肿瘤而中断；d：MRCP图像显示，左、右肝内胆管明显扩张，于肝门部中断

文献

1) 日本肝癌研究会編：原発性肝癌取扱い規約．第6版．金原出版．東京．2015

2) 日本超音波医学会用語・診断基準委員会：肝腫瘤の超音波診断基準．超音波医学 39：317-326．2012

4.1.6　肝脓肿

A 疾病概念

- 肝内部形成的脓肿。
- 根据病原体的不同，主要分为细菌性（约 95%）和阿米巴性肝脓肿两种。

1. 病因

- 细菌性肝脓肿：多是由大肠杆菌引起的，脓肿呈黄色。
- 阿米巴性肝脓肿：多由阿米巴原虫引起，脓肿呈巧克力色。

2. 危险因素（细菌进入肝的途径）

- 胆结石和胆道感染（经胆道的最常见，占 40% ~ 60%），消化道的炎症（经门静脉），败血症（经动脉），外伤，以及射频消融术（radiofrequency ablation，RFA）和肝动脉栓塞疗法（transcatheter arterial embolization，TAE）等介入放射治疗（医源性），等。

3. 症状

- 早期的主要症状是寒战、弛张热等炎症表现。
- 弛张热、右季肋区疼痛（叩击痛）、肝肿大为三联征。

4. 血液检查

- 炎症表现（CRP、WBC、ESR 升高）。

5. 治疗

- 经皮肝脓肿穿刺引流；抗菌药全身给药：细菌性肝脓肿使用为头孢类、青霉素类药物，阿米巴性肝脓肿使用甲硝唑。

B 超声图像所见要点（图4-1-14）

- 形态和内部回声会发生变化，因此没有典型的特征性图像。
- 多数为形状不规则的低至无回声的脓肿腔，且伴有后方回声增强。

C 需要鉴别的疾病

- 有时与囊肿内出血、黏液囊性肿瘤、坏死的转移性肝肿瘤（神经内分泌肿瘤和胃肠道间质瘤等）的鉴别比较困难，但综合临床所见的炎症表现和特征性图像可以鉴别。

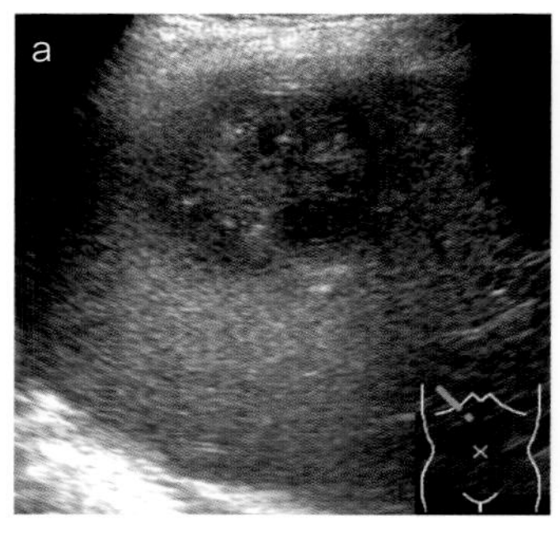

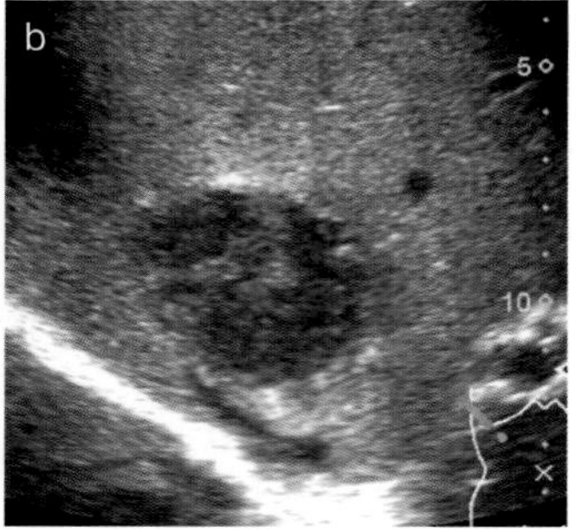

图4-1-14　肝脓肿

伴后方回声增强的边界欠清晰的低回声肿块，内部回声不均匀，零星可见点状高回声，分类4

文献

1）金森修三ほか：Streptococcus milleri groupによる肝膿瘍12症例の臨床的・細菌学的特徴．感染症誌 75：464-468，2001

2）谷　一朗ほか：細菌性肝膿瘍の画像診断とIVRによる治療．消化器画像 7：173-185，2005

4.1.7 血管异常：肝内门静脉肝静脉短路

A 疾病概念

1. 流行病学

- 可分为先天性异常和后天由门静脉高压引起的异常。

2. 症状

- 常规无症状。

3. 血液检查

- 由先天性因素引起的异常，血液检查无异常。

4. 治疗

- 多无特殊治疗措施。

B 超声图像所见要点（图4-1-15）

- 短路血管的囊状扩张（门静脉瘤）（图 4-1-15a）。
- 肝内门静脉末梢支扩张。
- 肝内门静脉和肝静脉相交通。
- 多普勒超声中通过囊状扩张的血管，可以确认从肝内门静脉到肝静脉连续、稳态的血流信号（图 4-1-15b ～ d）。

C 需要鉴别的疾病

- 肝囊肿，确认肝囊肿样结构与肝内门静脉和肝静脉有无连续性。

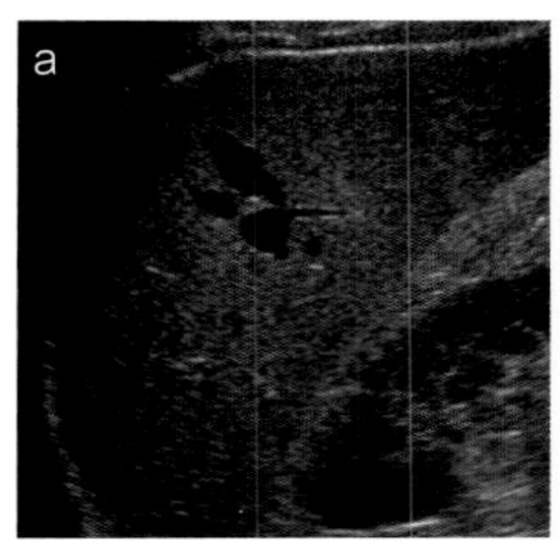

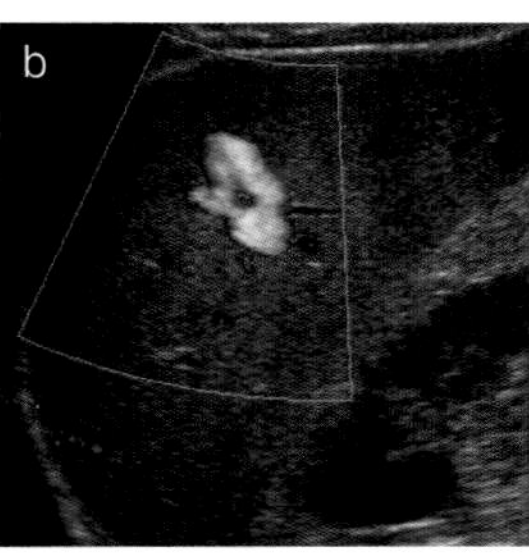

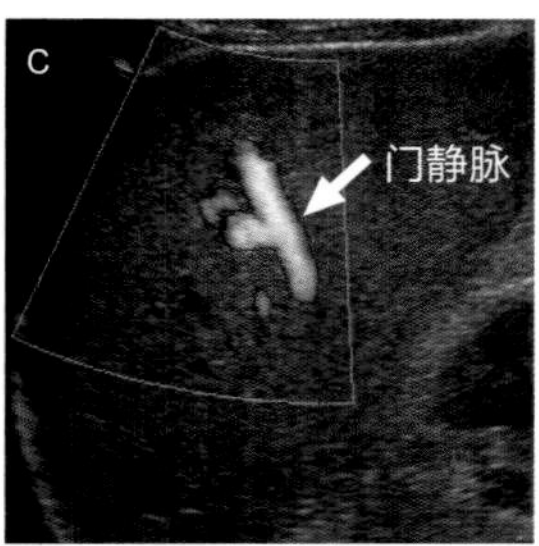

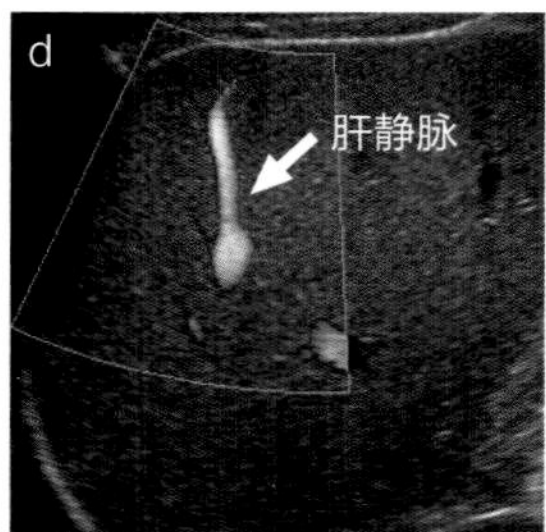

图4-1-15　肝内门静脉肝静脉短路

a：B模式图像，短路血管的囊状扩张。不单纯判断为囊肿很重要，分类2；b～d：多普勒图像，多普勒超声中通过囊状扩张的血管，可以确认从肝内门静脉到肝静脉连续、稳定的血流信号，发现囊肿样结构不正常时，可利用多普勒超声确认与血管有无连续性

文献

1）清水一路ほか：肝内血管短絡(Rendu-Osler-Weber病を含めて). 消化器画像 4：659-669, 2002

4.1.8 肝囊肿

A 疾病概念

- 肝囊肿是具有浆液性内容物的囊状病变。
- 多为先天性，10% 以上是在健康体检者的腹部超声检查中发现的。

1. 病因

- 先天性因素导致。
- 常染色体显性遗传多囊肾病中，50% 以上合并多发性肝囊肿。

2. 危险因素

- 没有特别的危险因素。

3. 症状

- 常规无症状。
- 囊肿变大时，有时会引起压迫症状。
- 巨大囊肿可出现感染、出血，极少破裂。

4. 血液检查

- 未见异常。

5. 治疗

- 如果没有症状，无须治疗。
- 出现腹痛等症状时，实施穿刺抽液、注入乙醇等治疗。

B 超声图像所见要点（典型示例）

- 囊肿呈类圆形，内部无回声，边界清晰、平滑，伴有后方回声增强（图 4–1–16），壁薄，有时可观察到隔膜结构。

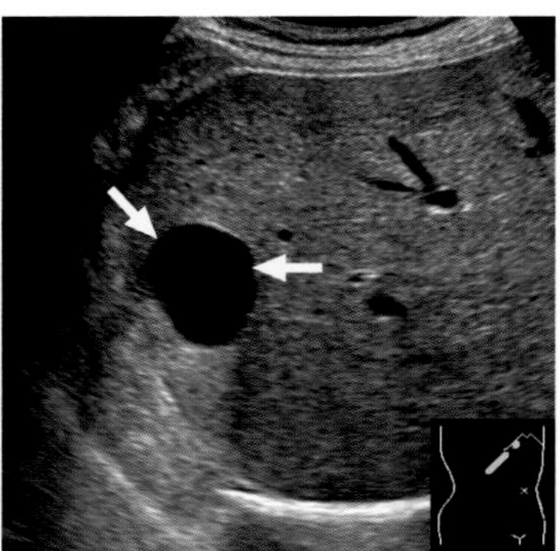

图4–1–16　肝囊肿
伴后方回声增强的类圆形无回声区（箭头），分类2

C 需要鉴别的疾病

- 门静脉肝静脉短路（图 4–1–17）：低至无回声（短路处的囊状扩张），发现肝内门静脉末梢支和肝静脉有连续性，发现连接两者的多普勒血流信号。
- 黏液囊腺瘤（图 4–1–18）：良性的多房性囊性肿瘤，女性多见，未见结节形成。

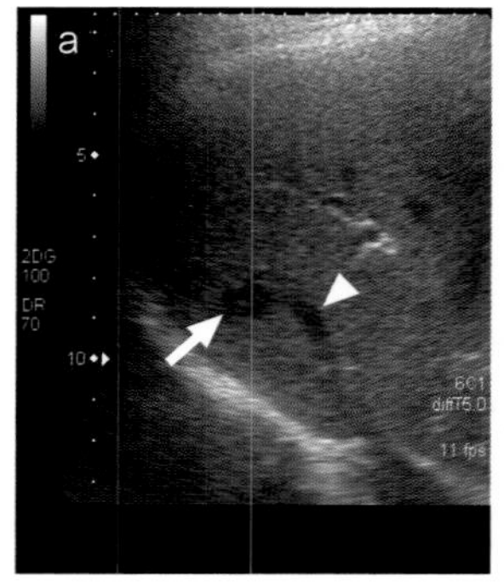

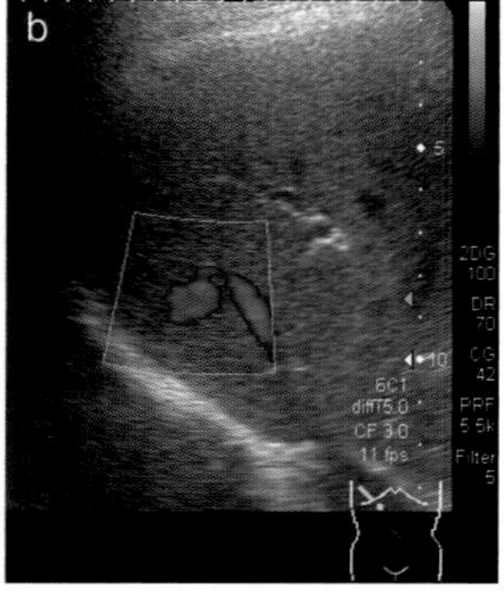

图4-1-17　肝内门静脉肝静脉短路

a：B模式图像，可见短路处的囊状扩张（箭头），图右侧可见与之连续的管腔样结构（三角）；b：多普勒超声图像，可见管腔结构与囊状扩张结构之间连续的血流信号，分类2

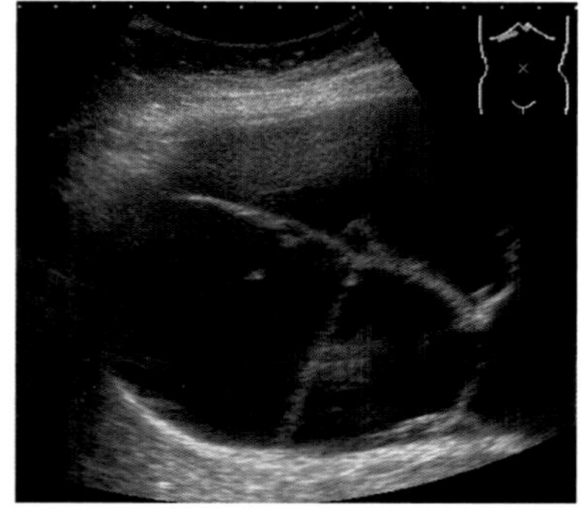

图4-1-18　黏液囊腺瘤

观察到稍厚的隔膜结构，未见结节成分，分类4

文献

1）江原正明：肝良性腫瘤．新臨床内科学．第9版．高久史麿ほか監修．医学書院．東京．p613-615．2009

2）竹原靖明監修：USスクリーニング．医学書院．東京．p100-107．2008

4.1.9　肝血管瘤

A 疾病概念

- 最常见的肝良性肿瘤，由血管构成。
- 约占肝良性肿瘤的 80%，10% 为多发。
- 大致分为海绵状血管瘤和血管内皮瘤，大部分是海绵状血管瘤（本节内容仅对海绵状血管瘤进行描述）。

1. 病因

- 病因不明。

2. 危险因素

- 中年女性。
- 妊娠或服用雌激素者。

3. 症状

- 常规无症状。
- 肝血管瘤增大后会有轻度的腹痛和不适感，极少发展成腹部肿瘤。
- 巨大的肝血管瘤可引起血管内凝血异常及有出血倾向（卡萨巴赫－梅里特综合征）。

4. 血液检查

- 未见特异性表现。

5. 治疗

- 多数情况下只需观察即可。
- 当出现压迫症状和出血倾向时，可进行外科切除和肝动脉栓塞疗法、放射治疗。

B 超声图像可见要点

- 多显示为边界清晰的 3 ～ 4 cm 及以下的高回声肿瘤，伴有后方回声增强（图 4–1–19）。
- 肿瘤边缘高回声带（marginal strong echo）（图 4–1–20）和内部回声随时间变化（包膜断裂征和变色龙征），为特异性征象。
- 肿瘤大小超过 3 cm 时，混合回声的信号增多（图 4–1–21）。

C 需要鉴别的疾病（参照3.1.1）

- 高回声的肝肿瘤除了肝血管瘤以外，还有良性的肝血管平滑肌脂肪瘤和高分化型肝细胞癌，以及结肠癌的肝转移等。
- 在慢性肝病患者和癌症患者中发现疑似肝血管瘤的肿瘤时，以及发现较大且呈混合回声的肿瘤时，为了确诊，需要进行增强 CT 和增强 MRI 检查。

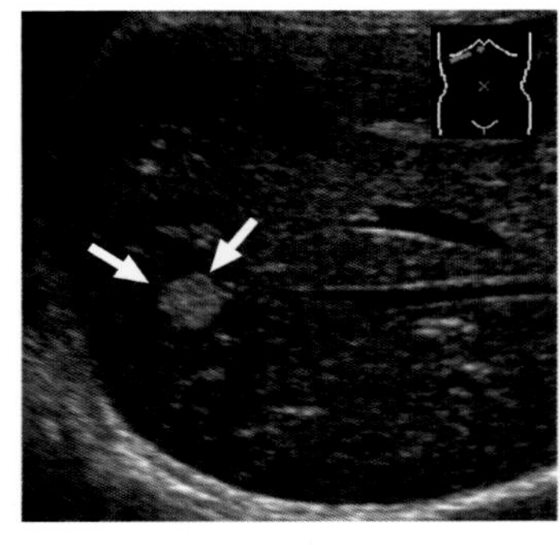

图4–1–19　边界清晰的高回声肿瘤
最大直径为10 mm，分类3

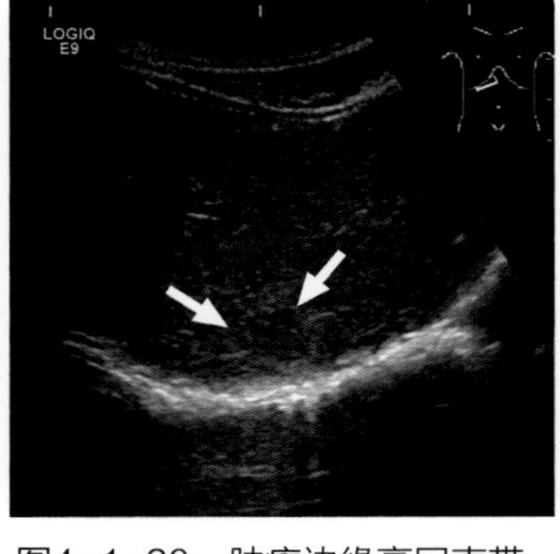

图4–1–20　肿瘤边缘高回声带
箭头所示为肿瘤边缘的高回声带，分类2

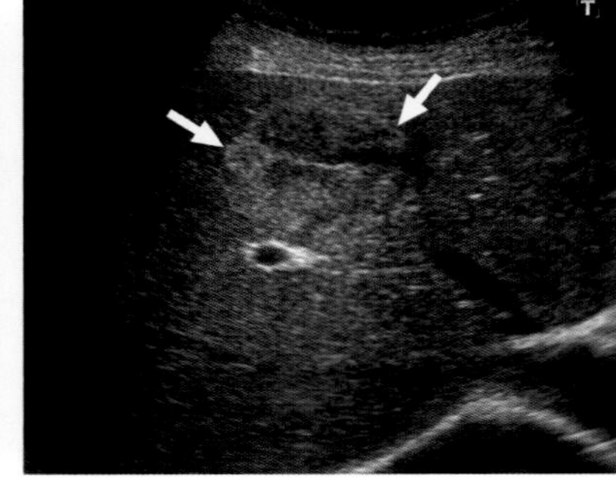

图4–1–21　混合回声血管瘤
最大直径为40 mm，分类4

D 病例展示

- 患者：女性，20 多岁。
- 主诉：右侧腹痛。
- 现病史：卵巢肿瘤术前检查时发现肝肿瘤，经随访观察发现肿瘤增大，出现右侧腹痛。
- 超声：在肝 S6 段发现 7 cm×4 cm 的边界清晰的不均匀高回声肿瘤（图 4–1–22a）。超声造影显示肿瘤边缘回声增强，3 分钟后肿瘤几乎全部增强（图 4–1–22b、c）→肝血管瘤。
- 增强 CT（图 4–1–23）：肿瘤边缘可见结节状强化（图 4–1–23b），强化区域逐渐向肿瘤内部扩散（图 4–1–23c）→肝血管瘤。

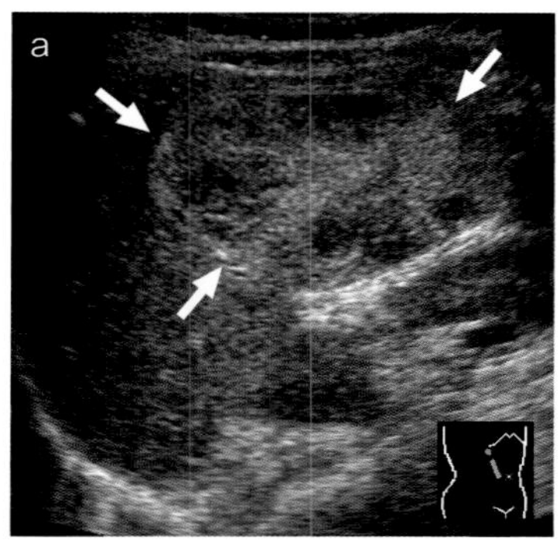

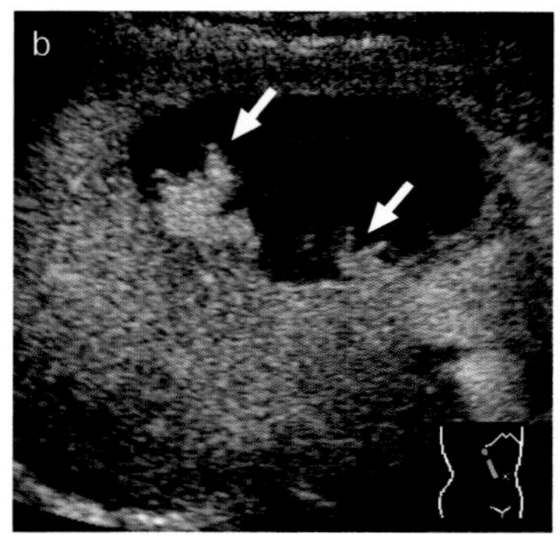

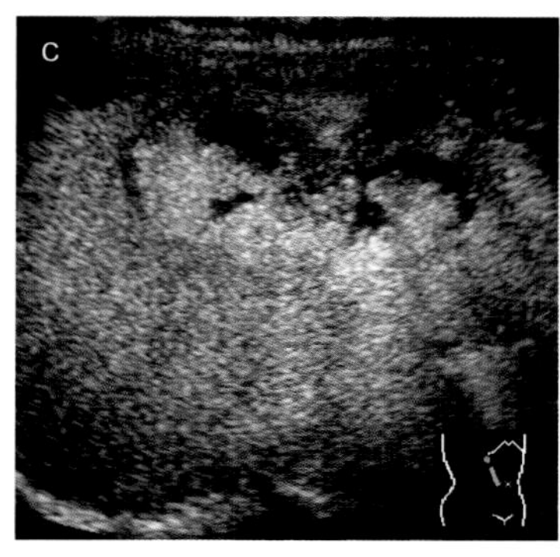

图4-1-22　超声造影图像

a：B模式图像，可见呈混合回声的较大肿瘤（箭头），分类4；b：造影开始25秒后，边缘出现结节状增强（箭头）；c：造影开始80秒后，看到强化区域向肿瘤内部扩散

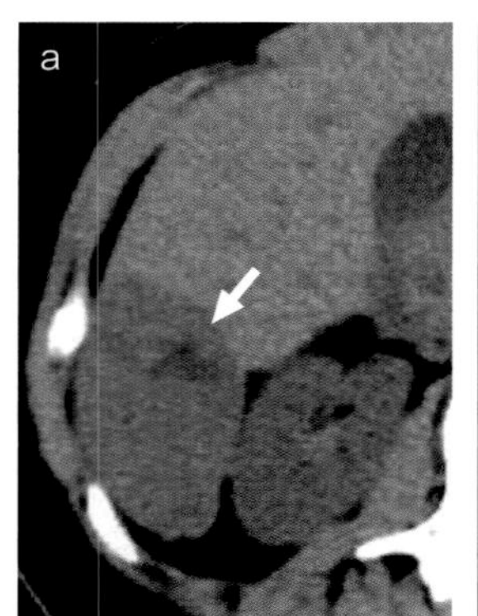

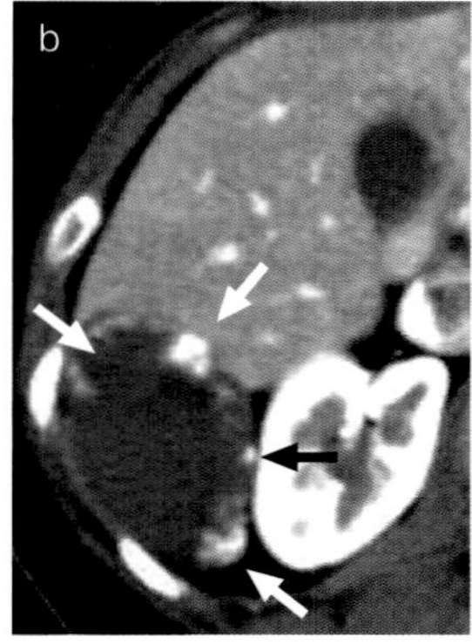

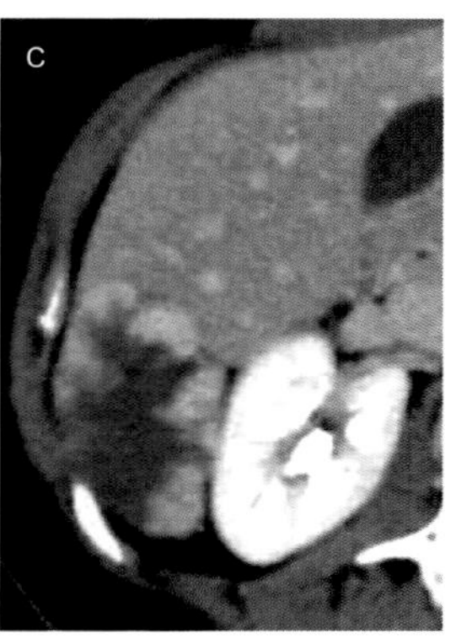

图4-1-23　增强CT图像

平扫状态下呈均一的低密度区（箭头），在造影早期（造影剂开始注入后40秒）发现边缘有结节状强化（箭头），造影延迟期（造影剂开始注入后180秒）发现强化区域向肿瘤内部扩散

文献

1）日本超音波医学会用語・診断基準委員会：肝腫瘤の超音波診断基準．超音波医学 39：317-326，2012

2）江原正明：肝良性腫瘤．新臨床内科学，第9版．高久史麿ほか監修，医学書院，東京，p613-615，2009

3）辻本文雄ほか：血管腫の超音波断層像における経時的変化．日医放会誌 49：574-582，1989

4.1.10　肝细胞癌

A 疾病概念

- 原发性肝癌中，来自肝细胞的原发性肝癌占 95%。
- 约 75% 有慢性肝炎病史，约 60% 有肝硬化病史。
- 很多患者有明确的病因，例如，HCV 感染或 HBV 感染。

1. 病因

- HCV（+）约占 60%，HBV（+）约占 15%。
- 其他病因，如酒精性和非酒精性脂肪性肝炎等。
- 原因不明的、非乙型肝炎、非丙型肝炎的患者数量逐年增多。

2. 危险因素

- 高危人群：慢性乙型肝炎、慢性丙型肝炎、肝硬化。
- 超高危险人群：乙型肝炎肝硬化、丙型肝炎肝硬化。
- 其他危险因素包括男性、高龄、饮酒、吸烟、肥胖、糖尿病等。
- 高危人群应间隔 3 ～ 6 个月进行腹部超声检查和肿瘤标志物筛查。

3. 症状

- 缺乏自觉症状，肝癌初期多出现腹水、黄疸。
- 全身疲惫、右季肋部痛、黄疸、腹水、腹部胀满、腹痛等。
- 肝细胞癌破裂时伴有剧痛，可导致休克。
- 可导致肿瘤伴随综合征（低血糖、高胆固醇血症、高钙血症、红细胞增多症、血小板升高等）。

4. 血液检查

- 肝胆系统酶（AST、ALT、ALP、LAP、γ-GT）水平升高和肿瘤标志物（AFP、PIVKA-Ⅱ、AFP-L3）水平升高。

5. 治疗

- 根据肝损伤程度、肿瘤数目及肿瘤直径决定治疗方法。
- 外科手术切除肿瘤，局部穿刺消融术［射频消融术（radiofrequency ablation，RFA）和经皮微波凝固疗法（percutaneous microwave coagulation therapy，PMCT）等］，经导管动脉栓塞化疗（transcatheter arterial chemoembolization，TACE），肝移植，化疗，放疗。

B 超声图像所见要点（图4-1-24～图4-1-30）

- 结节型肿瘤为圆形或类圆形，回声水平有高回声、等回声、低回声等多种。
- 大于 2 cm 的肿瘤回声多增强。
- 小于 2 cm 的肿瘤，常常边界稍不清楚。
- 亮环征（bright loop）：伴脂肪化的高分化型肝细胞癌内部会出现高环征，不伴脂肪化、分化程度更低的肝癌也会出现。
- 大于 2 cm 的肿瘤，可看到薄的边缘低回声带（光晕）、外侧阴影、马赛克征、结节内结节（nodule in nodule）等征象。
- 块状肿瘤形态不规则，边界不清楚。

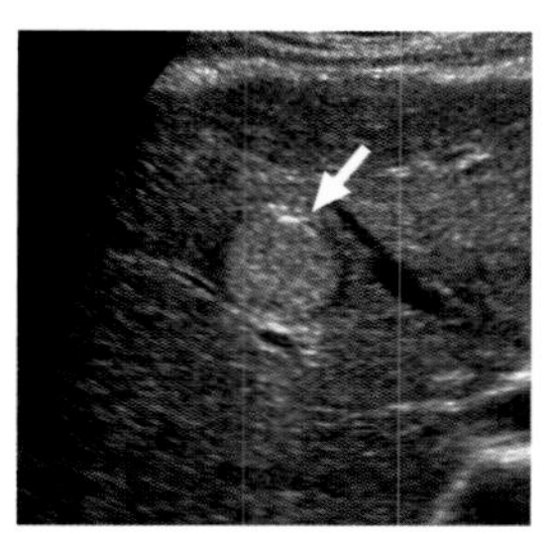

图4-1-24　高回声（结节型）
25 mm的高回声肿瘤（箭头），周边伴有晕环，后方回声轻度增强，分类4

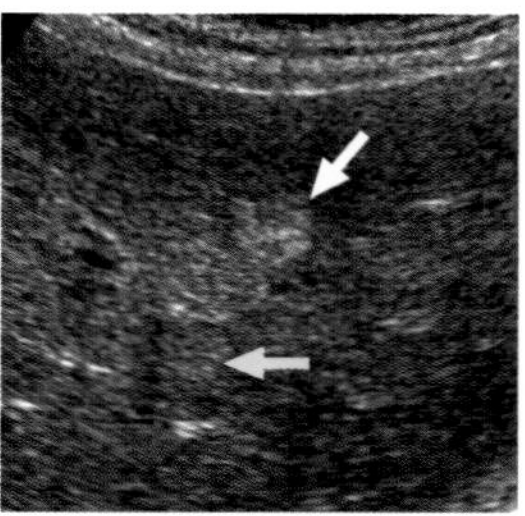

图4-1-25　高回声（结节型）
12 mm的高回声肿瘤（白色箭头示高分化型肝细胞癌）和10 mm的稍高回声肿瘤（黄色箭头示中分化型肝细胞癌），均为分类3。背景肝呈现实质回声增粗，因此可以判定为分类4

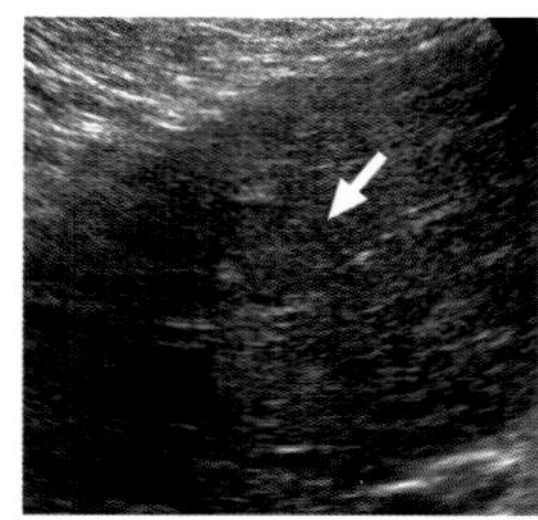

图4-1-26　等回声（结节型）
20 mm的等回声肿瘤，边界不清楚，后方回声轻度增强，分类4。背景肝呈现实质回声增粗，肝表面凹凸不平

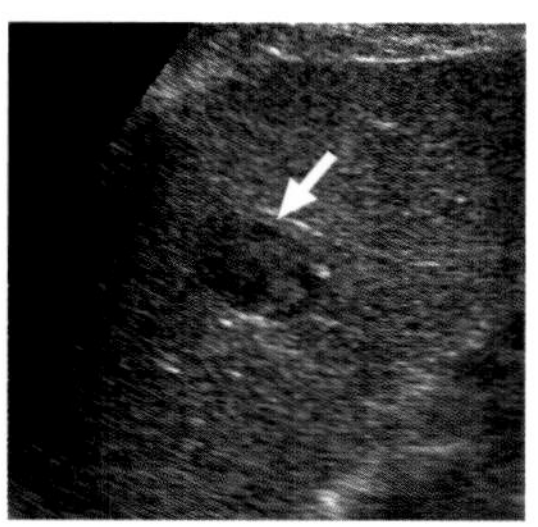

图4-1-27　低回声（结节型）
25 mm的低回声肿瘤，内部不均匀，分类4

C 需要鉴别的疾病

- 肝血管瘤（参照 4.1.9）：2 cm 以下的高分化型肝细胞癌表现为高回声，与血管瘤相似，需要参考有无肝炎病毒感染史或肝硬化病史。
- 局限性结节性增生：肝细胞再生形成以肿瘤为中心呈放射状分散车轮状血管，为其特殊征象（图 3-1-9）。
- 肝内胆管癌（参照 4.1.1）。
- 转移性肝癌（参照 4.1.12）：确认有无癌症病史。

D 病例展示

- 患者：男性，80 多岁。
- 主诉：肿瘤标志物水平升高。
- 现病史：因高血压、糖耐量异常到住所附近医院就诊，经血液检查发现 PIVKA-Ⅱ升高，3 个月后发现 AFP 升高，为了详细检查来本院就诊。
- 检查结果：HCV 抗体阳性，肿瘤标志物（AFP、PIVKA-Ⅱ）水平升高，肝胆系统酶升高（表 4-4）。
- 超声（图 4-1-31）：在肝 S7 段观察到 42 mm × 28 mm 大小的呈马赛克征的高回声肿瘤，可见边界清晰的被膜（光晕），利用彩色多普勒能量图观察到从周边向中心的提篮状血流信号→肝细胞癌。

表4-4　检查结果

项目	结果	项目	结果
TP	7.5 g/dL	WBC	3 630 /μL
T-bil	0.45 mg/dL	RBC	514×10^4 /μL
ALT	61 IU/L	plt	11.8×10^4 /μL
AST	53 IU/L	AFP	48.4 ng/dL
ALP	378 IU/L	PIVKA-Ⅱ	463 mAU/mL
LD	180 IU/L	CEA	1.8 ng/dL
ChE	286 IU/L	CA19-9	3.88 U/mL
CRP	0.06 mg/dL	HBs 抗原	（−）
血糖	102 mg/dL	HCV 抗体	（+）

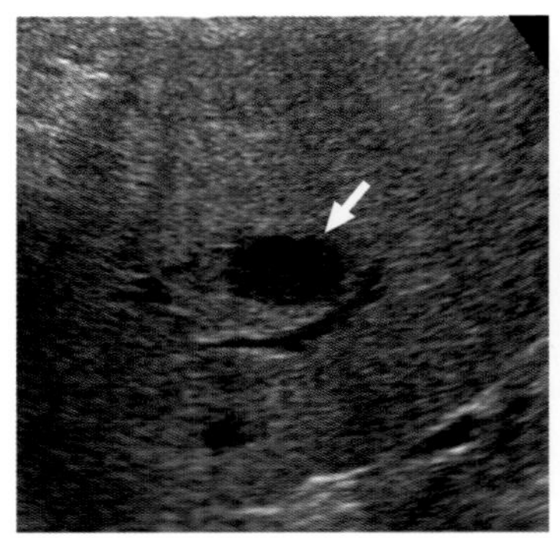

图4-1-28　低回声（结节型）
内部回声非常低的肿瘤（箭头），后方回声增强，直径为20 mm，分类4

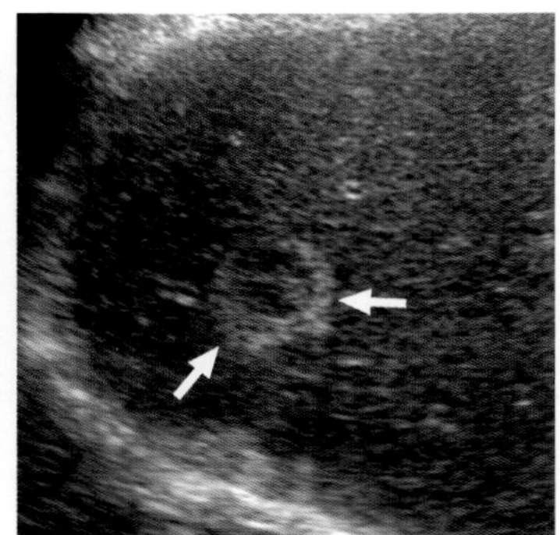

图4-1-29　亮环征（箭头）
出现在伴高回声脂肪化的高分化型肝细胞癌内部，也会在不伴脂肪化、分化程度更低的肝癌（呈低回声）中出现，直径为20 mm，分类4

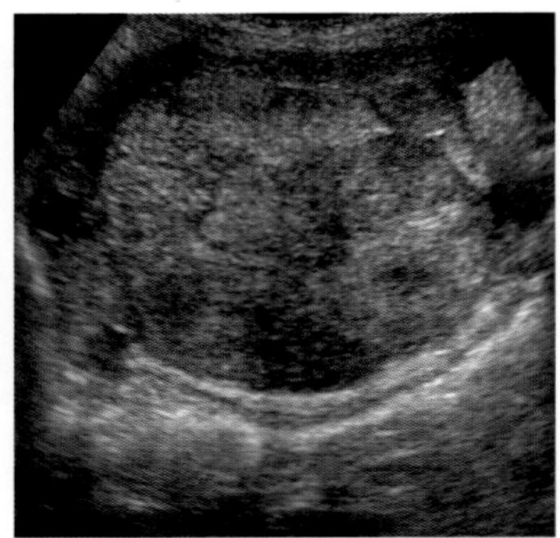

图4-1-30　大型肝细胞癌（结节型）
肿瘤内部呈现马赛克征，发现薄的边缘低回声带（光晕）、外侧阴影、后方回声增强，分类5

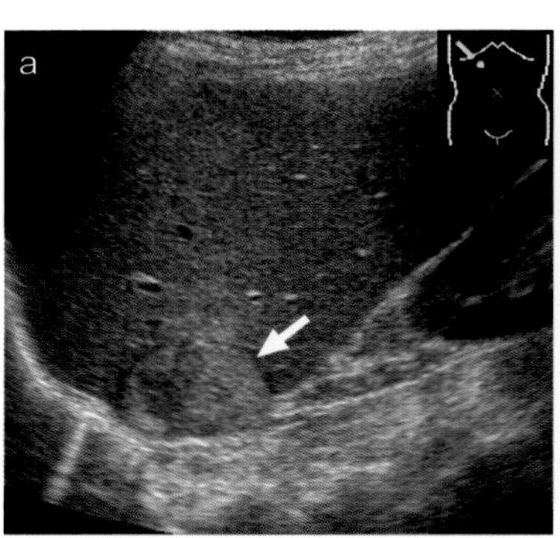

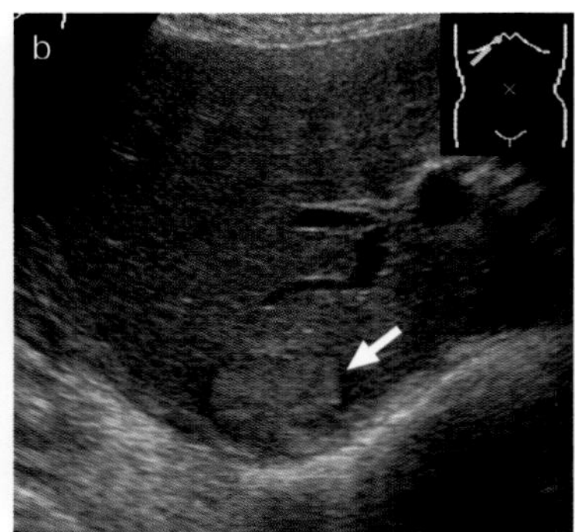

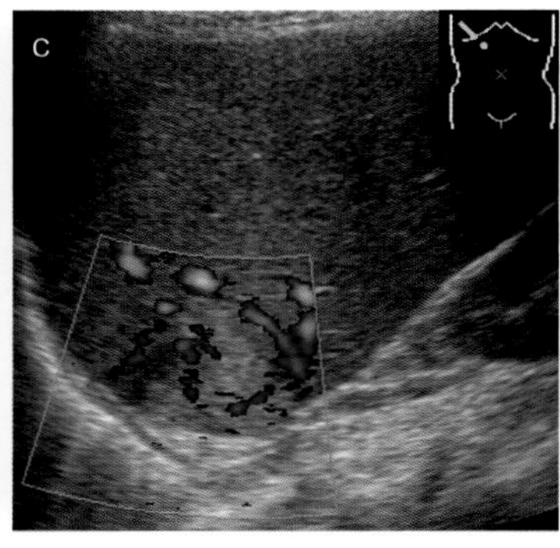

图4-1-31　超声图像
a：右肋间扫查；b：右肋弓下横向扫查；c：彩色多普勒能量图。S7段高回声肿瘤（图a、b箭头，箭头指示边界清晰的被膜）呈马赛克征，彩色多普勒能量图中可见提篮状血流（绿线框内）

- 动态 CT（图 4-1-32）：在肝右叶 S6、S7 段发现 4 cm × 2.5 cm 的肿瘤，在动脉期表现为高密度（早期强化），在门脉期和平衡期表现为相对周围肝实质的低密度区（washout），是肝细胞癌的典型表现。

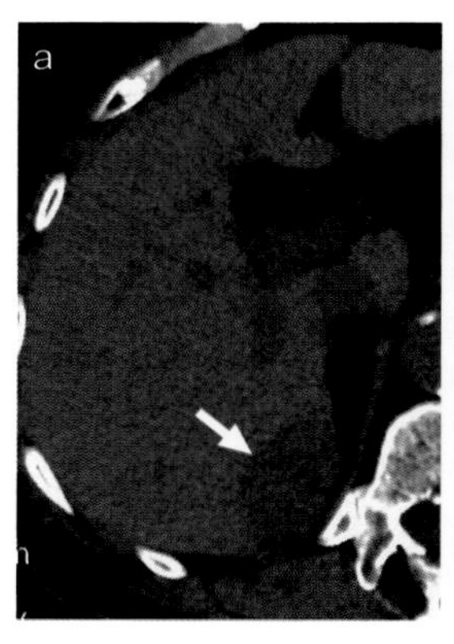

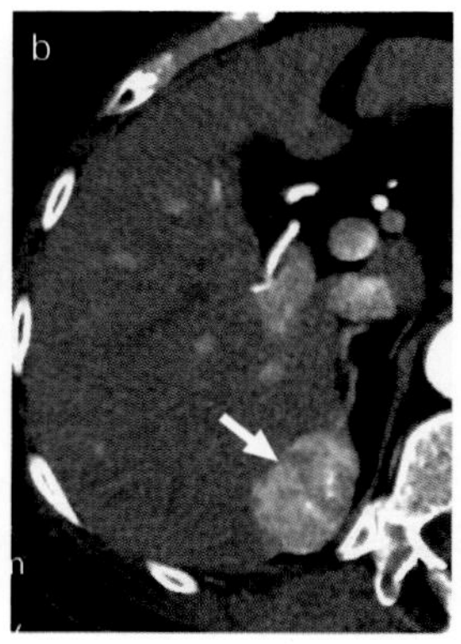

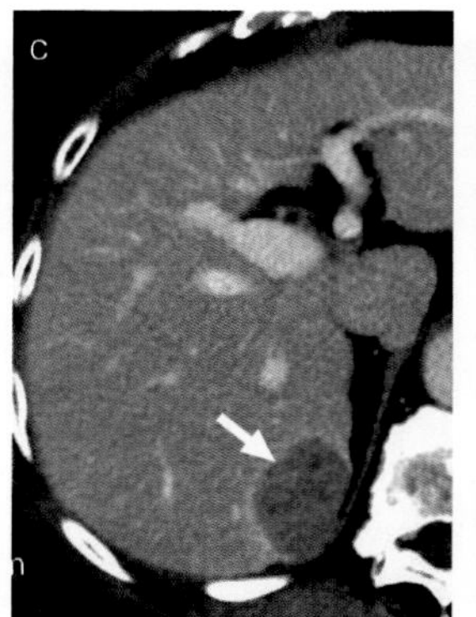

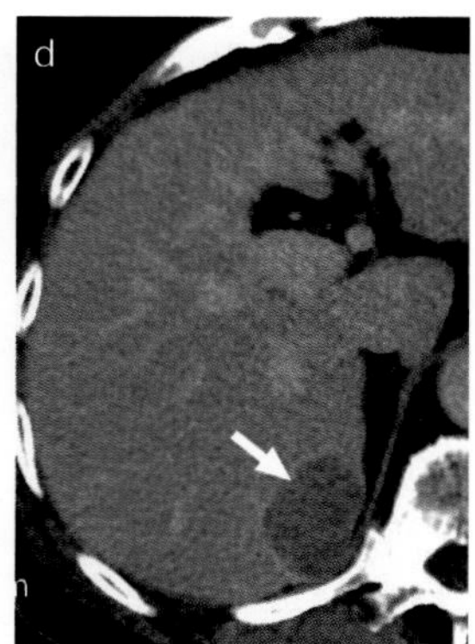

图4-1-32　动态CT图像
a：平扫；b：动脉期；c：门脉期；d：平衡期，箭头示肿瘤

文献

1）日本肝癌研究会編：原発性肝癌取扱い規約，第6版，金原出版，東京，2015

2）日本肝臓学会編：肝癌診療ガイドライン，2017年版，第4版 https://www.jsh.or.jp/medical/guidelines/jsh_guidlines/examination_jp_2017（2019年2月閲覧）

3）日本超音波医学会用語・診断基準委員会：肝腫瘤の超音波診断基準．超音波医学 39：317-326，2012

4.1.11　肝内胆管癌（胆管细胞癌）

A 概念

- 发生在肝内的胆管上皮细胞来源的癌。
- 占原发性肝癌的 3.6%，仅次于肝细胞癌，居第 2 位。
- 根据肉眼所见，分为肿块型、胆管浸润型、肝内胆管内生长型 3 种。
- 根据发生部位，可分为肝门部型和末梢型。
- 病变主要位于肝内，这与肝外胆管（包括胆总管分支）发生的胆管癌有区别。

1. 病因

- 有研究指出，这与既往的血管造影剂碘化物的沉积、肝片吸虫病、肝内结石、卡罗利病等有关。

2. 危险因素

- 没有特别的危险因素。

3. 症状

- 肝门部型可引起梗阻性黄疸，末梢型在高度恶化之前大多无症状。
- 与肝细胞癌不同，合并发生肝硬化的情况较少。

4. 血液检查

- ALP、γ-GT 和肿瘤标志物（CEA、CA19-9）升高。

5. 治疗

- 基本的治疗方法是外科手术切除。
- 引起梗阻性黄疸的患者，可通过引流等减轻黄疸。

B 超声图像所见要点（典型病例）

- 肿块型较多见，约占 80%，常伴末梢胆管扩张（图 4-1-33）。
- 多为伴有厚边缘低回声带（细胞成分）的高回声（坏死、纤维化成分）肿瘤（图 4-1-34）。
- 常可见贯穿肿瘤内部的血管（图 4-1-34，图 4-1-35）。
- 组织学上为腺癌，可能是大肠癌、胃癌、胰腺癌等的肝转移（图 4-1-34，图 4-1-35）。

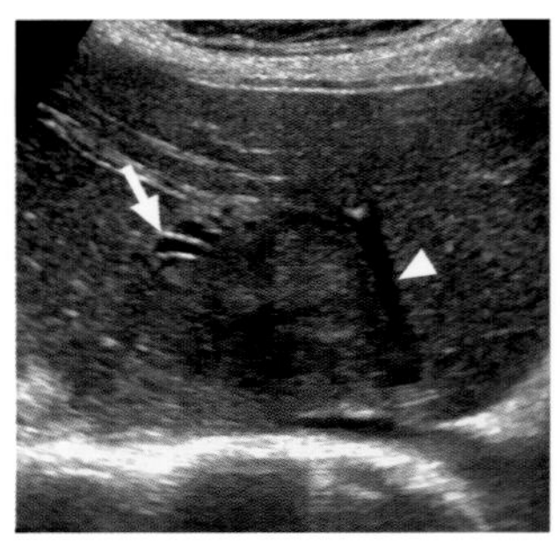

图4-1-33　肝内胆管癌伴末梢胆管扩张

右肋弓下横向扫查，肝中静脉（三角）受压，见末梢胆管扩张（箭头）。分类4

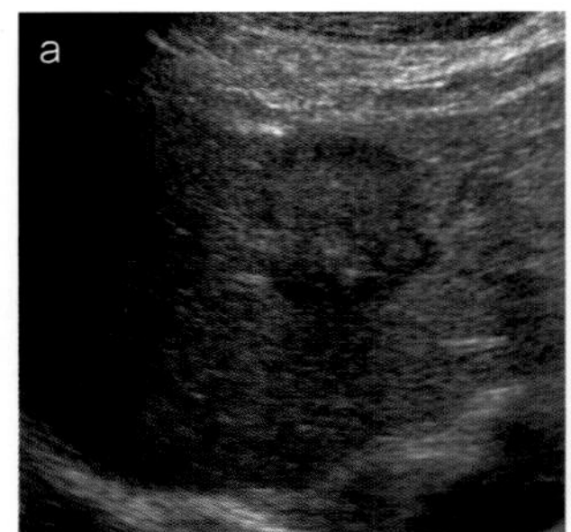

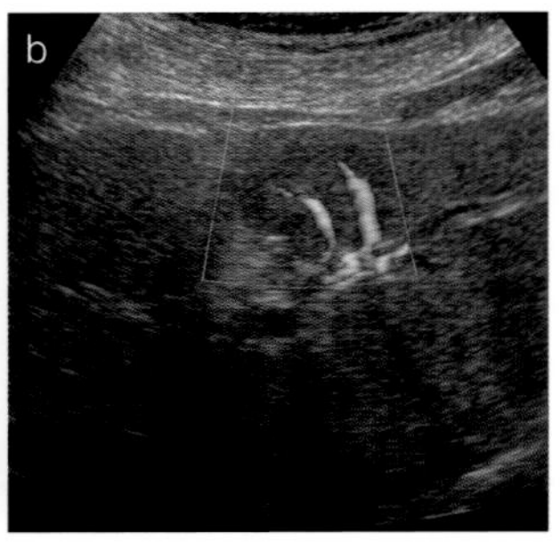

图4-1-34　肿瘤内可见血管走行的肝内胆管癌

a：B模式图像；b：多普勒图像，剑突下正中横向扫查时，在肝S3段可见一个4 cm × 3 cm的边缘有低回声带的分叶状肿瘤，肿瘤内部可见走行的肝动脉。分类4

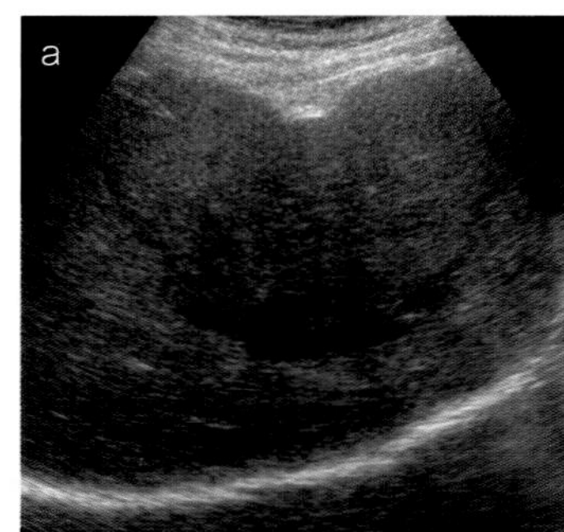

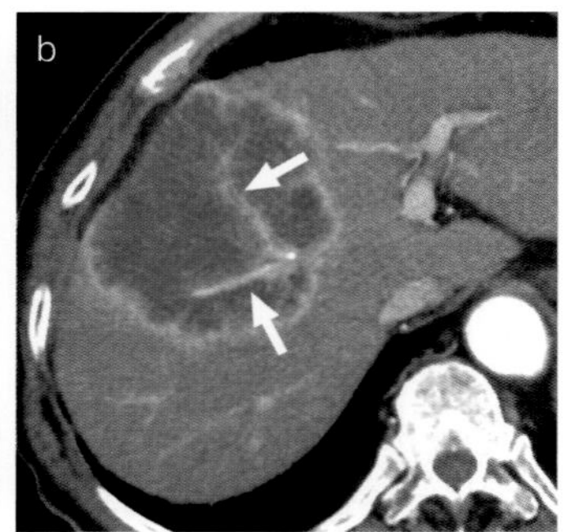

图4-1-35　较大的肝内胆管癌

a：B模式图像；b：增强CT，动脉期，右肋弓下横向扫查，以肝S5段为中心横跨S4、S8段的108 mm × 87 mm的分叶状等回声肿瘤，边缘可见低回声带，可见血管走行在肿瘤内部（箭头），未见末梢胆管扩张。分类4

C 需要鉴别的疾病

- 转移性肝肿瘤：重要的是要排除是否存在其他脏器的肿瘤。

D 病例展示

- 患者：男性，70 多岁。
- 主诉：没有明显症状。
- 现病史：在检查中发现胸部有异常阴影，为了详细检查来本院就诊。
- 检查结果：未见异常，肝胆系统酶未见异常，HBs 抗原、HCV 抗体均为阴性，CEA 及 CA19-9 水平均正常。
- 超声：在肝 S2 段可见 60 mm × 35 mm × 37 mm 的边界比较清晰的不规则低回声肿瘤（图 4-1-36），周边有 8 mm × 5 mm × 8 mm 的低回声区，怀疑是转移灶。肿瘤内部可见走行的血管，肝左静脉轻度受压、改变，肝内胆管未见扩张。造影发现肿瘤边缘有明显的不均匀的早期增强，较早期出现廓清，与腺癌的表现相符（图 4-1-37）→肝内胆管癌，或腺癌的肝转移。

- CT：在肝 S2 段可见约 6 cm 大小的分叶状肿瘤（图 4–1–38），边缘部位明显强化，肿瘤内部强化不均匀，肝内胆管未见扩张→转移性肝癌，或肝内胆管癌。
- CT 示纵隔淋巴结肿大，活检诊断为结节病。

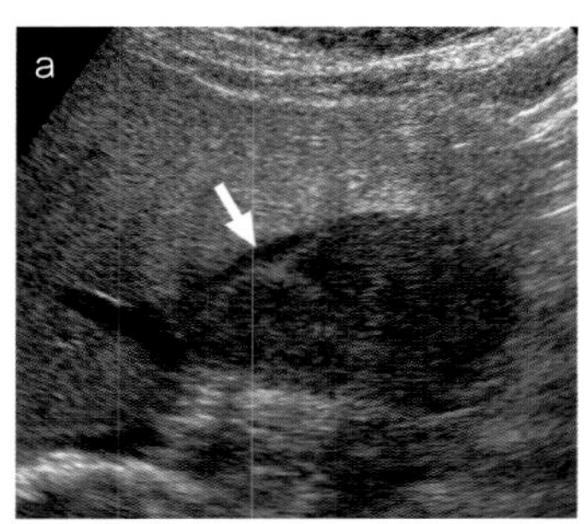

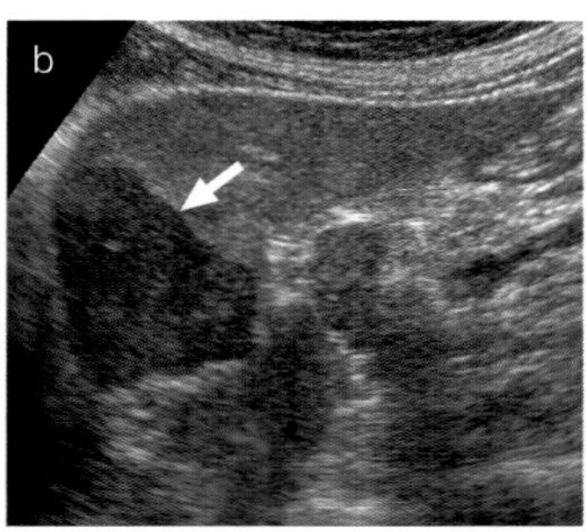

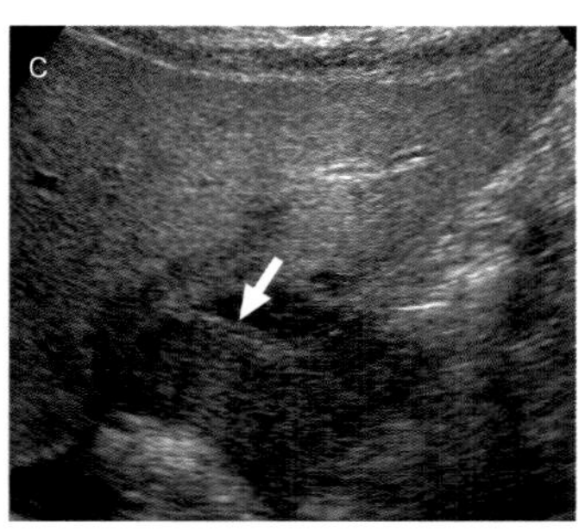

图4–1–36 肝内胆管癌

a：剑突下横向扫查，箭头示肝左静脉；b：剑突下纵向扫查，可见疑似转移（箭头）；c：剑突下横向扫查，可见走行血管（箭头）。分类4

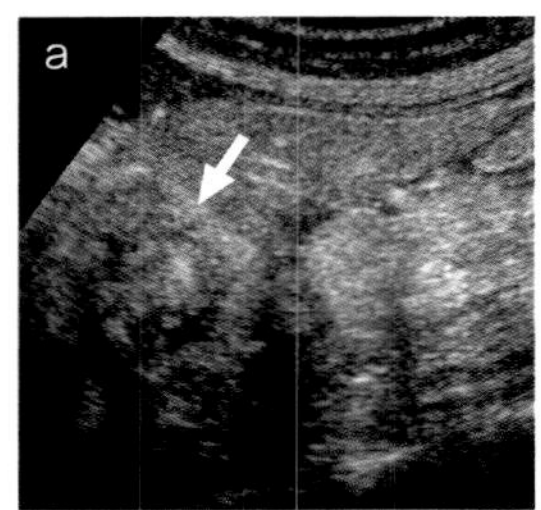

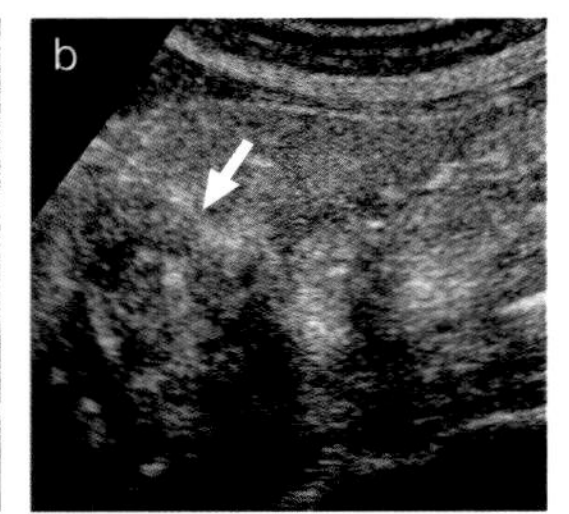

图4–1–37 超声造影图像（腹部正中矢状面）

肿瘤（箭头）早期增强（a：开始使用造影剂21秒后），较早廓清（b：开始使用造影剂33秒后）。

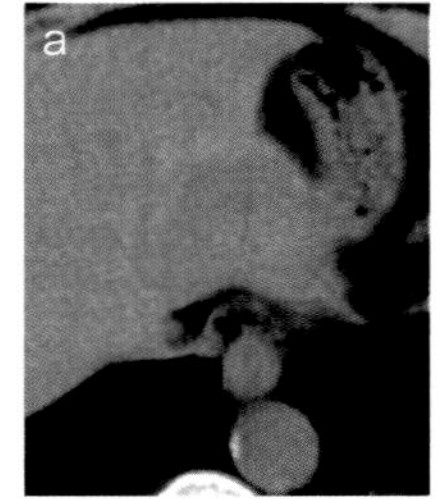

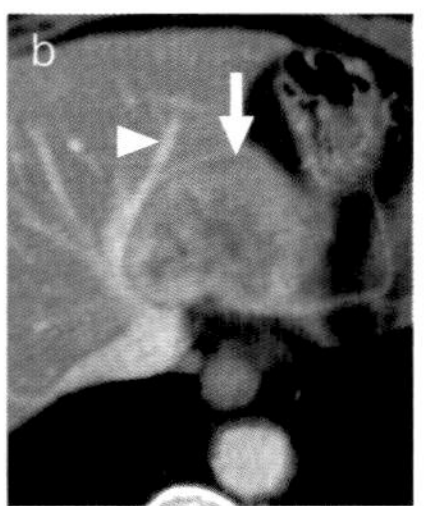

图4–1–38 CT图像

a：CT平扫；b：增强CT。可见肝左静脉（三角）和肿瘤（箭头）

文献

1）日本肝癌研究会編：原発性肝癌取扱い規約，第6版，金原出版，東京，2015

2）日本超音波医学会用語・診断基準委員会：肝腫瘤の超音波診断基準．超音波医学 39：317-326, 2012

4.1.12 转移性肝癌

A 疾病概念

- 肝外发生的癌症或肉瘤转移到肝。

1. 病因

- 大肠癌的肝转移较多见，其次是胰腺癌、胆囊癌等通过门静脉的血行转移。
- 肺癌、乳腺癌、食管癌等也经常出现肝转移。

2. 危险因素

- 既往恶性肿瘤病史。

3. 症状

- 初期常规无症状。

4. 血液检查

- ALP、γ-GT、LDH、肿瘤标志物（CEA、CA19-9）有时升高。

5. 治疗

- 针对原发灶进行治疗。
- 根据肿瘤分期的不同，可选择手术治疗、全身化学治疗等。

B 超声图像所见要点（典型病例）

- 原发灶的组织学特点和进展形式（血行转移、淋巴转移、直接浸润等）不同时，影像学表现也不同，形式多样且常为多发性（图 4–1–39，图 4–1–40）。
- 可呈较厚的边缘低回声带或靶征（肿瘤中心变性，呈同心圆状，也称为牛眼征）（图 4–1–41）。
- 在大肠癌的肝转移中，有时会发现钙化（图 4–1–42）。
- 食管癌和 GIST 等的肝转移可能呈现为液化坏死。

C 需要鉴别的疾病

- 胆管细胞癌。
- 肝脓肿。
- 肝血管瘤。

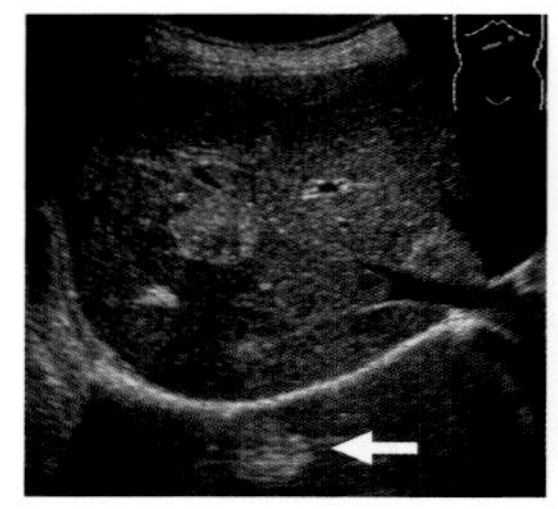

图4–1–39　结肠癌肝转移呈高回声

横膈部可以看到镜像伪影（箭头）。肿瘤的最大直径在 15 mm以上，多发。分类4

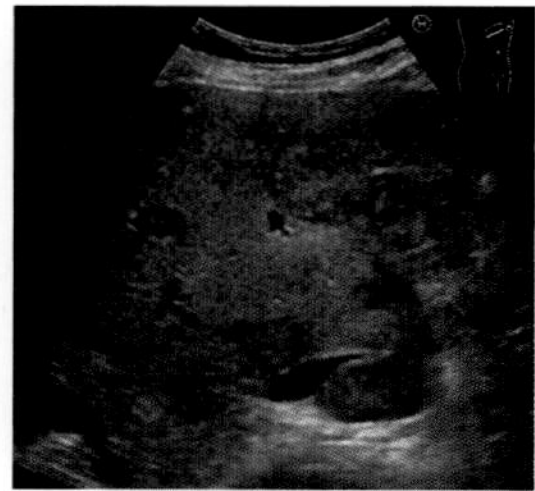

图4–1–40　胃癌肝转移呈低回声

肿瘤为多发。分类4

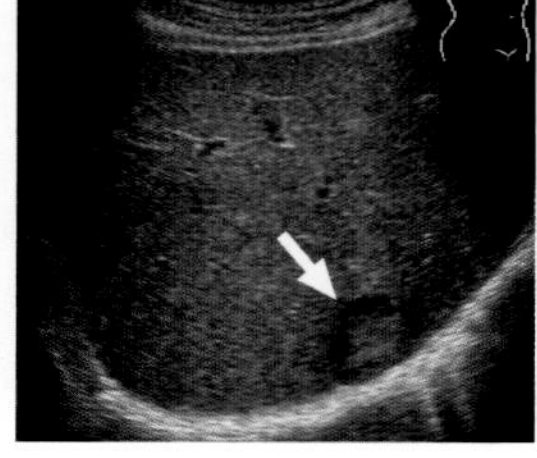

图4–1–41　胃癌肝转移伴边缘低回声带

箭头示肿瘤。分类4

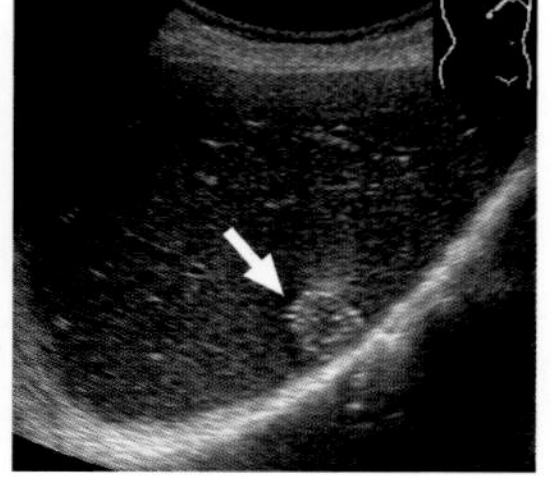

图4–1–42　大肠癌肝转移伴钙化

点状的强回声钙化，肿瘤的最大直径为18 mm。分类4

文献

1）日本超音波医学会用語・診断基準委員会：肝腫瘤の超音波診断基準．超音波医学 39：317-326，2012

2）竹原靖明監修：USスクリーニング，医学書院，東京，p95-98，2008

4.2 胆囊

4.2.1 胆囊结石

A 疾病概念

1. 概念

- 构成成分为胆汁，在胆道内形成。
- 分为胆固醇性结石、胆色素性结石、混合性结石。

2. 流行病学

- 随着年龄的增长，发病率增高，约 10% 的成年人患有胆结石。
- 胆固醇性结石呈增长趋势，胆色素性结石呈减少趋势。
- 儿童患者合并遗传性球形红细胞增多症。

3. 症状

- 半数以上无症状。
- 如果嵌顿于胆囊颈部或胆囊管内，可引起疼痛发作（见于右季肋部至剑突下，并伴有右背部至右肩的放射性疼痛）、发热、黄疸等症状。

4. 血液检查

- 无症状患者的血液检查未见异常。
- 一旦引起胆汁淤积，往往会发现白细胞计数和 C 反应蛋白升高。
- 肝胆系统酶无异常或仅有极轻微改变。

5. 治疗

- 无症状患者和不伴有胆囊壁增厚的结石患者，可以进行观察。
- 外科治疗方法有腹腔镜下胆囊切除术（首选）和开腹胆囊切除术。

B 超声图像所见要点（图4-2-1～图4-2-3）

- 结石表面可见强回声（结石回声）。
- 由于结石对超声的强烈反射，结石后方会产生无回声带（声影）。
- 通过改变体位可移动。
- 根据胆结石的成分和大小不同，超声图像表现不同。
- 由于炎症和肿瘤性病变，有时会伴胆囊壁增厚，因此要充分观察胆囊壁。
- 胆囊癌并发胆囊结石的患者较多见，在胆囊结石手术患者中，约有 1% 的患者同时存在胆囊癌。
- 需要注意的是，哈特曼囊至胆囊管的结石很难检查出来。

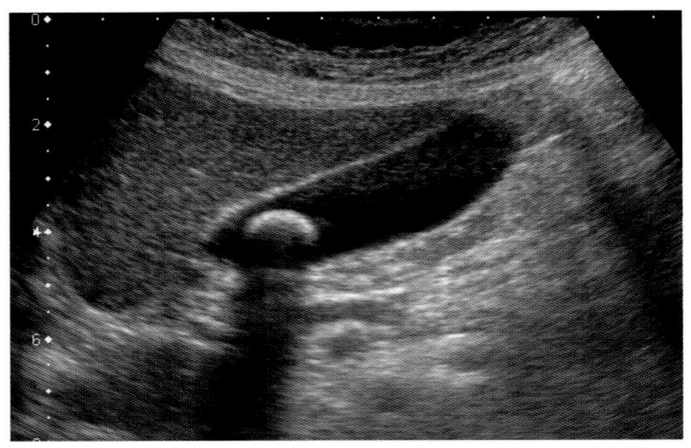

图4-2-1　结石图像后方伴声影

在胆囊颈部发现伴有声影的胆囊结石，分类2

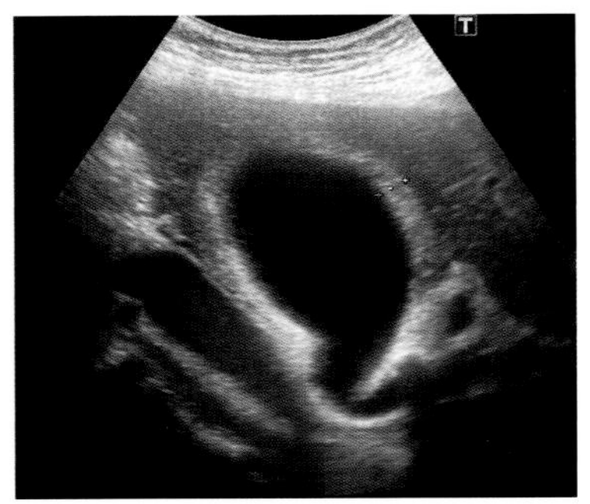

图4-2-2　胆囊管嵌顿结石

胆囊管内发现伴有声影的结石，胆囊肿大，壁增厚，分类3

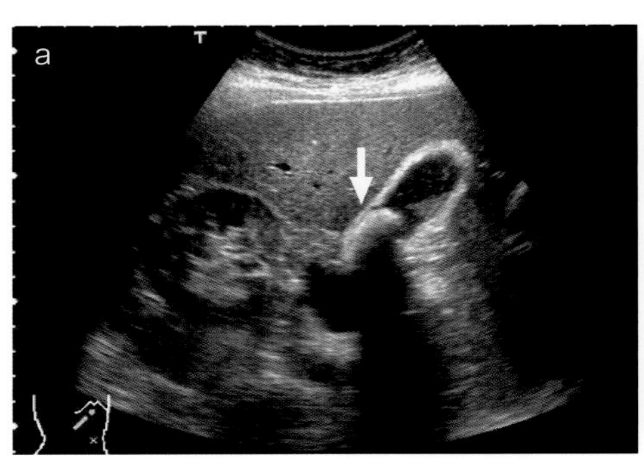

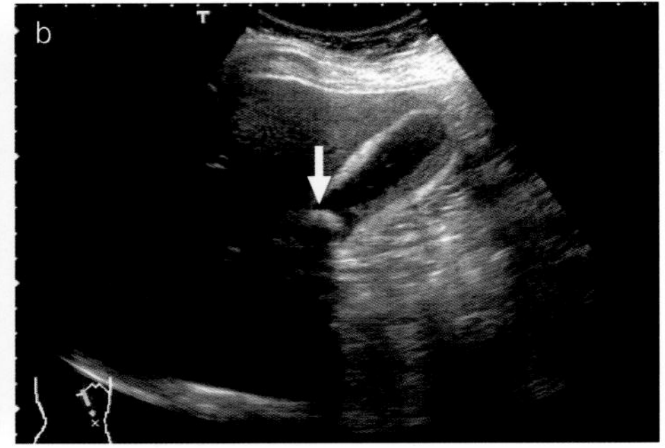

图4-2-3　结石图像和结石的可动性

胆囊壁增厚和泥沙样的结石图像，变换体位发现结石可移动（仰卧位变换至左侧卧位），分类3

4.2.2　胆囊炎

A 疾病概念

1. 原因

- 胆汁排泄障碍加上细菌感染诱发。
- 主要原因是结石嵌顿到胆囊颈部和胆囊管。
- 90% 以上有胆囊结石病史。
- 手术后长期禁食、胆道恶性肿瘤等也可引起无结石型胆囊炎。

2. 危险因素

- 肥胖。
- 年龄 40 ～ 50 岁。

3. 症状

- 右上腹疼痛、高热、黄疸（Charcot 三联征）。
- 在重症患者中，除了上述征象外，有时还会出现意识障碍和休克（Reynolds 五联征）。
- 触诊胆囊时，由于疼痛而不能充分吸气的 Murphy 征阳性，特异度较高。

4. 血液检查

- 常见白细胞和 C 反应蛋白升高。
- 除了胆管结石和肿瘤性病变的并发病例，肝胆道系统的酶没有异常改变或改变非常轻微。

5. 治疗

- 原则上应早期进行胆囊切除术。
- 对于不能早期手术的患者，行经皮经肝胆囊穿刺引流术（percutaneous transhepatic gallbladder drainage，PTGBD）等胆囊引流术。

B 超声图像所见要点（图4-2-4～图4-2-7）

- 超声检查对诊断急性胆囊炎的灵敏度为 88%，特异度为 80%。
- 多见胆囊肿大，表现为短径大于 36 mm。
- 在胆囊体部肝床侧发现 4 mm 以上的壁增厚，以及壁内的低回声带和高、低、高 3 层结构的情况较多见。
- 典型病例中可从胆囊颈部到胆囊管内发现结石声像（嵌顿结石）。
- 通过体位变换和过程观察，可见结石的形态变化和结石回声的可动性。
- 触诊压迫胆囊时的疼痛（超声 Murphy 征）特异性很高。
- 通过超声可以判定胆囊炎的严重程度（表 4-5）。
- 在重症病例中，可观察到胸、腹腔积液和脓肿等炎症改变波及胆囊周围和腹腔的情况。

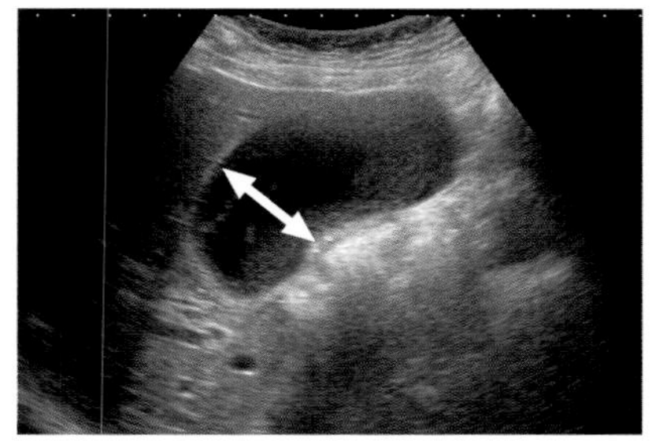

图4-2-4　胆囊肿大

胆囊肿大（双向箭头）伴小结石，分类3

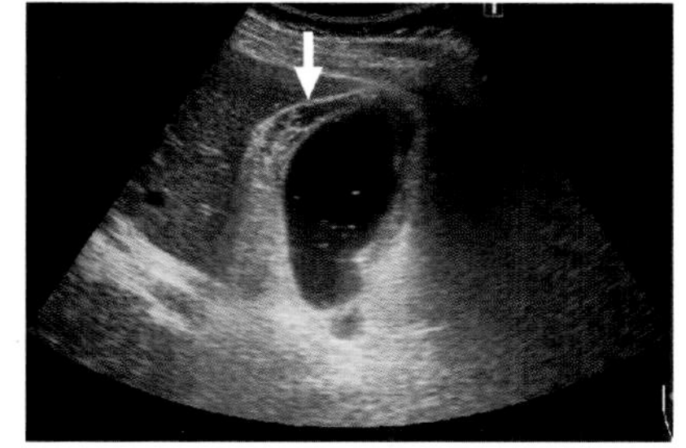

图4-2-5　壁增厚

胆囊壁弥漫性增厚，部分发现低回声带（箭头），分类3

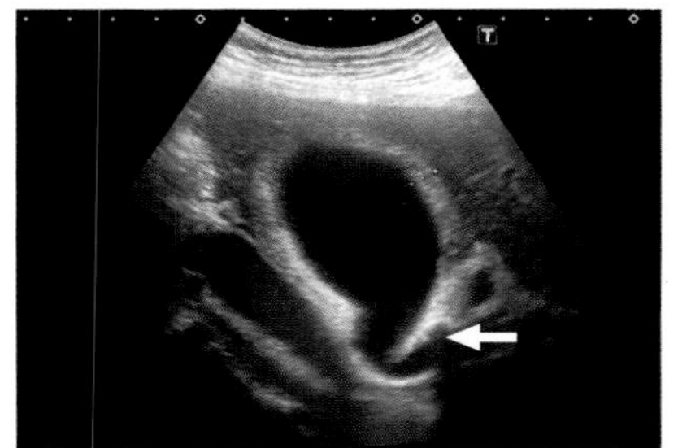

图4-2-6　嵌顿结石

胆囊管内的嵌顿结石（箭头），伴声影，分类 3

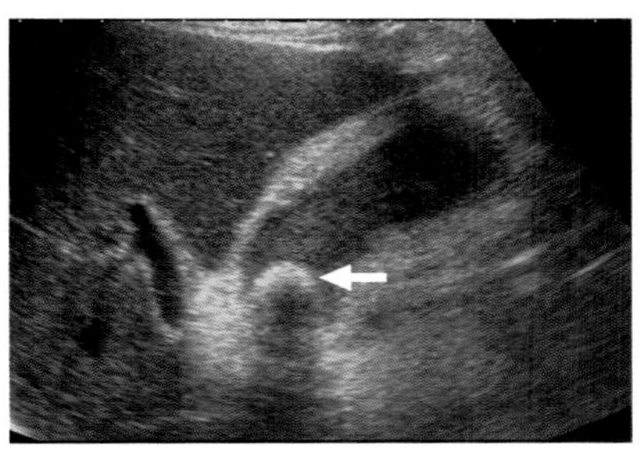

图4-2-7　结石回声

胆囊壁弥漫性增厚，可见结石（箭头）和泥沙样回声，分类3

C 病例展示

- 患者：男性，70 岁。
- 主诉：右季肋部疼痛。
- 现病史：4 天前开始自觉右季肋部疼痛，之后持续腹痛，出现全身倦怠感和恶心感，至诊室就诊。
- 临床表现：体温 37.0 ℃，脉搏 90 次 / 分，血压 147/89 mmHg，腹胀，右季肋部压痛，Murphy 征阳性。
- 检查结果：WBC 和 C 反应蛋白升高，但未发现肝胆系统酶异常（表 4–6）。
- 超声：胆囊壁增厚至 7 mm，观察到 3 层结构，胆囊短径增至 39 mm，腔内可见结石和泥沙样回声。胆囊周围和肝表面可见无回声区，肝外胆管显示不清，肝内胆管未见扩张（图 4–2–8）。

  →急性胆囊炎，严重程度为 3 度，有腹水潴留。
- 增强 CT：胆囊肿大，胆囊腔内呈稍高密度（图 4–2–9），可见胆囊周围脂肪组织密度增高和少量腹水。增强 CT 延迟期胆囊壁明显强化，未见胆囊结石。

  →急性胆囊炎。

表4–5　超声判定胆囊炎的严重程度

- 1 度：扫查时压痛、胆囊肿大、胆囊壁增厚；
- 2 度：1 度表现 + 低回声带、碎片样回声、肝床或壁内脓肿；
- 3 度：2 度表现 + 腹腔内脓肿或肝脓肿、腹水。

上述表现以外考虑重症的所见：
- 血流障碍：胆囊腔内结构模糊不清，壁不规则增厚；
- 气肿；
- 穿孔：壁的连续性中断，壁明显增厚（平均 7 mm）

表4–6　检查结果

项目	结果	项目	结果
WBC	11 900 /μL	ALP	134 IU/L
Hb	12.5 g/dL	γ-GT	15 IU/L
plt	20.9×10^4 /μL	UN	23.3 mg/dL
TP	7.3 g/dL	Cr	0.69 mg/dL
Alb	4.1 g/dL	Na	140 mEq/L
TB	0.7 mg/dL	K	3.8 mEq/L
AST	22 IU/L	AMY	65 IU/L
ALT	16 IU/L	FBS	142 mg/dL
LD	233 IU/L	CRP	12.6 mg/dL

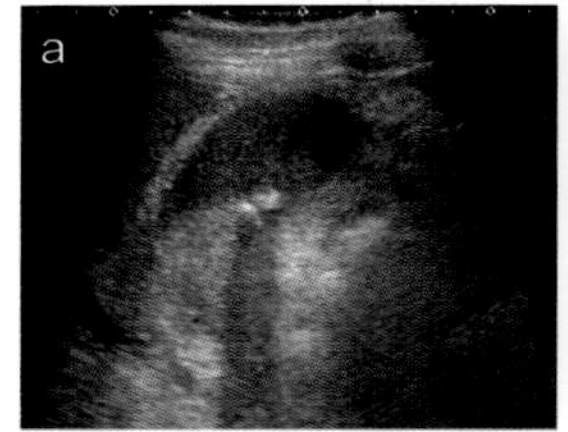

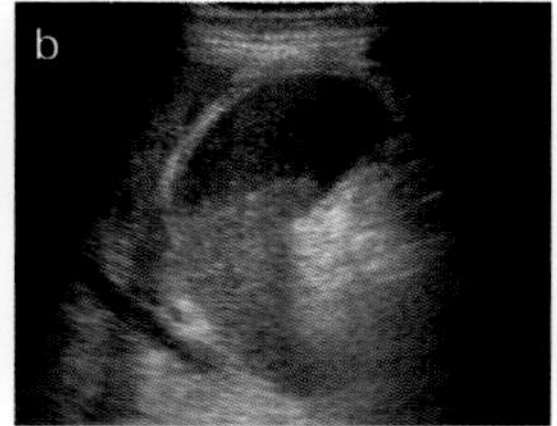

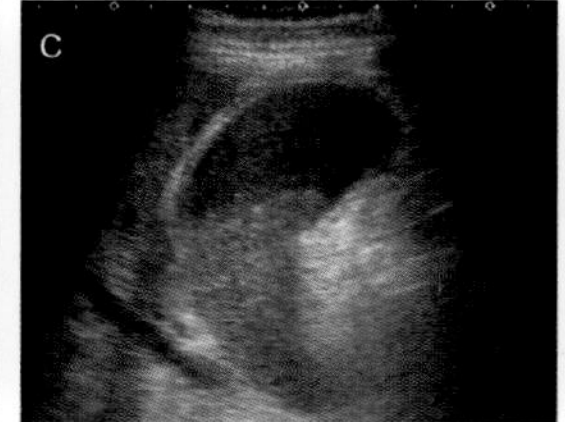

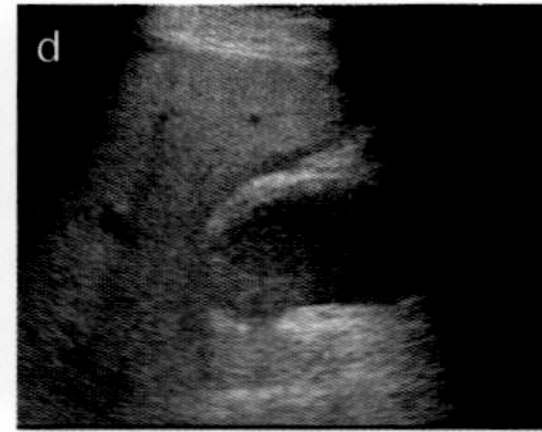

图4–2–8　患者的超声表现

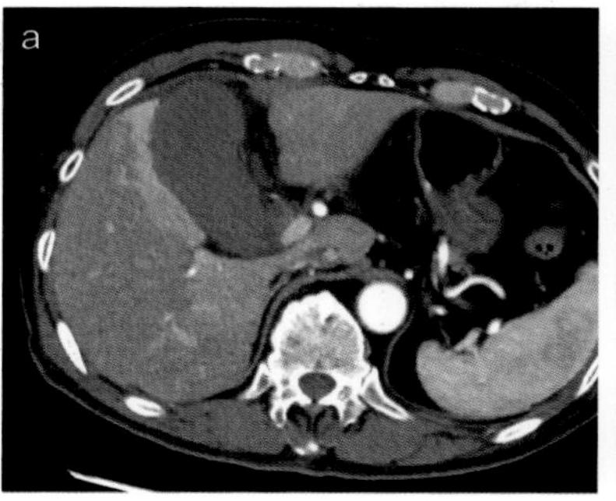

图4–2–9　患者的CT表现

文献

1）急性胆道炎の診療ガイドライン作成出版委員会編：急性胆管炎・胆囊炎の診療ガイドライン2013，東京，医学図書出版，東京，p95-98，2013

2）岡庭信司ほか：胆道感染症の超音波診断を極める．超音波医学 42：329-336，2015

4.2.3 黄色肉芽肿性胆囊炎

A 疾病概念

1. 概念

- 黄色肉芽肿性胆囊炎是胆囊炎的一个亚型。
- 组织学上可见多核巨细胞和吞噬胆汁的泡沫细胞。
- 多见于既往有重症胆囊炎者。
- 胆汁从罗－阿窦（Rokitansky-Aschofft sinus，RAS）侵入胆囊壁内，慢性炎症形成肉芽肿。
- 常常需要与胆囊癌鉴别，有时也可合并胆囊癌。

2. 症状（同普通的胆囊炎）

- 右上腹痛、高热、黄疸（Charcot 三联征）。
- 在重症患者中，除了上述三联征，有时还会出现意识障碍和休克（Reynolds 五联征）。
- 触诊胆囊时，由于疼痛而不能充分进行吸气的 Murphy 征阳性，特异度较高。

3. 血液检查

- 常见白细胞和 C 反应蛋白升高。
- 除合并胆管结石和肿瘤性病变的患者，患者的肝胆系统酶无异常或仅有极轻微异常。
- 可见肿瘤标志物（CA19-9）升高。

4. 治疗

- 原则上行胆囊切除术。
- 对于不能早期手术的患者，行经皮经肝胆囊穿刺引流术等胆囊引流术。

B 超声图像所见要点（图4-2-10～图4-2-12）

- 病变发生的时间不同，超声图像也不同。
- 在肉芽肿形成之前，可见呈低回声的弥漫性或局限性增厚的胆囊壁。
- 肉芽肿形成后，在增厚的胆囊壁内可见均匀的高回声结节。
- 可见增厚的胆囊壁内扩张的 RAS 的小囊肿结构。
- 有时在增厚的胆囊壁内可见呈低回声的壁内脓肿。
- 超声图像所见基本与普通的胆囊炎一样，由于胆囊腔内侧面（黏膜面）的结构尚完整，所以腔内侧面的界线清晰。

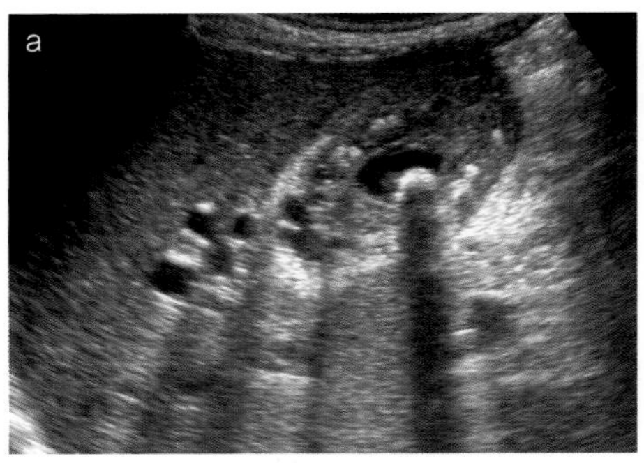

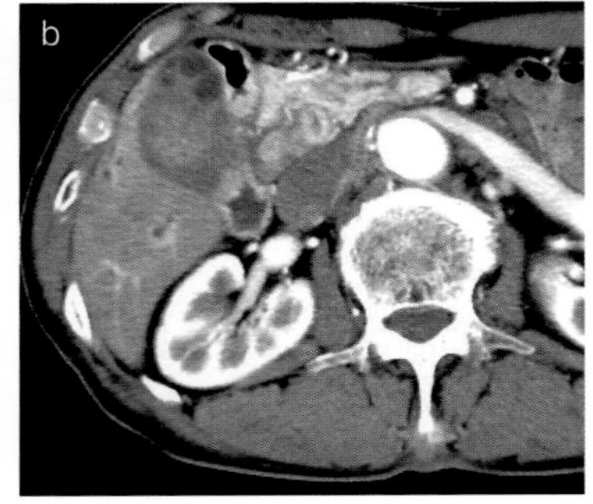

图4-2-10　黄色肉芽肿性胆囊炎（a：超声；b：CT）
胆囊壁明显增厚，内部有小囊肿结构，腔内侧面平整，可见边界回声，分类2

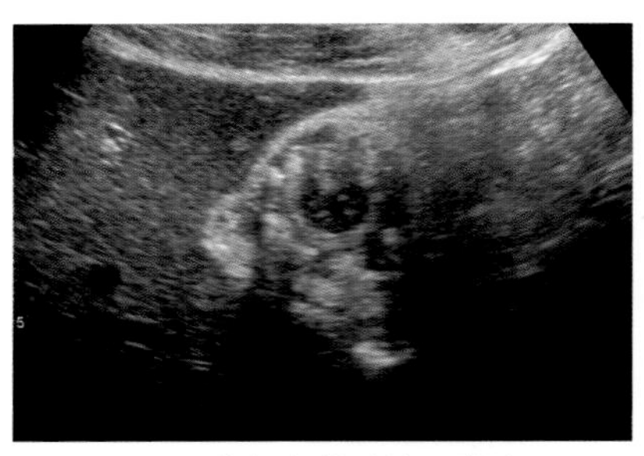

图4-2-11　黄色肉芽肿性胆囊炎
胆囊壁不规则增厚，部分可见彗星尾征，部分囊壁的底部结构不规则，分类4

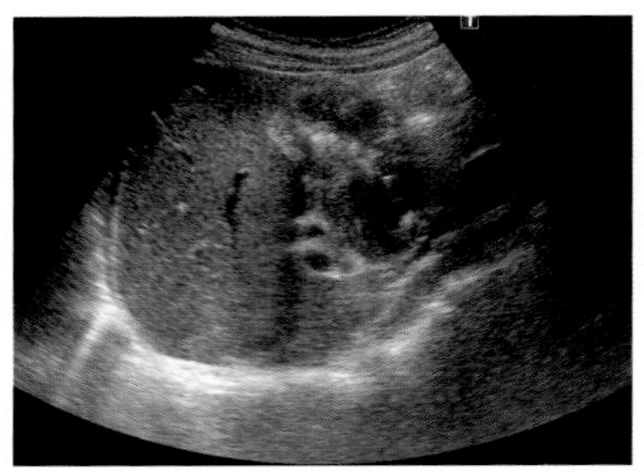

图4-2-12　黄色肉芽肿性胆囊炎
胆囊壁不规则增厚，腔内显示不清晰，增厚的壁内可见扩张的RAS，部分层结构不清楚，分类4（如果考虑为广基性隆起性病变，则判定为分类5）

4.2.4　胆囊腺肌瘤

A 疾病概念

1. 概念

- 胆囊腺肌瘤是一种增生性疾病，伴有胆囊上皮及肌层增生和 RAS 增生。
- 可分为弥漫型（diffuse type）、节段型（segmental type）、底部型 / 局限型（fundal type/ localized type）。

2. 流行病学

- 节段型胆囊腺肌瘤与胰管和胆管汇流异常有关。

3. 症状

- 多数无症状。
- 伴炎症时可见胆囊炎相关症状。
- 可合并结石。

4. 血液检查

- 常规血液检查未见异常。

5. 治疗

- 无症状患者建议观察。
- 有症状或怀疑合并癌症时应进行手术治疗。

B 超声图像所见要点（图4-2-13～图4-2-16）

- 可见局限性或弥漫性胆囊壁增厚。
- 增厚的胆囊壁内多见 RAS 的类圆形小囊肿结构，以及小 RAS 和壁内结石的彗星尾征。
- 从节段到底部，底部型 / 局限型中可见胆囊腺肌瘤正上方并发胆囊癌，需要警惕。

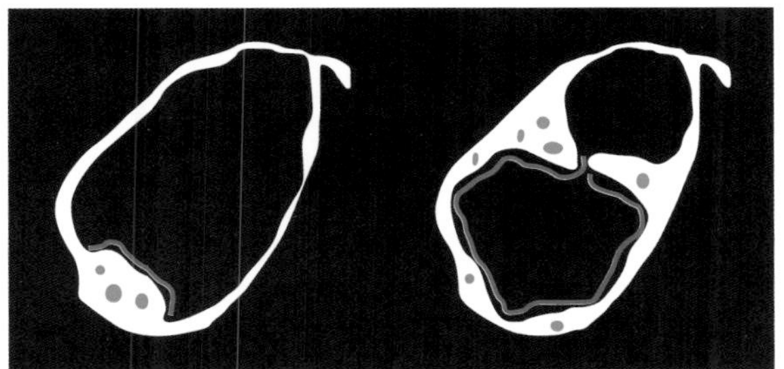

图4-2-13　胆囊腺肌瘤合并胆囊癌
对于局限型胆囊腺肌瘤，要仔细观察正上方的黏膜面（红线）

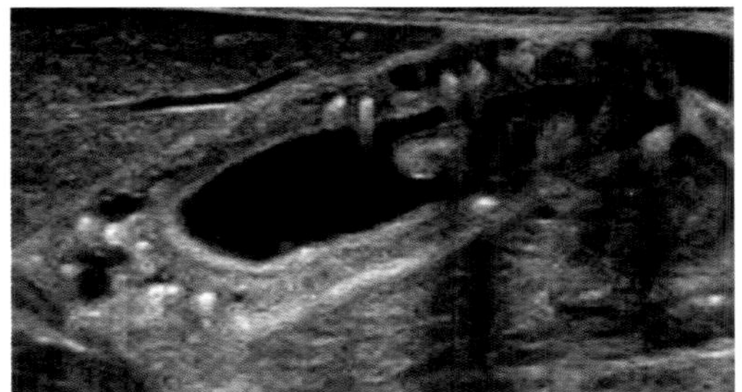

图4-2-14　弥漫型胆囊腺肌瘤
观察小囊肿结构和弥漫性彗星尾征，分类2，需进行对应病程观察

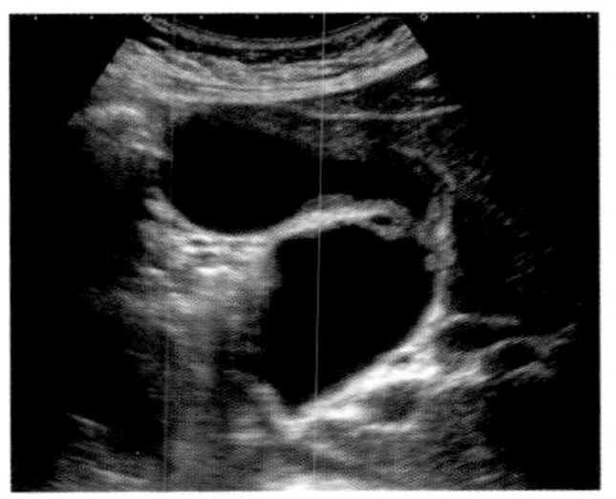

图4-2-15　节段型胆囊腺肌瘤
从节段到底部可见内侧增厚的低回声，节段部发现小囊肿结构。分类2，需进行病程观察

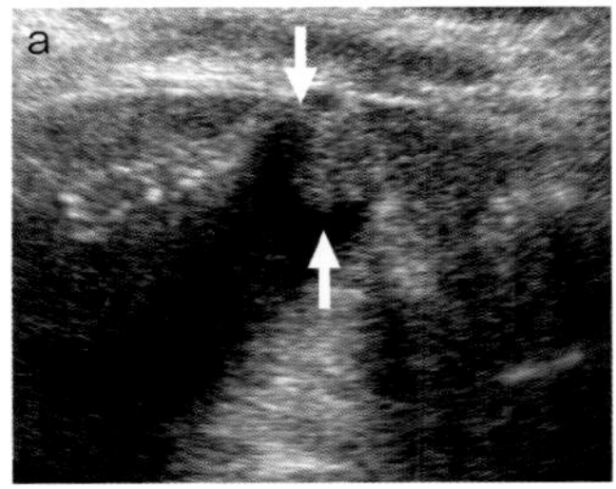

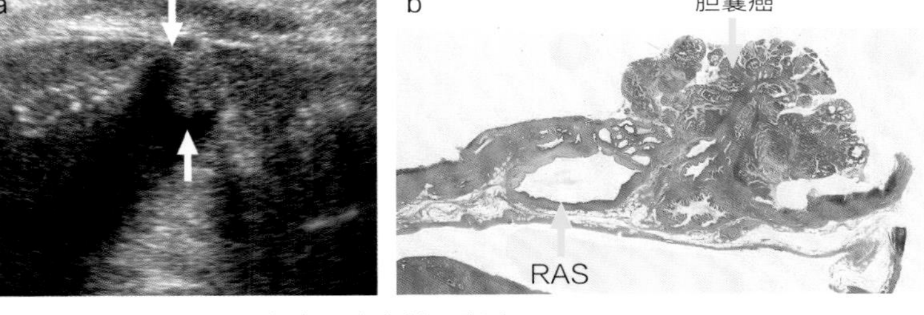

图4-2-16　局限型胆囊腺肌瘤合并胆囊癌
a：超声图像；b：病理图像。底部有RAS的小囊肿结构和稍高回声的乳头状广基性肿瘤图像，分类4，要详细检查

4.2.5　胆囊息肉

A 疾病概念

1. 概念

- 胆囊息肉是胆囊腔内突出的病理性隆起性病变的总称。
- 95% 以上为胆固醇性息肉。
- 息肉大于 10 mm 时，腺瘤和腺癌的风险升高。

2. 流行病学

- 成人中，5% ～ 10% 有胆囊息肉，并呈增多趋势。

- 发病无性别差异。

3. 症状

- 常无症状。
- 常在检查其他疾病的过程中偶然发现。

4. 血液检查

- 常规血液生化检查未见异常。

5. 治疗

- 建议对 10 mm 以下的有蒂性病变和伴有小囊肿结构的广基性病变进行观察。
- 对于疑似癌的患者，选择开腹胆囊切除术。

B 超声图像所见要点

1. 有蒂性病变

- 除了发生率最高的胆固醇性息肉外，还包括癌症、腺瘤、炎性息肉、固有上皮型的增生性息肉等。
- 胆固醇性息肉呈胆固醇沉积的点状高回声，内部回声呈桑椹样（图 4–2–17）。
- 胆固醇性息肉多发，有胆囊全壁散发的趋势（图 4–2–18）。

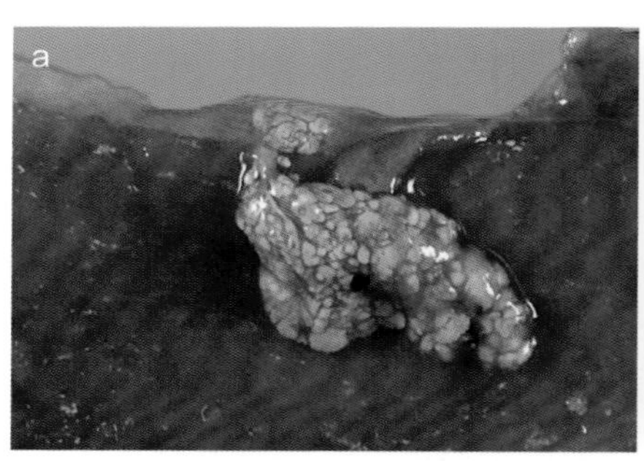

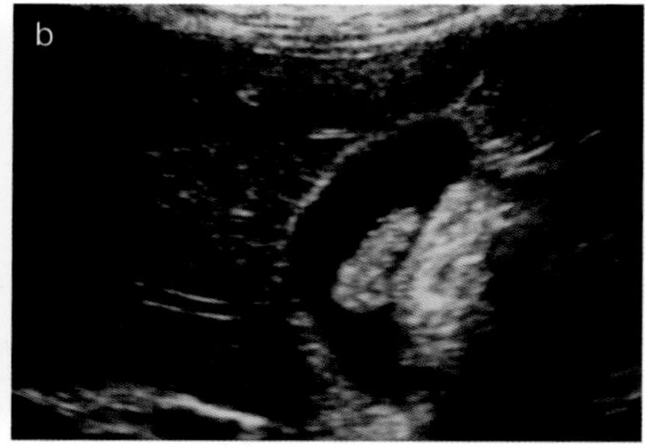

图4–2–17　有蒂性病变及其超声放大图像

有蒂性病变，伴有大于10 mm的点状高回声，胆固醇性息肉，分类4

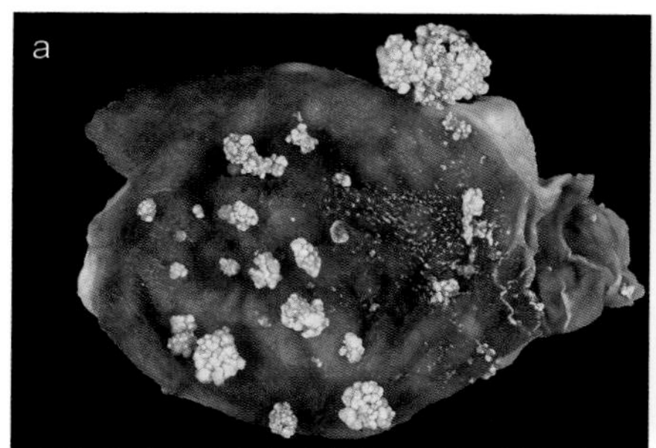

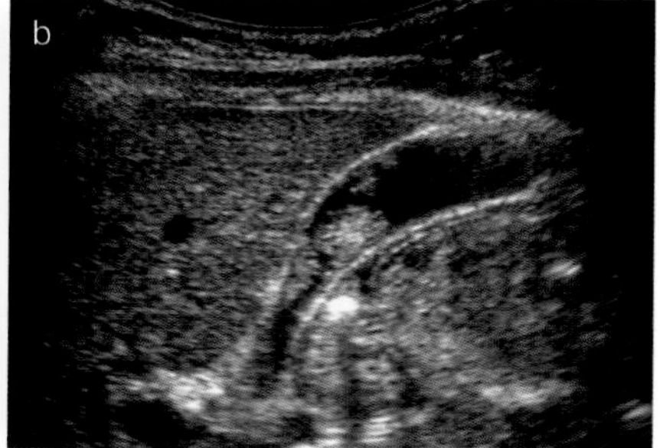

图4–2–18　多发有蒂性病变及其超声放大图像

胆囊腔内发现多个有蒂性隆起性病变，部分大于10 mm，胆固醇性息肉，分类4

- 在腺瘤和癌中，有时可见多个内部扩张的肿瘤腺管样的小囊肿结构。
- 当胆囊息肉大小达到 10 mm 以上时，癌及腺瘤的发生率增加。
- 由于胆固醇性息肉多为细蒂，因此体位变换和下腔静脉搏动等会引起其形状的变化。
- 多普勒图像常无法显示胆固醇性息肉的线状血流信号。
- 多普勒图像可显示腺瘤和癌中的树枝状血流信号。

2. 广基性病变

- 除了早期胆囊癌和进展期胆囊癌外，还包括局限型胆囊腺肌瘤和碎片样回声等。
- 胆囊腺肌瘤多可观察到内部 RAS 的类圆形小囊肿结构或彗星尾征（图 4–2–19）。
- 通过体位变换和过程观察，泥沙样沉积物常会发生形状变化（参照 3.2.5）。
- 如果病变附着部位的外侧高回声层有变薄和断裂等征象，就可以诊断为晚期胆囊癌。
- 在癌症中，有时会发现病变周围内侧增厚的低回声，反映肿瘤向周围的浸润进展。

C 需要鉴别的疾病

1. 有蒂性

- 胆固醇性息肉。
- 增生性息肉。

2. 广基性

- 胆囊腺肌瘤病。

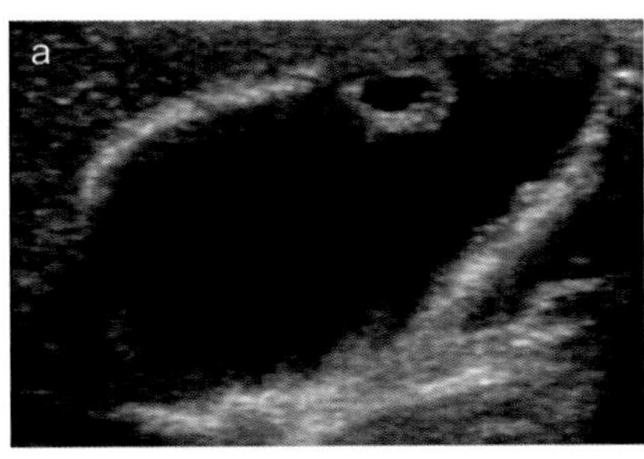

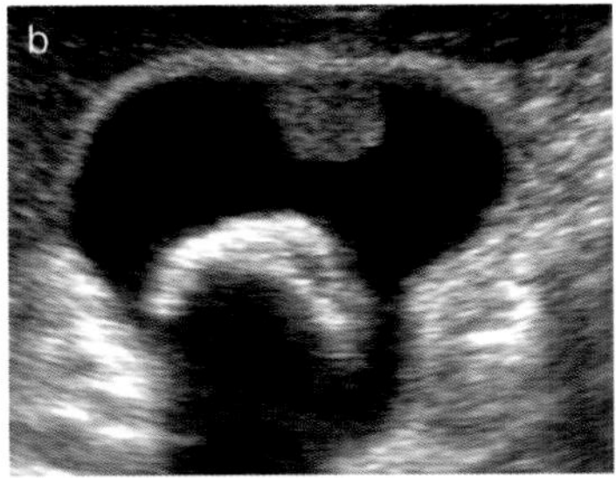

图4–2–19 小囊肿结构
伴有小囊肿结构的广基性病变（胆囊腺肌瘤，分类2）和不伴有小囊肿结构的广基性病变（胆囊癌，分类4）

4.2.6 胆囊癌

A 疾病概念

1. 概念

- 深度未突破黏膜层或固有肌层的为早期癌。
- 胆囊缺乏黏膜肌层和黏膜下层，因此容易浸润、转移。

2. 流行病学

- 多见于 60 岁以上的女性。
- 40% ~ 80% 的患者合并胆囊结石。
- 结石手术患者中约 1% 同时存在胆囊癌。
- 多合并胰管和胆管汇流异常（特别是胆管非扩张型）。

3. 症状

- 早期无症状，在检查其他疾病时偶然发现。
- 合并胆结石或胆囊炎时，可见腹痛。
- 在进展患者中，有时可见右上腹疼痛、黄疸、右季肋部的肿瘤像等。

4. 血液检查

- 癌症早期的血液检查无异常。
- 癌症晚期可见肿瘤标志物升高。

5. 治疗

- 癌症早期要进行胆囊切除术。
- 癌症晚期应进行扩大胆囊切除术等。
- 无法手术的患者考虑进行化疗或放疗。

B 超声图像所见要点（图4-2-20～图4-2-23）

- 首先，分为隆起型或肿瘤型和壁厚型。

1. 隆起型或肿瘤型

- 分为有蒂性和广基性。
- 有蒂性病变的内部回声均一、密实，不伴有点状高回声和桑椹样回声，可以与胆固醇性息肉进行鉴别。
- 多普勒超声可见癌中树枝状血流信号。

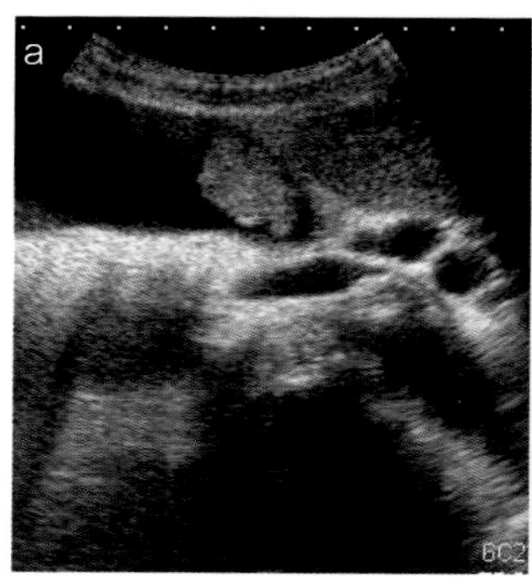

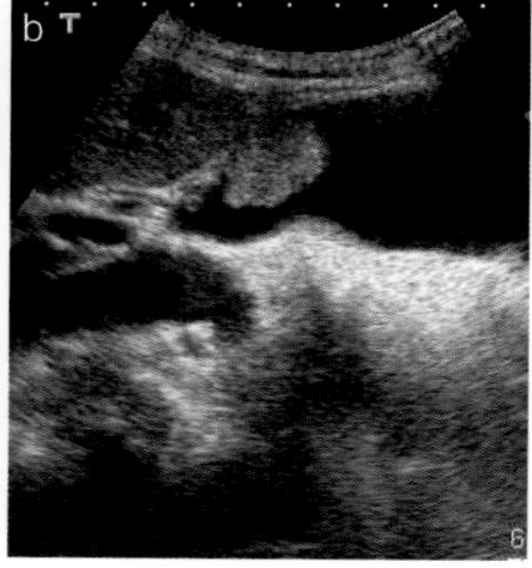

图4-2-20　有蒂肿瘤像

胆囊颈部可见大于10 mm、内部回声均匀、致密的病变。早期胆囊癌，分类4

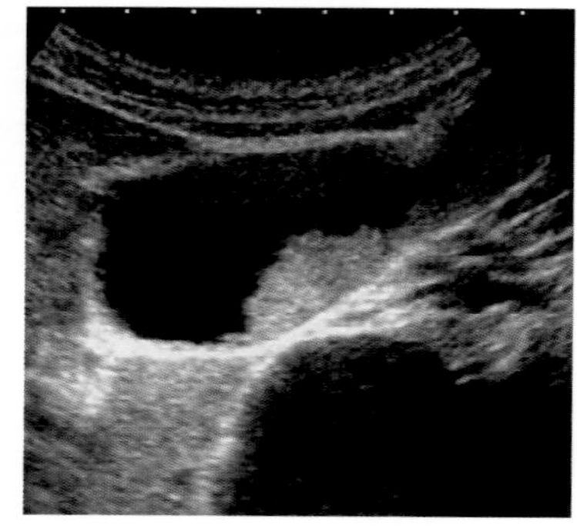

图4-2-21　广基性肿瘤像

胆囊体部可见高回声的乳头状广基性肿瘤像，胆囊壁的外侧高回声尚完整。早期胆囊癌，分类4

2. 壁厚型

- 分为弥漫性增厚和局限性增厚。
- 在局限性增厚中，可见部分内侧增厚的低回声。
- 在弥漫性增厚中，可见不均匀增厚的胆囊壁。

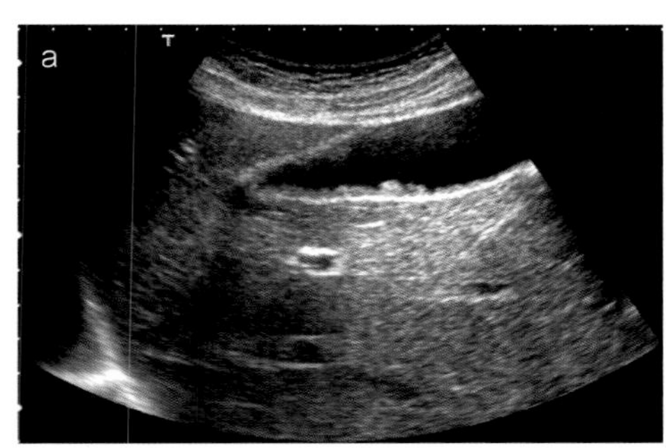

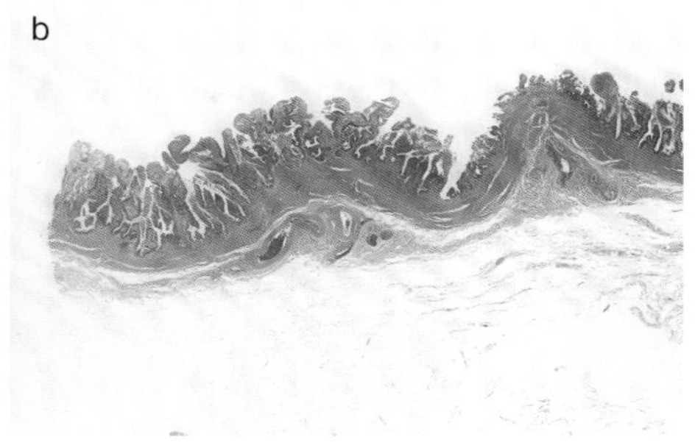

图4-2-22　局限性壁增厚
从体部到底部可见乳头状的簇状小隆起，可见局限性壁增厚，外侧高回声层尚完整。（a：超声图像；b：病理图像）。早期胆囊癌，分类4

C 需要鉴别的疾病

1. 肿瘤图像

- 胆固醇性息肉。
- 增生性息肉。
- 胆囊腺肌瘤病。

2. 壁厚型

- 胆囊炎。
- 胆囊腺肌瘤。

图4-2-23　弥漫性壁增厚
可见胆囊壁内侧不规则增厚的低回声，局部可见不规则的外侧高回声层、结石像，分类4

D 病例展示

- 患者：女性，60 岁。
- 主诉：剑突下疼痛，右季肋部疼痛。
- 现病史：数日前因出现剑突下疼痛、右季肋部疼痛到住所附近医院就诊，腹部超声显示胆囊壁弥漫性增厚、胆囊底部息肉、肝外胆管扩张，故至本院就诊。
- 临床表现：36.5℃，脉搏 76 次 / 分，血压 147/89 mmHg，腹部平坦，未见明显压痛。
- 检查结果：血液检查未见异常，肿瘤标志物正常（表 4–7）。

表4–7　检查结果

WBC	5 600 /μL	γ-GT	16 IU/L
Hb	13.6 g/dL	UN	10.2 mg/dL
plt	19.4×10^4 /μL	Cr	0.81 mg/dL
TP	7.3 g/dL	Na	142 mEq/L
Alb	4.8 g/dL	K	4.6 mEq/L
TB	0.6 mg/dL	AMY	109 IU/L
AST	17 IU/L	CRP	0.06 mg/dL
ALT	12 IU/L		
LD	207 IU/L	CA19-9	30 U/mL
ALP	237 IU/L	CEA	3.6 ng/mL

- 超声（图 4-2-24）:胆囊底部可见一个大小为 25 mm、比肝回声略高的有蒂性隆起性病变，高频探头可见隆起性病变内部有多个形状不规则的小囊肿结构。超声血管成像可观察到从病变基底部向肿瘤内部呈树枝状分散的多个血流信号。
  →疑似伴胆囊壁增厚的有蒂性胆囊癌。
- 超声内镜（endoscopic ultrasonography，EUS）（图 4-2-25）：底部可见结节样结构，内部见有蒂性病变，伴有大小不一的形状不规则的小囊肿结构。胆囊壁内侧低回声层弥漫性增厚，发现胰管与胆管汇流异常，伴有肝外胆管扩张。
  →可疑胰管与胆管汇流异常合并早期胆囊癌。

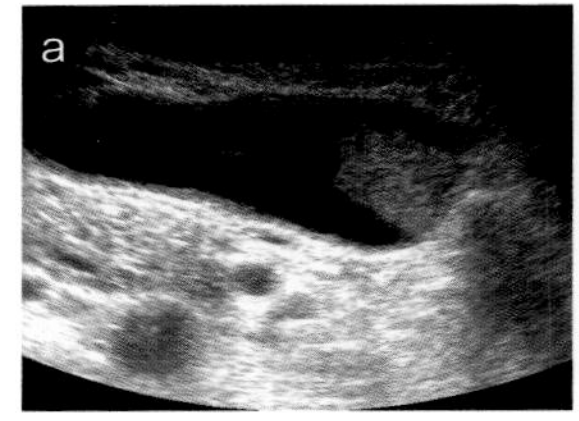
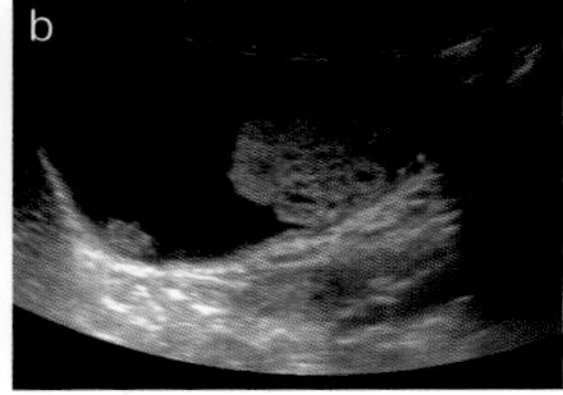
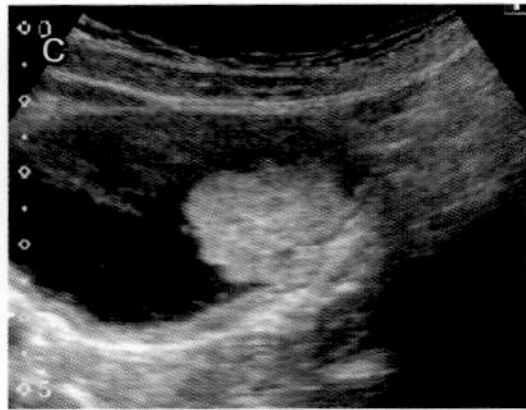
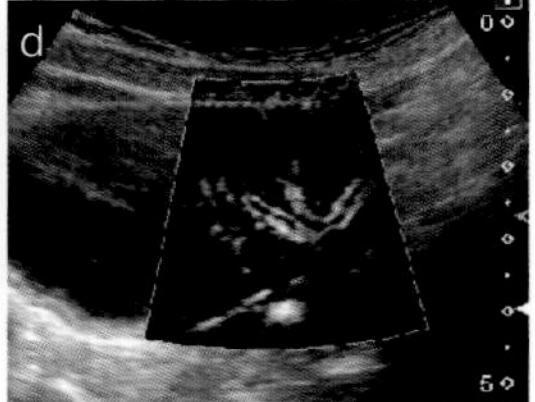

图4-2-24　患者的超声图像

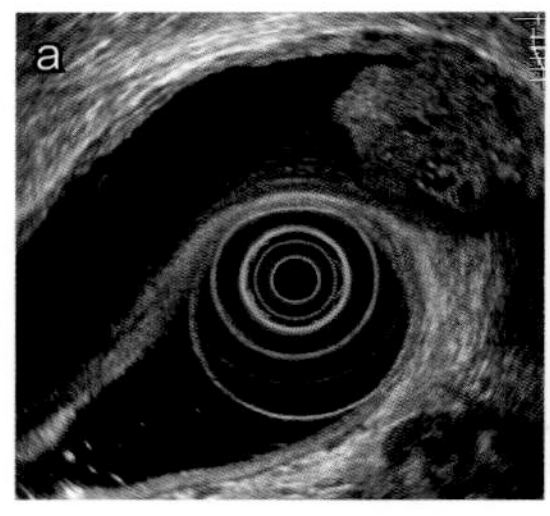
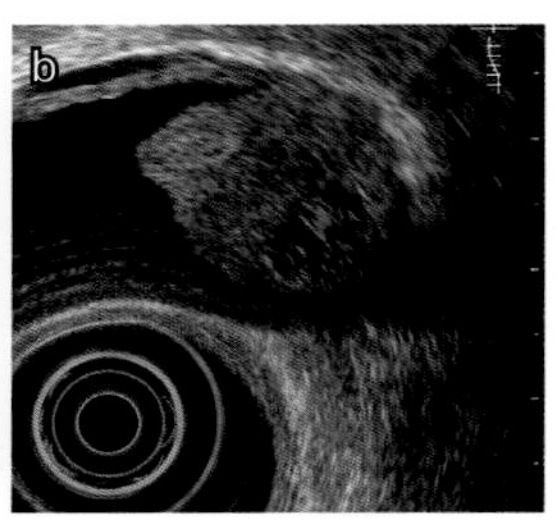

图4-2-25　患者的超声内镜图像

- 增强 CT（图 4-2-26）：CT 平扫显示为比肝密度稍低的分叶状病变，动脉期病变不规则强化，延迟期未见延迟性强化，未见远处脏器和淋巴结转移，肝外胆管呈纺锤状扩张。
  →胆囊癌，未见转移。
- 临床经过：深度在黏膜层的早期胆囊癌，胆管中无肿瘤性病变。

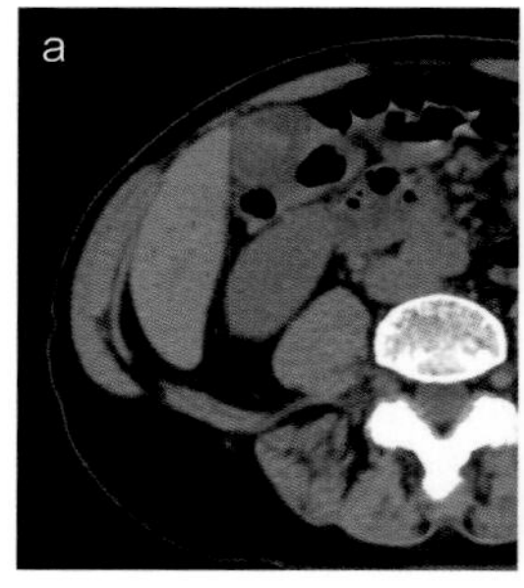
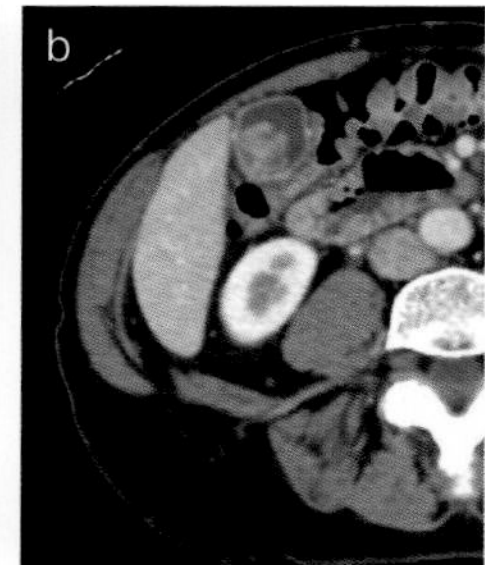
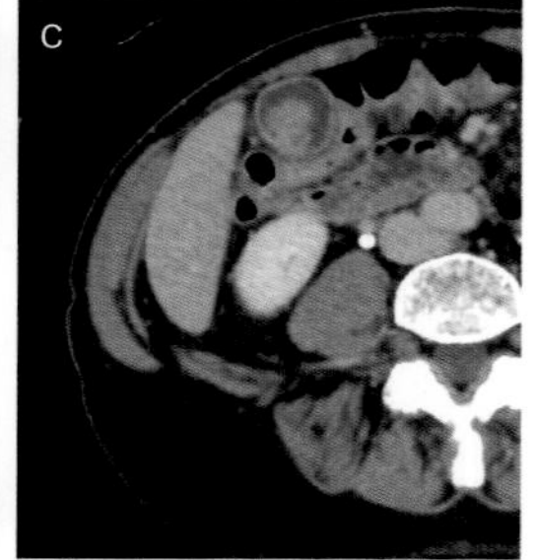

图4-2-26　患者的增强CT图像

文献

1）岡庭信司ほか：胆嚢病変の超音波診断―カテゴリー分類を活用する―．超音波医学 40：147-156，2013

4.3 肝外胆管

4.3.1 胆管结石

A 疾病概念

1. 原因

- 胆汁淤积和大肠杆菌感染是主要的诱因。
- 也可由胆囊结石脱落引发。

2. 流行病学

- 多见于老年人。
- 胆红素钙结石较多见，而从胆囊脱落的结石多为胆固醇结石。

3. 症状

- 右季肋部至剑突下压痛，右背部至右肩可伴有放射性疼痛（胆结石绞痛发作）。
- 多呈峰值型高热。
- 由于结石嵌顿于肝外胆管末端甚至乳头部，可发生黄疸。

4. 血液检查

- 常见白细胞和 C 反应蛋白升高。
- 可见肝胆系统酶和淀粉酶升高。

5. 治疗

- 首选内镜下乳头切开术和内镜下乳头球囊扩张术。
- 胆囊胆管结石患者和合并肝内结石的患者，应考虑手术治疗。

B 超声图像所见要点（图4-3-1～图4-3-3）

- 结石表面多见强回声（结石回声）。

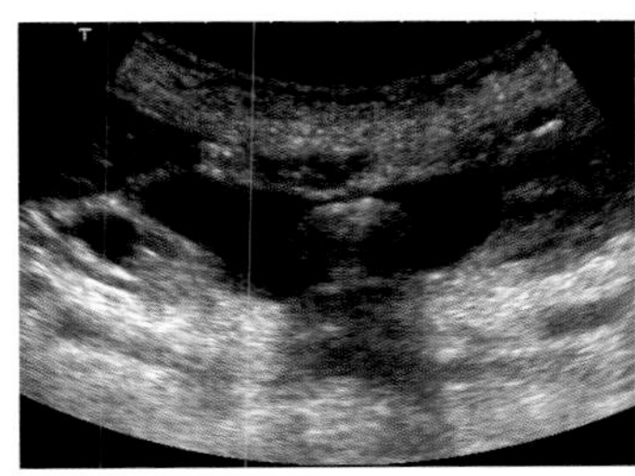

图4-3-1　伴声影的结石图像
肝外胆管扩张，可见内部结石伴声影，分类3

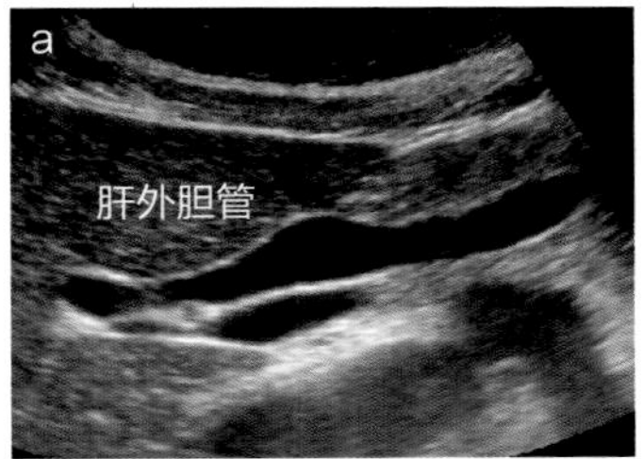

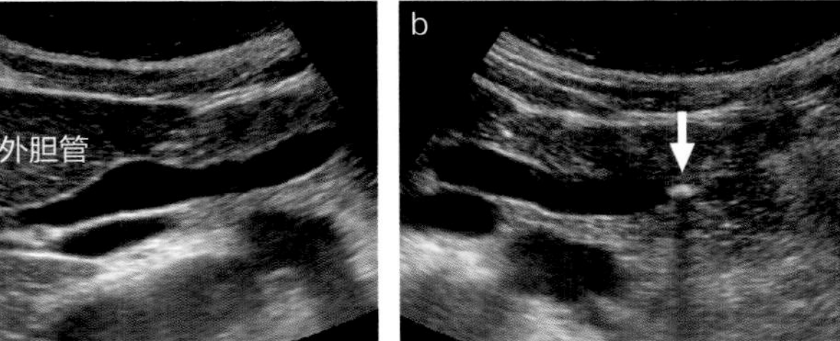

图4-3-2　乳头部旁的小结石
肝门部胆管扩张，在乳头部附近发现小结石伴声影，分类3

- 由于结石对超声波的强烈反射，结石后方出现无回声带（声影）。
- 常伴有肝外胆管扩张（胆管直径≥ 8 mm）和肝内胆管扩张。
- 可见结石引起的胆汁淤积，可出现胆囊肿大或腔内沉积物。
- 结石嵌顿也可引起肝脓肿或急性胰腺炎。

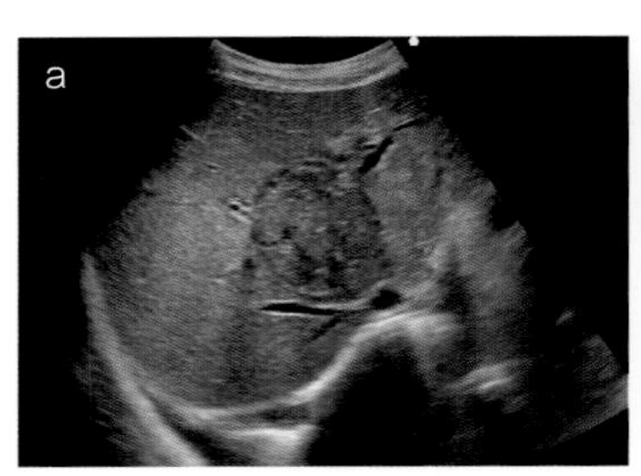

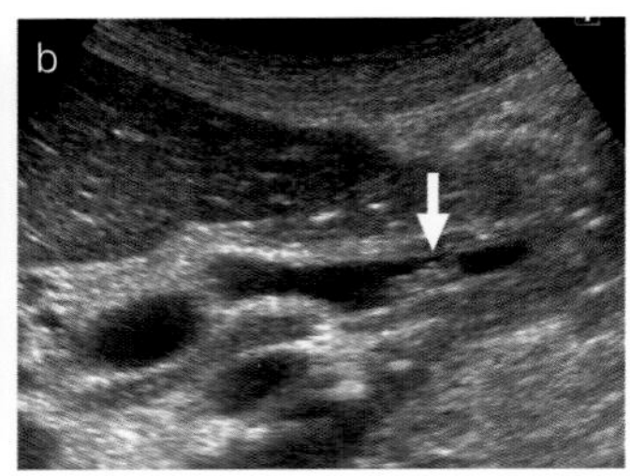

图4-3-3　胆管结石引起肝脓肿
胆管结石引起的肝脓肿，分类2，需要详细检查。患者因不明原因发烧就诊，可见肝脓肿和不伴有声影的胆管结石（箭头）

4.3.2　胆管炎

A 疾病概念

1. 病因

- 胆管的胆汁排泄障碍及细菌感染诱发疾病。
- 胆管结石和恶性肿瘤引起的胆管梗阻是其主要原因。
- 最常见于肠道的上行性感染。

2. 症状

- 右上腹痛、高热、黄疸（Charcot 三联征）。
- 在重症病例中，除了 Charcot 三联征，有时还会出现意识障碍和休克（Reynolds 五联征）。
- 常伴有恶寒、寒战。

3. 血液检查

- 常见白细胞和 C 反应蛋白升高。
- 多见肝胆系统酶升高或黄疸。
- 在结石嵌顿患者中，有时可见并发胰腺炎并伴有淀粉酶升高。
- 重症患者伴有肾损害和血小板计数降低。

4. 治疗

- 原则上行内镜胆管引流术（endoscopic biliary drainage，EBD）或内镜鼻胆管引流术（endoscopic nasobiliary drainage，ENBD）。
- 对内镜治疗困难的患者，进行经皮经肝胆囊穿刺引流术。
- 对于不能引流的患者，行开腹引流。

B 超声图像所见要点（图4-3-4，图4-3-5）

- 根据超声图像诊断胆汁感染比较困难。
- 除了胆管扩张和胆囊肿大等胆汁淤积表现外，还可以通过超声判断胆管结石和肿瘤等的阻塞起点和阻塞部位。
- 胆管炎的特异性表现为胆管壁增厚（≥ 3 mm）。
- 可见肝外胆管扩张（≥ 8 mm）和胆囊肿大（≥ 36 mm）等胆汁淤积的间接表现。
- 在肿大的胆囊和扩张的肝外胆管内，有时可见坏死物质等炎症产物的碎片样回声。
- 10 mm 以下的结石和胆管非扩张患者的结石诊断非常困难。

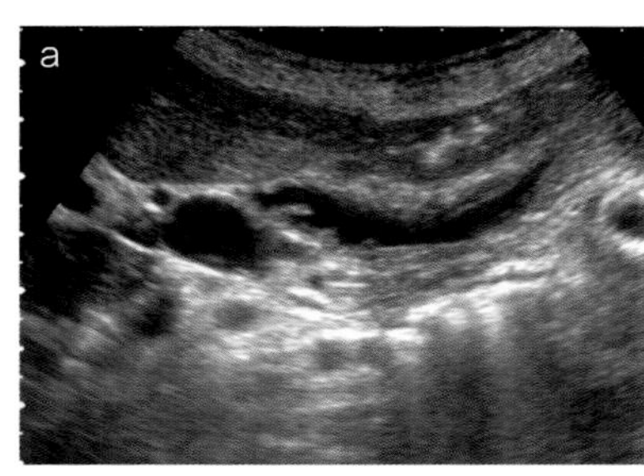

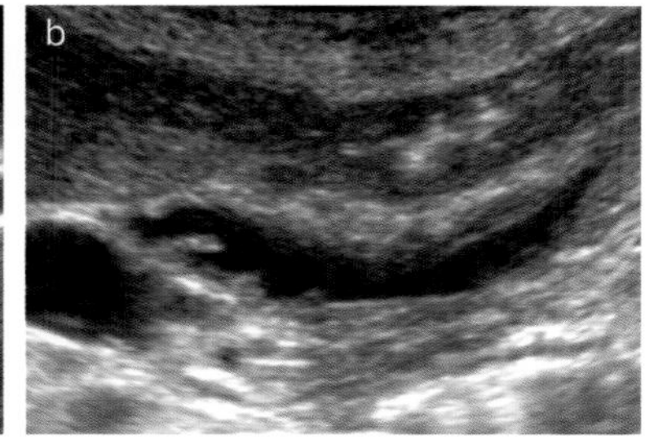

图4-3-4　不规则胆管壁增厚

可见黏膜面有略不规则的壁增厚，分类4

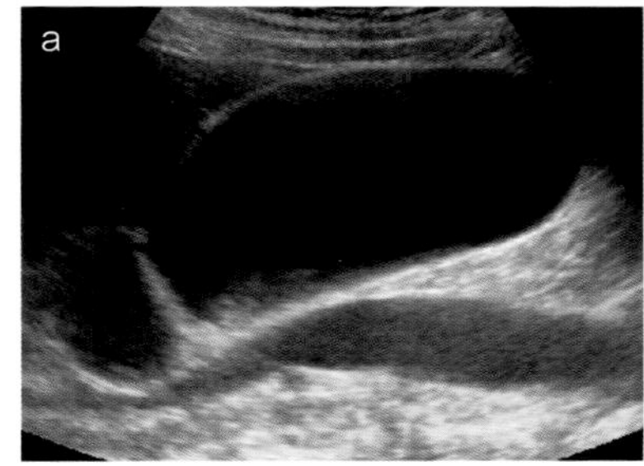

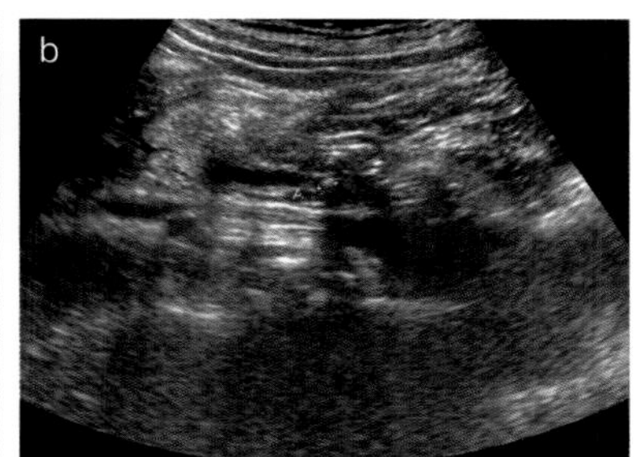

图4-3-5　胆囊异常图像

可见胆囊肿大和碎片样回声，在乳头部附近发现伴有声影的结石，分类3

C 病例展示

- 患者：女性，80 岁。
- 主诉：呼吸困难，意识障碍。
- 既往史：无特殊病史。
- 现病史：因主诉呼吸困难和意识障碍而被紧急送医，到达门诊时出现意识障碍和寒战。
- 临床表现：40.0℃，脉搏 120 次 / 分，血压 87/50 mmHg，意识障碍，剑突下有明显压痛和腹肌紧张。
- 检查结果：肝胆系统酶异常，胰酶、C 反应蛋白升高（表 4-8）。

表4-8　检查结果

项目	结果	项目	结果
WBC	6 400 /μL	LD	237 IU/L
Hb	11.3 g/dL	ALP	1 146 IU/L
plt	13.2×10^4 /μL	γ-GT	316 IU/L
		UN	32.2 mg/dL
TP	6.8 g/dL	Cr	0.64 mg/dL
Alb	4.1 g/dL	Na	142 mEq/L
TB	3.0 mg/dL	K	3.8 mEq/L
AST	200 IU/L	AMY	1 404 IU/L
ALT	370 IU/L	CRP	2.7 mg/dL

- 超声（图 4-3-6）：胆囊明显肿大，腔内可见絮状回声，肝外胆管扩张，乳头部附近可见小结石和碎片样回声。
- 增强 CT：可见肝外胆管（箭头）扩张和胆囊肿大（图 4-3-7）。
- 超声内镜：胆管插管可见有黄色脓性胆汁排出（图 4-3-8）。
- 临床经过：留置胆管导管行胆管减压，患者第 2 天就退烧了，意识也清醒了，等待全身状态改善，进行胆管结石的治疗后出院。

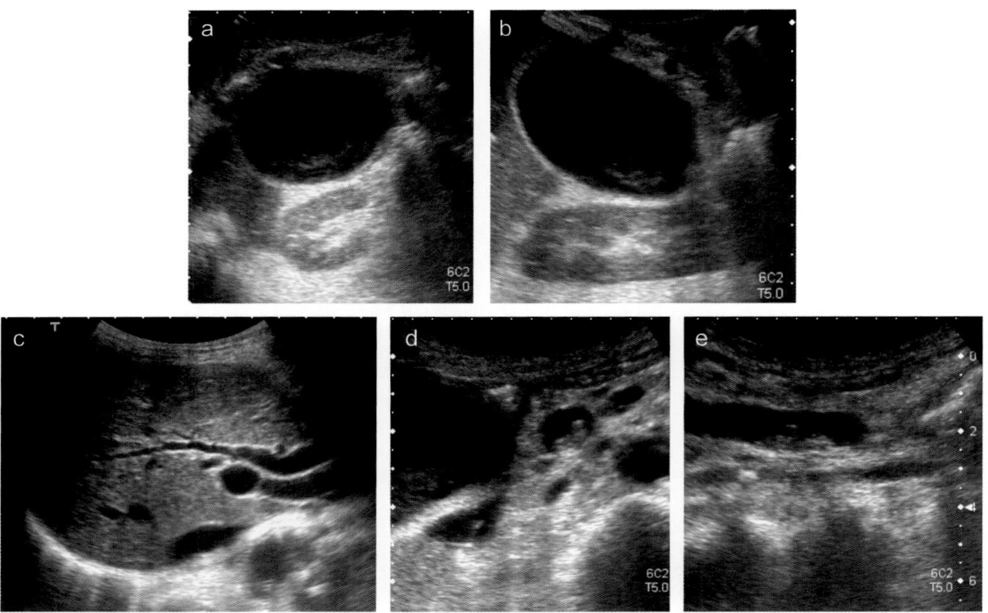

图4-3-6　患者的超声图像

a、b：胆囊明显肿大，腔内可见絮状回声；c：肝外胆管扩张；d：短轴像；e：长轴像。乳头部附近肝外胆管内见小结石和碎片样回声，分类3

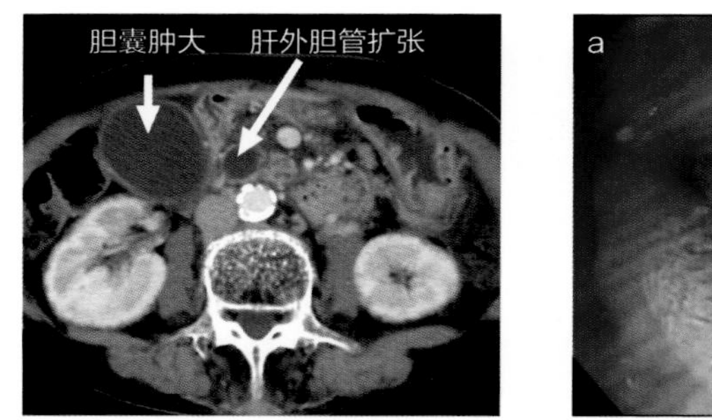

图4-3-7　患者的增强CT图像

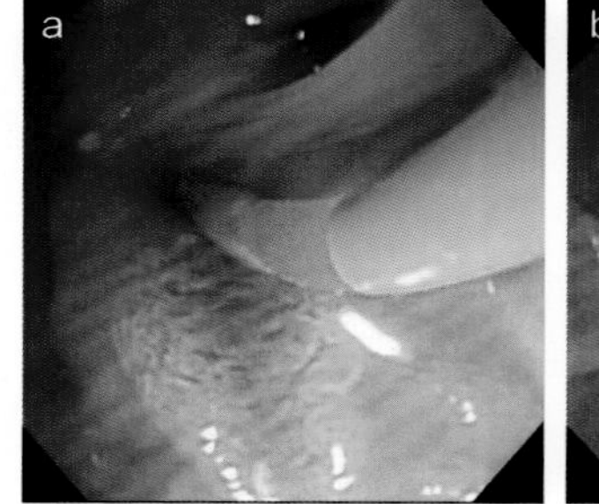

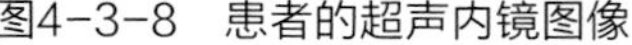

图4-3-8　患者的超声内镜图像

文献

1) 急性胆道炎の診療ガイドライン作成出版委員会編：急性胆管炎・胆嚢炎の診療ガイドライン2013. 医学図書出版, 東京, p95-98, 2013

2) 岡庭信司ほか：胆道感染症の超音波診断を極める. 超音波医学 42：329-336, 2015

4.3.3 胆管癌

A 疾病概念

1. 概念

- 发生在肝外胆管（肝门部胆管、远端胆管）的胆管癌。
- 浸润深度达黏膜层或纤维肌层的为早期癌。
- 分为乳头型、结节型、壁厚型（图4-3-9）。

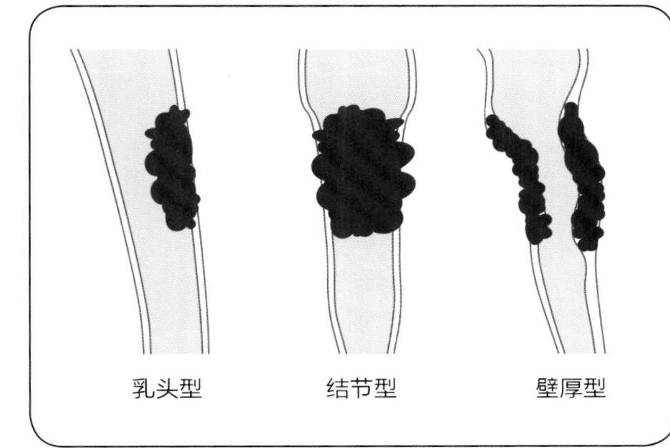

图4-3-9　胆管癌的分类

2. 流行病学

- 多见于 60 岁以上的男性。
- 容易并发胰管和胆管汇流异常和硬化性胆管炎。

3. 症状

- 早期无症状。
- 多因无痛性黄疸或出现褐色尿而被检出。
- 胆汁淤积并触诊到无痛性肿大的胆囊（库瓦西耶征）。

4. 血液检查

- 以肝胆系统酶异常为主的肝损伤（梗阻性黄疸模式）。
- 肿瘤标志物（CEA、CA19-9 等）升高。

5. 治疗

- 对于梗阻性黄疸，进行内镜引流（EBD 或 ENBD）或经皮经肝胆囊穿刺引流。
- 减黄后可手术的患者应进行手术治疗。
- 不能手术的患者，可进行放、化疗。

B 超声图像所见要点（图4-3-10～图4-3-12）

- 肝侧胆管扩张（参照 3.3.3）。
- 胆囊肿大和碎片样回声的沉积（参照 3.2.3 与 3.3.5）。
- 扩张胆管的十二指肠侧的狭窄图像和肿瘤图像。
- 乳头型、结节型多呈高回声。
- 可见局限性内侧低回声增厚（参照 3.3.2）。

C 需要鉴别的疾病

- 胆管结石：评估表面强回声和活动性。
- 自身免疫性胰腺炎：特征是壁增厚，呈均匀的高、低、高 3 层结构，可见腔内侧的边界回声。
- 原发性硬化性胆管炎：也可并发癌，影像学上很难鉴别。

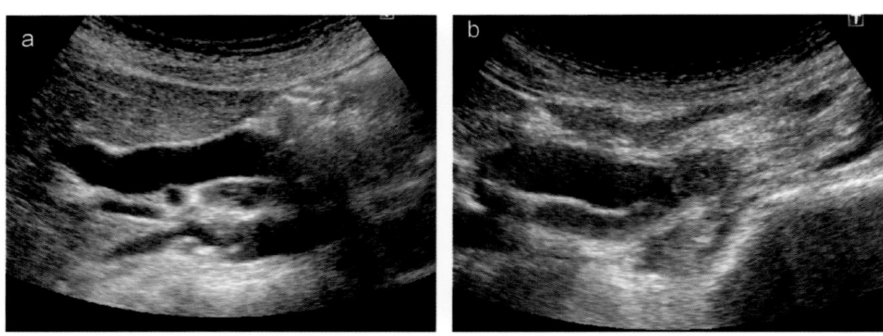

图4-3-10 结节型胆管癌

可见胆管扩张和胆囊肿大，在胆管汇管区附近发现低回声肿瘤像，部分病变附着部的外侧可见高回声层中断，分类5

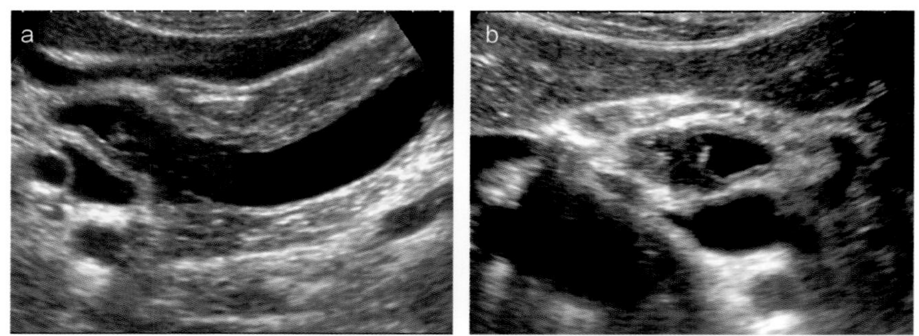

图4-3-11 结节型胆管癌（长轴像、短轴像）

肝外胆管弥漫性扩张，伴有外侧高回声层不规则，分类5

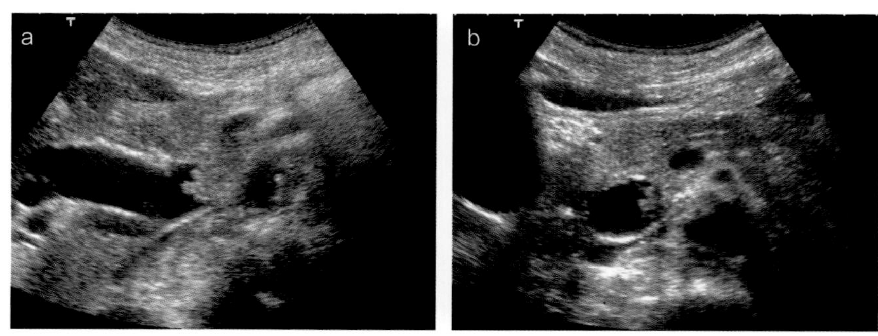

图4-3-12 乳头型胆管癌

在肝侧胆管的扩张处和远端胆管中可见高回声的乳头状肿瘤像，在短轴像中可见外侧高回声不规则，分类5

4.3.4 乳头部癌

A 疾病概念

1. 概念

- 发生于胆管、胰管汇入十二指肠壁到十二指肠乳头开口部的癌。
- 约占胆管癌的 10%。

2. 流行病学

- 多见于 60 岁以上的男性。
- 容易合并家族性大肠息肉病史。

3. 症状

- 早期多见无痛性黄疸。
- 黄疸为消长性（波动性黄疸）。
- 由胆管炎引起的上腹部疼痛和发热等症状。
- 胆汁淤积并触诊到无痛性肿大的胆囊（Courvoisier 征）。

4. 血液检查

- 以肝胆系统酶异常为主的肝损伤（梗阻性黄疸模式）。
- 肿瘤标志物（CEA、CA19-9 等）升高。

5. 治疗

- 对于梗阻性黄疸，进行内镜引流（EBD 或 ENBD）或经皮经肝胆囊穿刺引流。
- 减黄后可手术的患者，应进行手术。

B 超声图像所见要点（图4-3-13，图4-3-14）

- 肝侧胆管扩张（参照 3.3.3）。
- 胆囊肿大和碎片样回声存积（参照 3.2.3 与 3.3.5）。
- 主胰管扩张。
- 扩张胆管的十二指肠侧的肿瘤像。

C 需要鉴别的疾病

- 胆管结石：评价表面强回声和有无活动性。
- 乳头炎：评估有无随时间的变化。

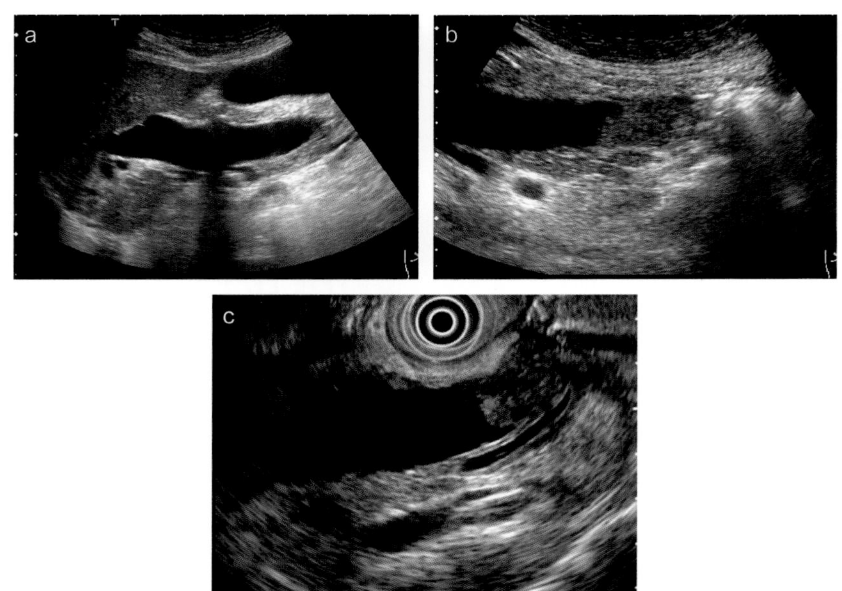

图4-3-13　乳头部癌

a、b：超声图像；c：超声内镜图像。在乳头部可见低回声的肿瘤像，伴肝侧胆管扩张，分类4

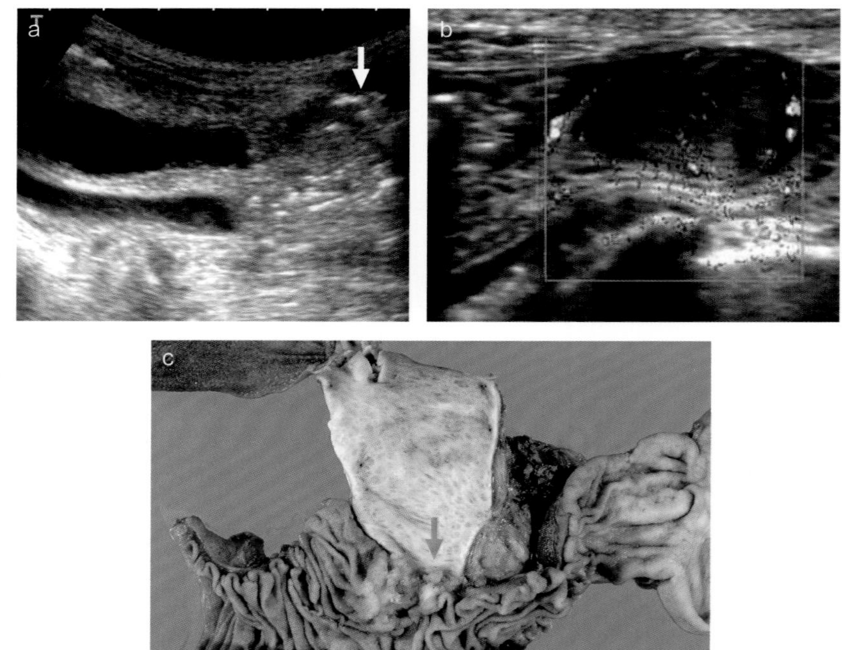

图4-3-14　乳头部癌

a、b：超声图像；c：切除标本。在十二指肠附近（箭头示十二指肠气体像）可见低回声的肿瘤像，使用高频探头可以清晰地观察到血流丰富的低回声肿瘤像。在切除标本中，可见浸润到胰腺的乳头部癌（黄箭头）。分类4

4.4 胰腺

4.4.1 急性胰腺炎

A 疾病概念

1. 概念

- 急性胰腺炎是胰酶被激活，对胰腺实质自我消化的病症。
- 男性多由酒精引起。
- 女性多由胆管结石引起。
- 可能由此发现胰腺上皮内癌。

2. 流行病学

- 多见于男性。
- 年龄 30 ～ 70 岁。

3. 症状

- 上腹痛（胸膝位可减轻）。
- 背痛。
- 恶心、呕吐。
- 重症患者伴有呼吸衰竭、循环衰竭、麻痹性肠梗阻等。

4. 血液检查

- 血清、尿、腹水中淀粉酶升高。
- 脂肪酶、弹性蛋白酶等胰酶升高。
- WBC 和 C 反应蛋白升高。
- 重症患者中，可见高血糖、LDH 升高、Ca 降低等。

5. 治疗

- 初期进行禁食和输液治疗。
- 重症患者，需进行包括呼吸循环状态管理在内的集中治疗。
- 对于胆管结石引起的胰腺炎，采用内镜取石治疗。

B 超声图像所见要点（图4-4-1～图4-4-3）

- 对所有疑似急性胰腺炎的患者，首选超声检查。
- 胰腺肿大（头部≥30 mm，体部≥20 mm）。
- 胰腺实质回声减低（伴出血坏死时呈混合回声）。

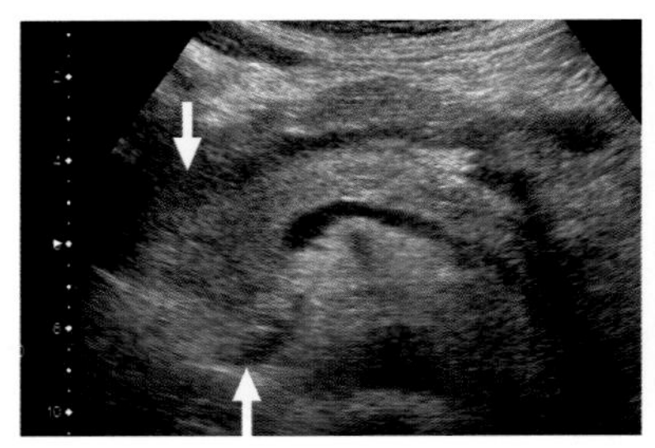

图4-4-1　胰头肿大和胰头周围积液
胰腺头部肿大，胰腺头部到尾部可见低回声的液体潴留，分类3

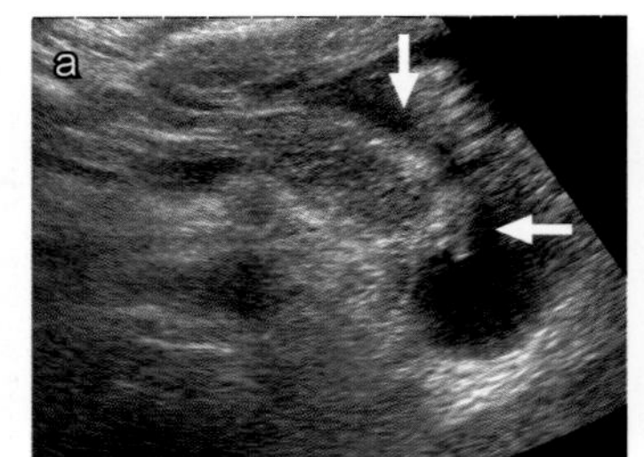
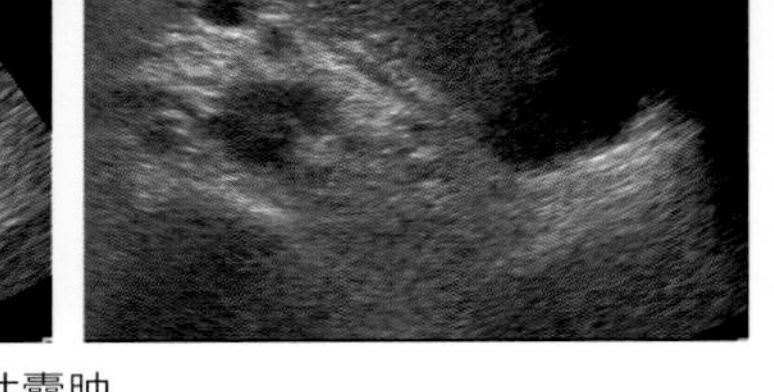

图4-4-2　胰腺周围积液和假性囊肿
胰腺体部实质回声减低和胰腺周围积液（图a箭头），在体部和尾部周围可见胰腺假性囊肿形成（图b箭头），分类3

- 胰管扩张（急性复发性胰腺炎和结石嵌顿患者）。
- 胰腺被膜下液体潴留。
- 胰腺周围液体潴留。
- 在胆管结石性炎症中，可见胆囊肿大和胆管扩张。
- 假性囊肿（参照 4.4.7）。

C 病例展示

- 患者：男性，70 岁。
- 主诉：剑突下疼痛。
- 既往史：有酗酒史。
- 现病史：2 天前自觉剑突下疼痛，饭后加重，没有改善，急诊就诊。
- 临床表现：体温 37.0℃，脉搏 61 次 / 分，血压 122/66 mmHg，腹部平坦，剑突下有压痛及反跳痛。
- 检查结果：淀粉酶明显升高，但未发现肝胆系统酶异常（表 4–9）。

表4–9　检查结果

WBC	5 200 /μL	ALP	227 IU/L
Hb	12.8 g/dL	γ-GT	20 IU/L
plt	12.0×10^4 /μL	UN	16.4 mg/dL
		Cr	0.89 mg/dL
TP	6.4 g/dL	Na	142 mEq/L
Alb	4.1 g/dL	K	4.4 mEq/L
TB	0.8 mg/dL	AMY	1 789 IU/L
AST	14 IU/L	FBS	152 mg/dL
ALT	22 IU/L	CRP	0.03 mg/dL
LD	233 IU/L		

- 超声（图 4–4–4）：胆囊壁增厚至 7 mm，可见 3 层结构，胆囊短径增大至 39 mm，内部可见结石和碎片样回声，胆囊周围和肝周可见液体潴留。肝外胆管显示不清，未见肝内胆管扩张。→急性胰腺炎，有腹水潴留。

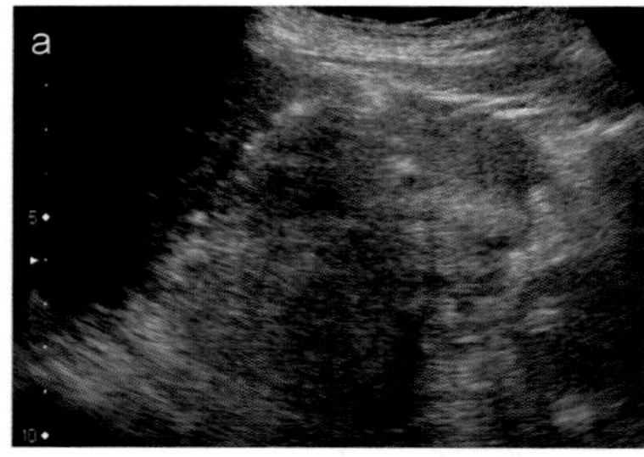
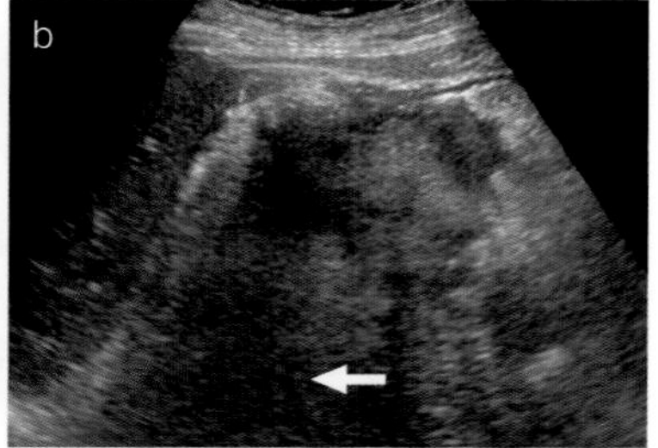

图4–4–3　胰腺周围的液体潴留
脾门部可见边界不规则的高低混合回声的液体潴留（箭头），分类4

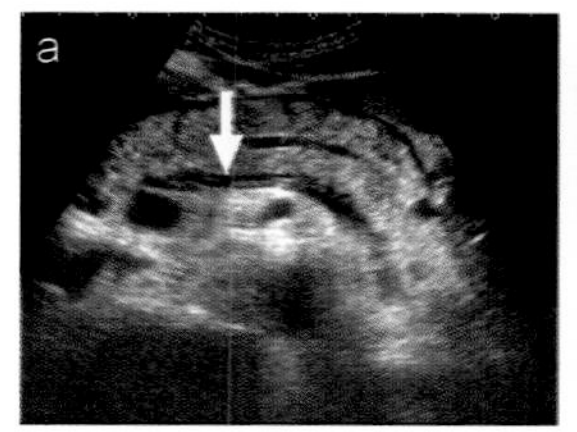
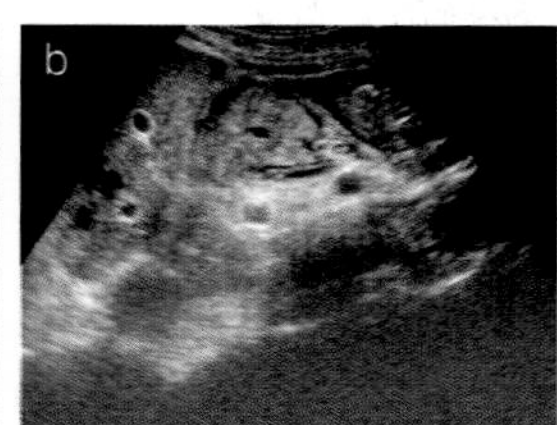
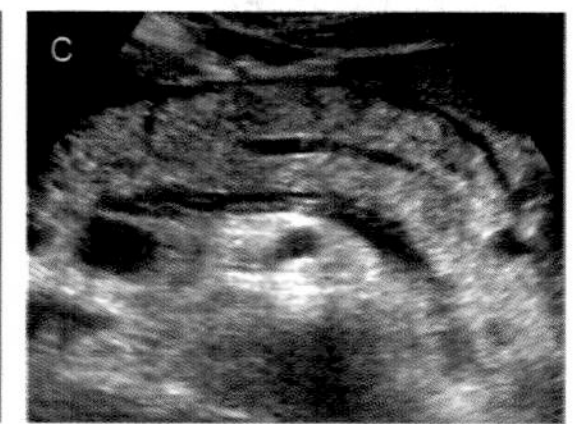
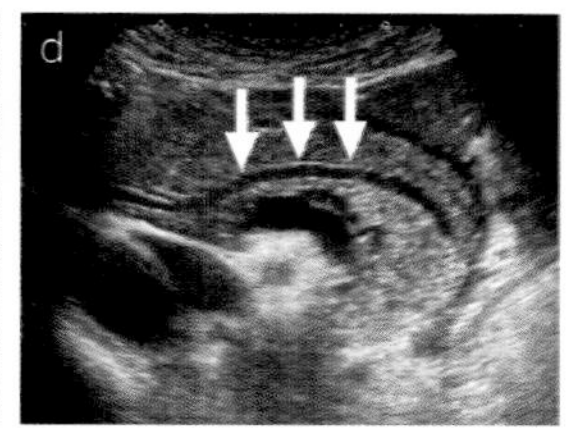

图4-4-4　患者的超声图像
胰腺被膜下及胰腺周围可见液体潴留（图a箭头），主胰管轻度扩张（图d箭头）

- 增强 CT（图 4-4-5）：胰腺弥漫性肿大，周围脂肪组织密度增高，胰尾部主胰管扩张。
  →急性胰腺炎。

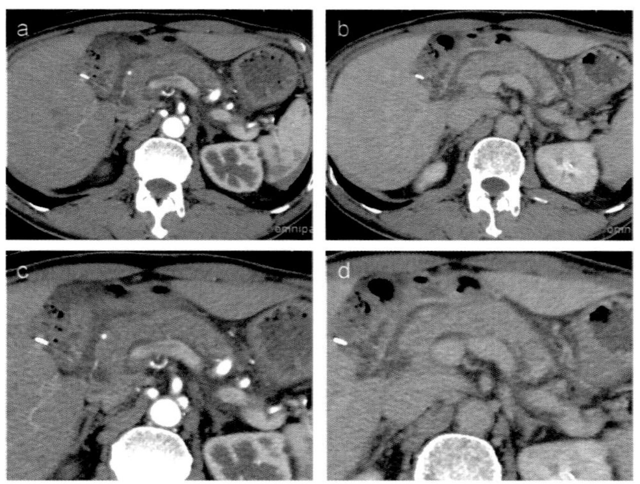

图4-4-5　患者的增强CT图像
胰腺弥漫性肿大，周围脂肪组织密度增高

文献

1）急性膵炎の診療ガイドライン第2版作成出版委員会編：エビデンスに基づいた急性膵炎の診療ガイドライン2007，金原出版，東京，p49-72，2013

4.4.2　慢性胰腺炎

A 疾病概念

1. 概念

- 由长期的炎症产生不可逆的慢性改变的状态。
- 胰腺内、外分泌功能减退。
- 分为酒精性和非酒精性。

2. 流行病学

- 多见于男性，且发病率有上升的趋势。

- 酒精性原因的多见。

3. 症状

- 反复性的上腹痛或背痛。
- 失代偿期可出现腹泻、营养不良、继发性糖尿病。
- 急性加重时，常规症状与急性胰腺炎相同（参照 4.4.1）。

4. 血液检查

- 代偿期可见胰酶升高。
- 胰腺外分泌功能（BT-PABA 试验）减退。
- 糖耐量（OGTT、HbA1c）异常。

5. 治疗

- 戒酒和低脂饮食治疗。
- 对胰腺内、外分泌功能不全者采用补充疗法。

B 超声图像所见要点

- 弥漫性主胰管扩张（大于 3 mm）（图 4–4–6）。
- 胰腺萎缩（短轴径不到 10 mm）。
- 胰腺实质和胰管内可见强回声钙化（图 4–4–7，图 4–4–8）。
- 实质回声不均匀。
- 有时可伴发肝外胆管扩张和假性囊肿等。
- 慢性胰腺炎患者被认为是胰管癌的高危险人群，因此有必要对胰腺进行整体评估。

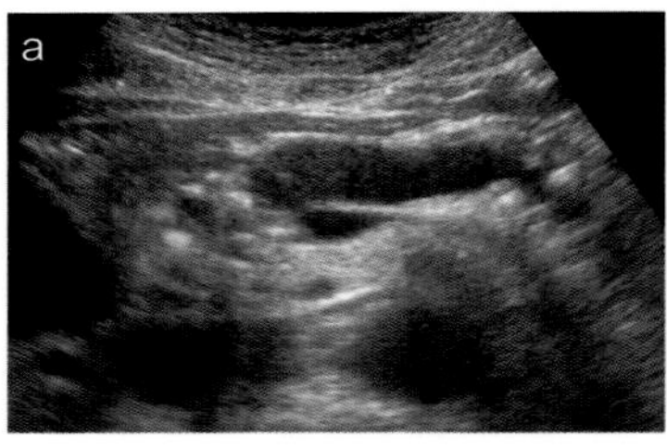

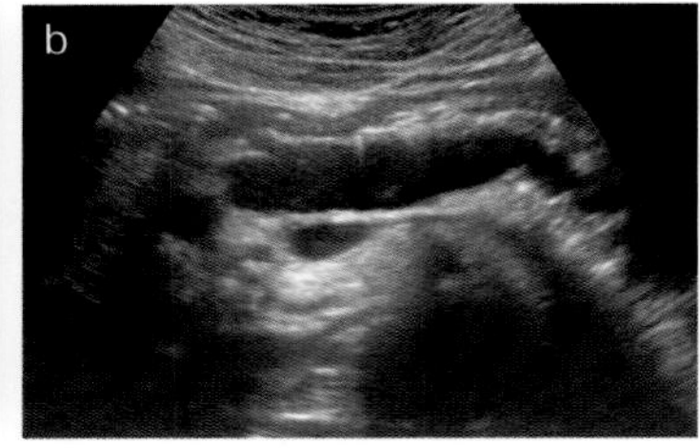

图4–4–6　胰管扩张

胰腺头部可见伴钙化的低回声肿瘤，尾侧胰管明显扩张，常规频率或高频超声探头均可探及，分类5

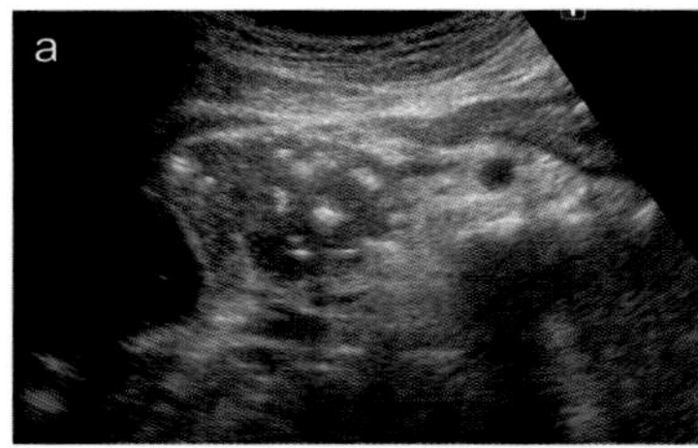

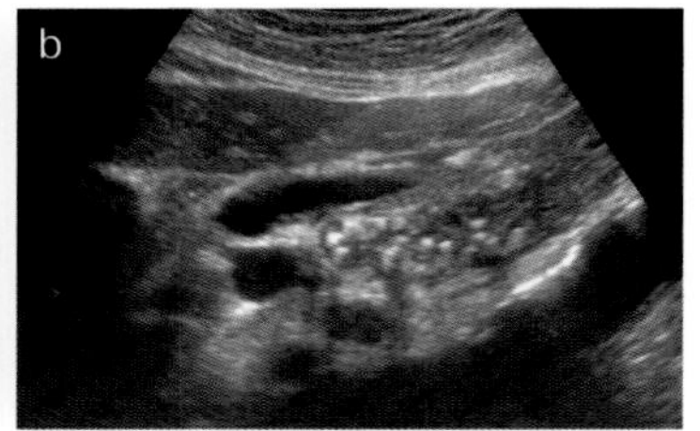

图4–4–7　胰腺实质的钙化像

a：横向扫查；b：纵向扫查。胰腺头部可见低回声肿瘤伴钙化，肝外胆管壁轻度增厚、扩张，分类5

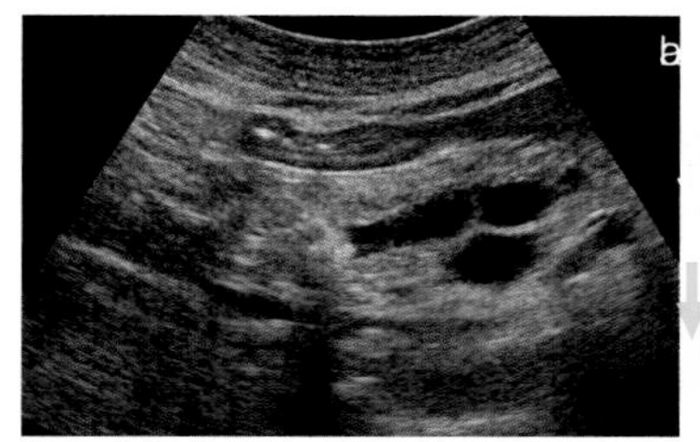
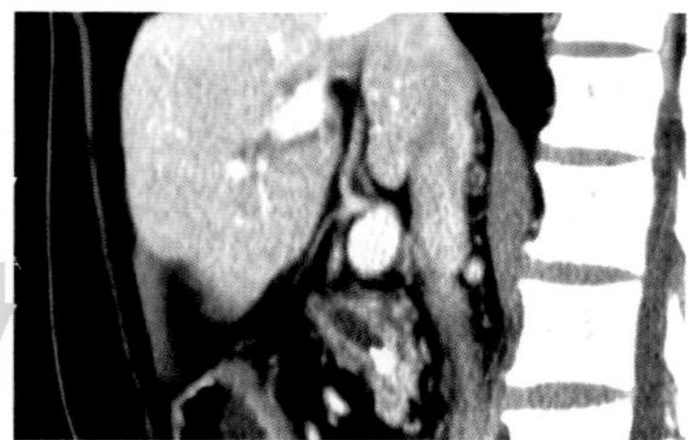

图4-4-8　胰管内钙化（胰石）
a：超声图像；b：CT多平面重建图像。扩张的胰管内可见钙化，后方伴声影（箭头）

4.4.3　自身免疫性胰腺炎

A 疾病概念

1. 概念

- 起病可能与自身免疫机制有关的胰腺炎。
- 是与 IgG4 相关的胰腺病变。
- 分为弥漫型和局限型。

2. 流行病学

- 好发于中老年男性。

3. 症状

- 没有特异性症状。
- 多因梗阻性黄疸、糖尿病等发病。

4. 血液检查

- IgG4 多为高值。
- 常伴有胰酶和肝胆系统酶升高。
- IgG 和非特异性自身抗体（抗核抗体、类风湿因子等）为高值时，应考虑自身免疫性胰腺炎。

5. 治疗

- 推荐给予类固醇激素治疗。

B 超声图像所见要点

1. 弥漫性肿大（图 4-4-9）

- 可见“腊肠样”弥漫性肿大。
- 肿大部位整体呈低回声，可见散在分布的高回声斑点。
- 肿大的胰腺实质周围可见被膜样结构。
- 急性期多可见较丰富的血流信号。

- 多不伴有主胰管扩张。

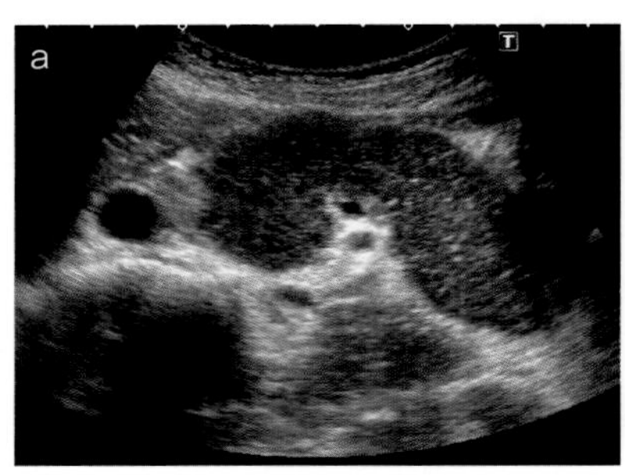

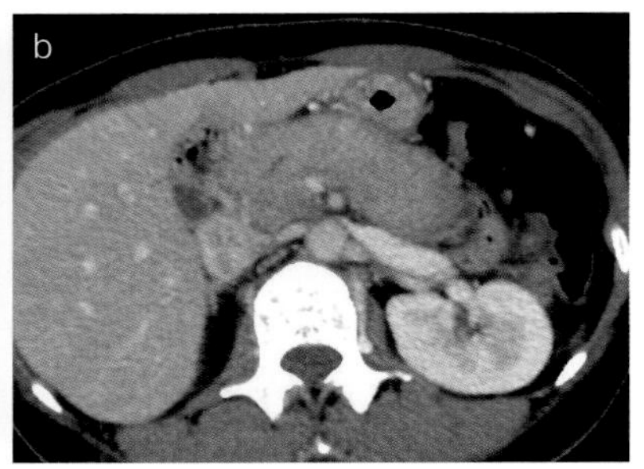

图4-4-9　弥漫性肿大

a：超声图像；b：CT图像。胰腺弥漫性肿大，内部可见点状高回声。CT可见胰腺弥漫性肿大，轮廓规则，分类2

2. 局限性肿大（图 4-4-10）

- 低回声肿块可同时性或异时性多发。
- 有时与胰腺癌鉴别困难。
- 肿瘤内显示稍扩张的主胰管贯穿征（penetrating duct sign），有助于与胰腺癌相鉴别（图 4-4-11）。

3. 伴随所见

- 有时可见比较均匀的胆管壁增厚（图 4-4-12）。

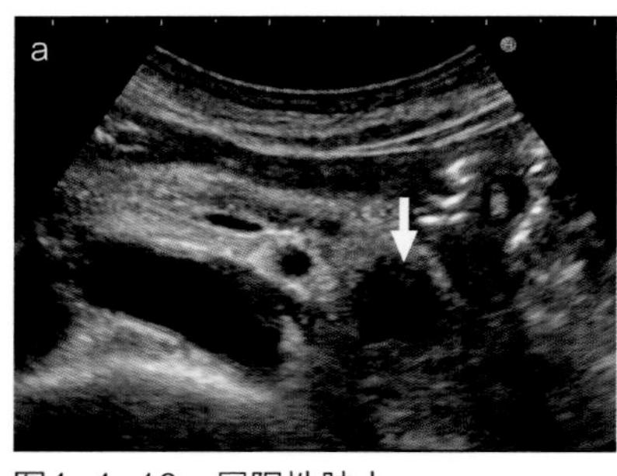

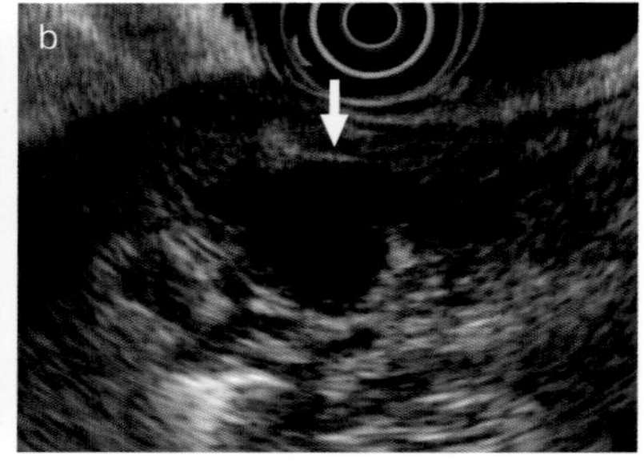

图4-4-10　局限性肿大

胰腺体部发现边界清晰、轮廓规则的低回声实性肿块，在超声内镜中可见主胰管受压表现（图b箭头），分类4

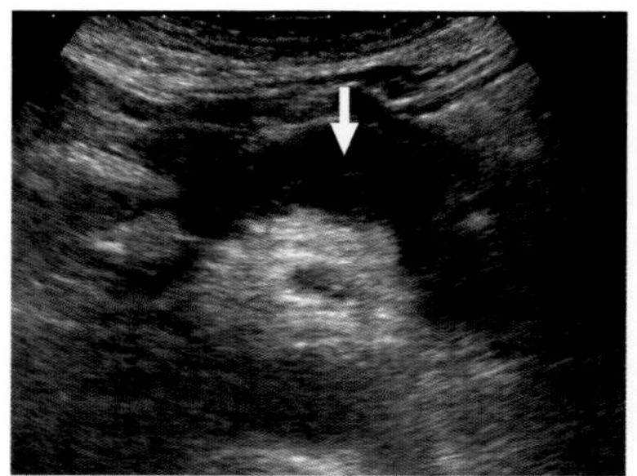

图4-4-11　胰管贯穿征

胰腺的体部和尾部局限性肿大，主胰管走行在低回声的胰腺实质内，分类4

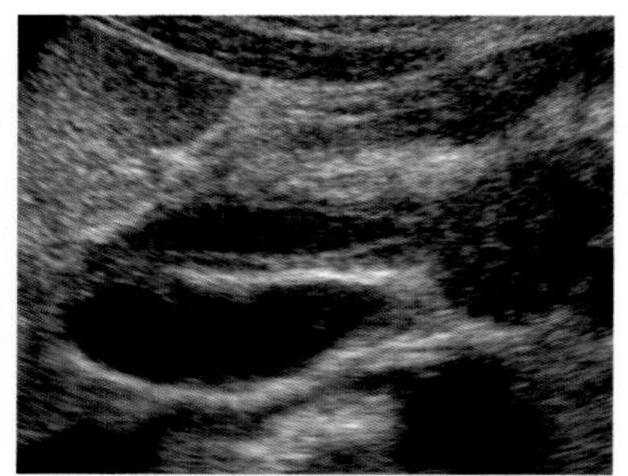

图4-4-12　胆管壁弥漫性增厚

肝外胆管呈高-低-高回声的3层结构，胆管壁增厚（胰腺头部有局限性肿大）。胆管为分类3，胰腺为分类5

4.4.4 胰腺癌

A 疾病概念

1. 病因

- 胰腺癌是一种主要发生于胰管上皮的胰腺原发性恶性肿瘤。
- 胰头癌约占 60%，胰体癌约占 20% 。是预后最差的癌症。

2. 危险因素

- 胰腺癌家族史（尤其是 50 岁以下的年轻发病者）。
- 糖尿病（特别是新发和急剧恶化的患者）、慢性胰腺炎。
- 胰腺导管内乳头状黏液性肿瘤（参照 4.4.8）。
- 胰腺囊肿（参照 2.5.7）。
- 主胰管扩张（参照 3.4.3）。

3. 症状

- 缺乏特征性症状，在癌症进展之前大多无症状。
- 腹部不适感，腹痛、腰背痛，体重减轻（糖尿病）。

4. 血液检查

- 胰酶（淀粉酶、弹性蛋白酶）升高。
- 肿瘤标志物（CA19-9）升高。
- 糖耐量异常（高血糖、HbA1c 升高、糖尿）。

5. 治疗

- 能切除的患者进行外科切除。
- 不能切除且不伴有转移的局部晚期癌症患者，进行化疗或化学放射疗法。
- 对伴有远处转移的患者进行化疗。

B 超声图像所见要点（图4-4-13～图4-4-16）

- 最近的报道中，20 mm 以下的病变中肿瘤的显示率为 91.3%。
- 典型病例表现为轮廓不规则的低回声肿瘤。
- 尾侧主胰管扩张或副胰管的囊肿状扩张。
- 扩张的肝外胆管中断，胰腺周围血管中断。
- 胰腺周围淋巴结肿大。
- 主胰管扩张（≥3 mm）和小囊肿（≥5 mm）是胰管癌高危人群的重要指标。

C 需要鉴别的疾病

- 神经内分泌肿瘤：类圆形、边界清晰的实性肿瘤，多见丰富的血流信号。

- 胰腺实性假乳头状瘤：多见于年轻女性，多合并有钙化或内部坏死伴囊肿变性。
- 肿瘤形成性胰腺炎：特征是在病变内部可观察到提示胰腺炎的点状或斑块状高回声，以及胰管贯穿征。
- 迷走脾：好发于胰尾，呈类圆形，血流比较丰富。

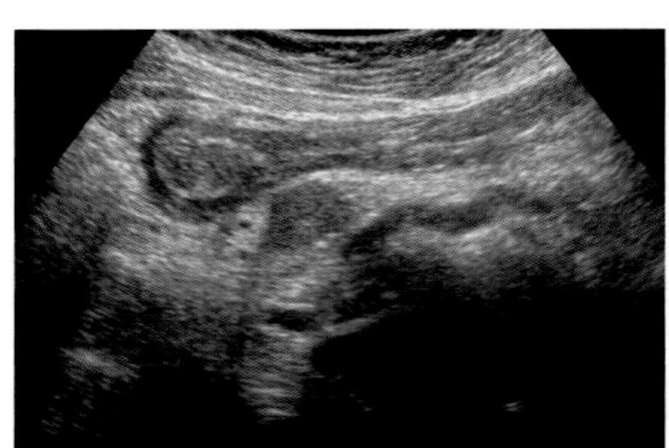

图4-4-13　低回声肿瘤像
胰腺头部和体部移行部有轮廓不规则的低回声肿瘤，分类4

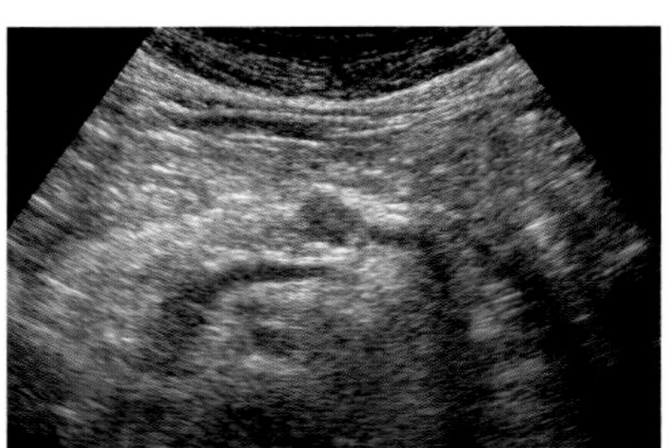

图4-4-14　低回声肿瘤和胰管扩张
胰体部可见轮廓不规则的低回声肿瘤，尾侧主胰管扩张，分类5

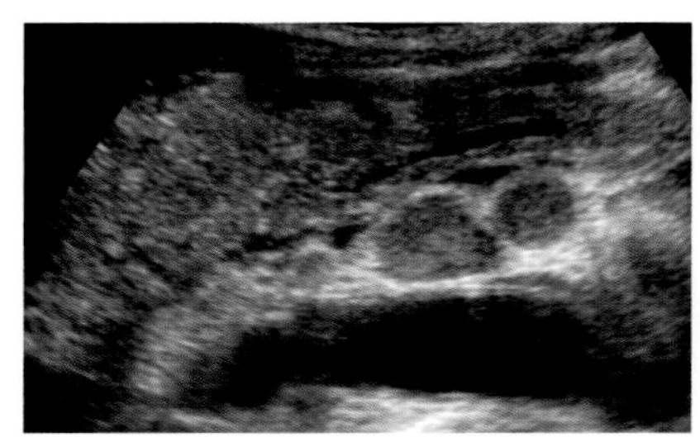

图4-4-15　淋巴结肿大
胰腺头部主胰管变窄，在胰腺背侧发现肿大淋巴结，分类5

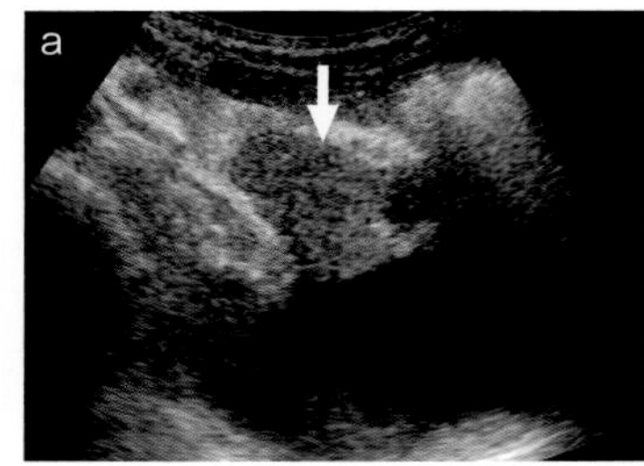

图4-4-16　低回声肿瘤图像伴潴留囊肿
胰尾可见低回声肿瘤像，在其尾侧可见积存囊肿，分类4

D 病例展示

- 患者：男性，60 岁。
- 主诉：右季肋部至背部疼痛，3 个月体重减轻 7 千克。
- 既往史：50 岁时患 2 型糖尿病，之后持续治疗。
- 家族史：母亲和姐姐患有糖尿病。
- 现病史：3 个月前开始自觉从右季肋部到背部的疼痛。HbA1c 波动于 7.8% ~ 9.3%，现 HbA1c 突然升高到 13.3%，为进一步诊断行超声检查和 CT 检查，在胰头发现了肿瘤。
- 临床所见：体温 36.0℃，脉搏 90 次 / 分，血压 147/89 mmHg，腹部轻度胀满，但未见压痛等。
- 检查结果：发现高血糖和 HbA1c 升高，以及肿瘤标志物和胰酶升高（表 4-10）。

表4-10　检查结果

WBC	6 500 /μL	UN	9.9 mg/dL
Hb	13.5 g/dL	Cr	0.73 mg/dL
plt	26.6×10^4 /μL	Na	137 mEq/L
		K	4.7 mEq/L
TP	6.7 g/dL	AMY	135 IU/L
Alb	4.3 g/dL	FBS	239 mg/dL
TB	0.5 mg/dL	HbA1c	13.3%
AST	17 IU/L		
ALT	10 IU/L	CA19-9	194.3 U/L
LD	127 IU/L	Elastase	762 ng/mL
ALP	227 IU/L	Lipase	472 IU/L
γ-GT	20 IU/L		

- 超声：胰头部可见 28 mm × 32 mm 的轮廓不规则、边界清晰的低回声肿瘤，肿瘤中的主胰管中断，尾侧胰管扩张至 4 mm，胰腺周围血管未见明显浸润，但肝左叶可见 12 mm 的不规则低回声肿瘤（图 4-4-17）。

  →胰头部癌伴肝转移（Stage Ⅳ）。
- 增强 CT：胰头部可见 32 mm × 34 mm 的实性肿瘤，增强 CT 早期未见强化，延迟期肿瘤边缘轻度增强，肿瘤内部可见疑似坏死的低密度区。主胰管受压，体尾部胰管扩张至 6 mm，肝左叶可见 8 mm 的低密度肿瘤，延迟期肿瘤边缘部轻度增强，未见淋巴结肿大及腹水等情况（图 4-4-18）。

  →胰头癌伴肝转移。

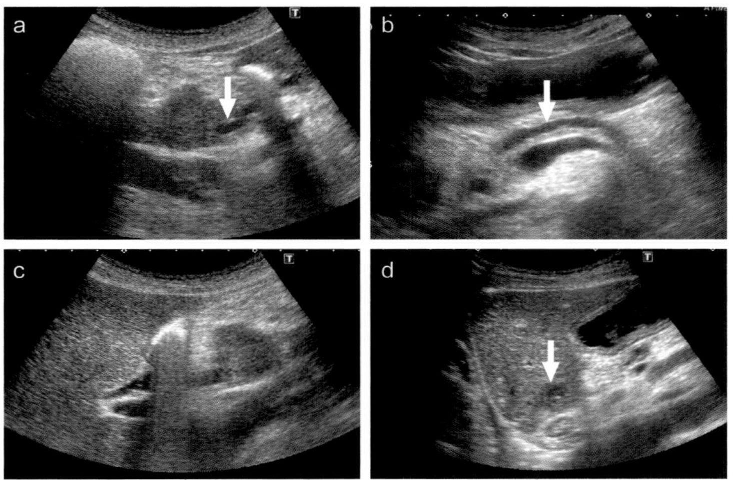

图4-4-17　患者的超声图像

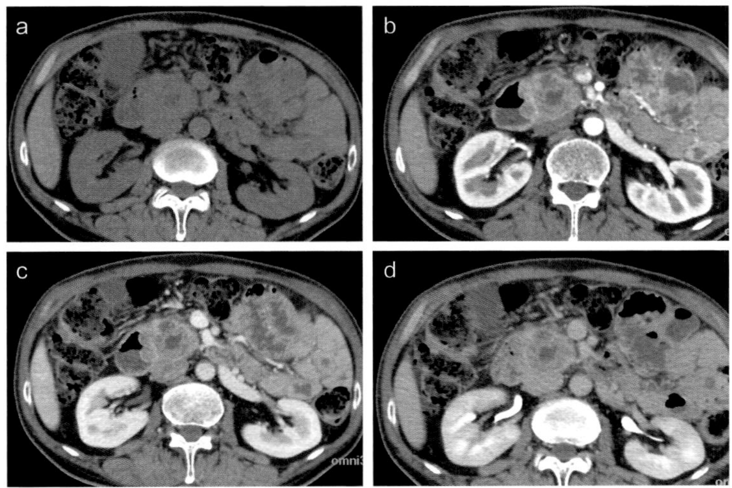

图4-4-18　患者的增强CT图像

- 超声内镜（图 4-4-19a）：胰头部可见 30 mm × 28 mm 的轮廓不规则的低回声实性肿瘤，周围可见肿大淋巴结，肿瘤侵犯十二指肠，主胰管被肿瘤包裹，尾侧扩张。
- 经超声内镜引导细针穿刺抽吸术诊断为低分化型腺癌（图 4-4-19b）。

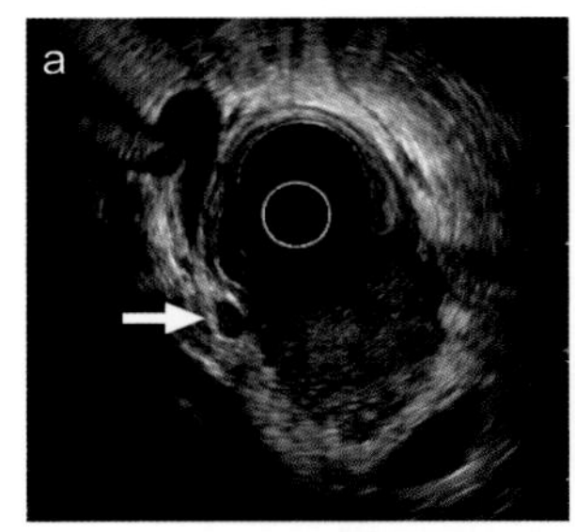

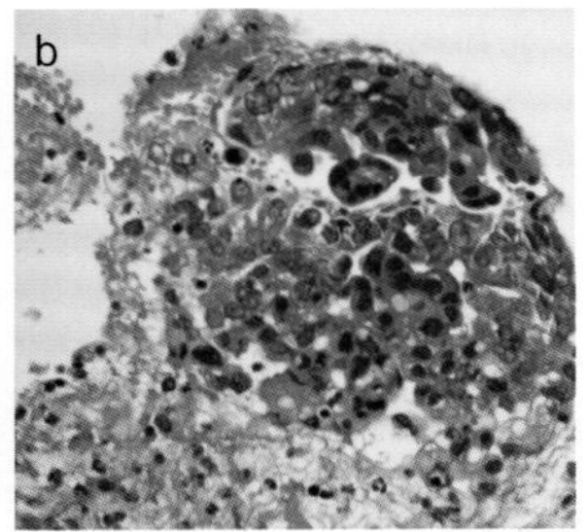

图4-4-19　患者的超声内镜和组织学图像

文献

1）小林幸子：20mm 以下の浸潤性膵管癌46 切除例の超音波像．超音波医学 45：301-309，2018

4.4.5　神经内分泌肿瘤

A 疾病概念

1. 概念

- 来源于内分泌细胞和神经细胞的肿瘤。
- 占胰腺肿瘤的 1% ～ 2%。
- 分为有激素分泌功能的功能性肿瘤和非功能性肿瘤。
- 功能性肿瘤多为胰岛素瘤、胃泌素瘤、胰高血糖素瘤。
- 非功能性肿瘤占神经内分泌肿瘤的 15% ～ 40%，50% ～ 90% 为恶性肿瘤。

2. 症状

- 功能性肿瘤分泌的肽不同，引起的内分泌症状不同。
- 胰岛素瘤：低血糖和意识障碍。
- 胃泌素瘤：抗消化性溃疡治疗。
- 血管活性肠肽瘤：剧烈的腹泻。
- 非功能性肿瘤没有特异性症状。

3. 血液检查

- 胰岛素瘤，多见低血糖。
- 功能性肿瘤中，胰岛素、空腹时的胃泌素、胰高血糖素、生长抑素、血管活性肠肽等在血液中的水平有时会很高。
- 非功能性肿瘤，未发现特异性异常。

4. 治疗

- 治疗原则是外科切除。
- 对于伴有远处转移的不能切除的患者，使用生长抑素类似物、细胞毒性抗癌药物、分子靶向药物治疗。

B 超声图像所见要点

- 由于肿瘤呈膨胀性生长，常表现为边界清楚、轮廓规则的实性肿瘤（图 4–4–20）。
- 内部呈相对均匀的低回声。
- 有时伴有玻璃样变性的点状高回声和肿瘤坏死引起的囊肿变性（图 4–4–21）。
- 多普勒超声多见肿瘤内部的丰富血流信号（图 4–4–22）。

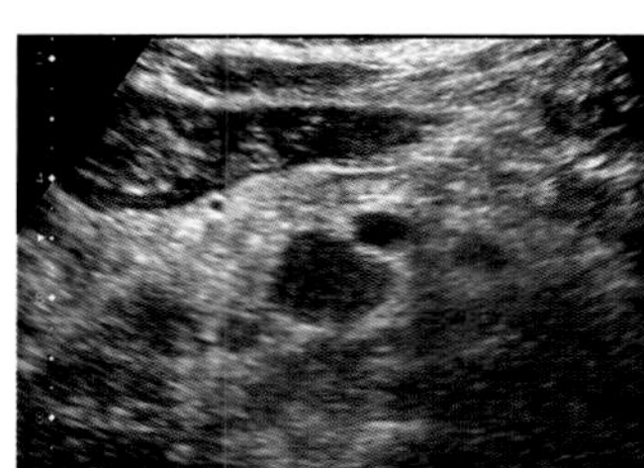

图4–4–20　低回声肿瘤图像
胰头部可见边界清晰、轮廓规则的实性肿瘤，分类4

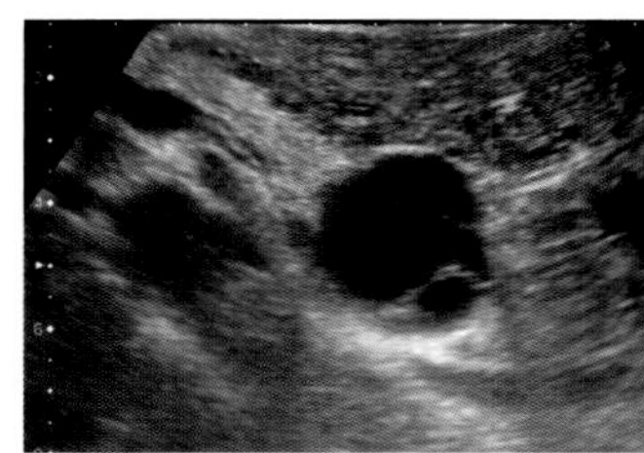

图4–4–21　囊肿变性
胰尾部的囊肿变性，可见类似于隔膜增厚的囊性病变的实性病变，分类4

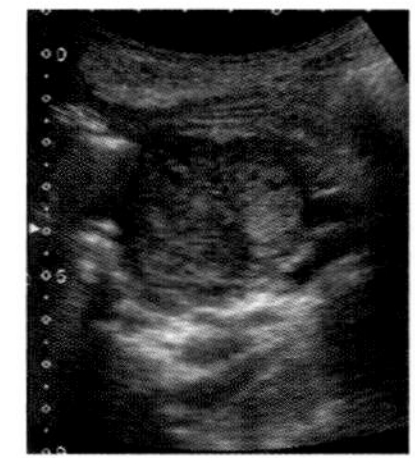
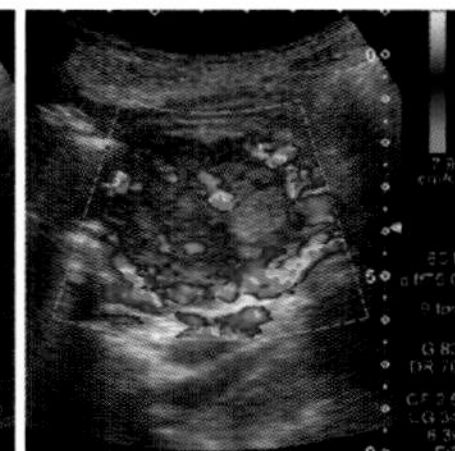

图4–4–22　血流信号
胰头部有丰富的血流信号的实性病变，分类4

C 需要鉴别的疾病

- 胰腺癌。
- 胰腺实性假乳头状瘤。
- 迷走脾。

D 病例展示

- 患者：男性，76 岁。
- 主诉：胃体部检查结果异常，求进一步详细检查。
- 现病史：在胃部检查中发现胃体上极后壁的隆起性病变，以详细检查为目的来本院就诊。
- 临床表现：体温 36.7℃，脉搏 90 次 / 分，血压 147/89 mmHg，胸腹部未见明显异常。
- 检查结果：血液检查数据未见异常（表 4–11）。

表4–11　检查结果

WBC	6 100 /μL	BUN	20.7 mg/dL
Hb	14.1 g/dL	Cr	0.90 mg/dL
plt	21.2×10^4 /μL	Na	143 mEq/L
		K	4.6 mEq/L
TP	6.7 g/dL	AMY	138 IU/L
Alb	4.1 g/dL	FBS	113 mg/dL
TB	0.4 mg/dL		
AST	22 IU/L	Elastase-1	258 ng/mL
ALT	13 IU/L	CA19-9	33.9 U/L
LD	200 IU/L	Insulin	2.0 μU/mL
ALP	200 IU/L	Glucagon	108 Pg/mL
γ-GT	38 IU/L		

- 食管胃十二指肠镜：胃体上极后壁可见黏膜下明显突起的肿瘤样隆起性病变。
- 超声：胰体可见 32 mm × 31 mm 的、轮廓比较规则但壁不规则增厚的囊性肿瘤，未见囊壁钙化和腔内碎片样回声，多普勒超声显示囊壁有丰富的血流信号（图 4–4–23）。

→分类 4。怀疑为伴有实性部分的囊肿性病变或实性病变的囊性变。

- 增强 CT：胰腺体部可见一个向胰腺外突出的 31 mm × 30 mm 的类圆形囊性病变，囊肿壁不规则，增强早期和延迟期增强程度均与周围胰腺实质相当，未见肝转移和肿大淋巴结等异常（图 4-4-24）。
  →伴有囊性变的神经内分泌肿瘤。
- 病理所见：肿瘤为 40 mm × 35 mm × 30 mm，边界清晰的实性肿瘤，内部大部分呈囊性变，与超声和增强 CT 中观察到的不规则壁增厚图像一致（图 4-4-25）。

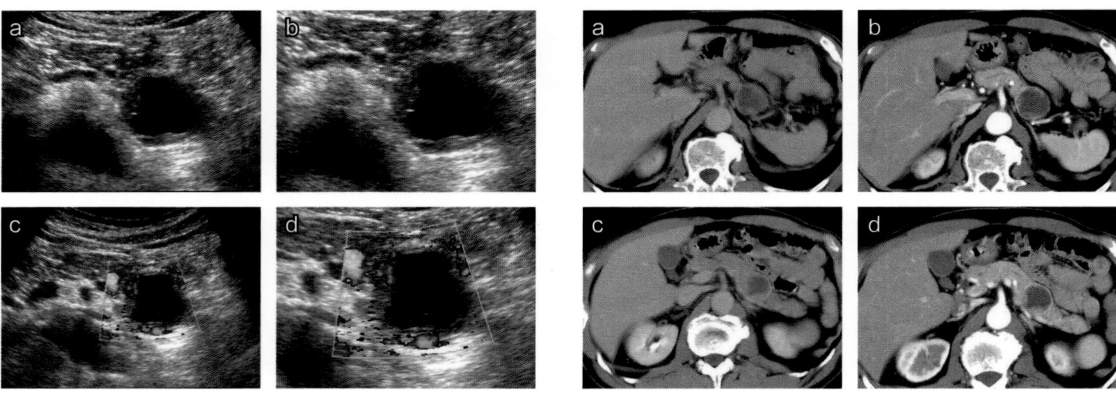

图4-4-23　患者的超声图像

图4-4-24　患者的增强CT图像

文献

1）急性胆道炎の診療ガイドライン作成出版委員会編：急性胆管炎・胆嚢炎の診療ガイドライン2013，医学図書出版，東京，p95-98，2013

2）岡庭信司ほか：胆道感染症の超音波診断を極める．超音波医学 42：329-336，2015

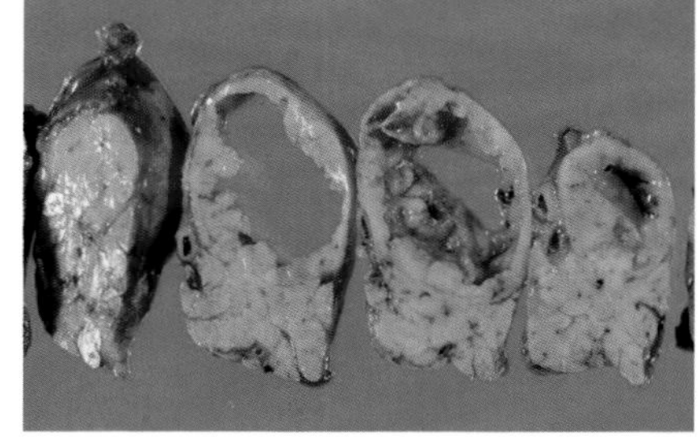

图4-4-25　患者的病理图

4.4.6　胰腺实性假乳头状瘤

A 疾病概念

1. 概念

- 胰腺实性假乳头状肿瘤是一种分化方向不明的上皮性肿瘤，是罕见肿瘤，占胰腺肿瘤的 0.17% ～ 2.70%。
- 一种被厚纤维性包膜覆盖的球形肿瘤，实性部分和出血坏死性囊肿部分共存（图 4-4-26）。
- 多数是良性的，有时也可能是低度恶性肿瘤，会发生肝转移和局部复发。

2. 流行病学

- 多见于年轻女性。

3. 症状

- 多数无症状。

4. 血液检查

- 血液检查数据未见异常。

5. 治疗

- 首选外科手术。

B 超声图像所见要点（图4-4-27～图4-4-29）

- 表现为包膜厚、边界清楚、轮廓规则的类圆形病变。
- 随着时间的推移和肿瘤直径的增大，会出现出血、坏死并伴有囊肿成分（96%）。
- 肿瘤壁（蛋壳样）和中心部位有钙化（33.8%）。
- 肿瘤几乎全部出血、坏死，甚至呈现类似囊肿的图像。

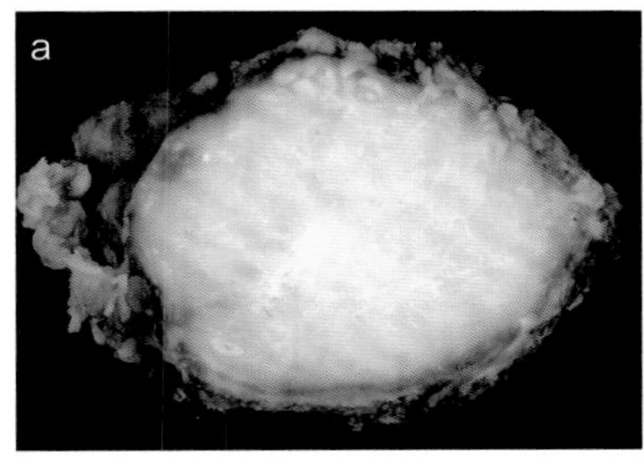

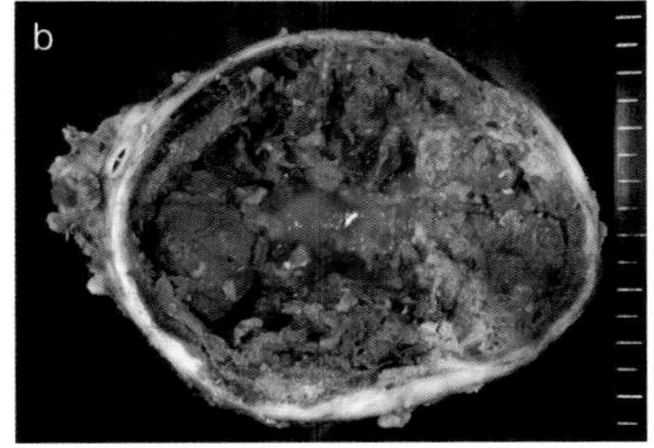

图4-4-26　标本断面图
有的肿瘤（a）只由实性部分组成，或由于肿瘤的出血或坏死而呈囊状（b）

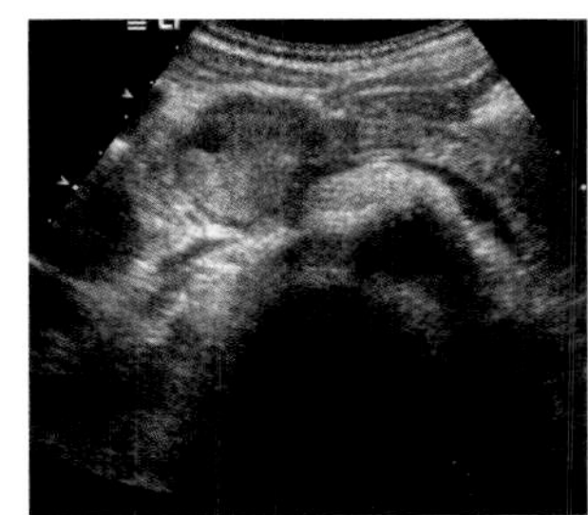

图4-4-27　囊肿变性
胰头部可见伴小囊肿（箭头）的高低混合回声的实性肿瘤，分类4

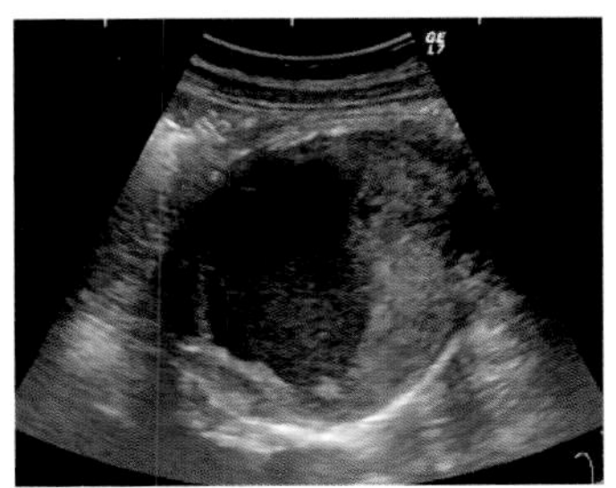

图4-4-28　囊性变
实性病变伴肿瘤出血、坏死引起的囊性变，分类4

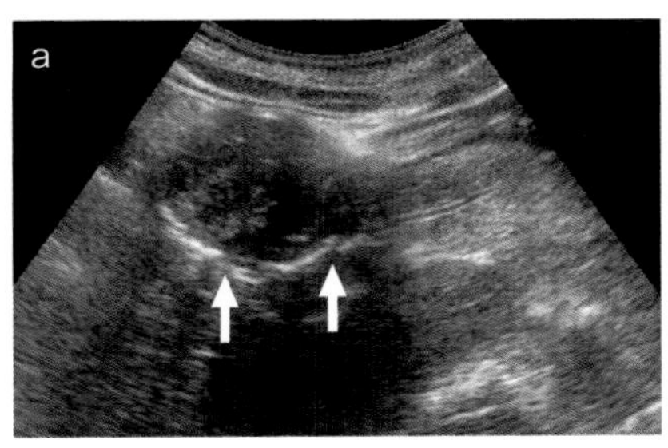

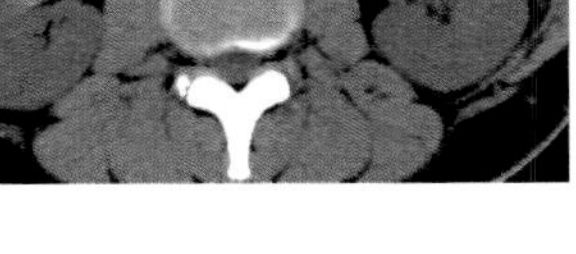

图4-4-29　钙化像
a：超声图像；b：CT图像。胰头部可见伴蛋壳样钙化的实性病变，分类4

4.4.7 假性囊肿

A 疾病概念

1. 概念

- 在胰腺囊肿中，在囊肿壁的内腔面上没有上皮细胞的称为假性囊肿。
- 从急性胰腺炎开始经过 4 周以上形成的为急性假性囊肿；与慢性胰腺炎并发，没有急性胰腺炎发作的为慢性假性囊肿。

2. 疾病

- 急性胰腺炎和外伤导致胰管破裂，胰液和坏死物质潴留形成囊肿。
- 囊肿壁由周围组织构成，无上皮细胞。
- 囊壁厚度不同，可为单房或多房性。

3. 症状

- 腹痛、恶心、呕吐。
- 腹部肿瘤感。
- 囊肿压迫症状（梗阻性黄疸、肠梗阻）。
- 囊肿内感染和出血伴随的症状。

4. 血液检查

- 常为持续的血清淀粉酶升高及数值异常。
- 胰头部病变时，伴有肝胆系统酶的异常。

5. 治疗

- 考虑到自然消退的可能性，应进行 6 周的过程观察。
- 伴有增大倾向和感染的患者，应进行内镜或 CT 引导下的引流术。
- 引流不能改善时，应进行手术治疗。

B 超声图像所见要点（图4-4-30～图4-4-32）

- 根据成因和发病后的时间不同，超声所见不同。
- 在急性期的假性囊肿中，坏死物质和炎性沉淀物等会引起液平面形成。
- 此外，脂肪坏死产生的脂肪酸与钙结合产生皂化物质，也可在腔内呈现反射强烈的结石样回声。
- 继发于慢性胰腺炎急性恶化的假性囊肿，具有隔膜结构，在囊肿内部经常能见到坏死物质和血液等的回声。
- 胰管狭窄和胰石等可引起胰液淤积，进而引起假性囊肿，多为单房，只要不伴感染，内部几乎为无回声。
- 确认囊肿乳头侧的胰管内有无结石和胰腺肿瘤很重要。

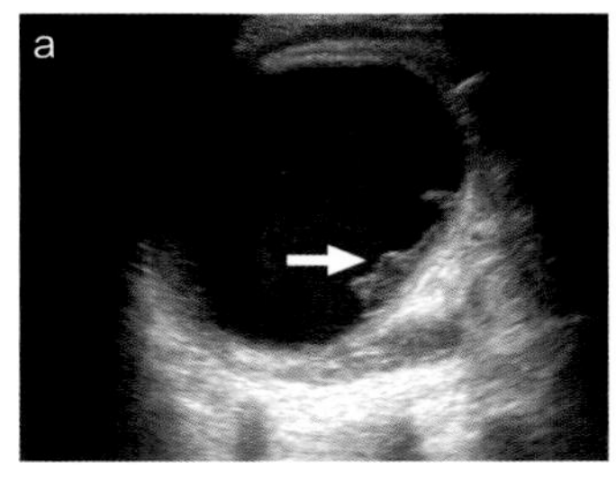
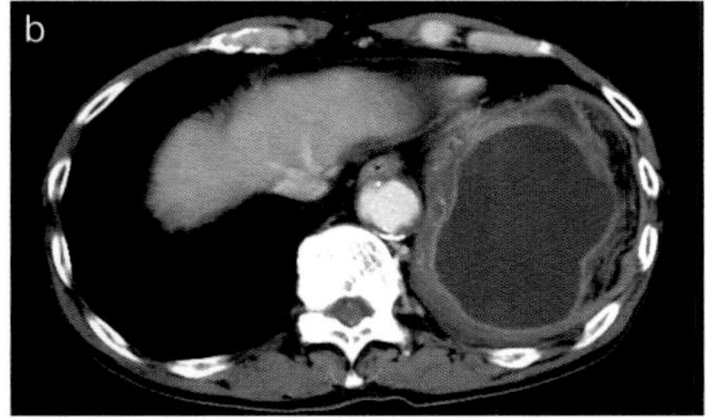

图4-4-30　急性期的假性囊肿

a：超声图像；b：CT图像。胰尾可见被膜增厚的囊性病变，箭头所示为隔膜结构，分类4

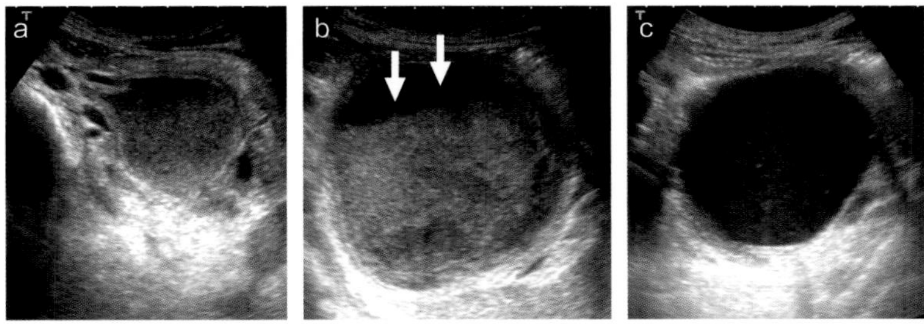

图4-4-31　内部回声变化

a：超急性期；b：急性期（箭头示液平面）；c：慢性期。检查时期不同，厚包膜囊肿的内部回声也会发生变化，分类4

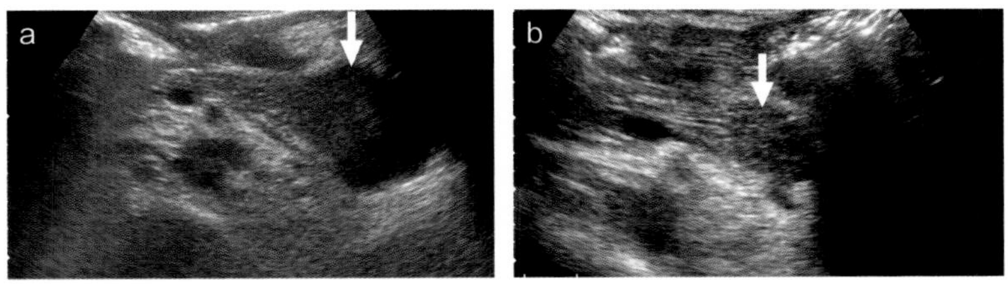

图4-4-32　胰管癌引起的假性囊肿

假性囊肿的乳头侧有轮廓不规则的实性病变（图a箭头），胰管阻塞（图b箭头），分类4

4.4.8　胰腺导管内乳头状黏液性肿瘤

A 疾病概念

1. 疾病

- 胰腺导管内乳头状黏液性肿瘤是一种呈乳头状增生的胰管内肿瘤。
- 具有产生黏液的能力。
- 病变分为主要位于主胰管的主胰管型和位于分支的分支型。
- 分支型中分支扩张，呈现“囊并囊（cyst by cyst）”的结构（图 4-4-33）。

2. 流行病学

- 好发于胰头部，特别是钩突。
- 多见于老年男性。

3. 症状

- 一般无症状。
- 可引发急性胰腺炎。

4. 血液检查

- 血液检查数据未见异常。

5. 治疗

- 主胰管型原则上适合手术。
- 伴壁内结节的分支型也适合手术。

B 超声图像所见要点（图4-4-34～图4-4-36）

- 主胰管型可见主胰管明显扩张。
- 在分支型中，分支扩张呈外凸的分叶状结构，呈“囊并囊”或“葡萄串状”的多房性囊肿（图 4-4-34）。
- 分支型中的囊肿和主胰管之间互相交通。
- 黏液性的内容物在腔内呈碎片样回声（图 4-4-35）。
- 在扩张的主胰管或分支腔内，可见高回声的乳头状隆起和壁或隔膜增厚，考虑为腺瘤和腺癌（图 4-4-36）。
- 多普勒超声可用于鉴别乳头状隆起和碎片样回声。

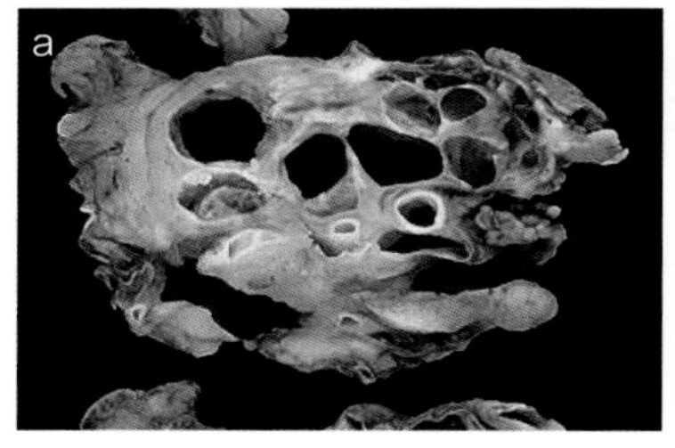

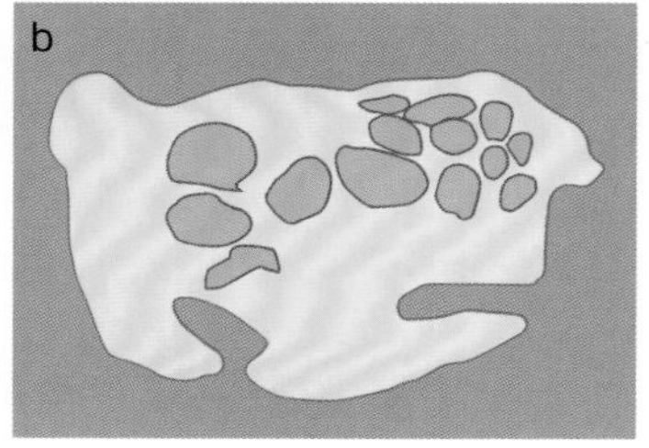

图4-4-33　标本断面图像和示意图
观察到囊肿呈葡萄串状的“囊并囊”结构

图4-4-34　葡萄串状结构
由于胰管分支的扩张，可见呈葡萄串状结构的多房性囊性病变，分类3

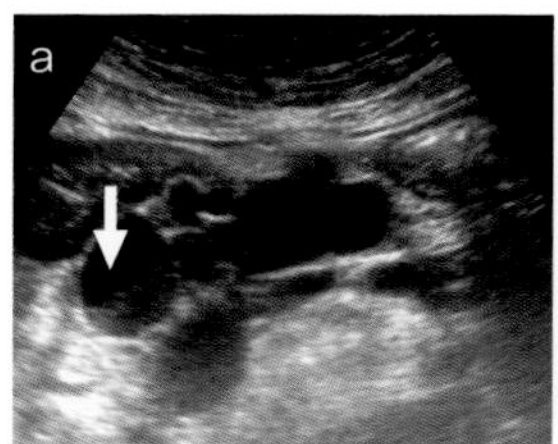

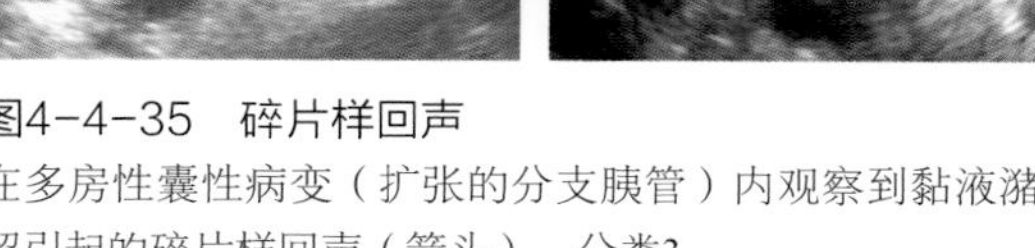

图4-4-35　碎片样回声
在多房性囊性病变（扩张的分支胰管）内观察到黏液潴留引起的碎片样回声（箭头），分类3

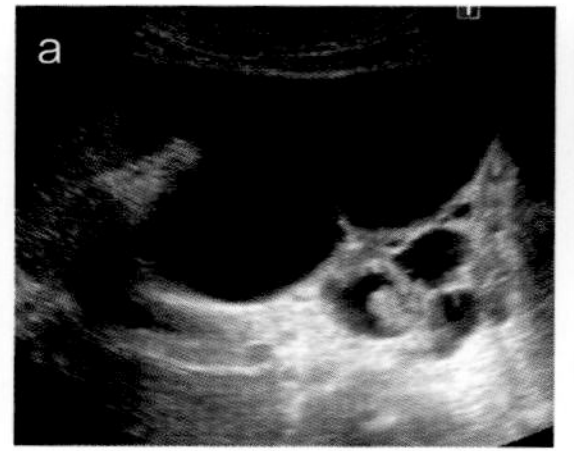

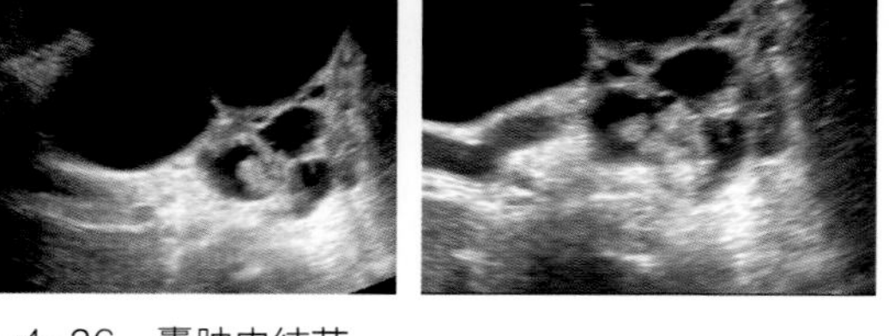

图4-4-36　囊肿内结节
多房性囊性病变（扩张的分支胰管）内可见乳头状高回声肿瘤（图b为放大图像），分类4

C 需要鉴别的疾病

- 胰腺黏液性囊性肿瘤。
- 胰腺浆液性肿瘤。
- 导管潴留囊肿。

4.4.9 黏液性囊性肿瘤

A 疾病概念

1. 疾病

- 黏液性囊性肿瘤是一种具有厚包膜的囊性肿瘤，可分为单房性和多房性。
- 具有产生黏液的能力，有癌变风险。
- 根据组织异型性分为黏液性囊腺瘤和黏液性囊腺癌。
- 囊肿呈凸向内腔的囊肿内囊肿（cyst in cyst）结构（图 4–4–37）。
- 一般与主胰管没有交通。

2. 流行病学

- 好发于中年女性，男性极少见。
- 好发于胰腺尾部。

3. 症状

- 一般无症状。
- 随着肿瘤增大，出现腹部不适等症状。

4. 血液检查

- 血液检查数据未发现异常。

5. 治疗

- 推荐进行外科切除，肿瘤不到 4 cm 且无壁内结节的高龄者除外。

B 超声图像所见要点（图4–4–38～图4–4–40）

- 呈特征性的类圆形。
- 在多房性病变中，发现大小囊肿均向腔内凸起的囊肿内囊肿结构（cyst in cyst）。
- “孤立囊肿（independent cyst）”对诊断非常有意义，有时可见黏液性内容物的碎片样回声，并观察到被分隔开的各个囊肿的内部回声的差异。
- 如果囊肿内腔出现壁结节和乳头状增生，应该考虑黏液性囊腺癌。
- 由于该肿瘤与胰管不存在交通，所以多数情况下并不伴随胰管扩张，而是有胰管受压移位。

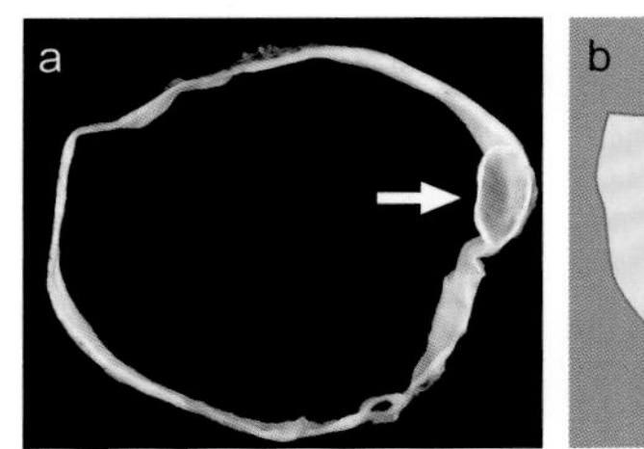

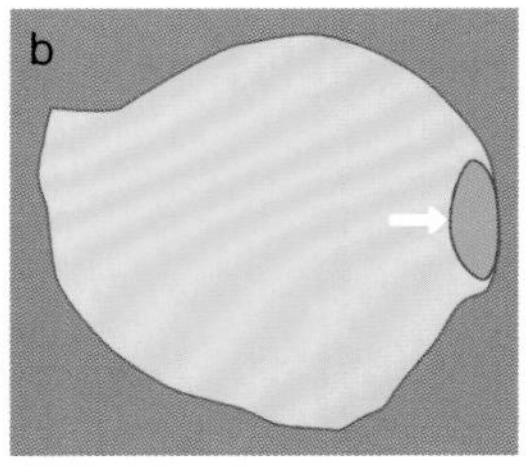

图4-4-37　标本断面图像和示意图

观察到囊肿向内腔凸起形成形成的囊肿内囊肿结构（箭头）

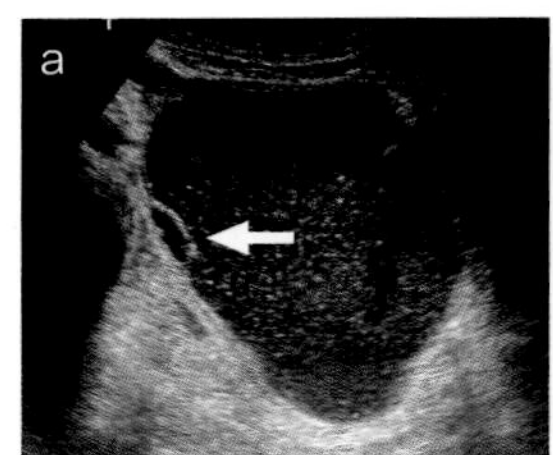

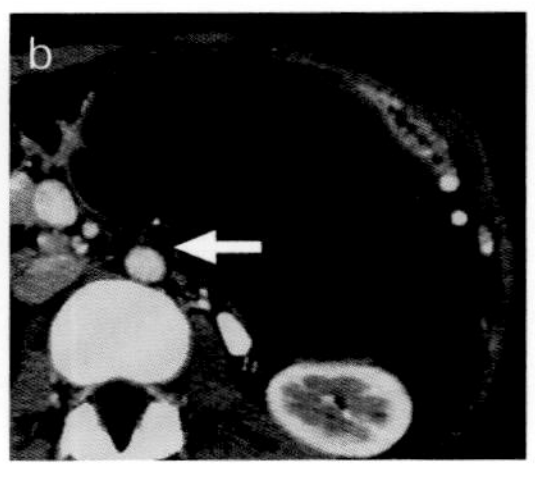

图4-4-38　囊肿内囊肿

观察到囊肿向内腔凸起形成的囊肿内囊肿结构（箭头）。分类3

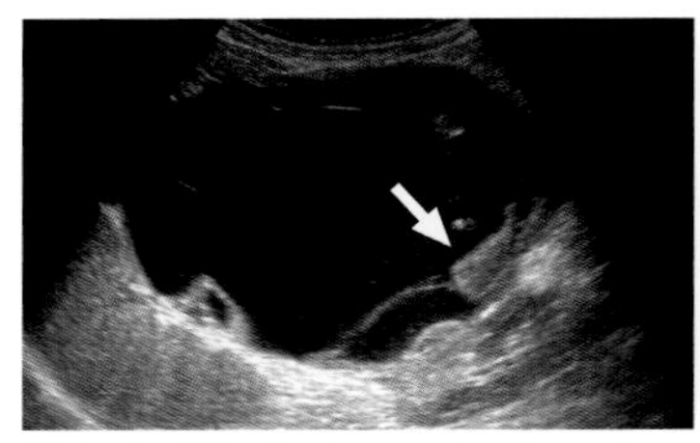
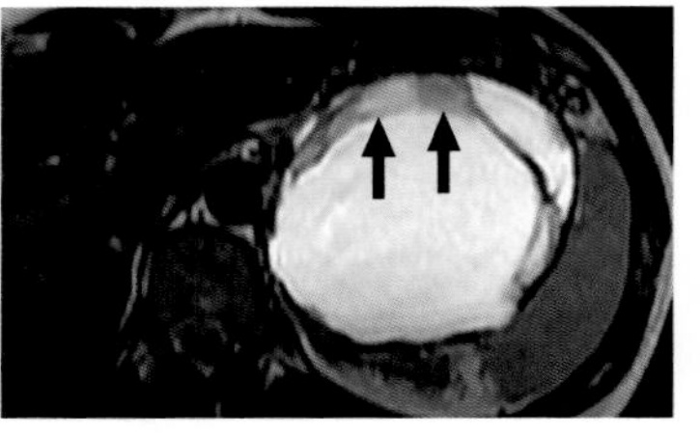

图4-4-39　independent cyst

由于各内腔没有交通，因此黏液量和出血量等不同时，内腔的性状也不同（图a、b箭头所示）

图4-4-40　囊肿内结节

囊性病变的腔内可见积存的碎片样回声和乳头状的高回声肿瘤，分类4

C 需要鉴别的疾病

- 胰腺导管内乳头状黏液性肿瘤。
- 胰腺浆液性肿瘤。
- 导管潴留囊肿。

4.4.10　胰腺浆液性肿瘤

A 疾病概念

1. 概念

- 胰腺浆液性肿瘤占比较罕见的胰外分泌性肿瘤的 1% ～ 2%。
- 是一种由壁厚度在 10 mm 以下的由小囊肿组成的多房性囊性肿瘤（图 4-4-41）。
- 腔内充满无色透明液体。
- 很少为恶性。
- 根据构成的囊肿大小，可分为：①小囊肿集簇而成的蜂巢状型；②大囊肿和小囊肿同时存在的混合型；③大囊肿型；④肉眼无法识别囊肿的实变型 4 种。

2. 流行病学

- 好发于体尾部。
- 多见于中年女性。

3. 症状

- 一般无症状。

4. 血液检查

- 血液检查数据未发现异常。
- 有时胰头部的浆液性囊肿增大，肝外胆管梗阻，会引起胆汁淤积，从而出现肝损伤。

5. 治疗

- 原则上观察即可。
- 肿瘤增大并伴有胆管梗阻等症状的患者要考虑手术。

B 超声图像所见要点（图4-4-42～图4-4-44）

- 轮廓呈外凸分叶状的多房性病变。
- 内部多具有高回声蜂巢状结构。
- 蜂巢状结构在病变中心附近可见，彩色多普勒可观察到丰富的血流信号。
- 11% ~ 40% 的患者在肿瘤的中心部位可见钙化。
- 较大的浆液性囊肿可见胰管移位和受压变窄，但较少见胰管梗阻或扩张。
- 肿瘤直径较小的病变和部位较深的病变，有时会呈现为低回声的实性肿瘤。

C 需要鉴别的疾病

- 胰腺导管内乳头状黏液性肿瘤。
- 黏液性囊性肿瘤。
- 导管潴留囊肿。

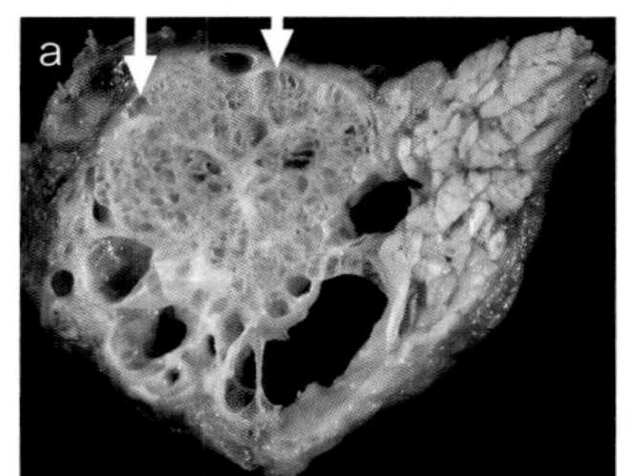

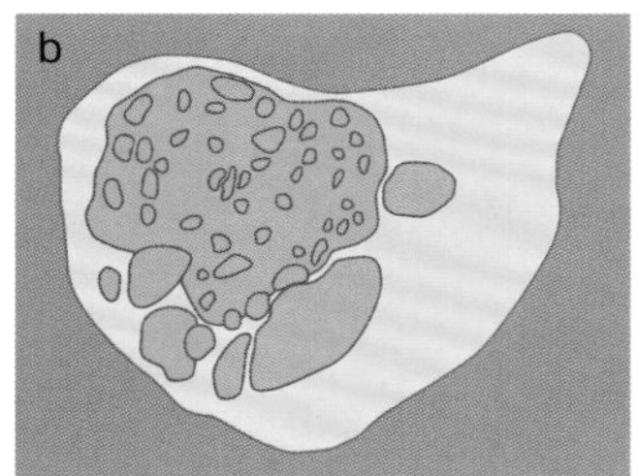

图4-4-41　标本断面图像和示意图
伴有内部小囊肿集簇的蜂巢状结构

图4-4-42　蜂巢状结构
胰头部可见有外凸轮廓的多房性囊性病变，病变中心附近有蜂巢状结构，分类4

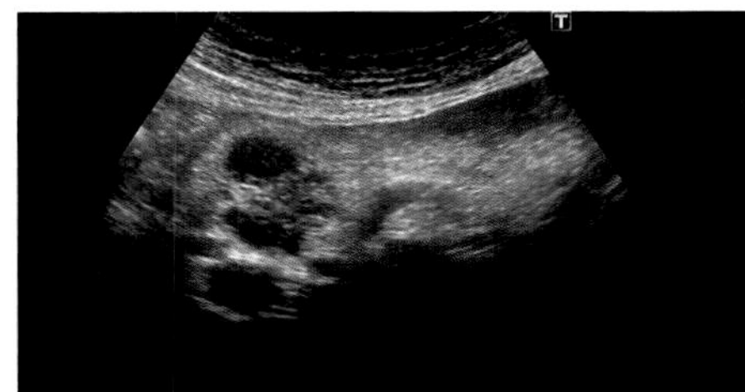

图4-4-43　蜂巢状结构
胰头部伴有蜂巢状结构的多房性囊性病变，分类4

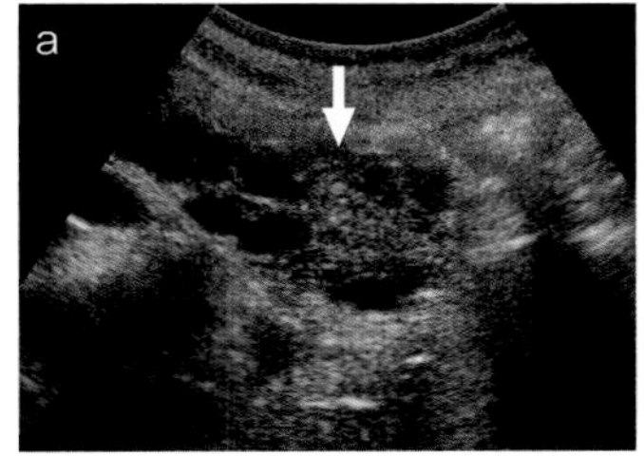

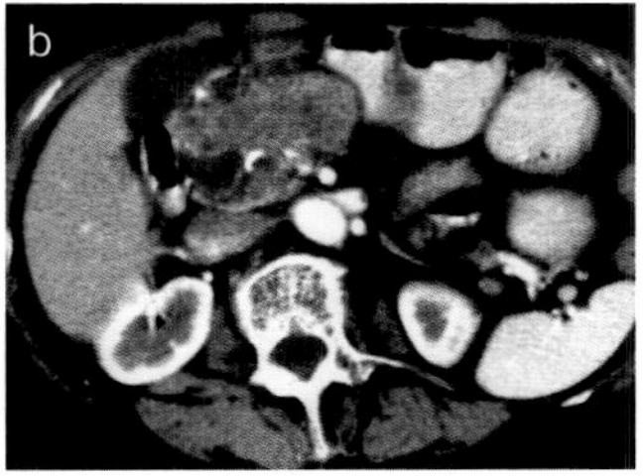

图4-4-44　蜂巢状结构
a：超声图像；b：CT图像。肿瘤内部可见蜂巢状结构，CT可见强化，分类4

4.5 肾

4.5.1 上尿路结石

A 疾病概念

1. 不同成分结石的形成原因

- 草酸结石：肾髓质中析出的草酸盐，由肾乳头排出至肾盏内，其中留在髓质内的称为钙盐沉积。肾分泌的草酸中，源自外源性的占 30%，内源性的占 70%。
- 尿酸结石继发于高尿酸血症，因尿酸结晶在肾析出而产生。
- 铸型结石是指肾盏结石连续进展至肾盂的状态，常伴有慢性尿路感染，不能期待自然排石，应积极进行碎石术。

2. 危险因素

- 饮水少，运动不足，中年男性，代谢综合征。
- 出汗多，尿易浓缩的夏季（七八月）。

3. 症状

- 腰背部和腹股沟处疼痛伴血尿，也有很多不伴肉眼血尿的腰背部痛。

4. 诊断

- 尿检可见血尿（镜下或肉眼）。
- 初诊时首选检查是超声检查，确定诊断应行平扫 CT，平扫 CT 在确诊肾漏斗部结石的连续性（铸型结石）方面的效果也比较好。

5. 治疗

- 小的输尿管结石（直径小于 5 mm）需饮水、补液等待自然排石，直径大于 5 mm 或 1 个月以上不排出的输尿管结石，应考虑体外冲击波碎石术（extracorporeal shock-wave lithotripsy，ESWL）或尿道碎石术（transurethral ureterolithotripsy，TUL）。
- 铸型结石除 ESWL、TUL 外，还可行经皮碎石术（percutaneous nephrolithotripsy，PNL）和软式输尿管镜碎石术（flexible transurethral lithotripsy，f-TUL）。

6. 预防复发

- 所有尿路结石：充足饮水，限制盐的摄入，适当运动，柠檬酸制剂。
- 草酸结石：适量摄取钙（800 mg/d 左右最佳），限制脂肪（可促进钙与草酸的结合，草酸吸收增加）摄取，限制糖（尿中钙含量增加）摄取，摄入镁制剂。
- 尿酸结石：限制嘌呤摄入，抑制尿酸生成。

B 超声图像所见要点

1. 结石

- 尿路内高回声伴声影或彩色彗星尾征，在肾窦内局部存在于与肾髓质的相接处即可诊断肾盏结石（图 4-5-1），铸型结石是从肾盏延续到肾盂的连续的结石，肾盏漏斗部结石的连续性显示不清的，需经 CT 确诊（图 4-5-2）。

2. 输尿管结石的局部诊断

- 输尿管内结石容易嵌顿的 3 个部位为肾盂输尿管移行部、与髂动脉的交叉处及输尿管口处。
- 超声检查很难追踪输尿管的全段，但至少要观察到上述容易发生结石嵌顿的部位。

3. 输尿管射流

- 如果输尿管完全阻塞持续 2 周，就会引起同侧肾不可逆的功能下降。
- 饮水或补液后观察膀胱三角区，如果彩色多普勒检查到同侧输尿管射流，则可以排除输尿管完全堵塞（图 3-5-12）。

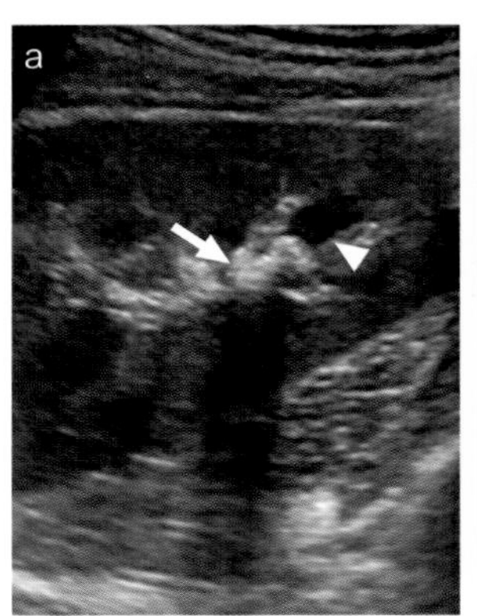

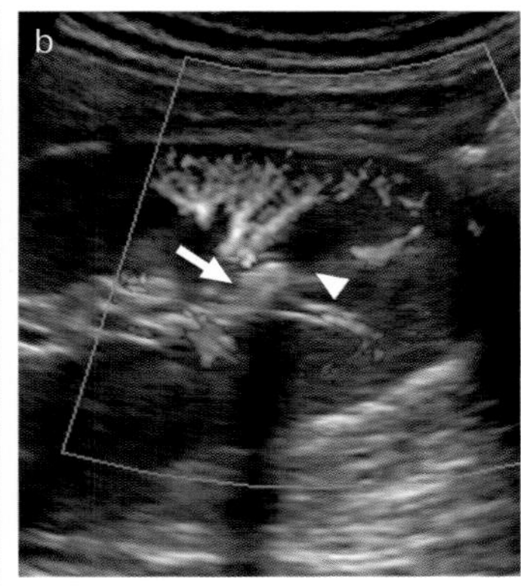

图4-5-1　肾盏结石

肾髓质沉积的钙盐从肾乳头落到肾盏内为肾盏结石（箭头）。如果能判断肾窦内与肾乳头（三角显示的低回声）相连接的位置，就可以诊断为肾盏结石，分类2

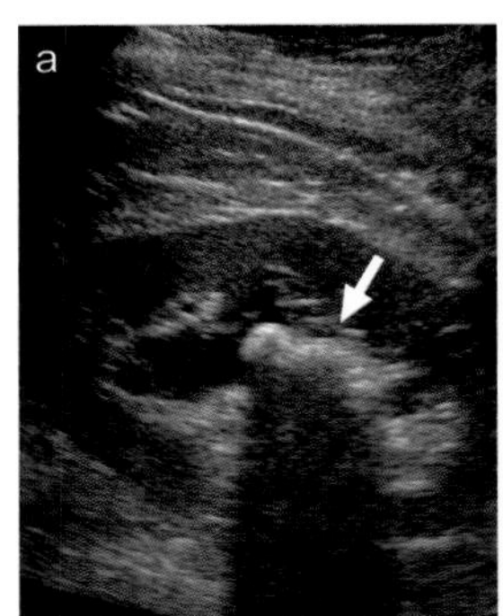

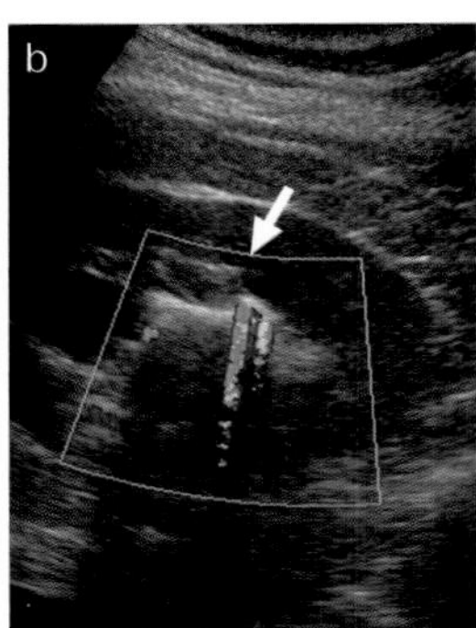

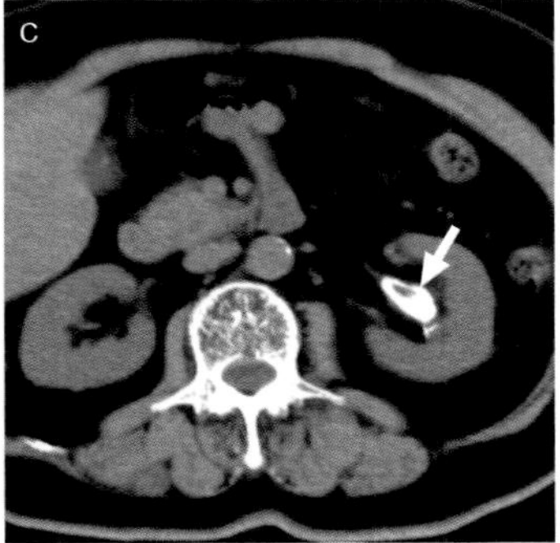

图4-5-2　铸型结石（珊瑚状结石）

从肾盂到肾盏漏斗部连接处一个肾盏内的结石（箭头），由于并发慢性尿路感染且含钙量少，单纯X线造影难以诊断，平扫CT（c）示从肾盂到部分肾盏内的钙化结石，分类2

文献

1) 名古屋市立大学大学院医学研究科腎・泌尿器科学分野：研究紹介　尿路結石研究グループ.
https://ncu-uro.jp/research/urinary_stone.php（2019年2月閲覧）

2) 公益財団法人 日本医療機能評価機構：尿路結石症診療ガイドライン2013年版.
https://minds.jcqhc.or.jp/n/med/4/med0022/G0000634/0026（2019年2月閲覧）

4.5.2 肾积水

A 疾病概念

1. 原因

- 先天尿路形态变异，结石，肿瘤，来自外部的输尿管压迫（淋巴结肿胀、腹膜后纤维化等），血液循环障碍和神经障碍（淋巴结清扫术后等，多见于盆腔部和腹膜后手术后）。

2. 危险因素

- 反复的尿路感染史、尿路结石病史、腹膜后手术后、盆腔部肿瘤。

3. 症状

- 可因患侧腰背痛和血尿而发现，但在慢性期缺乏症状。

4. 血液、尿液检查

- 肾功能（eGFR）下降，可发生血尿。

5. 治疗

- 去除原因、放置输尿管支架、行尿路改道术。

B 超声图像所见要点

1. 上极尿路扩张

- 如果不仅肾盂扩张，肾盏漏斗部也扩张，则为重度肾积水（图 4–5–3，图 4–5–4a）。

2. 尿路阻塞所见

- 狭窄 / 闭塞部位上游的尿路会出现扩张，根据扩张部位不同分别称为肾盏积水、肾积水症、肾积水・输尿管积水症。
- 仅肾盂扩张不伴肾漏斗部和输尿管扩张的，原因多为先天性输尿管变异和既往肾积水病史。
- 肾盂部分扩张或肾中心部分分离可能是由肾盂肿瘤引起，需判断肾盂内实性病变（图 4–5–14a）。

3. 查找阻塞的原因

- 沿扩张的尿路向下游追踪，查找原因（图 4–5–4b，图 4–5–5）。
- 如果观察膀胱时可以确认患侧输尿管口的喷射（间歇性的尿液喷射），即使不能确定阻塞原因，也可以排除上游尿路的完全阻塞（图 3–5–12b）。

- 超声检查中输尿管下部往往难以显示，狭窄原因不明时应考虑磁共振尿路成像（MR urography，MRU）和增强CT（图4-5-6）。

4. 尿路狭窄引起的肾萎缩

- 长期存在的肾积水会导致肾萎缩（图4-5-3b，图4-5-7）。

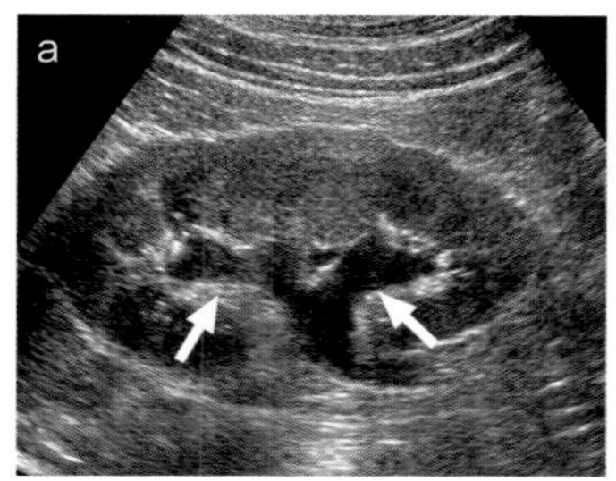

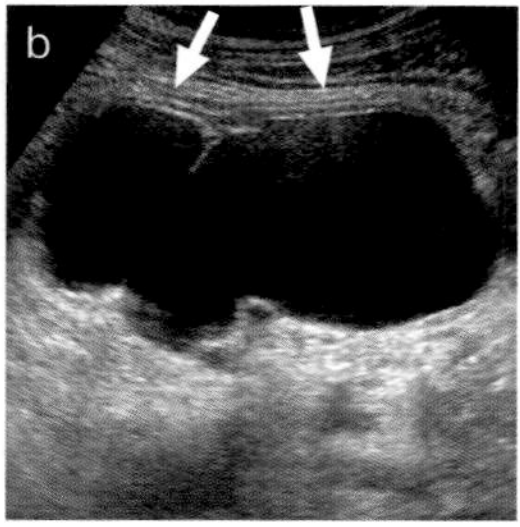

图4-5-3　肾积水
随着尿路内压的升高，可见杯状漏斗部扩张（图a箭头），长期尿路狭窄，最终导致肾实质萎缩（图b箭头），分类3

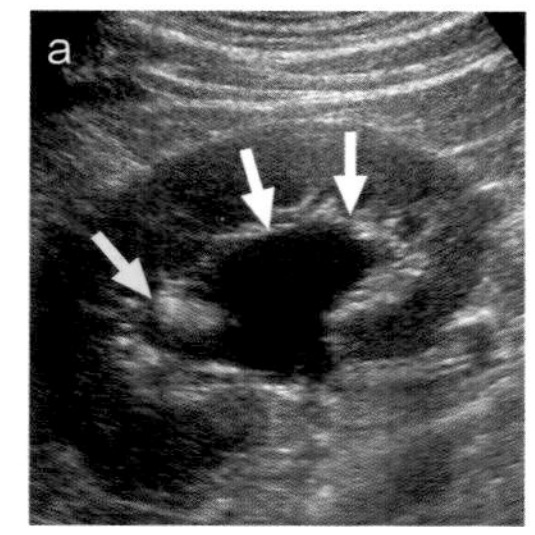

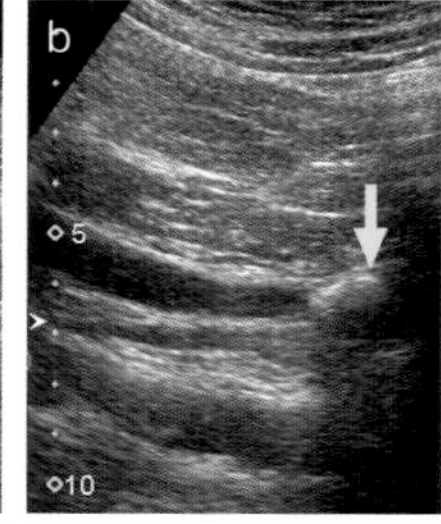

图4-5-4　髂动脉交叉处输尿管结石引起的肾积水
肾积水（箭头）和肾盂内结石（图a黄色箭头）。肾积水是由髂动脉附近的输尿管结石（图b黄色箭头）引起的，分类2

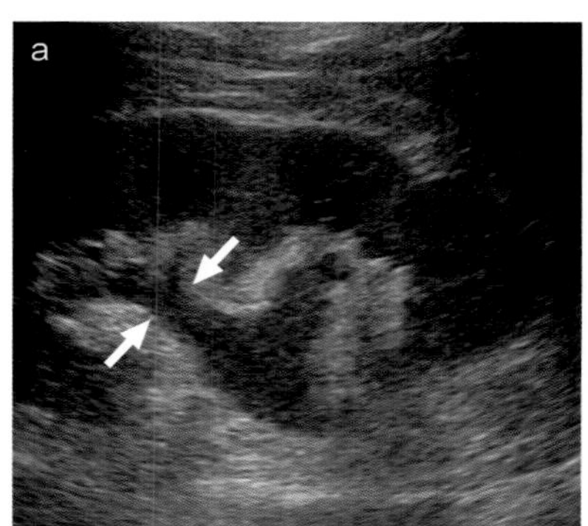

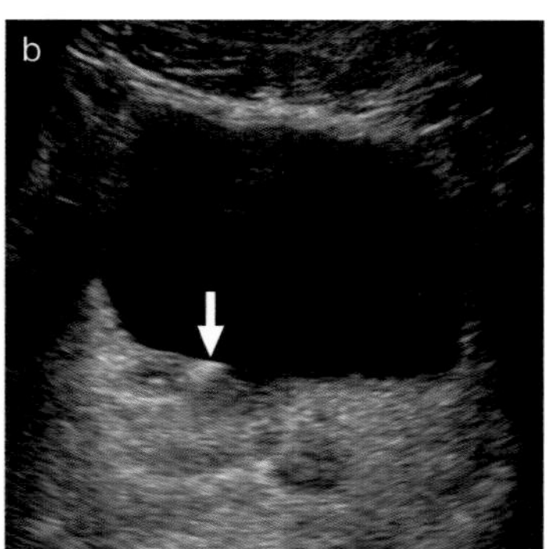

图4-5-5　输尿管口附近结石引起的肾积水
肾积水的原因是右输尿管口嵌顿结石（图b箭头），右肾盂肾盏扩张，肾盏漏斗部（图a箭头）也扩张，分类2

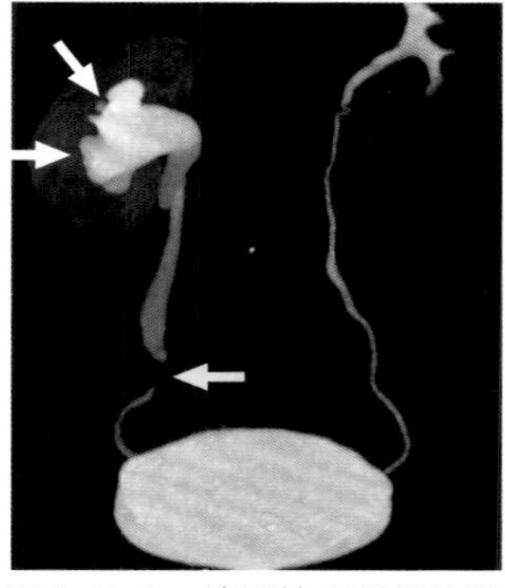

图4-5-6　输尿管癌引起的肾积水
增强CT可见右肾积水（箭头），右输尿管下部发现重度狭窄（黄色箭头）。髂动脉交叉处下方、膀胱以上的输尿管病变，超声检查大多难以显示

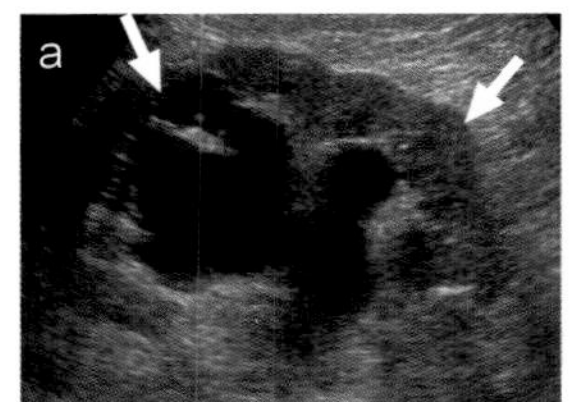

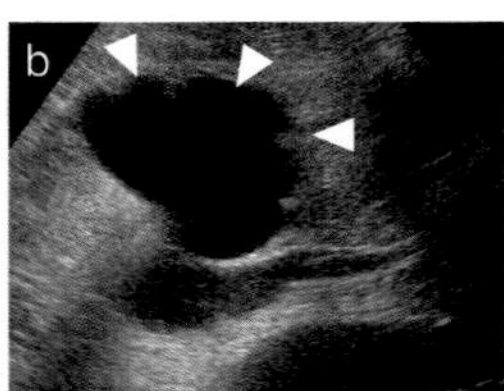

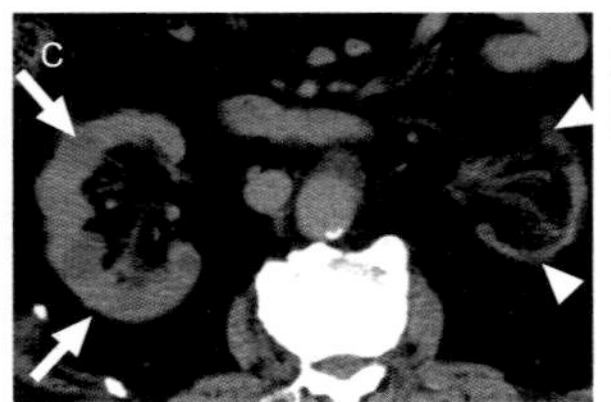

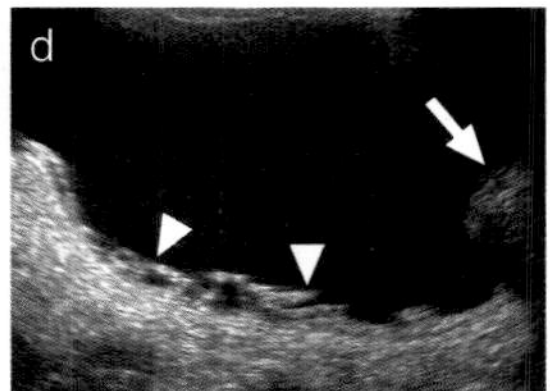

图4-5-7　前列腺肥大引起的肾积水
双侧肾肾盂肾盏扩张，a：右肾肾实质厚度没有变化（箭头）；b：左肾肾实质明显萎缩（三角），分类3；c：CT中右肾实质也没有变化（箭头），左肾实质萎缩变薄（三角）；d：膀胱超声检查发现逼尿肌肉柱形成（三角）和前列腺向膀胱内腔突出（箭头）

5. 先天性原因引起的肾积水

- 多在新生儿期或婴儿期发现。

文献

1) 坂井清英：超音波検査でわかる先天性腎尿路異常（CAKUT）の診断と治療. https://www.jstage.jst.go.jp/article/jjpn/advpub/0/advpub_rv.2017.0004/_pdf（2019年2月閲覧）

4.5.3　肾血管平滑肌脂肪瘤

A 疾病概念

1. 原因

- 除好发于结节性硬化症外，也可散在发生。

2. 症状

- 肿瘤直径超过 40 mm 时，破裂的风险较大。
- 肿瘤破裂时出现突然的腰背痛和出血性休克。

3. 血液及尿液检查

- 未见异常。

4. 并发症（破裂）的风险

- 合并结节性硬化症的患者中，肿瘤发育较快，肿瘤破裂的发生率自然也高。
- 不伴结节性硬化症，但肿瘤直径超过 40 mm 的患者，受外伤时发生破裂和自然破裂的风险也会变大。
- 通过血管造影和增强 CT，在肿瘤内部发现直径超过 6 mm 的血管的患者，破裂的风险也很大。

5. 治疗

- 可对自然破裂风险高的病变进行血管内治疗（inter ventional radiology，IVR）。
- 肿瘤破裂患者应进行血管内治疗或肾切除术。

B 超声图像所见要点

1. 高回声肿瘤

- 多呈现出略高于肾窦内回声的高回声，如果没有观察到低回声的轮廓，诊断向肾外发育的高回声患者是比较容易的。

2. 蘑菇形肾外发育

- 在向肾外形成驼峰样突起的肿瘤中，肾外部分的宽度往往大于肾实质内部分（图 4-5-8）。

3. 肿瘤直径测量存在的问题

- 肿瘤的边缘部没有低回声带，在肾外肿瘤患者中，由于肿瘤与肾周围脂肪组织间只有一层很薄的肾纤维性被膜，因此图像上见边界不清晰，很难正确测量肿瘤直径，在扫查中可通过体位变换和深呼吸来显示肿瘤的轮廓。
- 由于脂肪内的声速比水低，因此要注意避免声束轴方向的肿瘤直径被过大测量（声速差最大约 7%）。

4. 肿瘤内血管

- 在肿瘤内观察到富血性、粗大的血管患者时，为了判断破裂风险，可测量肿瘤内血管的最大直径。

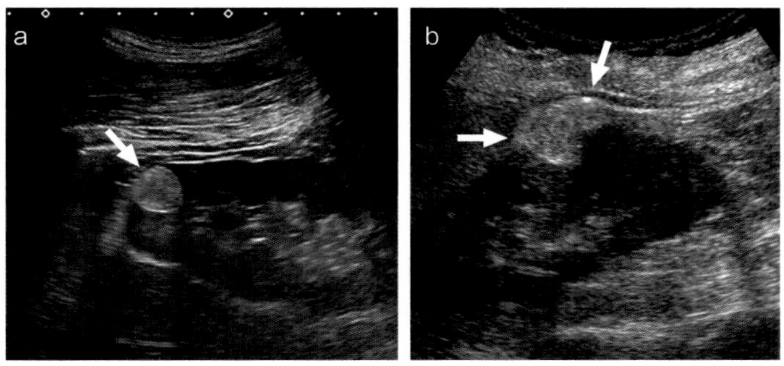

图4-5-8　2例肾血管平滑肌脂肪瘤
大多数血管平滑肌脂肪瘤的内部回声水平高于肾中心部回声（a，b），肾外发育时，肾外肿瘤的直径常较宽，呈蘑菇状（b），分类2

5. 类上皮样血管平滑肌脂肪瘤

- 类上皮样血管平滑肌脂肪瘤是血管平滑肌脂肪瘤的一种罕见的特殊分类，不含脂肪组织和异常血管，由类似上皮细胞的肿瘤细胞组成，是一种具有恶性潜能的肿瘤（远处转移较多）（图 4-5-9）。

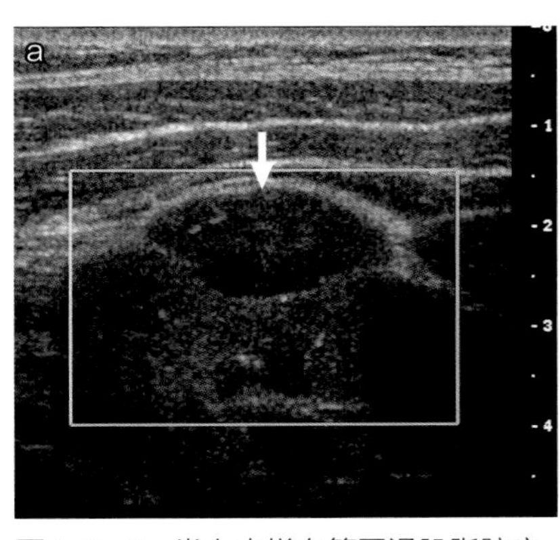

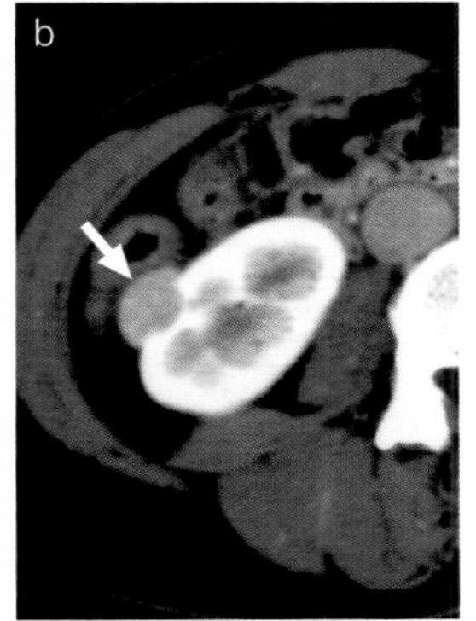

图4-5-9　类上皮样血管平滑肌脂肪瘤
不含脂肪成分，内部表现为几乎均匀的低回声，但通过彩色多普勒可发现病变内部有血流（a）。增强CT可见明显强化（b）。与普通的血管平滑肌脂肪瘤一样，呈蘑菇状，分类3

C 需要鉴别的疾病

1. 肾细胞癌

- 在普通型肾细胞癌中，交界处有低回声带（变性少的肿瘤组织或假包膜），在肿瘤的中心部位，高频探头可观察到坏死和出血引起的小囊肿结构。
- 对于变性和坏死少的乳头状肾细胞癌与肾嫌色细胞癌，可通过肾血管平滑肌脂肪瘤内部回声比肾中心部回声低来鉴别。

2. 出血性囊肿

- 囊肿内出血的亚急性期（数天后～数月后），内部回声增高，类似血管平滑肌脂肪瘤。如果有既往的图像作为参照，将首次超声检查时的图像，与几个月后病程观察中的图像对比，可确认内部回声有无变化。
- MRI 平扫有助于检出囊肿内的血液成分（图 3−5−4）。

3. 肾盏憩室

- 如果憩室内部充满结石和碎片样回声，整个憩室就会表现为高回声，在憩室内的结石和碎片样回声中看到高频率的彩色彗星尾征，有助于与血管平滑肌细胞瘤进行鉴别（图 4−5−10）。

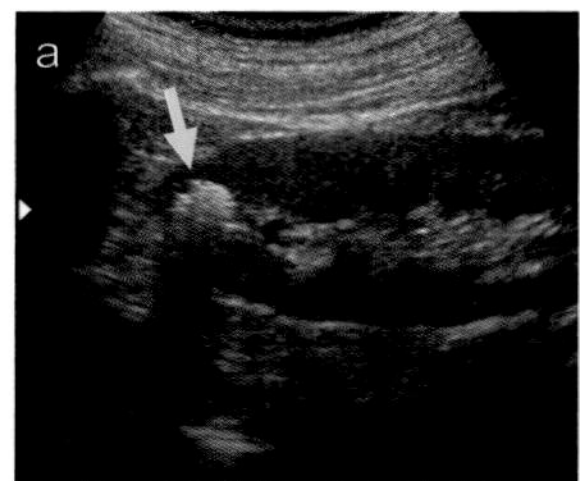

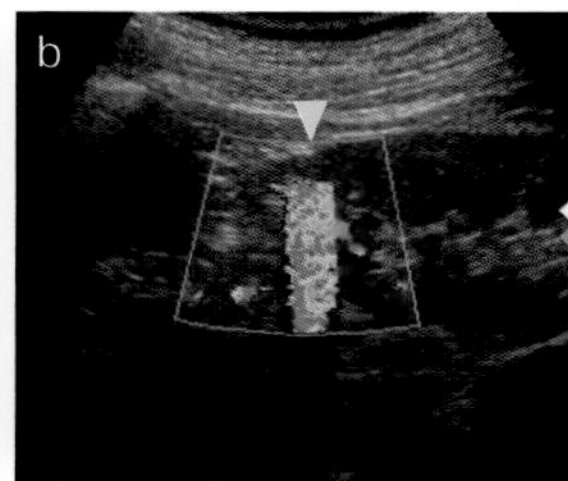

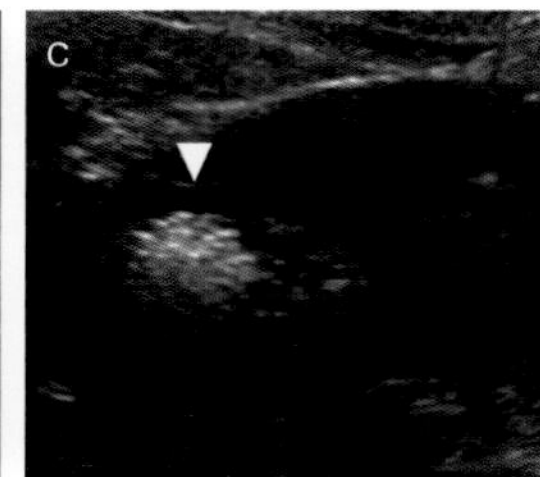

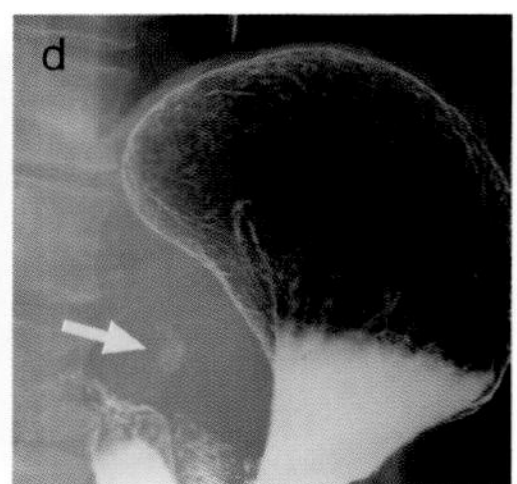

图4−5−10　充满结石的肾盏憩室

a：左肾上极可见高回声肿瘤；b：彩色多普勒可见明显的彩色彗星尾征；c：放大观察可见与高回声相连的小囊肿结构；d：参照上消化道造影，可见病变伴有钙化，分类2

文献

1) ノバルティス ファーマ株式会社：結節性硬化症.jp.
http://www.afinitor.jp/tsc/particulars/particulars05.html (2019年2月閲覧)

2) 石川哲夫ほか：類上皮血管筋脂肪腫. 泌尿紀要 58:21-24, 2012

4.5.4　肾癌（肾细胞癌）

A 疾病概念

1. 概念

- 是腹部超声筛查中发现率最高的腹部恶性肿瘤，可在 30 岁人群中发现。

2. 危险因素

- 肥胖，吸烟，老年男性，von Hippel-Lindau 病（VHL 综合征），接触有机溶剂，血液透析。

3. 症状

- 以往为血尿、腰痛、自觉腹部肿瘤 3 种症状，在超声筛查和腹部 CT 检查普及的今天，偶发性无症状的情况较多见。

4. 血液、尿液检查

- 血常规、尿常规未见异常。

5. 治疗

- 行肾切除术、部分肾切除术。
- 机器人辅助镜下手术逐渐取代开腹手术。
- 老年人和手术风险较大的患者也可选择血管内治疗和冷冻疗法。

B 超声图像所见要点

1. 肾实质有驼峰样突起

- 扫查时显示肾的全周可以减少漏诊。

2. 假包膜

- 随着肿瘤发育，被挤压的周围肾组织变性，形成低回声带。

3. 血流

- 肾细胞癌中最多见的组织学分类——透明细细胞癌，是富血供的，CFM 中可见围绕病变的丰富的肿瘤血管。
- 乳头状肾细胞癌（图 4-5-11）和肾嫌色细胞癌（图 4-5-12）中，肿瘤内的血流信号较少，小囊肿结构的出现率也较低。

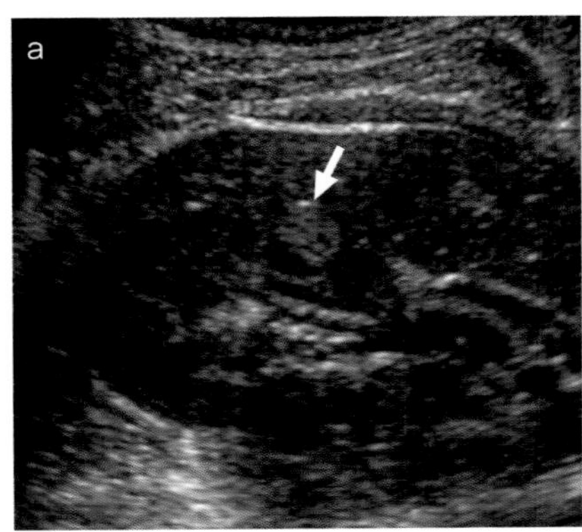

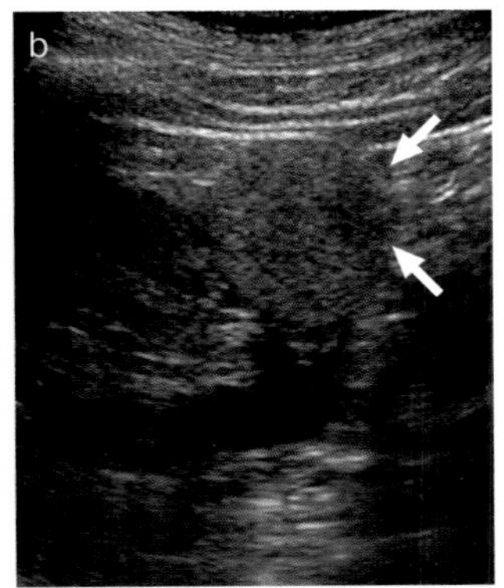

图4-5-11 2例乳头状肾细胞癌

a：小的高回声肿瘤；b：肾外形成驼峰样突起的高回声肿瘤。二者均是乳头状肾细胞癌，内部回声均匀，但比肾中心部回声低，分类4

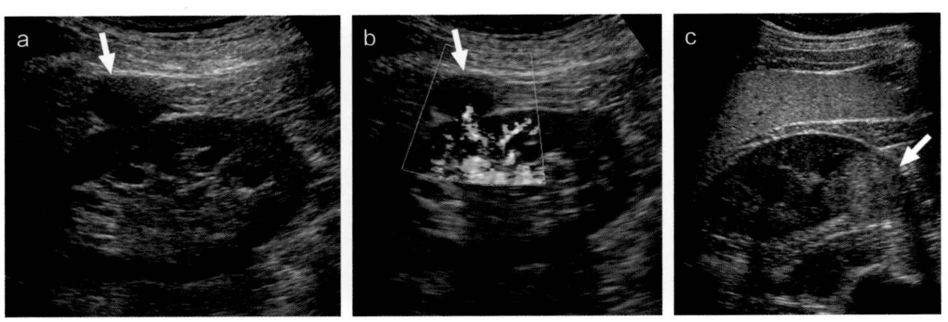

图4-5-12　2例肾嫌色细胞癌

a、b：一种向肾外发育的肿瘤，内部回声均匀，表面上似乎是囊肿，但有从肾内连续的血流；c：另一种呈相对均匀高回声的肾嫌色细胞癌。二者均为分类4

4. 增长速度快：发生在囊肿壁的肾细胞癌

- 对于普通肾癌（实性的透明细胞癌和多房性囊性肾细胞癌），在诊断时对过去的超声图像进行回顾分析，可发现直径小于 30 mm 的肾细胞癌发育缓慢。
- 发生在囊肿壁的肾细胞癌也多为透明细胞癌，但较普通肾细胞癌发育得快（图 4-5-13）。

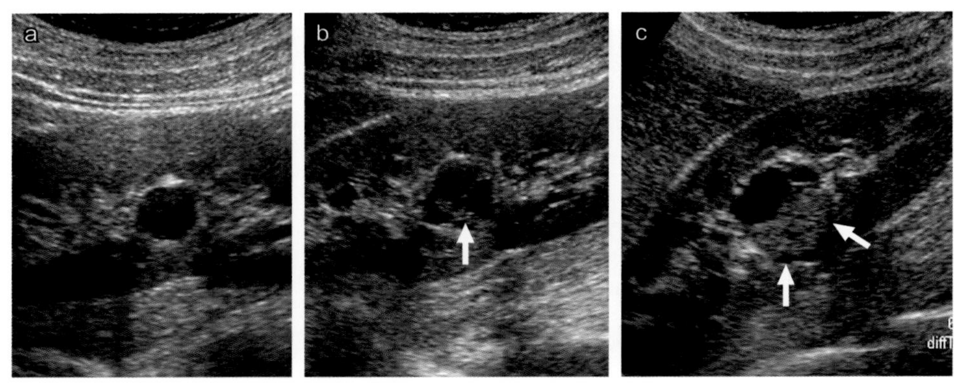

图4-5-13　发生在囊肿壁的肾细胞癌

肾窦内形成驼峰样的囊肿（a），2年后发现厚隔膜（图b箭头），再过1年后发现实性肿瘤（图c箭头）。分类4，根据图c状态确定分级为D2

C 需要鉴别的疾病

1. 分叶肾和驼峰征

- 由于都是在肾髓质外的皮质突出，如果能清晰地显示肾皮质和髓质，就很容易鉴别（图 3-5-16）。

2. 肾血管平滑肌脂肪瘤

- 在肾嫌色细胞癌和部分乳头状肾细胞癌中，坏死和出血较少，内部可呈均匀高回声，但大多数患者的肿瘤回声水平低于肾中心部的回声（图 4-5-11，图 4-5-12）。
- 类上皮样血管平滑肌脂肪瘤的内部回声低，难以与肾嫌色细胞癌和较小的透明细胞癌相鉴别。如果发现蘑菇状的肿瘤，可作为参考，以资鉴别（图 4-5-9）。

3. 肾囊肿（复杂性囊肿）

- 参见前述“增长速度快：发生在囊肿壁的肾细胞癌”（图 4-5-13）。

文献

1）日本癌治療学会：腎がん診療ガイドライン．http://jsco-cpg.jp/guideline/10.html（2019年2月閲覧）

4.5.5 肾盂癌（尿路上皮癌）

A 疾病概念

1. 原因和危险因素

- 吸烟，长期服用非那西汀（现已停售），既往尿路上皮癌病史（尿路内新发或复发）。

2. 症状

- 无症状血尿（不伴有腹痛或腰痛的肉眼血尿）。

3. 血液、尿液检查

- 往往因无症状血尿被发现。
- 增强 CT 和膀胱镜可以确定病变部位。

4. 治疗

- 肾盂癌、输尿管癌：单侧肾输尿管切除术。
- 膀胱癌：经尿道肿瘤切除术（transurethral resection of the bladder tumor，TUR-Bt），膀胱内药物注入，膀胱切除术。

B 超声图像所见要点

1. 肾窦内肿瘤图像

- 超声检查容易发现隆起型尿路上皮癌（图 4-5-14，图 4-5-15）。

2. 肾盏扩张

- 沿扩张的肾盏向肾盂追踪，易发现肾盂癌。

3. 平坦型尿路上皮癌

- 没有形成肿瘤，多是通过尿细胞学确认诊断，而非超声检查。

4. 与肾窦脂肪瘤样病鉴别

- 肾窦脂肪瘤样病指肾窦内脂肪组织增加，老年人多见（图 4-5-16）。
- 在回声减低的肾窦内，如果能确认无回声的肾盂肾盏，就可以排除肾盂癌诊断（图 4-5-17a）。

C 需要鉴别的疾病

1. 肾盂扩张

- 有输尿管和膀胱通过受阻的既往史，仅肾盂有扩张残留的状态。在尿路上皮癌中，不仅仅是肾盂，肾漏斗部也多有扩张，肾盂扩张时应向下游追踪扩张的尿路，查找扩张的原因。

2. 肾盂旁囊肿

- 由于肾窦内压降低，肾窦内淋巴管呈囊状扩张，与尿路没有交通，这一点与尿路上皮癌中常见的肾积水不同。

3. 肾窦脂肪瘤病

- 是肾窦内压降低引起的窦内脂肪增生，可见肾盂肾盏或区域肾动脉在回声减低的脂肪组织内穿行，这一点与肾盂癌相鉴别。

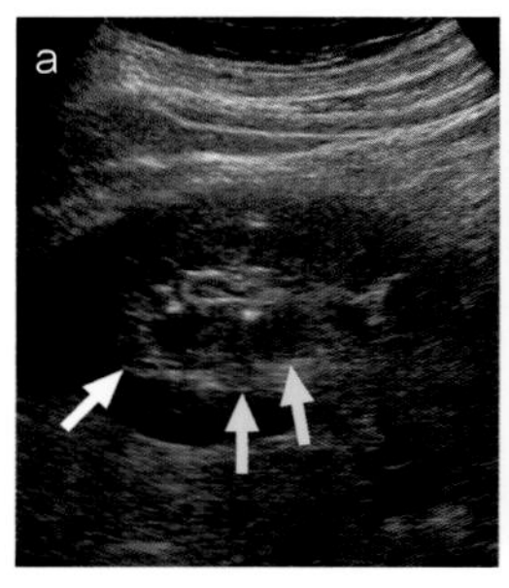

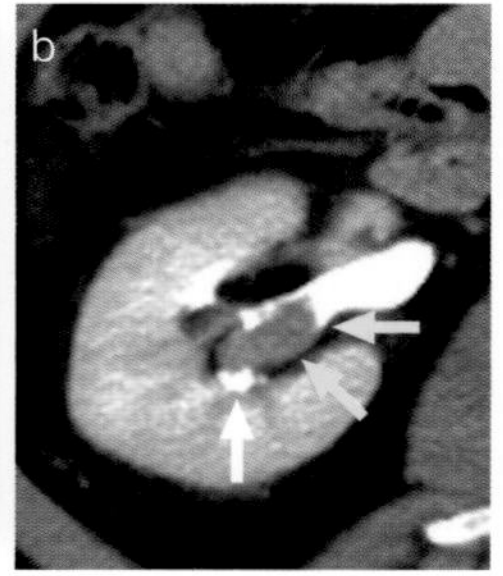

图4-5-14　肾盂癌
发现肾中心部回声分离，肿瘤呈实性（图a黄色箭头），增强CT显示肾盂内清晰的肿块（图b黄色箭头），扩张的肾盏（白色箭头）呈无回声，分类4

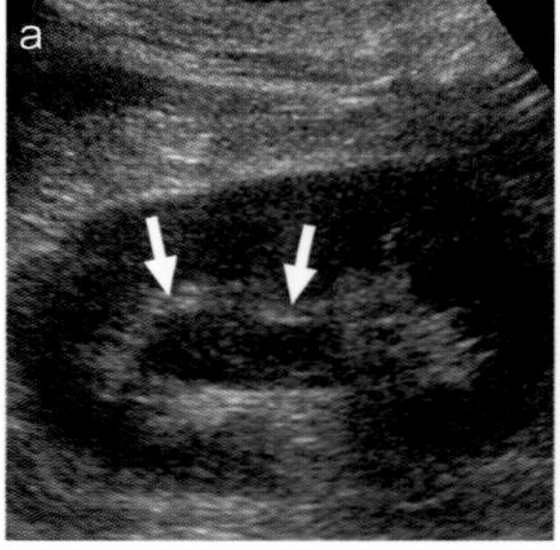

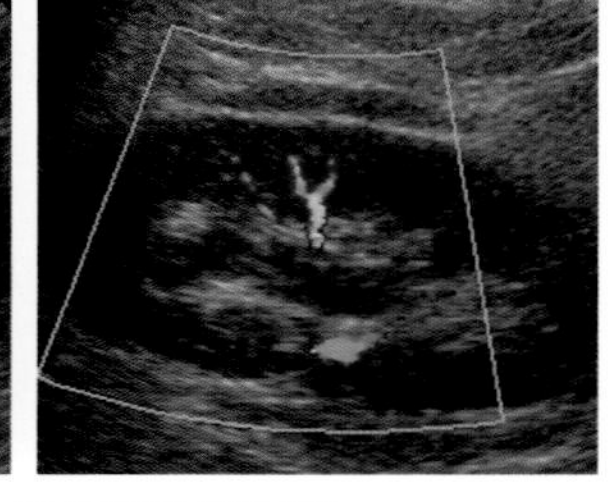

图4-5-15　肾盂癌显示相对均匀的内部回声
a：左肾窦上极至中部可见中心部回声分离（箭头）；b：局限于肾窦内的肾盂癌内部几乎没有血流信号，分类4

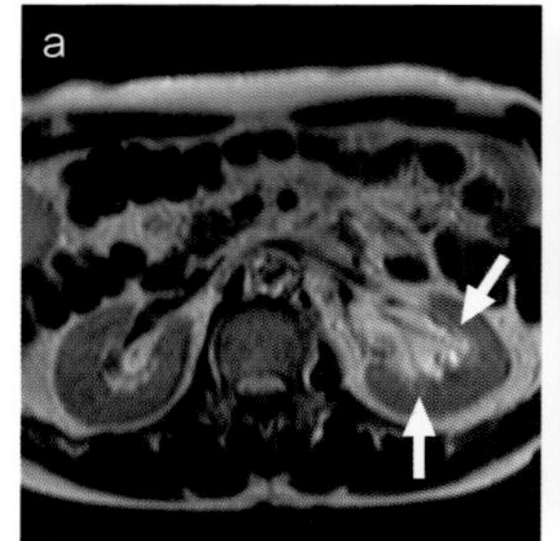

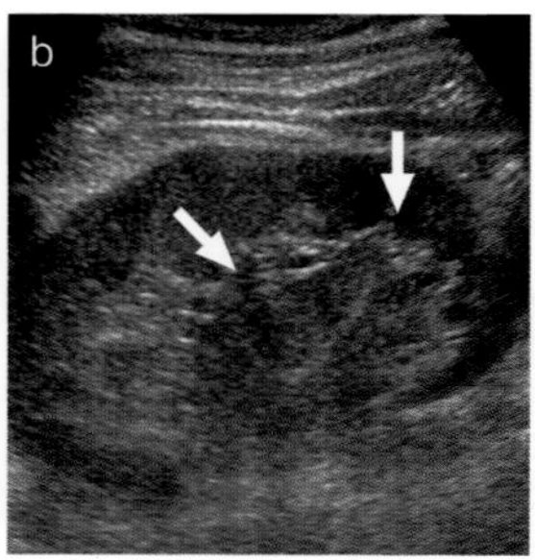

图4-5-16　肾窦脂肪瘤样病
肾窦内脂肪组织增生（a），导致肾中心部回声水平相对均匀地减低（b）

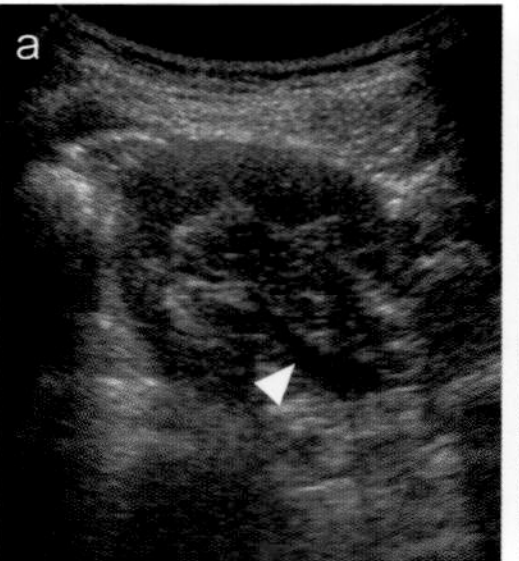

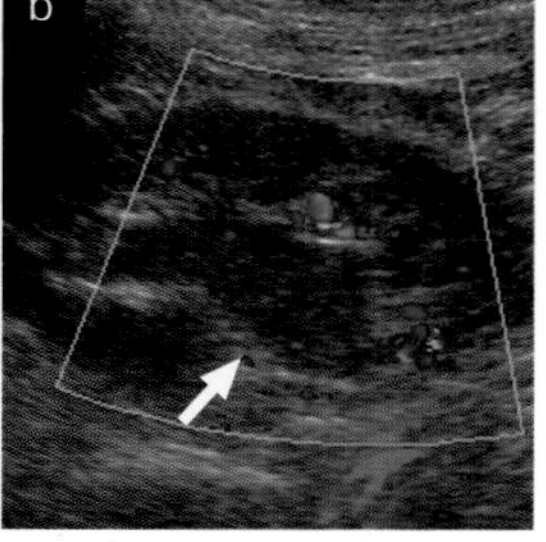

图4-5-17　肾窦脂肪瘤样病和肾盂癌的鉴别
在肾窦脂肪瘤样病中，在占肾窦大部分的低回声脂肪组织内可见无回声的肾盂和肾盏（图a三角）；而在肾盂癌中，肿瘤在肾盂肾盏内扩散（图b箭头），肾窦内的血管被挤压向周围

文献

1) 日本癌治療学会：腎盂・尿管がん診療ガイドライン.
http://www.jsco-cpg.jp/guideline/27.html (2019年2月閲覧)

4.5.6 肾囊肿

A 疾病概念

1. 原因

- 皮质囊肿随年龄增长而增多、增大。
- 肾盏憩室分为先天性和后天性两类。
- 肾盂旁囊肿随着年龄的增长而出现，一般认为是伴随肾窦内压降低产生的淋巴液潴留。

2. 症状

- 几乎无症状，但囊肿感染时多引起发热。
- 肾盏憩室内腔有可能产生结石，并引起血尿，较罕见。

B 超声图像所见要点

1. 局部和形状

- 皮质囊肿产生于实质内，呈圆形（类圆形）或分叶形，边界清晰、无回声（图 4-5-18），发育于实质外时呈外凸状态。
- 肾盏憩室也位于实质内，伴有多个隔膜，憩室内易伴有碎片样回声和结石（图 3-5-7）。
- 肾盂旁囊肿位于肾窦内，在短轴截面上常偏向于肾窦前侧或后侧（图 3-5-6b）。

2. 复杂性囊肿

- 复杂性囊肿指伴有碎片样回声、隔膜、壁结节等的实质来源的囊肿。
- 复杂性囊肿中还包含囊肿内产生的恶性肿瘤（或呈囊肿结构的恶性肿瘤），鉴别时使用 Bosniak 分类（图 4-5-19，表 4-12）。

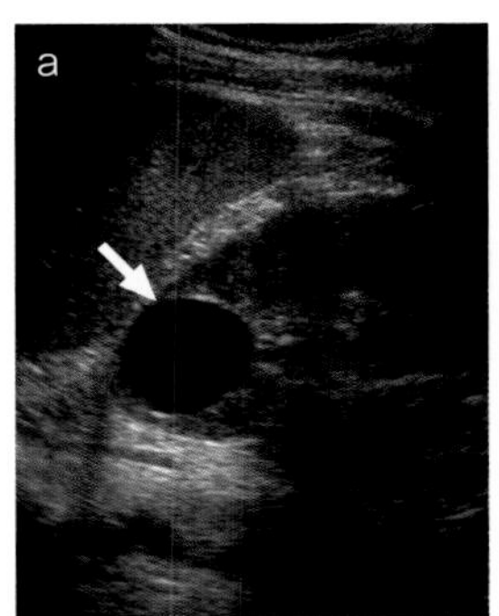

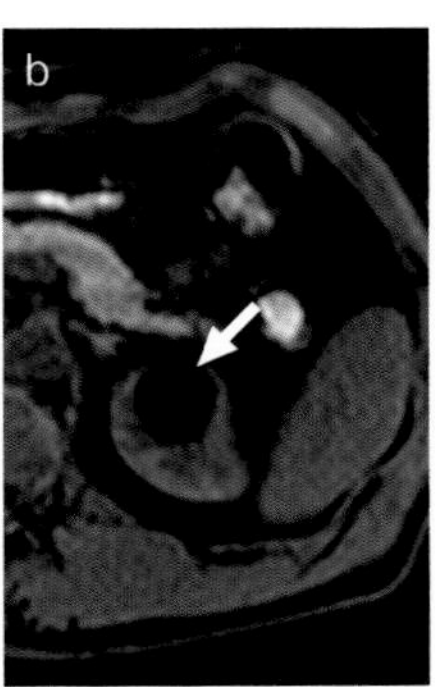

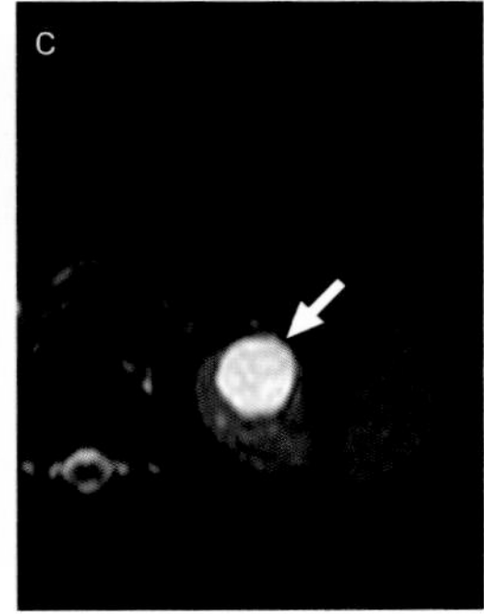

图4-5-18 肾皮质囊肿（单纯性囊肿）

a：超声表现为内部无回声的圆形（类圆形）病变；b：MRI的T_1加权像表现为内部低信号；c：MRI的T_2加权像表现为内部高信号的典型单纯性囊肿。分类2

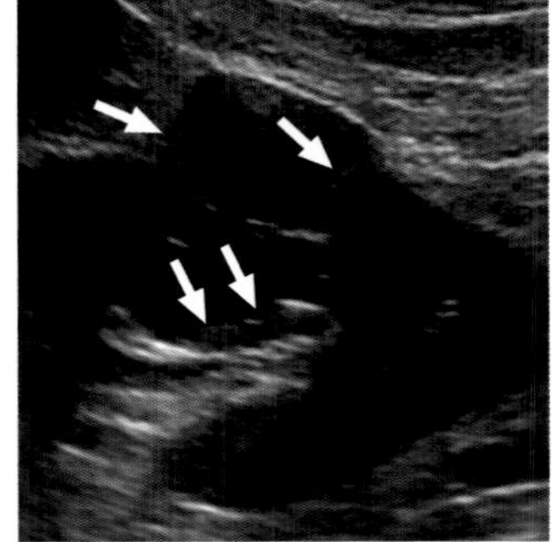

图4-5-19 Bosniak 分类Ⅲ的复杂性囊肿

多房性囊肿的壁局部增厚（箭头）。增强CT显示为Bosniak分类ⅡF，选择继续观察

表4-12 复杂性囊肿的Bosniak分类：超声

分类	图像所见	判定
Ⅰ	单个囊肿，薄壁，内容物无回声（单纯性囊肿）	良性
Ⅱ	不超过 2 个薄分隔，少量钙化，含有碎片样回声的不超过 30 mm 的囊肿	大部分为良性
Ⅱ F	3 个以上薄分隔，少量血流信号，30 mm 以上的囊肿，包括碎片样回声	恶性可能性低，但需观察
Ⅲ	分隔不规则，囊肿壁厚，血流信号明显，粗大的钙化灶	可能为恶性
Ⅳ	从囊壁或分隔隆起 / 浸润的壁结节	大部分为恶性

注：引自文献 1）。

文献

1）日本泌尿器科学会ほか編：腎癌取扱い規約．第4版．金原出版．東京．2011

4.5.7 多发性肾囊肿

A 疾病概念

1. 原因

- 多发性肾囊肿是一种遗传性疾病，在成人中发现的称为常染色体显性遗传多囊肿肾病。

2. 症状

- 血尿、蛋白尿，伴随缓慢地肾肿大，产生侧腹痛、背痛、腹胀感。

3. 血液、尿液检查

- 血肌酐呈高值，BUN 呈高值，蛋白尿。

4. 治疗

- 有抑制肾容积增大的药物（托伐普坦），但没有防止肾衰竭的药物。
- 40 岁左右容易发生高血压和血管性疾病，50 岁后一半以上会发生肾衰竭。

5. 鉴别诊断

- 与长期血液透析后产生的多囊性萎缩肾是完全不同的疾病。

B 超声图像所见要点

1. 双肾密集多发的囊肿

- 在中老年患者中，囊肿与囊肿之间几乎观察不到正常的肾实质（图 4-5-20）。

2. 两侧肾肿大

- 年轻患者的肾肿大不明显（图 4-5-21），中、高龄患者随着囊肿的生长，肾容积也缓慢增大，导致双侧肾肿大（图 4-5-20）。

3. 碎片样回声

- 有时在部分囊肿内可见碎片样回声，多为囊肿内出血（图 4-5-20）。

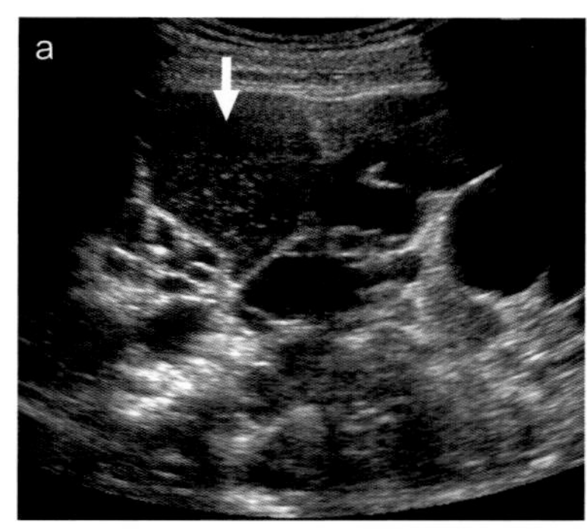

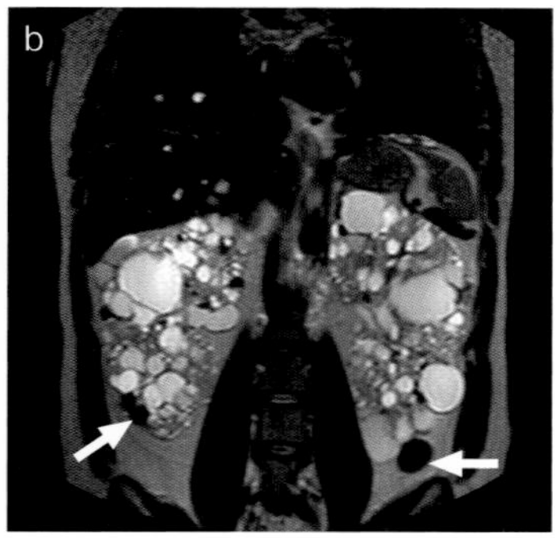

图4-5-20　常染色体显性遗传多囊肾病患者，60岁
超声显示肾上有大小不一的囊性病变，部分囊肿内有碎片样回声（图a箭头）。在囊肿和囊肿之间几乎观察不到肾实质，MRI显示部分囊肿为含含铁血黄素的出血性囊肿（图b箭头），分类3

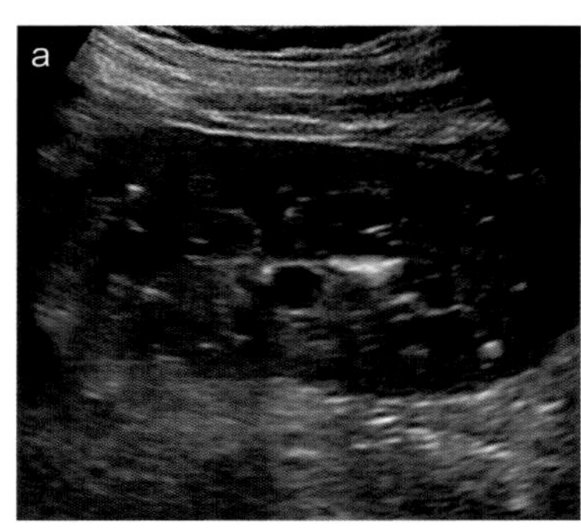

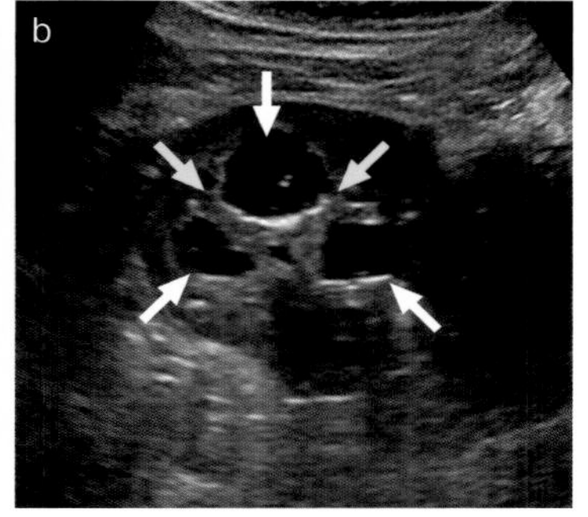

图4-5-21　常染色体显性遗传多囊肾病患者，20岁
双肾见多发性囊肿，多数囊肿内可见呈高回声的碎片样回声，本例囊肿（箭头）间可见肾实质（黄色箭头），分类3。a：长轴像；b：短轴像

文献

1) 難病情報センター：多発性囊胞腎．http://www.nanbyou.or.jp/entry/295（2019年2月閲覧）

4.5.8　多囊性萎缩肾

A 疾病概念

1. 病因

- 开始血液透析后，肾的尿生成量极度减少，在肾萎缩的同时，由于间质纤维化、肾小管狭窄，经常形成多发性的囊肿（图 4-5-22），称为多囊性萎缩肾，可进展为肾癌（透析肾癌）。

B 超声图像所见要点

- 肾实质萎缩，回声增强，与肾周围脂肪组织分界不清。
- 透析肾癌与普通肾癌不同，肿瘤与肾实质交界处不伴有低回声假包膜，内部也无小囊肿结构，内部血流也不明显。

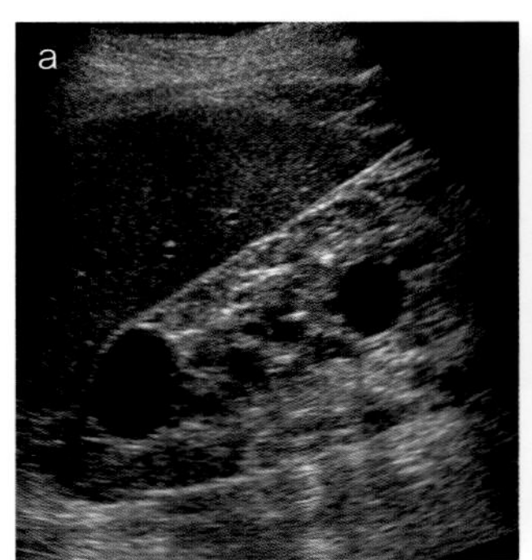

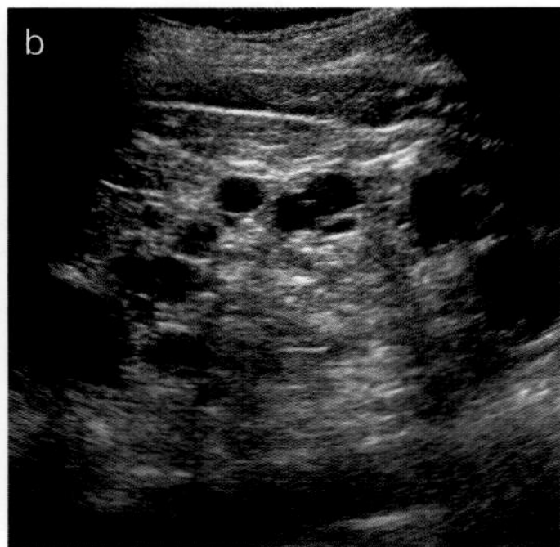

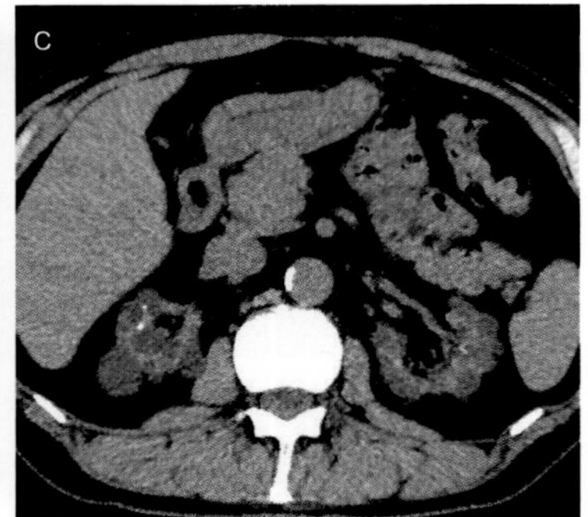

图4-5-22 多囊性萎缩肾（透析肾囊肿）

a：右肾超声图像；b：左肾超声图像；c：CT平扫图像。血液透析后产生的伴有多发性囊肿的萎缩肾，这些囊肿常常可进展为透析肾癌，分类3

文献

1) 石川　勲：透析患者と腎癌．透析会誌 47：589-598，2014
https://www.jstage.jst.go.jp/article/jsdt/47/10/47_589/_pdf（2019年2月閲覧）

2) 日本超音波医学会：透析腎癌の超音波鑑別診断.
https://www.jsum.or.jp/committee/diagnostic/pdf/touseki_40-6.pdf（2019年2月閲覧）

4.6 脾

4.6.1 脾肿大

A 疾病概念

- 脾是淋巴系统器官，也可作为血液池。任何原因引起的脾的弥漫性肿大都称为脾肿大。

1. 原因

- 脾肿大的原因有两种，一种是由淤血引起的血液池增大，另一种是骨髓、淋巴的增殖以及代谢异常引起的淋巴系统器官的增生。

2. 明显的肿大

- 在门静脉高压和溶血性脾肿大中，脾的长径很少超过 150 mm；在长径超过 150 mm 的脾肿大中，白血病和恶性淋巴瘤的肿瘤细胞的弥漫性浸润较多见（图 4-6-1，图 3-6-6）。

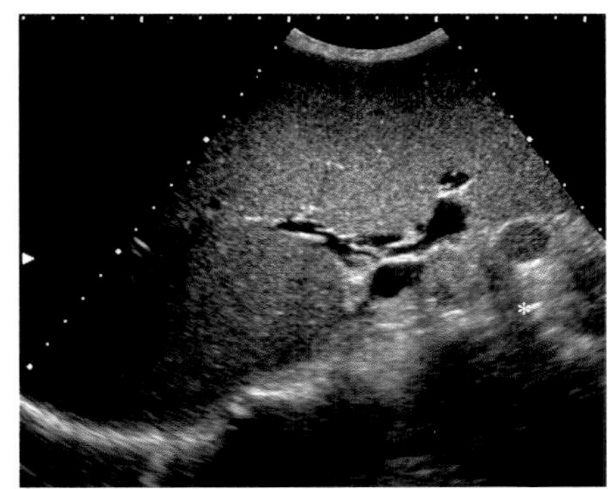

图4-6-1　明显的脾肿大

长径超过180 mm的明显的肿大。在门静脉高压症引起的脾肿大中，长径超过150 mm的情况很少见，本例为骨髓增生异常综合征（被认为是白血病前状态），分类3。＊— 副脾

3. 血液检查

- 红细胞计数、白细胞计数、血小板计数、胆红素等肝功能检查、C 反应蛋白等有助于查找病因。

4. 治疗

- 脾肿大引起腹部症状的情况很少，要优先治疗病因。

B 超声图像所见要点

1. 不伴肿瘤的脾肿大

- 常见于门静脉高压症、溶血性黄疸、骨髓增生性疾病等。

2. 鉴别诊断

- 仅靠超声图像鉴别诊断脾肿大是很困难的，还要结合病史、血液检查结果和肝功能检查结果。

文献

1) 国立がん研究センター：がん情報サービス，慢性骨髄性白血病.
https://ganjoho.jp/public/cancer/CML/index.html (2019 年 2 月閲覧)

4.6.2 脾肿瘤

A 疾病概念 超声图像所见要点

1. 肿瘤性病变

- 内部回声无移动性的局限性病变为实性肿瘤，有内部回声但在体位变换时内部回声可移动的是囊性肿瘤（复杂性囊肿）。

2. 鉴别诊断

- 脾实性肿瘤的鉴别诊断往往很困难，即使使用增强 CT 和 MRI 也很难鉴别，治疗方案多以有无随时间增大来决定。

B 需要鉴别的疾病

1. 良性肿瘤性病变及交界性病变

- 血管瘤（图 3−6−2）。
- 错构瘤（图 3−6−3）。
- 淋巴管瘤（图 3−6−5）。
- 血肿（图 4−6−2）。
- 陈旧性肉芽肿。
- Gamna-Gandy 结节（图 4−6−3）。
- 畸胎瘤。
- 炎性假瘤（图 4−6−4）。
- 结节。
- 硬纤维瘤。

2. 恶性肿瘤

- 恶性淋巴瘤（图 4−6−5，图 3−6−6）。
- 转移性肿瘤。

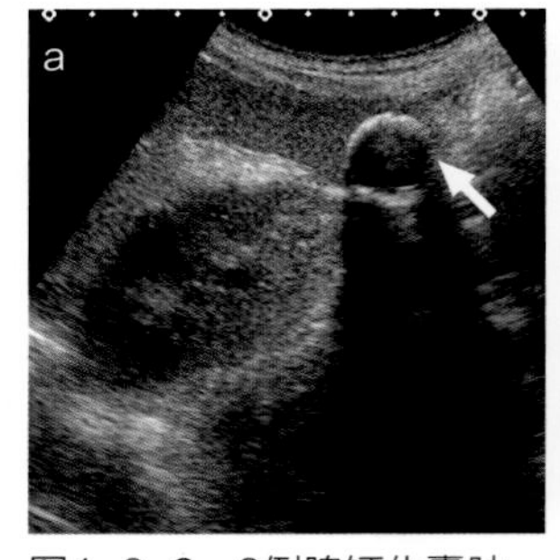

图4−6−2 2例脾钙化囊肿

脾囊肿壁可见环形高回声，伴后方回声衰减，在数年观察期间形状未见变化，考虑是陈旧性出血性囊肿，分类2

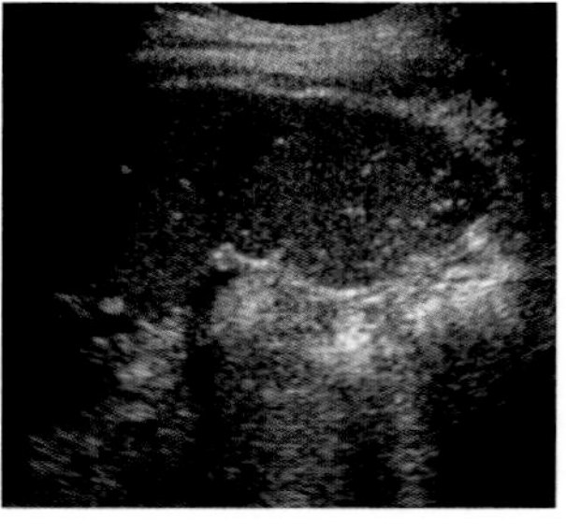

图4−6−3 Gamna−Gandy 结节

门静脉高压症中出现的多发性高回声小结节，高回声考虑是小出血和含铁血黄素沉积所致，分类3

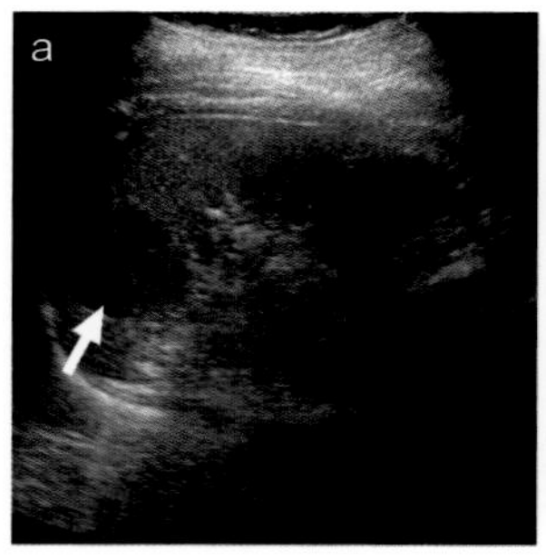

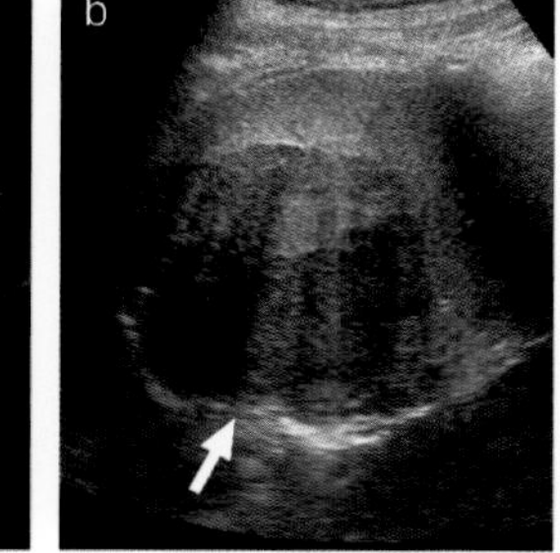

图4−6−4 脾炎性假瘤

a：脾上缘附近可见直径40 mm的均匀低回声肿瘤；b：3年后直径增大到80 mm，内部回声变得不均匀。分类4

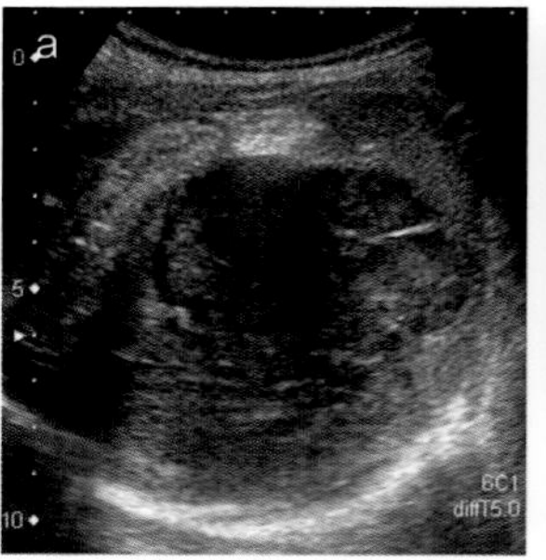

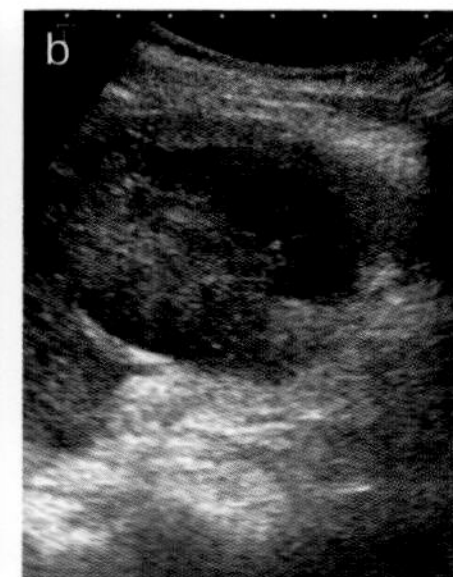

图4−6−5 脾原发恶性淋巴瘤

脾的实性肿瘤有血管瘤、错构瘤、炎性假瘤、转移性肿瘤等，原发恶性肿瘤以恶性淋巴瘤多见。分类4

文献

1）直島武夫ほか：Gandy-Gamnaの結節の再検討．日本網内系学会会誌32：137-146，1992

4.6.3　副脾

A 疾病概念

1. 概念

- 常存在于健康者中，多发的副脾并不罕见，有脾肿大时，副脾也会增大。

2. 局部部位

- 脾门部、脾下缘附近较多见，少见于脾上缘和左肾的肾旁前间隙内，左肾下极下方不可见。

B 超声图像所见要点

1. 超声所见

- 多为类圆形、豆形、分叶形，内部与脾等回声，与脾同属富血性。

2. 脾切除后肿大

- 脾切除术后，残留副脾多在术后缓慢肿大（图 4-6-6）。

3. 胰腺内副脾

- 副脾经常与胰尾相连，胰腺内的副脾很难与胰腺肿瘤相鉴别（图 4-6-6，图 3-6-9）。

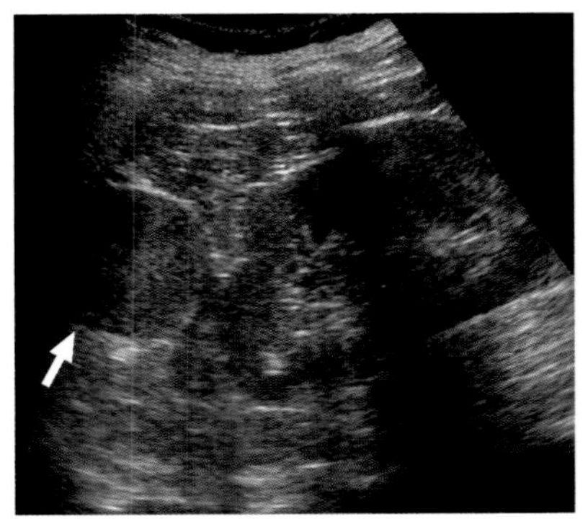

图4-6-6　脾切除后残留副脾代偿性增大

因外伤行脾切除术8年后，在左横膈下发现增大的残留副脾，分类2

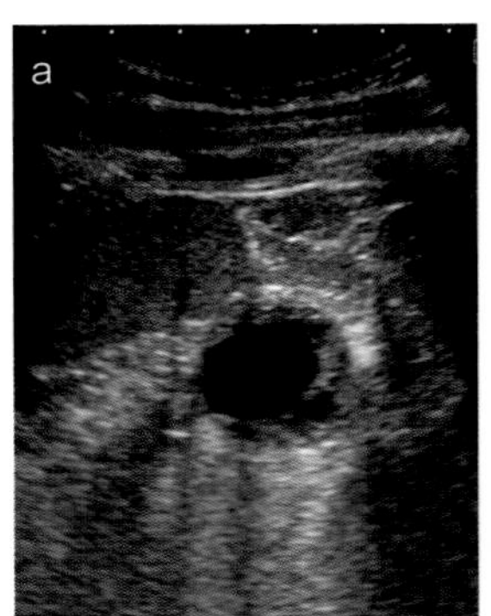

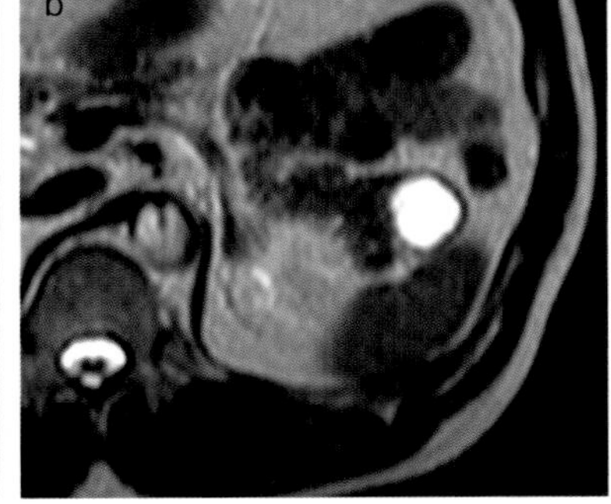

图4-6-7　胰腺内的副脾的肿瘤

a：脾和左肾之间可见混合性肿瘤（中心部为囊性）；b：MRI显示为胰尾部肿瘤像，最终诊断为胰腺内副脾的表皮样囊肿，分类3

4.7　主动脉

4.7.1　主动脉瘤（腹部）

A 疾病概念

- 腹主动脉直径大于或等于 3.0 cm 被定义为腹主动脉瘤。
- 形状分为纺锤状和囊状两类。
- 约 95% 的腹主动脉瘤发生在肾动脉分支下（肾下部腹主动脉瘤）。
- 关于主动脉直径的测量（参照 3.7.1）。

1. 原因

- 90% 以上是由动脉硬化症引起的。
- 其他原因包括多发大动脉炎、白塞综合征、感染性动脉瘤和马方综合征等。

2. 危险因素

- 高龄、男性和吸烟是三大危险因素。
- 女性、吸烟者、高血压患者的破裂风险较高。
- 从形状上看，囊状风险的破裂比纺锤状高。
- 如果主动脉瘤（腹部）直径超过 5.0 cm，每年有超过 3% 的破裂风险，建议进行手术。

3. 症状

- 大多数无症状，在检查中偶然发现的情况很多见。
- 腹部可触及搏动性主动脉瘤。
- 有时与搏动性主动脉瘤一致的压痛是破裂的前兆。
- 破裂后出现突然剧烈腹痛、出血性休克、意识丧失等，需要紧急手术。
- 对于瘦弱体型的患者，要注意不要将触到的弯曲状腹主动脉误认为搏动性肿瘤。

4. 血液检查

- 未见明显异常。

5. 治疗

- 控制高血压。
- 手术治疗包括人工血管置换术、支架植入术（endovascular aneurysmal repair，EVAR）。
- 适合手术的主动脉瘤直径，男性在 5.0 cm 以上，女性在 4.5 cm 以上。
- 扩张速度快于每 6 个月 5 mm 时，适合手术。

B 超声图像所见要点

- 主动脉部分壁呈全部或局部性扩大突出状态（图 4-7-1）。
- 常伴有附壁血栓（图 4-7-2）。
- 附壁血栓液化后可观察到假腔样的无回声新月征（图 4-7-3）。
- 如果怀疑是腹主动脉瘤破裂，首选腹部超声检查，腹部超声几乎可以诊断所有病例。
- 最大短径在 5 cm 以上的动脉瘤有破裂的风险，当发现这种显示危险状态的异常征象（危急值）时，在立即向单位或就诊者本人报告健康诊断结果的同时，应劝说其尽快到医疗机构就诊。在检查诊断机构 中，遇到这种危急值的情况是极少的，但希望各机构能够按遇到时的应对措施进行相关预案。

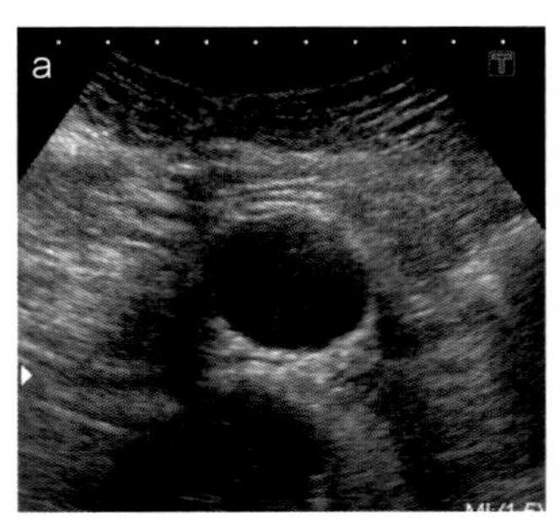

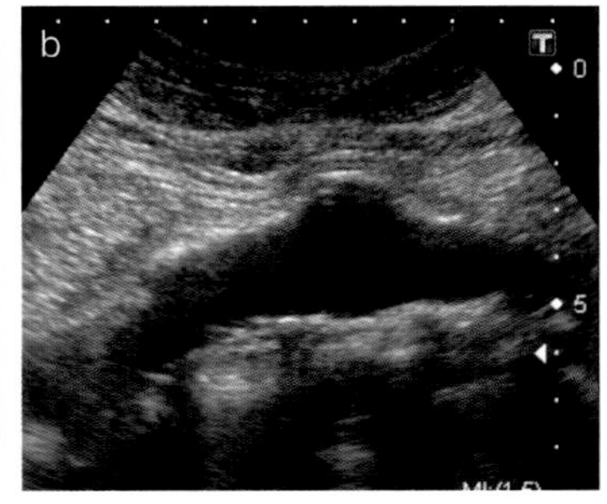

图4-7-1　囊状腹主动脉瘤

a：短轴像；b：长轴像，长轴直径为30.2 mm，判断为动脉瘤，分类2

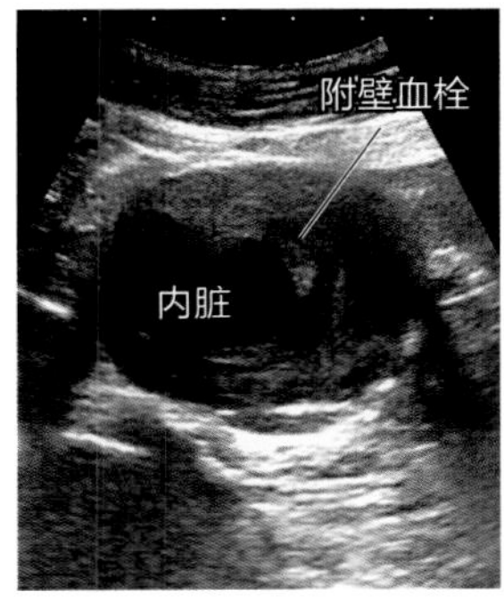

图4-7-2　腹主动脉瘤伴附壁血栓

短轴像，分类2

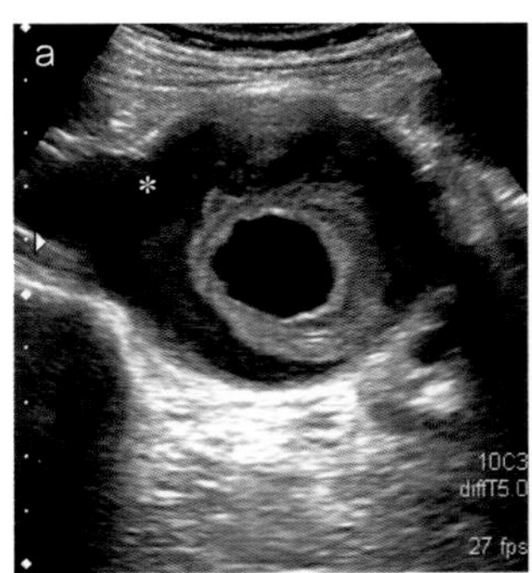

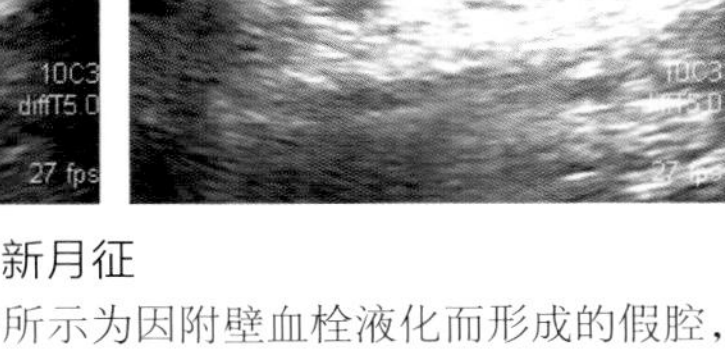

图4-7-3　假腔样无回声新月征

a：短轴像；b：长轴像。*所示为因附壁血栓液化而形成的假腔，分类2

文献

1) 日本超音波医学会用語・診断基準委員会：超音波による大動脈・末梢動脈病変の標準的評価法．超音波医学 41：405-414，2014

2) 上田剛士：ジェネラリストのための内科診断リファレンス．医学書院，東京，2014

4.7.2 主动脉夹层

A 疾病概念

- 主动脉壁在中膜水平剥离成两层并沿着动脉走行一定长度，形成两个腔（真腔和假腔）的状态。

1. 原因

- 发生机制不明，也没有预防措施。

2. Stanford 分型

- 根据升主动脉有无夹层可分为 A 型（夹层位于升主动脉，预后极差）和 B 型（升主动脉没有夹层）。

3. 危险因素

- 高龄、高血压、中膜坏死是发病的重要因素。
- 马方综合征等结缔组织相关的疾病。

4. 症状

- 发病时会出现突然的胸背部疼痛，疼痛在发病时最强烈，多从背部向腰部移动。
- 随着时间的推移，病变会扩散到更广泛的血管中，表现出各种症状。
- 主动脉夹层破裂可引起出血性休克和心脏压塞，分支动脉狭窄阻塞可引起脏器缺血症状，如急性心肌梗死、急性肾衰竭、肠道缺血等。

5. 血液检查

- 未见明显异常。

6. 治疗

- 根据 Stanford 分型决定治疗方案。
- 升主动脉有夹层的 Stanford A 型以紧急手术为首选，无升主动脉夹层的 Stanford B 型以内科降压治疗为原则。

B 超声图像所见要点（典型病例）

- 确诊为夹层的内膜活瓣（flap：由内膜和中膜的一部分组成的隔膜结构）（图 4-7-4，图 4-7-5）。
- 主动脉壁剥离，形成真腔和假腔。
- 主动脉直径扩大，超过 3 cm 时称为“主动脉夹层动脉瘤”。
- 在腹部使用多普勒超声对肾血管和下肢动脉等分支的血流障碍进行评价（图 4-7-6）。
- 确诊应建立在通过超声、动态 CT 造影确认夹层内膜活瓣存在的基础上。

C 病例展示

- 患者：男性，30 岁。
- 主诉：剧烈的背痛、胸痛。
- 现病史：3 年前诊为高血压，收缩压在 160 mmHg 左右，但没有进行针对性的治疗。因突然出现剧烈的背痛、胸痛，到急诊室就诊。
- 临床检查结果：来医院就诊时收缩压在 200 mmHg 以上，血液检查发现 D- 二聚体明显增高，为 7.3 mg/L。
- 超声：腹主动脉几乎全长都能看到内膜活瓣，多普勒超声在两个腔（真腔和假腔）都能看到血流（图 4–7–7a、b）。主动脉直径小于 3 cm。
  →主动脉夹层。
- 动态 CT：从左锁骨下动脉分支以远至胸主动脉、腹主动脉及右髂总动脉，观察到主动脉夹层（图 4–7–7c）。
  →主动脉夹层，Stanford B 型。

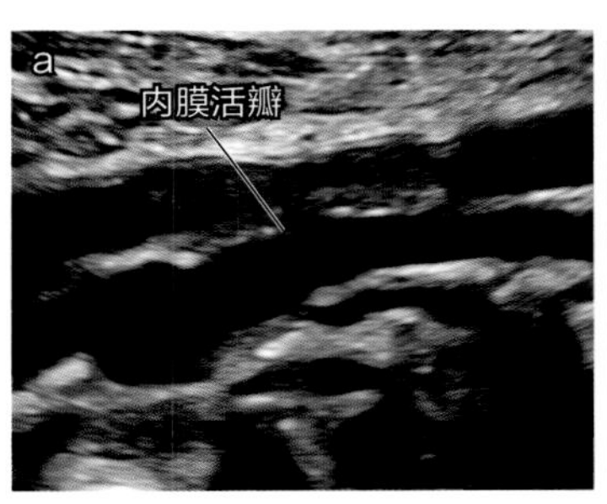

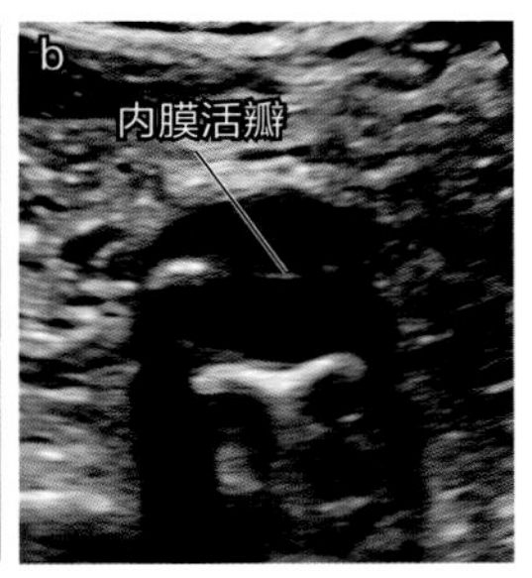

图4–7–4　主动脉夹层
a：长轴（矢状面）像；b：短轴（水平面）像

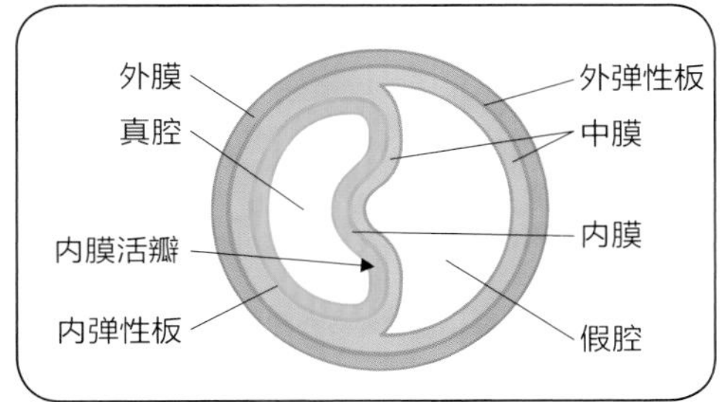

图4–7–5　夹层的形态（示意图）

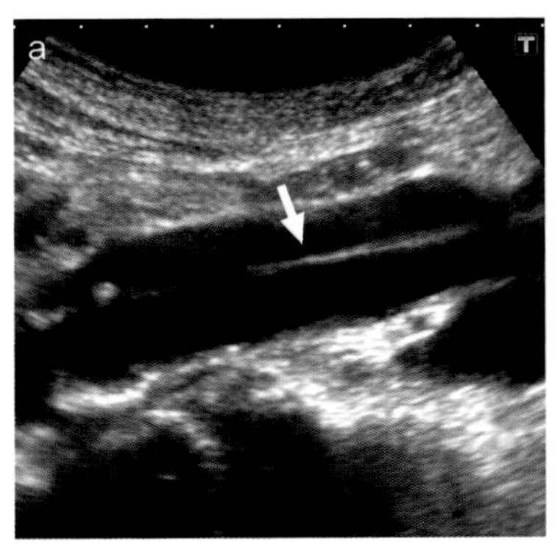

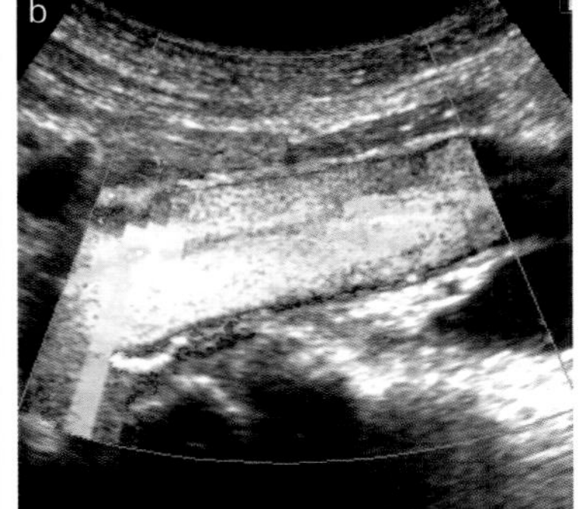

图4–7–6　主动脉夹层
a：B模式图像；b：多普勒图像。长轴像中箭头示内膜活瓣

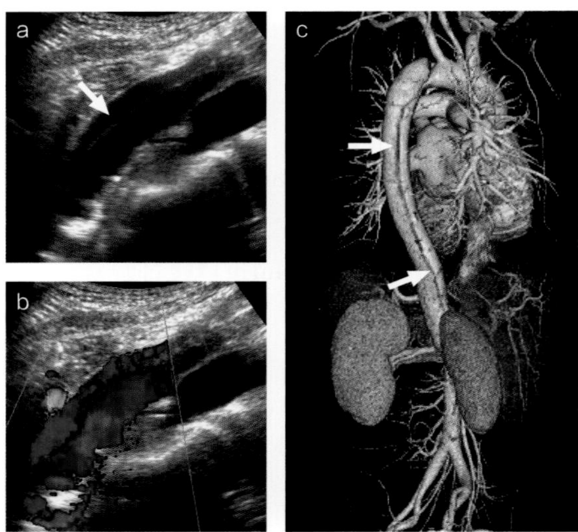

图4-7-7　主动脉夹层

a：B模式图像；b：多普勒图像；c：3D图像（动态CT），从背侧看降主动脉夹层。箭头示内膜活瓣

文献

1) 日本循環器学会：大動脈瘤・大動脈解離診療ガイドライン(2011年改訂版). http://www.j-circ.or.jp/guideline/pdf/JCS2011_takamoto_h.pdf (2019年2月閲覧)

2) 日本超音波医学会用語・診断基準委員会：超音波による大動脈・末梢動脈病変の標準的評価法. 超音波医学 41：405-414, 2014

3) 福井次矢ほか編：今日の治療指針2017年版, 医学書院, 東京, 2017

5

如何写报告和图解

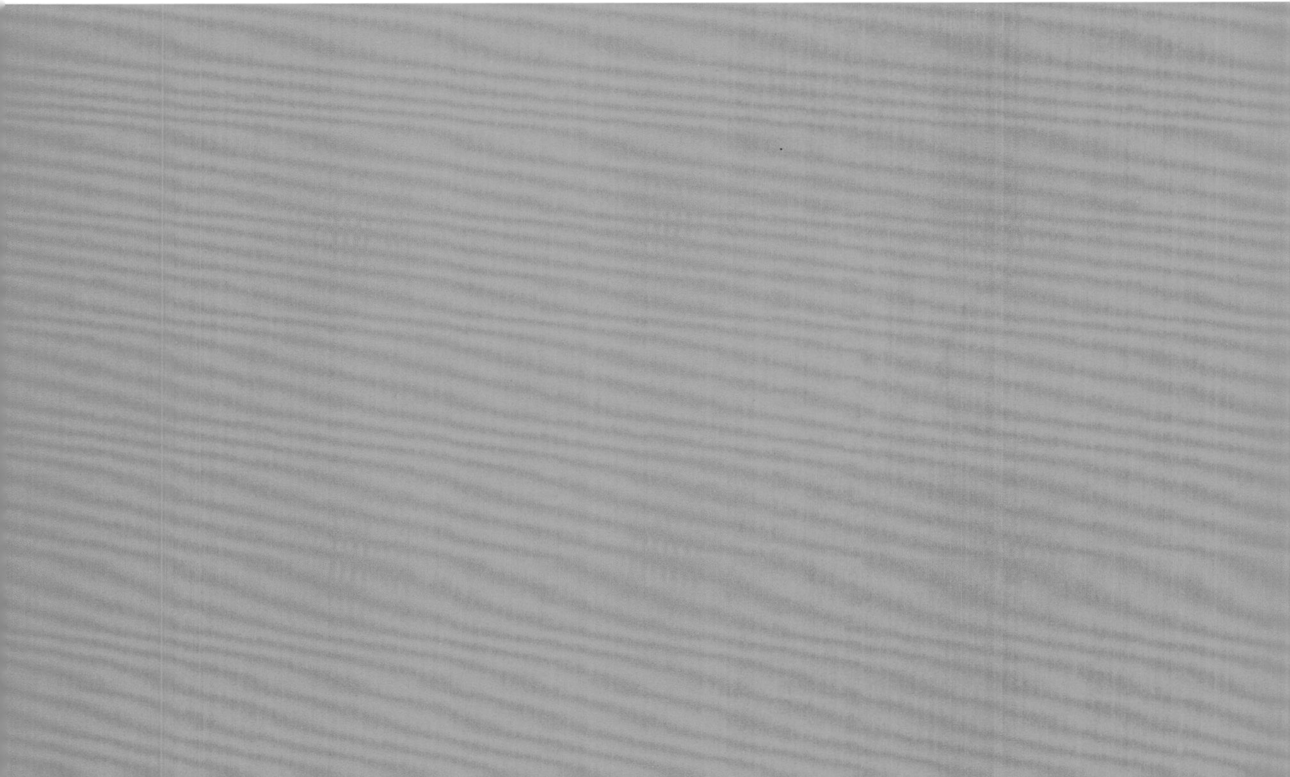

5.1 如何写报告

A 报告规范

- 报告的首要原则是忠实、客观地表达实际所见。
- 在消化系统领域，使用日本超声医学会制定的术语集中的术语。
- 记录超声图像所见，而不是疾病名称。

  例：确认结石→确认钙化或结石像；

  例：确认囊肿→确认囊性肿瘤图像。
- 缩写词在首次出现时应描述完整的术语。

  例：占位性病变（space occupying lesion，SOL）。
- 大小（肿瘤直径）使用适当的符号表述。

  例：ϕ 2.1 cm × 3.5 cm → 2.1 cm × 3.5 cm。
- 以 mm 为单位记载测量值时，小数点以后四舍五入。

  例：15.3 mm × 27.8 mm → 15 mm × 28 mm。
- 避免使用单独适用于个别设施的诊断标准。
- 接受检查的脏器，如果没有异常，则记载为未见异常。

B 占位性病变的报告写作要点

- 记录病变占位情况。
- 记录大小。
- 边界部位（肿瘤部位和非肿瘤部位的相接面）用清晰、不清晰或难以评价来描述（图 5-1-1）。
- 用规则（圆形、椭圆形等）或不规则（不规则形、多角形、分叶形等）来描述轮廓（图 5-1-2）。

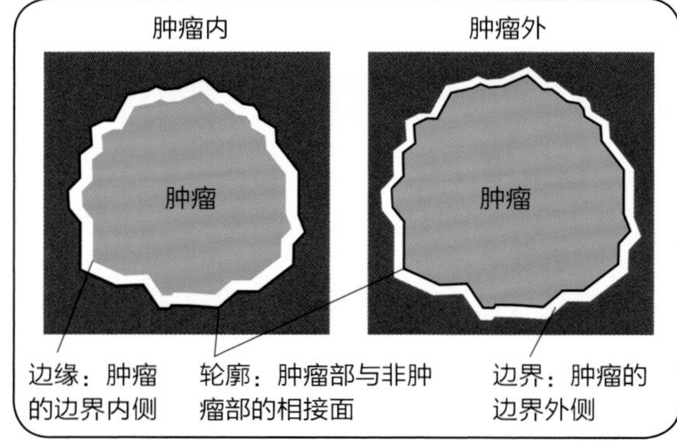

图5-1-1　边界、边缘、轮廓的定义确定

边界：肿瘤部与非肿瘤部的相接面；轮廓：边界的连线；边缘：肿瘤的边界内侧

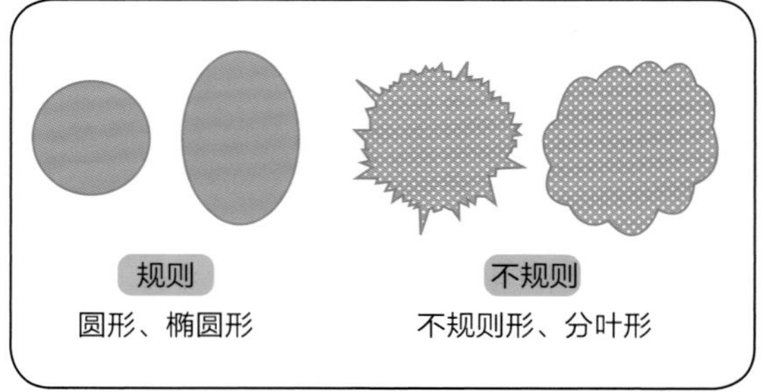

图5-1-2　轮廓

- 边界部分可以用 1 条线区分的为边界清晰，轮廓可分为规则和不规则。
- 边界不清晰或难以评价时，就不能进行轮廓（规则、不规则）的分类描述（图 5–1–3）。
- 将肿瘤性病变内部的回声水平与背景脏器等进行比较，分为无回声、低回声、等回声、高回声 4 个水平，或在无回声和低回声之间增加极低回声而分为 5 个水平（图 5–1–4，图 5–1–5）。
- 当多个回声水平混合时，记录为高低混合回声等。

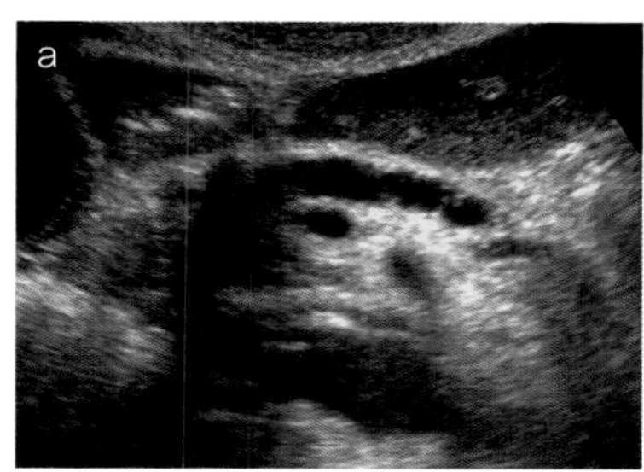
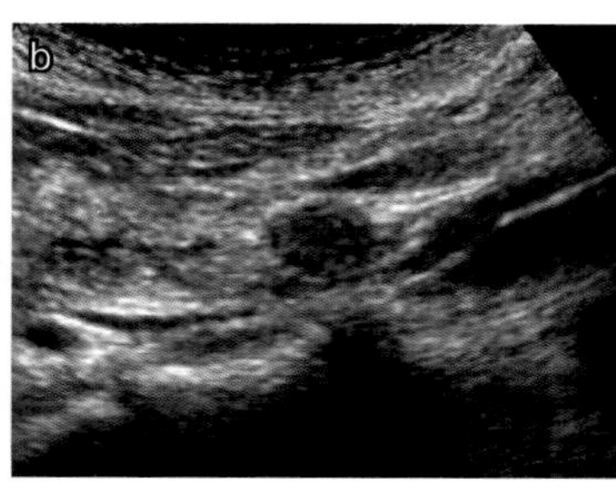
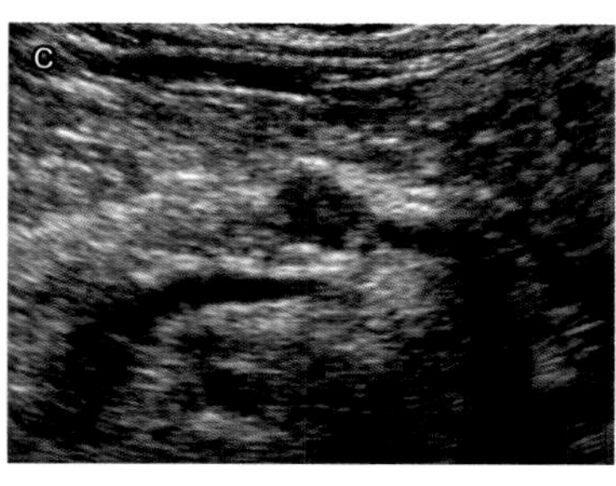

图5–1–3　胰腺肿瘤的边界和轮廓
a：边界模糊；b：边界清晰、轮廓规则；c：边界清晰、轮廓不规则

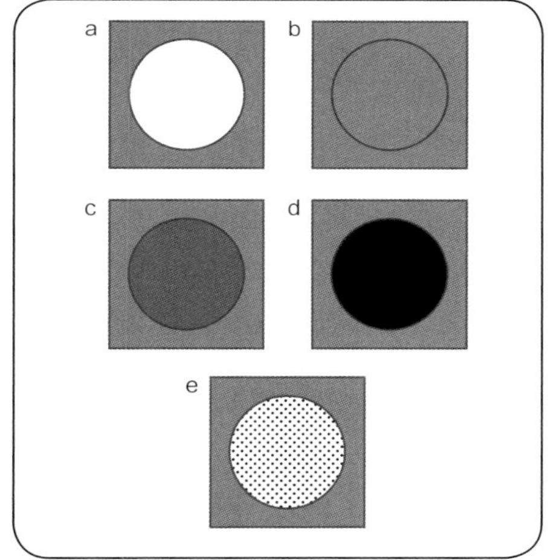

图5–1–4　回声强度示意图
记录并比较实质器官的病变区域，与病变周围的正常区域的亮度。a：高回声；b：等回声；c：低回声；d：无回声；e：混合回声

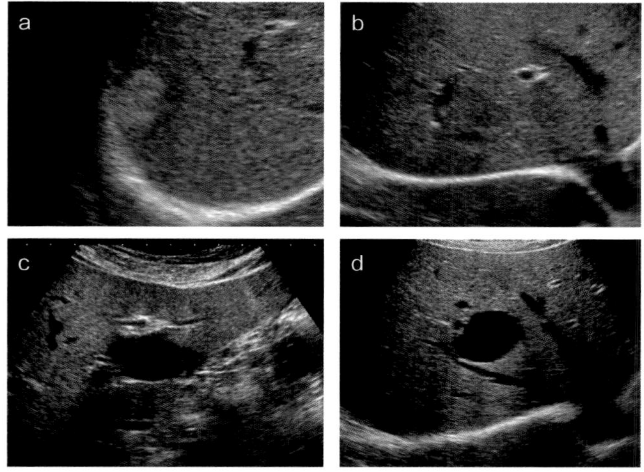

图5–1–5　肝肿瘤的回声强度
a：高回声；b：等回声；c：低回声；d：无回声

- 根据内部性状，可分为实性病变、囊性病变和混合性病变（图 5–1–6）。
- 观察病变内部，记录钙化、无回声区域（囊性变性）等的观察结果。
- 记录占位性病变有无特征性所见（马赛克征、边缘强回声、侧方声影等）（参照第三章、第四章）。
- 关于肿瘤的后方回声，分为增强、不变、减弱、消失。
- 记录多普勒超声下病变内有无血流信号（评价缺血性、多血性等）。

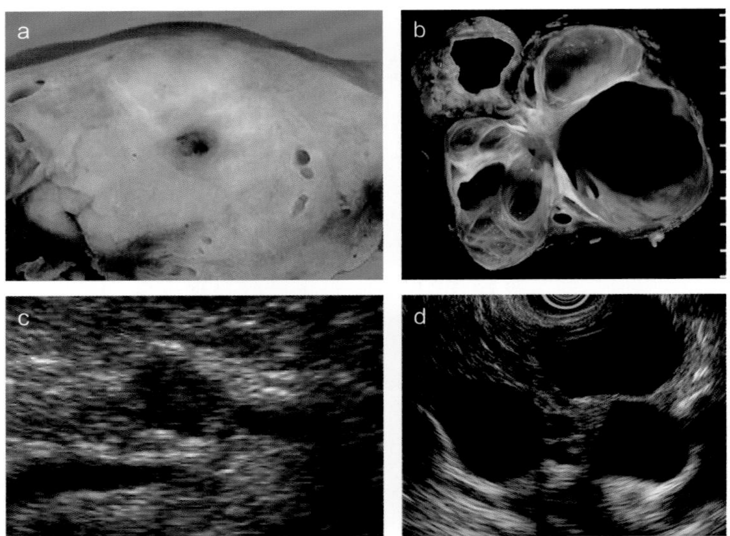

图5-1-6　胰腺肿瘤的肉眼所见和超声所见

a：实性肿瘤肉眼所见；b：囊性肿瘤肉眼所见；c：实性肿瘤超声所见；d：囊性肿瘤超声所见

5.2 图解的写法

A 图解的写作规则

- 无回声的部分（囊肿和血管）表现为白色，有回声的部分表现为黑色（黑白颠倒）。
- 不仅要记录草图，还需记录重要的超声所见。

B 图解的写作要点

- 此处以肝外胆管癌患者的图解为例说明相关要点（图 5-2-1）。

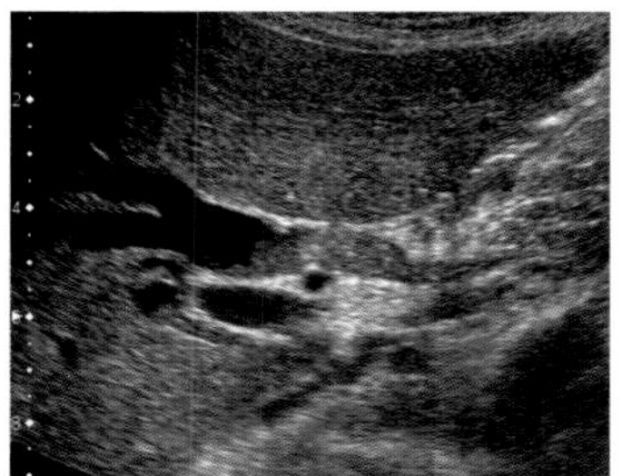

肝外胆管癌超声图像

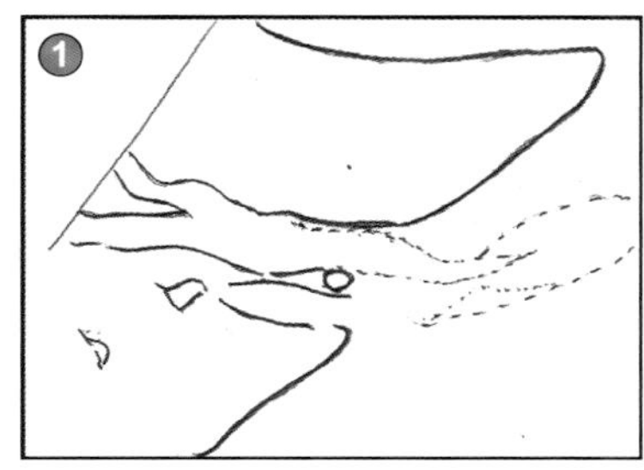

- 首先，用实线记录重要脏器的轮廓
- 病变部分不是用实线，而是用虚线大致记录

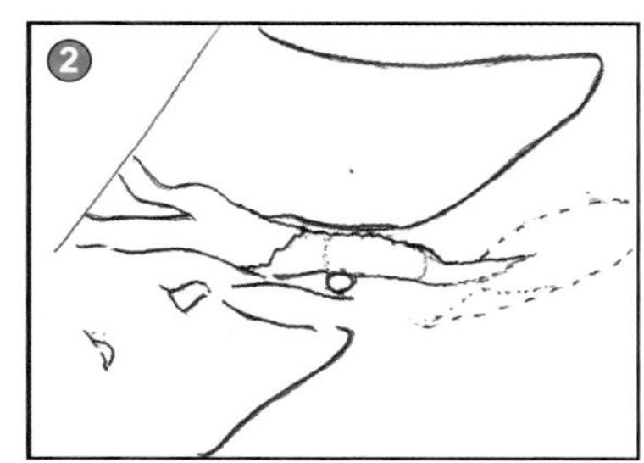

- 大致记录病变内部的结构
- 如果病变交界处清晰，则用实线记录

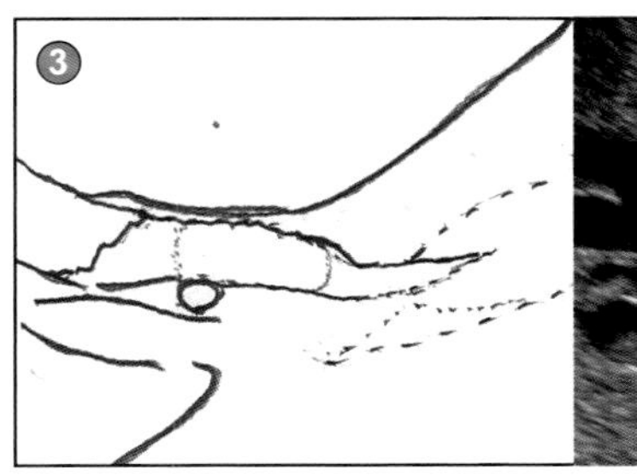

与图像比较：

- 用点画的方式记录病变的内部结构
- 注意黑白颠倒

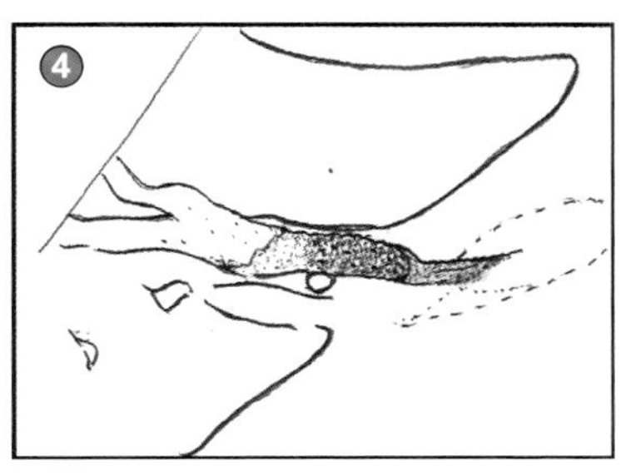

- 详细观察病变部位，并记录观察结果

图5-2-1　肝外胆管癌患者图解的写法

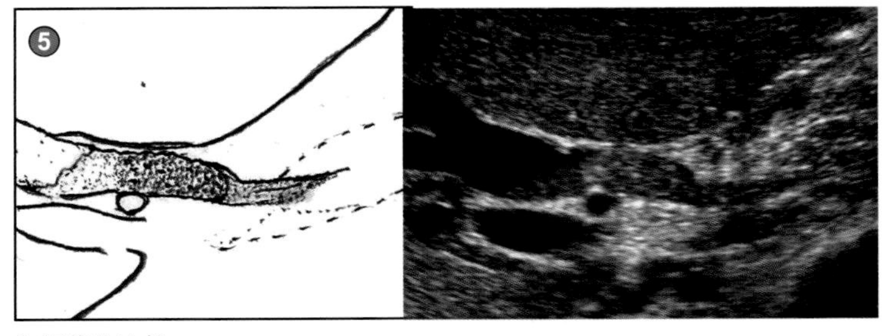

与图像的比较：

- 用点画的方式记录病变周围脏器的内部回声
- 要补充说明周围结构的回声情况

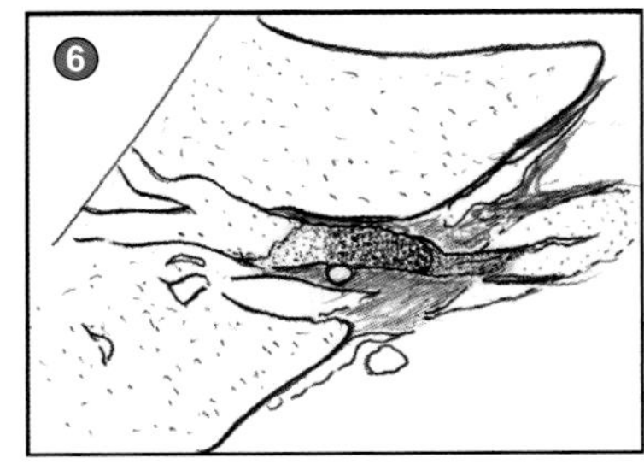

- 要仔细观察病变部位，并详细记录

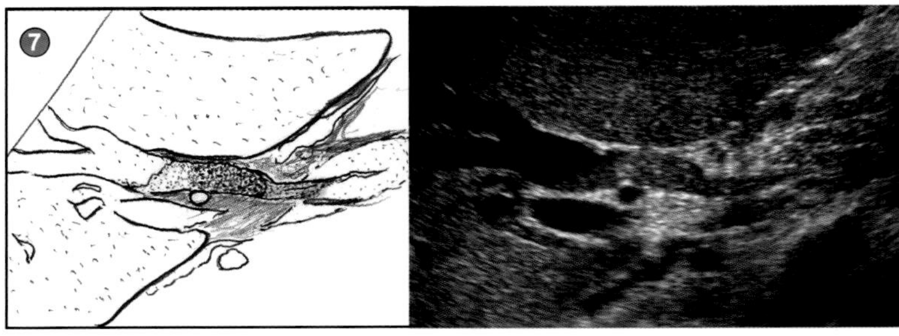

与图像的比较：

- 仔细观察并记录病变部位的边界、轮廓，特别是与周围结构（血管等）的边界

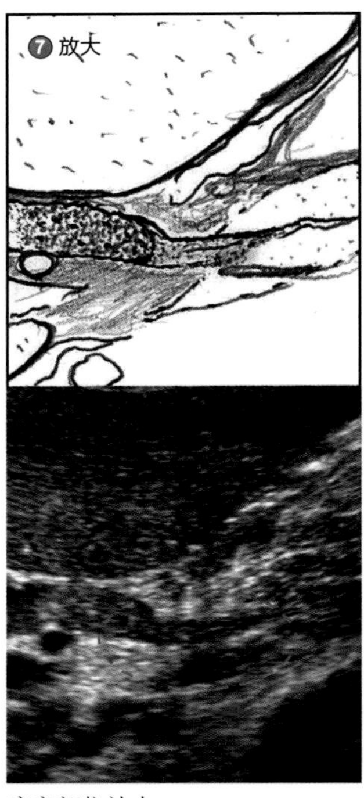

病变部位放大

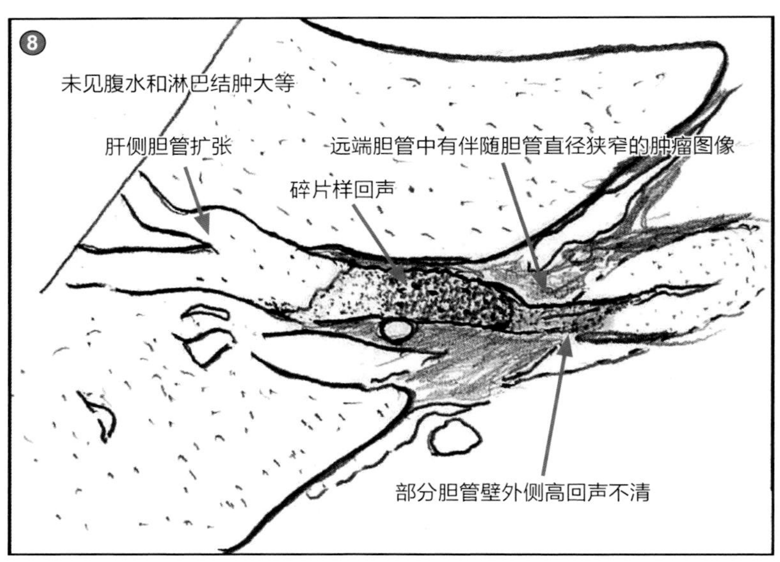

- 将重要的超声所见记录在图解中
- 与分类判定相关的所见一定要记录

图5-2-1（续） 肝外胆管癌患者图解的写法

5.3 示例

脂肪肝

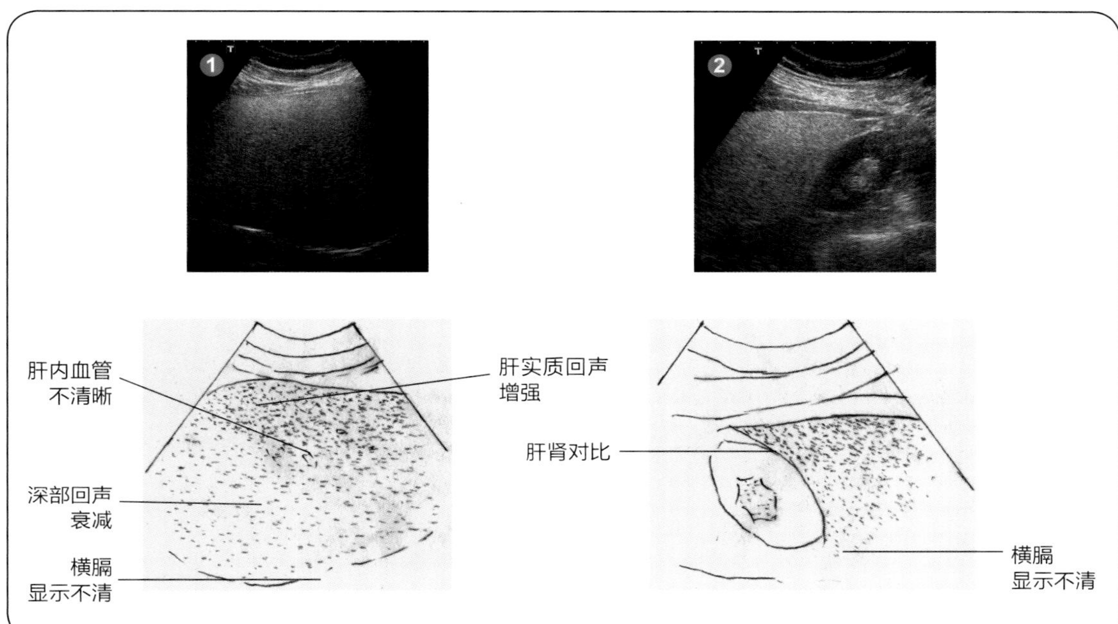

A 超声图像所见

- 肝整体的实质回声增强（高亮度肝），发现肝肾对比增强。
- 肝内血管不清晰，深部回声衰减，横膈显示不清。
- 肝内没有明显的占位性病变，周围没有发现肿大的淋巴结和腹水潴留等异常。

B 分类判定

- 分类 2：良性。

C 事后指导

- C：需要经过观察，再检查，给予生活指导。

肝癌

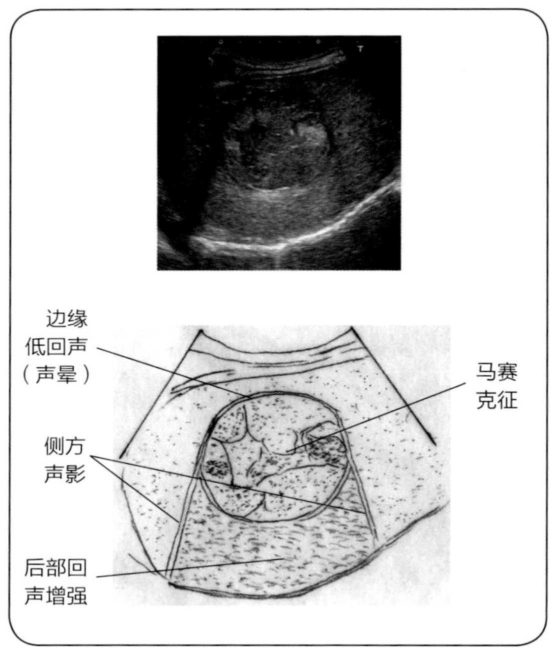

A 超声图像所见

- 在肝 S8 段发现 65 mm × 60 mm 的类圆形、等回声的实性病变。
- 病变边界清楚，轮廓规则。
- 肿瘤边缘可见薄的低回声带（声晕）和侧方声影。
- 肿瘤内部被分成多个区域，呈现多种回声水平，观察到马赛克征，肿瘤的后方回声增强。
- 用多普勒超声观察可见流入肿瘤内的提篮状搏动性血流。
- 背景肝中发现肝缘钝化和轻度脾肿大。
- 上腹部未见肿大的淋巴结，未见腹水潴留。

B 分类判定

- 分类 5：恶性。

C 事后指导

- D1：需要治疗。

胆囊息肉

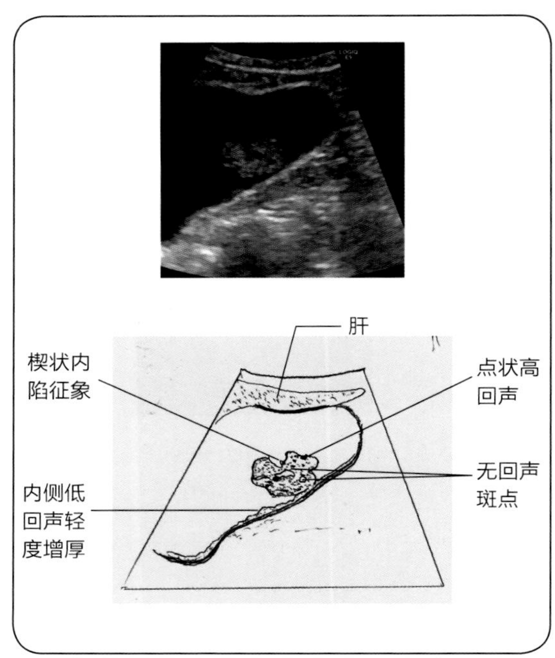

A 超声图像所见

- 在胆囊体部腹腔侧观察到多个且最大 8 mm 的隆起性病变。
- 通过体位变换观察形状变化，因此诊断为有蒂性病变。
- 最大直径的病变在表面发现楔状内陷征象。
- 在胆囊内部发现了点状高回声和无回声混合的桑椹样回声。
- 彩色多普勒在病变内部没有发现血流信号（与上方图像不同的断面）。

B 分类判定

- 分类 2：良性。

C 事后指导

- B：轻度异常。

胆囊结石

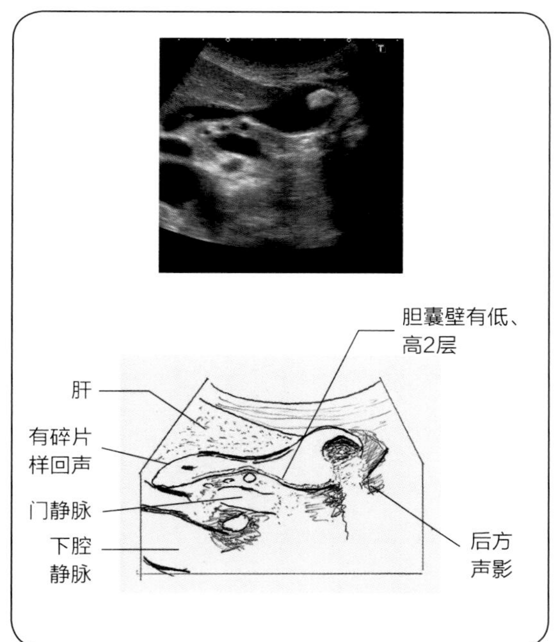

A 超声图像所见

- 在胆囊腔内观察到伴随后方声影的 10 mm 左右的结石。
- 观察到弥漫性的内侧低回声，但没有观察到 4 mm 以上的增厚。
- 观察到腔内浮游的碎片样回声。
- 没有发现肝外胆管扩张和结石（与说明图像不同的断面）。

B 分类判定

- 分类 3：有怀疑恶性病变存在的间接观察结果。

C 事后指导

- D2：要仔细检查。

胰腺癌

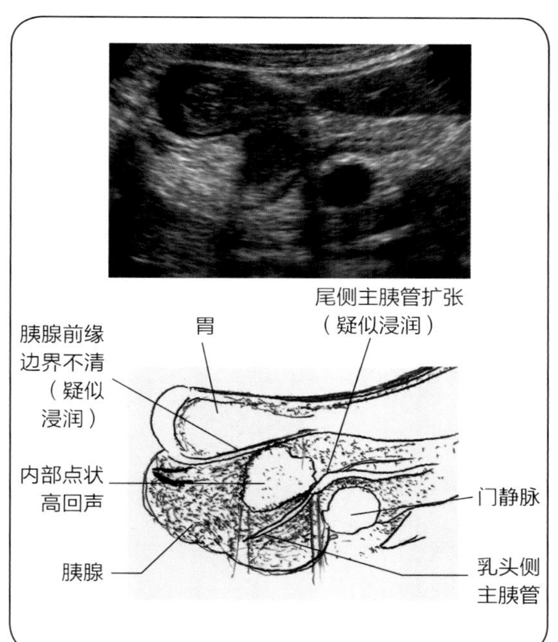

A 超声图像所见

- 在胰腺头部观察到不足 20 mm 的低回声实性病变。
- 边界清晰，轮廓不规则，内部有点状高回声。
- 病变与主胰管相接，尾侧的主胰管扩张，因此怀疑肿瘤浸润。
- 胰腺的前缘因肿瘤而变得不规则，怀疑是向胰腺外浸润。
- 周围没有发现淋巴结肿大和腹水潴留（与说明图像不同的断面）。
- 病变内部没有发现血流信号（与说明图像不同的断面）。

B 分类判定

- 分类 5：恶性。

C 事后指导

- D1：需要治疗。

胰腺囊肿

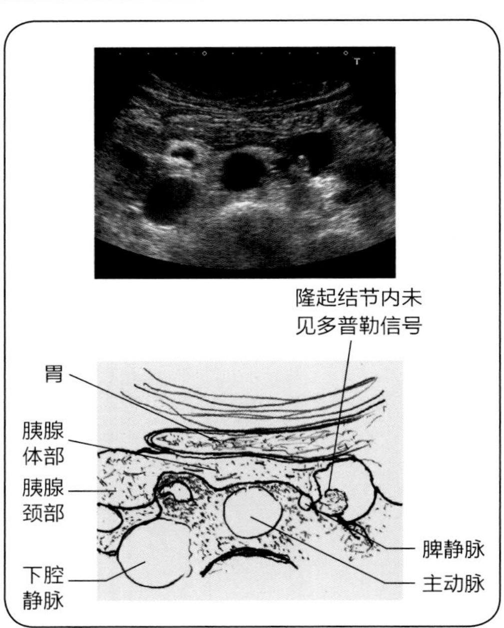

A 超声图像所见

- 在胰尾发现小于 20 mm 的多房性囊性病变。
- 病变为多房性，见囊肿内结节。
- 结节部分无血流信号。
- 囊肿内部未见碎片样回声（与说明图像不同的断面）。
- 未发现乳头侧的阻塞起点（与说明图像不同的断面）。

B 分类判定

- 分类 4：可疑恶性。

C 事后指导

- D2：需要仔细检查。

肾细胞癌

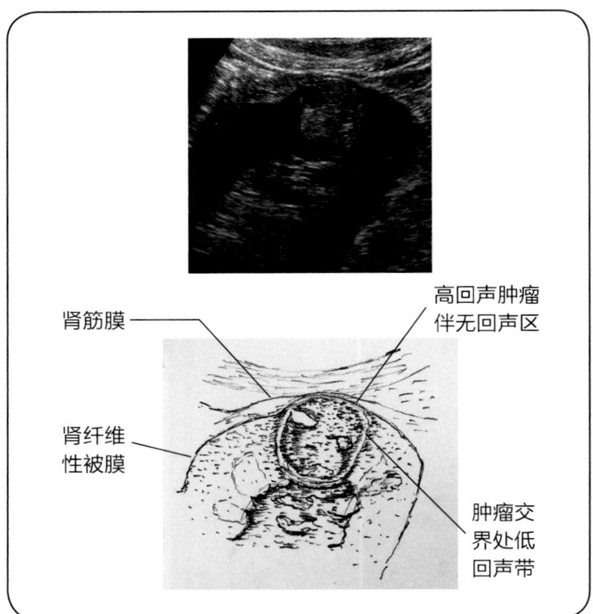

A 超声图像所见

- 在左肾的下面、前面、外侧的肾实质内发现直径为 25 mm 的边界清晰的平滑的圆形肿瘤。
- 肿瘤内部的回声大多高于周围肾实质，伴有多个小的无回声区。
- 病变边缘几乎全周可见薄的低回声带，伴侧方声影，后方回声增强。
- 病变部位的肾包膜（肾纤维性包膜）向肾外侧缓慢膨胀形成驼峰样突起，但没有超过肾包膜的进展，也没有到达肾窦内。
- 彩色多普勒发现病变内部有明显的血流信号（与说明图像不同的断面）。
- 左肾静脉内未发现栓塞。
- 包括肾门部在内的主动脉周围未发现淋巴结肿大。

B 分类判定

- 分类 5：恶性。

C 事后指导

- D1：需要治疗。

后 记

大学 3 年级的夏天，我因为摩托车事故入院，高热多日后突然出现了无尿。当时，我的主治医师带着便携的超声设备到床旁进行检查，这就是我和超声的第一次相遇。

从医 10 年后，正当我充满自信的时候，一场在新潟举办的内镜学会年会让我大开眼界。会上由仙台市医疗中心的藤田直孝医师展示的超声以及超声内镜的图像，简直让我如痴如醉。虽然知道有些失礼，但我还是提出了去仙台市医疗中心研修的请求，藤田直孝医师欣然答应了我。在研修期间，每天都有新的发现，真是充实的 1 年。这次研修塑造了我“坚持以图像所见为根本”的理念，这也是使我专注于超声领域的一个很重要的契机。

几年后，长野县的东信地区要成立消化系统研究会，而且第一次教育研讨会邀请了竹原靖明老师。竹原老师是日本超声医学会非常重要的人物。能见到这样的重量级人物对像我这样的年轻人的冲击是无法想象的。因此我当天非常紧张，饭也没吃。在联谊会上老师主动跟我打招呼，我至今心存感激（最近竹原老师也仍然在不少方面给予我不同程度的指导）。

之后，我加入日本消化系统癌症检查学会的关东甲信越地方会，在八海山研讨会（后来的日光研讨会）上得到了第 1 次演讲的机会。最初的演讲题目是“消化道回声”，演讲前我非常紧张。之后，在长野研讨会、新潟研讨会、福岛研讨会等地区主办的教育研讨会以及超声协会主办的日光研讨会等中，由于与竹原老师同行、交流的机会增加了，我渐渐意识到要把老师在超声检查上的想法传承下去。

本书基于执笔的同人们在全国各地的教育演讲中所现场演示、手把手传授的经验，从探头的扫查方法开始，解说了分类判定的要点、病例的鉴别诊断等。选择从事超声检查的同人和希望进一步提高技术水平的同人请一定要读一读。总有一天，《腹部超声扫查技巧・分类判定・鉴别诊断图解》这本书会成为超声界最受欢迎的书籍之一。今后我会再接再厉，再出精品。

最后，向在本书的发行中付出艰苦努力的佐藤真二、堀内珠理表示衷心的感谢。

冈庭信司

作者介绍

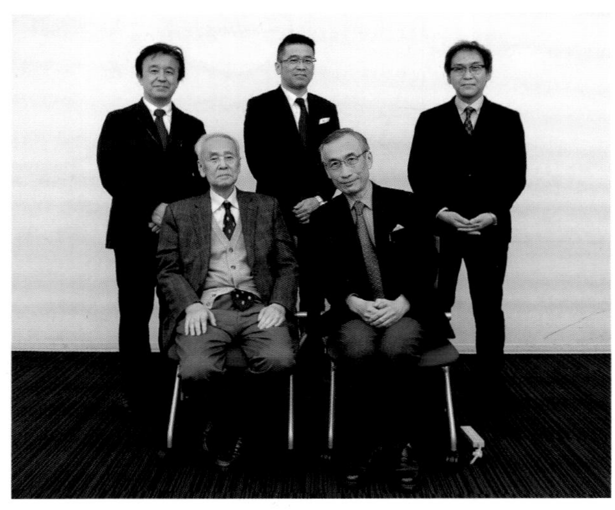

前排左起：竹原靖明、桑岛 章

后排左起：关口隆三、冈庭信司、岩田好隆

桑岛 章

1974 年 3 月毕业于金沢大学医学部，曾就职于东邦大学大桥医院放射科，2001 年 4 月就职于 PL 东京健康管理中心，担任该中心体检部长、诊疗部长，现担任该中心影像诊断顾问。

专业及擅长的领域：后腹膜的影像学诊断，浅表器官的影像学诊断。

关口隆三

1983 年 3 月毕业于东邦大学医学部，后进入东邦大学大桥医院放射科并开始了作为研修生的生活。1985 年 8 月起于美国斯坦福大学学习，回国后分别在国立癌症中心中央医院、国立癌症中心东医院、栃木县立癌症中心和癌症中心办事处兼职。2013 年 10 月开始在东邦大学医疗中心大桥医院放射科任临床教授。

专业及擅长的领域：腹部、乳腺的影像学诊断。

冈庭信司

1986 年 3 月毕业于金沢大学医学部，曾在 JA 长野厚生佐久合医院、仙台市医疗中心仙台开放医院工作，2000 年 4 月在饭田市立医院工作。现任饭田市立医院的诊疗主任，兼任消化器内科部长职务，并兼任东京女子医科大学讲师、东邦大学医学部客座教授。

专业及擅长的领域：胰胆管的影像学诊断与内镜治疗（特别是超声、超声内镜），超声检查技师的培训，普及超声检查、急救与应急处理。

岩田好隆

1978 年毕业于东洋公众卫生学院，1985 年毕业于东京理科大学理学部，1975 年起在东京女子医科大学东医疗中心检查科从事勤务工作，先后从事生物化学机制、生理机制研究，以及内镜、超声检查工作。2012 年起任临床检查副技师长至今。

职务及擅长领域：临床检查技师、消化道内镜技师、超声检查士，NPO 超声筛查学会理事，日本消化系统癌症检查学会关东甲信越超声研修委员会副理事长，参与超声扫查标准的制定；专注于超声扫查技术的提高和人员后期培养。